CB071445

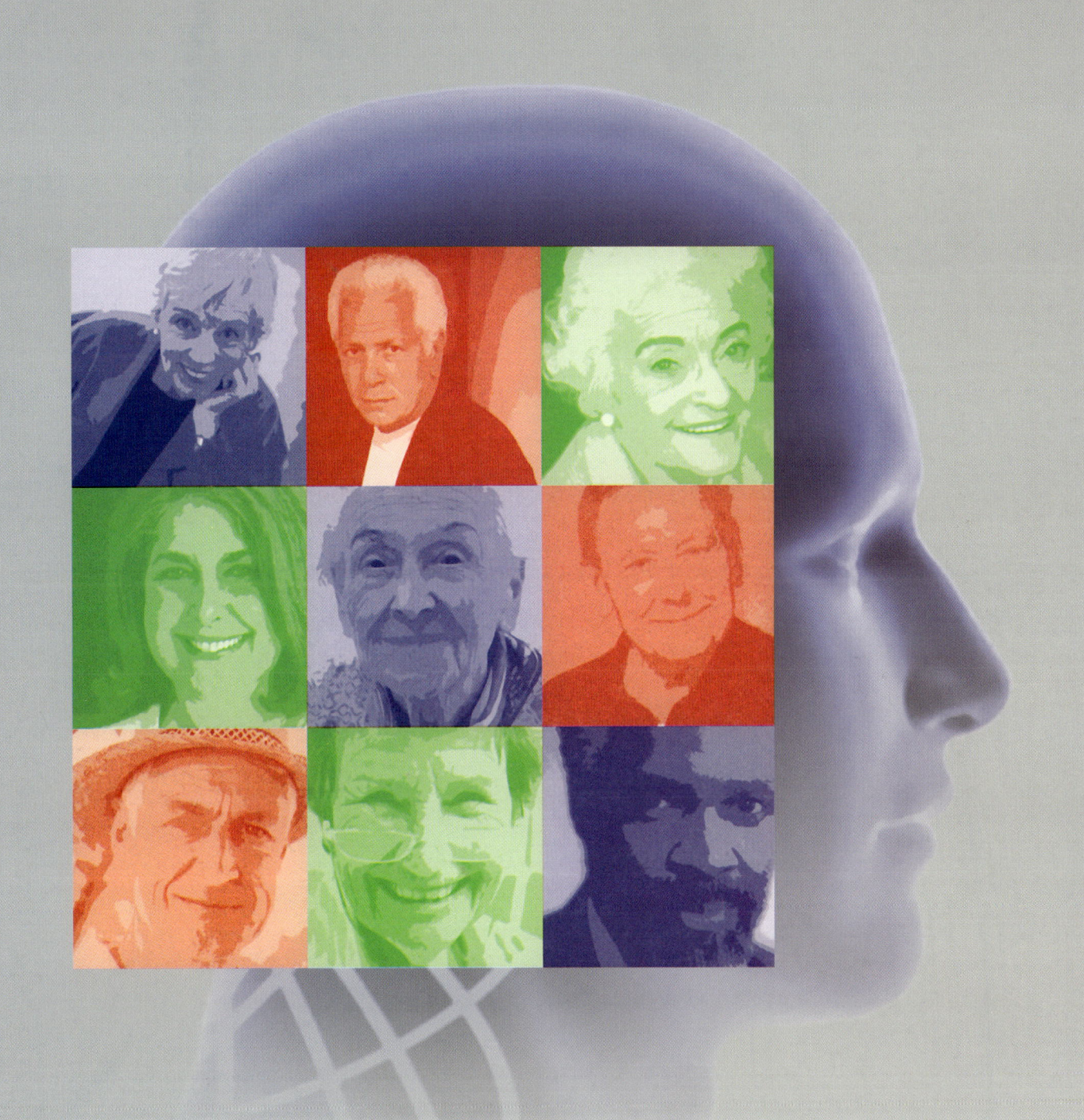

Otorrinolaringologia em Geriatria

Otorrinolaringologia em Geriatria

Robert T. Sataloff, MD, DMA
Professor and Chairman
Department of Otolaryngology-Head and Neck Surgery
Senior Associate Dean for Clinical Academic Specialties
Drexel University College of Medicine
Philadelphia, Pennsylvania

Michael M. Johns III, MD
Associate Professor of Otolaryngology
Director, Emory Voice Center
Emory University
Atlanta, Georgia

Karen M. Kost, MD, FRCSC
Assistant Professor of Otolaryngology-Head and Neck Surgery
Montreal General Hospital
Montreal, Quebec, Canada

64 Ilustrações

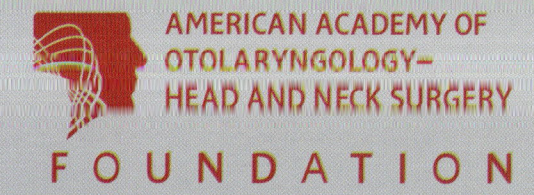

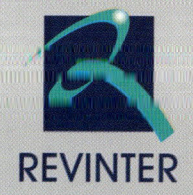

AMERICAN ACADEMY OF OTOLARYNGOLOGY–
HEAD AND NECK SURGERY
FOUNDATION

REVINTER

Otorrinolaringologia em Geriatria
Copyright © 2017 by Livraria e Editora Revinter Ltda.

ISBN 978-85-372-0697-3

Todos os direitos reservados.
É expressamente proibida a reprodução
deste livro, no seu todo ou em parte,
por quaisquer meios, sem o consentimento,
por escrito, da Editora.

Tradução:
NELSON GOMES DE OLIVEIRA
Médico e Tradutor, RJ

Revisão Técnica:
RICARDO RODRIGUES FIGUEIREDO
Médico-Otorrinolaringologista
Doutorado em Ciências/Otorrinolaringologia pela Universidade Federal de São Paulo
Mestrado em Cirurgia Geral-ORL pela Universidade Federal do Rio de Janeiro
Professor Adjunto e Chefe do Serviço de ORL da Faculdade de Medicina de Valença, RJ

CIP-BRASIL. CATALOGAÇÃO NA PUBLICAÇÃO
SINDICATO NACIONAL DOS EDITORES DE LIVROS, RJ

S153o

Sataloff, Robert T.
    Otorrinolaringologia em geriatria/Robert T. Sataloff, Michael M. Johns III, Karen M. Kost ; tradução Nelson Gomes de Oliveira. - 1. ed. - Rio de Janeiro: Revinter, 2017.
    il.

    Tradução de: Geriatric otolaryngology
    Inclui bibliografia e índice
    ISBN 978-85-372-0697-3

1. Medicina (Otorrinolaringologia). I. Johns III, Michael M. II. Kost, Karen M. III. Título.

16-35050   CDD: 617.51
                           CDU: 616.21

Nota: A medicina é uma ciência em constante evolução. À medida que novas pesquisas e experiências ampliam os nossos conhecimentos, são necessárias mudanças no tratamento clínico e medicamentoso. Os autores e o editor fizeram verificações junto a fontes que se acredita sejam confiáveis, em seus esforços para proporcionar informações acuradas e, em geral, de acordo com os padrões aceitos no momento da publicação. No entanto, em vista da possibilidade de erro humano ou mudanças nas ciências médicas, nem os autores e o editor nem qualquer outra parte envolvida na preparação ou publicação deste livro garantem que as instruções aqui contidas são, em todos os aspectos, precisas ou completas, e rejeitam toda a responsabilidade por qualquer erro ou omissão ou pelos resultados obtidos com o uso das prescrições aqui expressas. Incentivamos os leitores a confirmar as nossas indicações com outras fontes. Por exemplo e em particular, recomendamos que verifiquem as bulas em cada medicamento que planejam administrar para terem a certeza de que as informações contidas nesta obra são precisas e de que não tenham sido feitas mudanças na dose recomendada ou nas contraindicações à administração. Esta recomendação é de particular importância em conjunto com medicações novas ou usadas com pouca frequência.

Título original: *Geriatric Otolaryngology*
Copyright © 2015 by Thieme Medical Publishers, Inc.,
               and American Academy of Otolaryngology – Head and Neck Surgery Foundation
ISBN 978-1-62623-977-7

Livraria e Editora REVINTER Ltda.
Rua do Matoso, 170 – Tijuca
20270-135 – Rio de Janeiro – RJ
Tel.: (21) 2563-9700 – Fax: (21) 2563-9701
livraria@revinter.com.br – www.revinter.com.br

Para as nossas famílias.

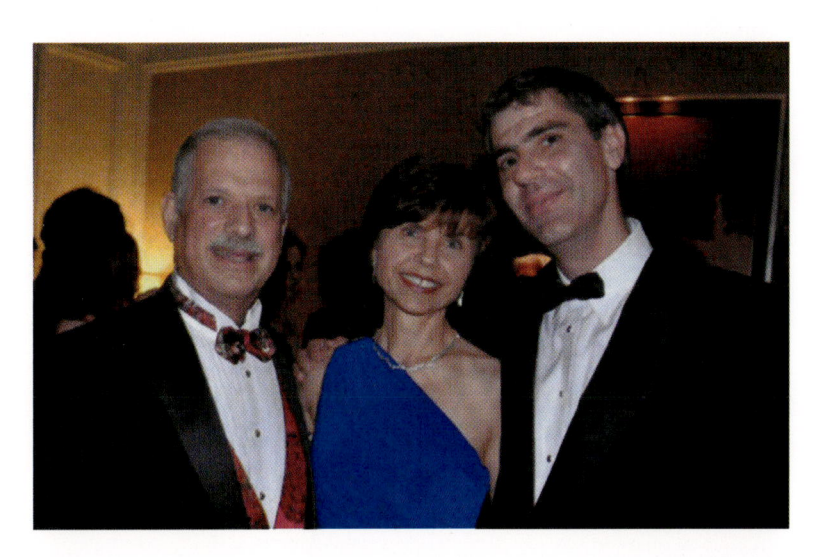

Os editores (a partir da esquerda), Robert T. Sataloff, Karen M. Kost e Michael M. Johns, na 43ª Festa de Gala da Voice Foundation em Philadelphia, Pennsylvania, Estados Unidos, maio de 2014.

Sumário

Apresentação, ix
Richard V. Homan

Apresentação, x
Sonya Malekzadeh

Prefácio, xi
Colaboradores, xii

1. Ciência do Envelhecimento 1
   Alessandro Bitto ■ Chad A. Lerner ■ Christian Sell

2. Otorrinolaringologia Geriátrica 11
   Karen M. Kost

3. Compreensão das Síndromes Geriátricas, da Equipe Interdisciplinar Geriátrica e dos Recursos para Otimizar o Tratamento dos Pacientes Idosos 16
   Sarah H. Kagan

4. Avaliação do Paciente Geriátrico Externo 25
   David Eibling

5. Avaliação Operatória do Paciente Geriátrico 29
   Natalie Justicz ■ Jeanne Hatcher

6. Perda Auditiva Relacionada com a Idade 40
   Kourosh Parham ■ Frank R. Lin ■ Brian W. Blakley

7. Terapias Regenerativas para Perda Auditiva Sensorineural: Implicações da Pesquisa Atual para Tratamento Futuro 63
   Cynthia L. Chow ■ Samuel P. Gubbels

8. Próteses auditivas: Considerações na População Geriátrica 77
   Amanda Kantor ■ Erica Miele ■ John Luckhurst ■ Mary Hawkshaw ■ Robert T. Sataloff

9. Implante Coclear no Idoso 85
   Daniel H. Coelho ■ Brian J. McKinnon

10. Zumbido Idiopático Subjetivo na População Geriátrica 90
    Paul F. Shea ■ Brian J. McKinnon

11. Tontura, Desequilíbrio e Perda Vestibular Relacionada com a Idade na População Geriátrica 94
    Yuri Agrawal ■ Allan Rubin ■ Stephen J. Wetmore

12. Doenças Nasossinusais no Idoso 118
    David R. Edelstein

13. Paladar e Olfato no Idoso 134
Richard L. Doty ■ Hussam F. Tallab

14. Alergias a Inalantes e Asma na População Geriátrica 145
Karen H. Calhoun

15. Doenças da Voz no Idoso 154
Robert T. Sataloff ■ Karen M. Kost

16. Distúrbios da Deglutição no Idoso 165
Ozlem E. Tulunay-Ugur

17. Distúrbios do Sono na População Geriátrica 173
Christopher G. Larsen ■ M. Boyd Gillespie

18. Cirurgia Plástica Facial em Pacientes Geriátricos 190
J. Regan Thomas

19. Doenças da Cavidade Oral em Pacientes Geriátricos 200
Elliot Regenbogen ■ Denise A. Trochesset

20. Malignidades Cutâneas Avançadas no Idoso 218
Kelly Michelle Malloy ■ Chaz L. Stucken

21. Câncer de Cabeça e Pescoço no Idoso 231
Mihir R. Patel ■ Raymond Chai ■ Ara A. Chalian

22. Papel da Neuropsicologia na Avaliação e Tratamento de Pacientes Geriátricos 248
Thomas Swirsky-Sacchetti ■ Caterina B. Mosti

Índice Remissivo 257

Apresentação

Robert T. Sataloff, MD, DMA, FACS, botou em prática novamente, agora pela quinquagésima vez, e desta vez em colaboração com dois colegas especialistas, os Drs. Michael Johns e Karen Kost.

Otorrinolaringologia em Geriatria, publicado pela Thieme e a American Academy of Otolaryngology–Head and Neck Surgery Foundation, é o quinquagésimo livro publicado pelo Dr. Sataloff. Para este livro-marco milenar, ele se reuniu com o Dr. Michael Johns e a Dra. Karen Kost. Bob é um dos mais importantes e prolíficos escritores no campo da Otorrinolaringologia e na Medicina Acadêmica. Minha relação com o Dr. Sataloff abrange quase dez anos, tendo tido o privilégio de o recrutar como professor e catedrático do Departamento de Otorrinolaringologia e Cirurgia de Cabeça e Pescoço e como associado sênior de Especialidades Acadêmicas Clínicas no Drexel University College of Medicine, quando servi como presidente e decano do College of Medicine. Durante o processo de busca e recrutamento para dirigente do Departamento de Otorrinolaringologia, eu me lembro de ter pedido à minha assistente executiva que me passasse o *curriculum vitae* do Dr. Sataloff para minha revisão e preparação para avaliação dos candidatos. Naquela época, era habitual ela deixar quaisquer documentos importantes sobre a minha cadeira para minha revisão ao retornar ao meu escritório. Mais tarde naquele dia, para surpresa minha, vi uma pilha cuidadosamente arrumada de documentos, aproximadamente com três ou quatro polegadas de altura, e comentei com a minha assistente executiva que eu não necessitava de todos os currículos de todos os candidatos, apenas o do Dr. Sataloff. Ela sorriu e respondeu, "Esse é o curriculum vitae do Dr. Sataloff, Dr. Homan".

Muito poucos docentes na medicina acadêmica conseguiram realizar tanto, clínica e academicamente, quanto o Dr. Sataloff. Ele é médico consumado, erudito, acadêmico e cavalheiro. Mantém uma clínica extremamente atarefada e mundialmente afamada nos campos da laringologia/doenças da voz e otoneurologia. No entanto, nesta edição da Otorrinolaringologia em Geriatria, o Dr. Sataloff, com seus coeditores, Drs. Johns e Kost, reuniu um compêndio que lida com as doenças mais comuns, agudas, crônicas e incapacitantes que desafiam todo clínico que trata dos idosos no seu campo.

A demografia da nossa população em envelhecimento continua a impor extraordinárias demandas aos clínicos, aos sistemas de prestação de assistência à saúde e aos pagadores. Como educador médico, médico de atenção primária e geriatra, reconheço a necessidade urgente de melhorar as habilitações da força de trabalho da assistência à saúde para lidar com as necessidades dos pacientes idosos através de todas as especialidades. Nosso papel como médicos e profissionais de saúde é estar mais bem preparados para cuidar de condições que sejam potencialmente tratáveis, enquanto focalizamos também em melhorar a função para melhorar a qualidade de vida no contexto personalizado do paciente e da família. Otorrinolaringologia em Geriatria servirá como uma referência essencial para aqueles no campo da Otorrinolaringologia, bem como para muitos médicos de atenção primária e outros profissionais de saúde que necessitarem de aperfeiçoamento da sua *expertise* diagnóstica e terapêutica em uma ampla gama de doenças agudas e crônicas que afetam os idosos. Eu me congratulo com o Dr. Sataloff e seus coeditores e colaboradores pela publicação deste trabalho tão importante.

Richard V. Homan, MD
Professor, Family and Community Medicine
CAQ, Geriatric Medicine
CAQ, Sports Medicine
President, Provost, and Dean
Eastern Virginia Medical School
Norfolk, Virginia

Apresentação

A American Academy of Otolaryngology–Head and Neck Surgery tem o prazer de apresentar *Otorrinolaringologia em Geriatria*. Obedecendo à sua visão de capacitar os otorrinolaringologistas–cirurgiões de cabeça e pescoço para fornecerem o melhor tratamento aos pacientes, esta publicação da Foundation oferece orientação especializada e a informação mais atualizada a respeito do diagnóstico e tratamento das doenças das orelhas, nariz e garganta nos idosos.

À medida que a população envelhece, a educação e o treinamento relacionados com a Otorrinolaringologia em Geriatria se tornarão uma questão importante para os prestadores de assistência à saúde dos idosos. *Otorrinolaringologia em Geriatria* representa um livro-texto completo e atual que cobre o campo inteiro. Preenchendo um espaço importante, este livro fornece ao leitor conhecimento aumentado da pesquisa atual e dos avanços em otorrinolaringologia geriátrica; maior competência para efetuar medidas diagnósticas e de tratamento para prover serviço de qualidade aos pacientes de otorrinolaringologia geriátrica; e habilidades práticas, capacidades e estratégias aperfeiçoadas para aplicação de assistência à saúde de alta qualidade, com base em evidências, em otorrinolaringologia geriátrica. Este livro constitui um recurso essencial a todos os clínicos que cuidam do paciente geriátrico, desde os otorrinolaringologistas até os médicos de atenção primária, incluindo residentes, estudantes de medicina e profissionais de saúde aliados.

Otorrinolaringologia em Geriatria é uma bem-vinda adição à vasta coleção da Fundação do programa de educação. Todas as iniciativas de educação da Fundação suportam o aprendizado durante toda a vida, com o objetivo de aperfeiçoar a qualidade dos resultados dos pacientes por médicos conhecedores, competentes e profissionais. Graças a um acordo de copublicação com a Thieme, a Fundação olha à frente para produção continuada de oportunidades de educação de alta qualidade e práticas para os nossos membros.

Os Drs. Sataloff, Kost e Johns, juntamente com os muitos colaboradores, merecem congratulações pela sua abordagem prática e revisão abrangente. Seu entusiasmo e paixão pela especialidade, e incansável dedicação à profissão, não são apenas admiráveis, mas grandemente apreciados.

Sonya Malekzadeh, MD
Coordinator, Education
AAO-HNSF

Prefácio

À medida que a população envelhece, a maioria dos otorrinolaringologistas vem observando uma porcentagem cada vez maior de pacientes idosos. Do mesmo modo que os otorrinolaringologistas pediátricos reconhecem que as crianças não são adultos pequenos, os otorrinolaringologistas devem compreender que o tratamento apropriado dos pacientes geriátricos exige conhecimento e habilidades especiais. Este livro foi escrito para proporcionar aos otorrinolaringologistas uma visão geral abrangente dos princípios atuais da Otorrinolaringologia Geriátrica.

No primeiro capítulo, o Dr. Christian Sell e colegas apresentam uma revisão sucinta dos conceitos atuais na ciência do envelhecimento. Esta informação é valiosa para ajudar os otorrinolaringologistas a compreender e avançar no tratamento clínico. No Capítulo 2, a Dra. Karen Kost oferece uma visão geral da prática da otorrinolaringologia geriátrica. O Capítulo 3 fornece um resumo de síndromes geriátricas, bem como a percepção para o estabelecimento de equipes interdisciplinares para tratamento geriátrico. O Dr. Kagan também oferece informação sobre recursos para ajudar o otorrinolaringologista a prestar tratamento ideal aos pacientes geriátricos. No Capítulo 4, o Dr. David Eibling descreve os aspectos especiais da avaliação clínica ambulatorial de pacientes idosos, e, no Capítulo 5, as Dras. Justicz e Hatcher elucidam interesses únicos para a avaliação operatória do paciente idoso. No Capítulo 6, os Drs. Parham, Lin e Blakley discutem os últimos conceitos em presbiacusia, um dos problemas mais comuns na prática otorrinolaringológica. O Capítulo 7 oferece um elegante resumo da pesquisa em tratamentos regenerativos para a perda auditiva sensório-neural, apresentado pelos Drs. Chow e Gubbels. No Capítulo 8, o Dr. Sataloff e colegas delineiam os mais recentes conceitos em próteses auditivas, incluindo novas pesquisas que sugerem que a amplificação binaural pode nem sempre ser a melhor abordagem em pacientes idosos. Os Drs. Daniel Coelho e Brian McKinnon contribuíram com uma excelente atualização sobre implantes cocleares no idoso, no Capítulo 9. Zumbido é um problema extremamente comum em pacientes idosos, e este assunto é revisto em detalhe pelos Drs. Shea e McKinnon no Capítulo 10. Tonturas por envelhecimento e outras causas são ubíquas em pacientes idosos e podem trazer ameaça à vida, caso resultem em lesões relacionadas com quedas. Os Drs. Agrawal, Rubin e Wetmore cobrem este tópico em detalhe no Capítulo 11. No Capítulo 12, o Dr. David Edelstein resume o estado da arte de tratamento de doenças nasossinusais em pacientes idosos, enquanto, no Capítulo 13, os Drs. Richard Doty e Hussam Tallab reveem o diagnóstico e tratamento das doenças do paladar e olfato em pacientes idosos. No Capítulo 14, a Dra. Karen Calhoun oferece uma percepção das considerações especiais no manejo clínico de alergias e asma na população geriátrica.

Diagnóstico e tratamento de doenças da voz no idoso são revistos em profundidade pelos Drs. Sataloff e Kost no Capítulo 15; e, no Capítulo 16, o Dr. Ozlem Tulunay-Ugur apresenta um resumo dos complexos problemas de tratar doenças da deglutição em pacientes idosos. Distúrbios do sono são observados quase rotineiramente na população geriátrica, e este assunto complexo é discutido de maneira clinicamente prática no Capítulo 17 pelos Drs. Larsen e Gillespie. A cirurgia plástica facial é procurada comumente por pacientes idosos que querem parecer menos idosos. O Dr. J. Regan Thomas apresenta uma revisão soberba deste assunto no Capítulo 18. Doenças da cavidade oral são observadas frequentemente na população geriátrica, e são revistas com elegantes detalhes pelos Drs. Regenbogen e Trochesset no Capítulo 19. Os Capítulos 20 e 21 incluem discussões abrangentes do tratamento de câncer em pacientes idosos, e os Drs. Malloy, Stucken, Patel, Chai e Chalian salientam conceitos importantes que poderiam tornar o tratamento diferente daquele que seria oferecido a pacientes mais jovens. No capítulo final, os Drs. Swirsky-Sacchetti e Mosti contribuíram com uma discussão completa da avaliação e tratamento neuropsicológicos em pacientes geriátricos. A avaliação cognitiva pode ser valiosa para o otorrinolaringologista ao tomar decisões sobre condutas de tratamento e manejo cirúrgico, incluindo questões em torno do consentimento cirúrgico.

Como todos os livros sobre assuntos relativamente novos, *Otorrinolaringologia em Geriatria* não é completamente inclusivo. Em vez disso, ele tem como objetivo fornecer uma visão geral introdutória, abrangente, de tópicos selecionados. A disciplina está evoluindo rapidamente; suspeitamos que estaremos bem adiantados na preparação da segunda edição, quando a primeira edição for publicada. Não obstante, fazemos votos de que os nossos leitores considerem este livro informativo, conveniente e clinicamente prático.

Colaboradores

Yuri Agrawal, MD
Assistant Professor
Department of Otolaryngology–Head and Neck Surgery
Johns Hopkins University School of Medicine
Baltimore, Maryland

Alessandro Bitto, PhD
Department of Pathology
University of Washington Medical Center
Seattle, Washington

Brian W. Blakley, MD, PhD, FRCSC
Professor
Department of Otolaryngology
University of Manitoba
Winnipeg, Manitoba, Canada

Karen H. Calhoun, MD, FACS, FAAOA
Professor
Department of Otolaryngology
The Ohio State University
Columbus, Ohio

Raymond Chai, MD
Assistant Professor
Department of Otolaryngology
Mount Sinai Beth Israel
New York, New York

Ara Chalian, MD
Professor
Member, Head and Neck Cancer Center
Reconstructive Surgery
Hospital of the University of Pennsylvania
Philadelphia, Pennsylvania

Cynthia L. Chow, BS
Department of Communication Sciences and Disorders
University of Wisconsin
Madison, Wisconsin

Daniel H. Coelho, MD, FACS
G. Douglas Hayden Associate Professor
Otologic and Neurotologic Surgery
Director, VCU Cochlear Implant Center
Department of Otolaryngology–Head and Neck Surgery
MCV/Virginian Commonwealth University School of Medicine
Richmond, Virginia

Richard L. Doty, PhD
Professor and Director
Smell and Taste Center
Perelman School of Medicine
University of Pennsylvania
Philadelphia, Pennsylvania

David R. Edelstein, MD, FACS
Chief, Otolaryngology–Head and Neck Surgery
Manhattan Eye, Ear, and Throat Hospital
Clinical Professor of Otorhinolaryngology–Head and Neck Surgery
Weill Medical College of Cornell University
Chairman-Elect, Board of Governors
American Academy of Otolaryngology–Head and Neck Surgery
New York, New York

David Eibling, MD, FACS
Department of Otolaryngology–Head and Neck Surgery
University of Pittsburgh
Pittsburgh, Pennsylvania

M. Boyd Gillespie, MD, MSc
Professor
Department of Otolaryngology–Head and Neck Surgery
Medical University of South Carolina
Charleston, South Carolina

Samuel P. Gubbels, MD, FACS
Assistant Professor and Waisman Center Investigator
Department of Surgery
University of Wisconsin School of Medicine and Public Health
Madison, Wisconsin

Jeanne Hatcher, MD
Assistant Professor
Department of Otolaryngology–Head and Neck Surgery
Emory University Hospital Midtown
Atlanta, Georgia

Mary Hawkshaw, BSN, RN, CORLN
Research Associate Professor
Department of Otolaryngology–Head and Neck Surgery
Drexel University College of Medicine
Philadelphia, Pennsylvania

Michael M. Johns, MD
Associate Professor of Otolaryngology
Director, Emory Voice Center
Emory University
Atlanta, Georgia

Natalie Justicz, BA
Emory University School of Medicine
Atlanta, Georgia

Sarah H. Kagan, PhD, RN
Lucy Walker Honorary Term Professor of
Gerontological Nursing
School of Nursing
University of Pennsylvania
Philadelphia, Pennsylvania

Amanda Kantor, AuD, CCC-A
Instructor
Department of Otolaryngology–Head and
Neck Surgery
Drexel University College of Medicine
Philadelphia, Pennsylvania

Karen M. Kost, MD, FRCSC
Assistant Professor of Otolaryngology–Head and
Neck Surgery
Montreal General Hospital
Montreal, Quebec, Canada

Christopher G. Larsen, MD, FACS
Assistant Professor
General Otolaryngology
University of Kansas Medical Center
Kansas City, Kansas

Chad A. Lerner, PhD
Environmental Medicine
University of Rochester
Rochester, New York

Frank R. Lin, MD, PhD
Associate Professor of Otolaryngology-Head and Neck
Surgery, Geriatric Medicine, Mental Health, and
Epidemiology
Johns Hopkins University
Baltimore, Maryland

John Luckhurst, MS
Clinical Audiologist/Instructor
Department of Otolaryngology
Philadelphia Ear, Nose, and Throat Associates
Drexel University College of Medicine
Philadelphia, Pennsylvania

Kelly Michele Malloy, MD, FACS
Assistant Professor
Department of Otolaryngology–Head and Neck Surgery
Division of Head and Neck Surgical Oncology and
Microvascular Reconstruction
University of Michigan School of Medicine
Ann Arbor, Michigan

Brian J. McKinnon, MD, FACS
Associate, Shea Ear Clinic
Clinical Associate Professor
Department of Otolaryngology–Head and Neck Surgery
University of Tennessee Health Sciences Center
Memphis, Tennessee

Erica Miele, BS
Advanced Audiology
Boran and Puzzi ENT Associates
Pottsville, Pennsylvania

Caterina B. Mosti, BS
Drexel University
Philadelphia, Pennsylvania

Kourosh Parham, MD, PhD, FACS
Associate Professor
Assistant Program Director
Director of Research
Department of Surgery Division of Otolaryngology –
Head and Neck Surgery
University of Connecticut Health Center
Farmington, Connecticut

Mihir R. Patel, MD
Assistant Professor
Department of Otolaryngology–Head and Neck Surgery
Emory University
Atlanta, Georgia

Elliot Regenbogen, MD
Assistant Clinical Professor
Department of Surgery
Division of Otolaryngology–Head and Neck Surgery
Stony Brook University Medical Center
Stony Brook, New York

Allan Rubin, MD
Clinical Professor
Department of Surgery
Promedica Physician
Toledo, Ohio

Robert T. Sataloff, MD, DMA
Professor and Chairman
Department of Otolaryngology–Head and Neck Surgery
Senior Associate Dean for Clinical Academic Specialties
Drexel University College of Medicine
Philadelphia, Pennsylvania

Christian Sell, PhD
Department of Pathology and Laboratory Medicine
Drexel University College of Medicine
Philadelphia, Pennsylvania

Paul F. Shea, MD
Neurotologist
Shea Ear Clinic
Memphis, Tennessee

Chaz L. Stucken, MD
Clinical Assistant Professor
Department of Otolaryngology–Head and Neck Surgery
University of Michigan
Ann Arbor, Michigan

Thomas Swirsky-Sacchetti, PhD, ABPP-CN
Associate Professor Psychiatry and Human Behavior
Jefferson Medical College
Philadelphia, Pennsylvania

Hussam F. Tallab, MD
Department of Otorhinolaryngology–Head and
 Neck Surgery
University of Pennsylvania School of Medicine
Philadelphia, Pennsylvania

J. Regan Thomas, MD
Mansueto Professor and Chairman
Department of Otolaryngology–Head and Neck Surgery
College of Medicine
University of Illinois at Chicago
Chicago, Illinois

Denise A. Trochesset, DDS
Associate Professor
Director of Oral Pathology
Department of Oral Biology and Pathology
School of Medicine
Stony Brook University
Stony Brook, New York

Ozlem E. Tulunay-Ugur, MD
Associate Professor
Director, Division of Laryngology
Department of Otolaryngology Head and Neck Surgery
University of Arkansas for Medical Sciences
Little Rock, Arkansas

Stephen J. Wetmore, MD
Romeo Yap Lim and Maria Corazon Wong Lim Chair
Department of Otolaryngology
West Virginia University School of Medicine
Morgantown, West Virginia

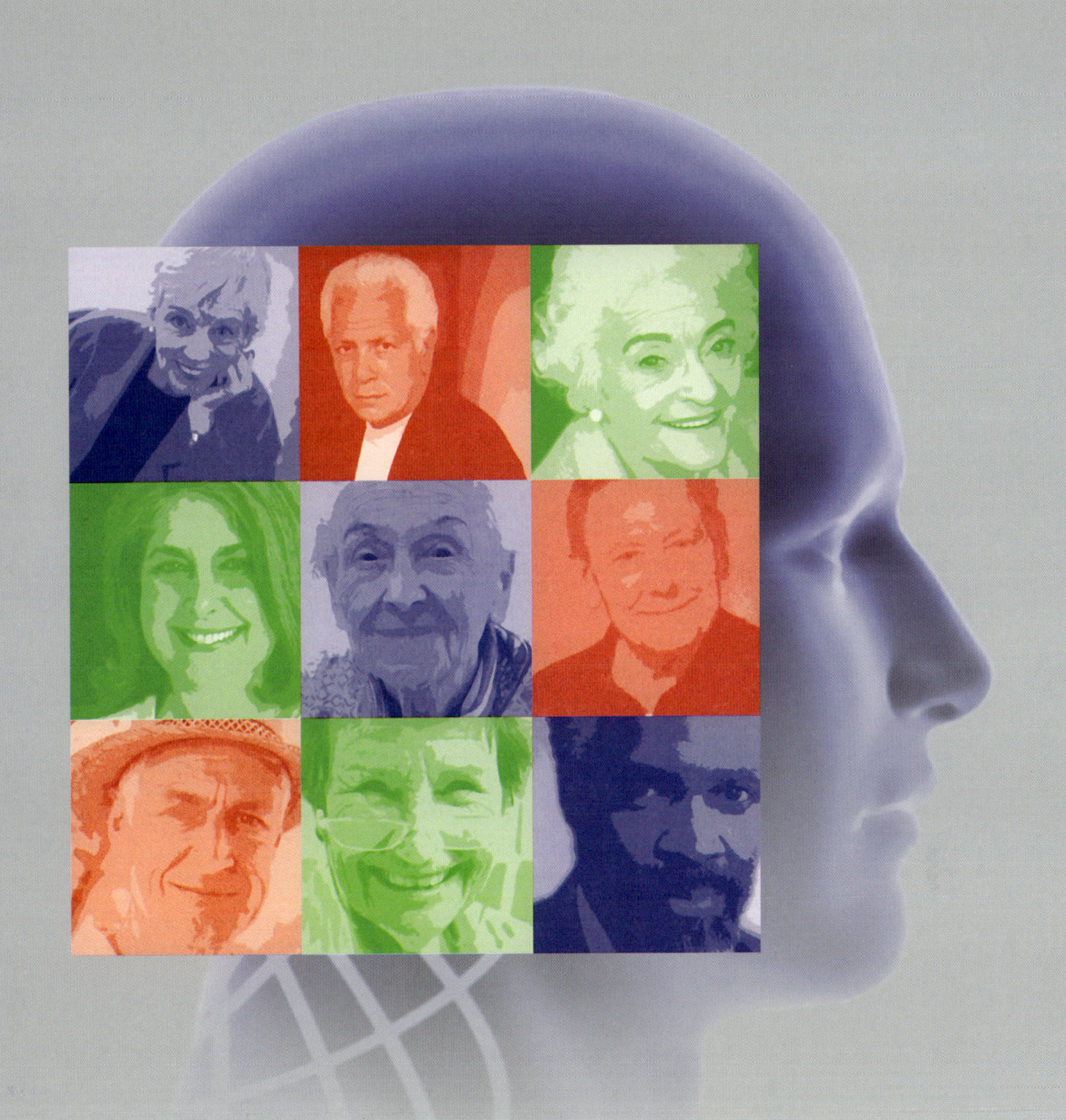

Otorrinolaringologia em Geriatria

1 Ciência do Envelhecimento

Alessandro Bitto ▪ Chad A. Lerner ▪ Christian Sell

▪ Introdução

A demografia do mundo desenvolvido está mudando dramaticamente por causa de um aumento na expectativa de vida e um declínio na taxa de fertilidade. Pelo ano de 2030, o Bureau do Censo dos EUA projeta que indivíduos > 65 anos constituirão quase 20% da população total.[1,2] Isto representa um aumento de 36 milhões no grupo etário superior a 65, com um aumento de 10 milhões entre aqueles com idade > 80 anos.[1] A **Fig. 1.1** demonstra a curva de sobrevida em transformação da população dos EUA baseando-se em dados da U. S. Social Security Administration projetados para 2100.[3] A curva de sobrevida se torna mais "quadrada" com o passar do tempo, indicando um tempo aumentado para as primeiras mortes, por causa de grande parte de uma taxa de mortalidade diminuída, na primeira metade da vida. A duração de vida média aumenta dramaticamente, enquanto o aumento na duração máxima de vida, representado pelos 10% finais da população, é longe de dramático. A discrepância entre os ganhos nas durações média e máxima de vida pode ser compreendida se considerarmos que as perdas de vida iniciais são decorrentes principalmente de fatores extrínsecos, cujo impacto foi diminuído, ao longo do século passado, por avanços em saneamento e assistência à saúde e à disponibilidade de antibióticos e vacinas.[4] A diminuição na mortalidade no início da vida produz os desvios nas curvas de sobrevida observadas na **Fig. 1.1**. Os dados de mortalidade específica por idade, decompostos por intervalos de 10 anos para a população dos EUA em 1900, 1939 e 2000 (**Fig. 1.2**), indicam uma redução nas taxas de mortalidade em todas as idades, com a redução mais dramática nos primeiros 15 anos de vida.[5] Curiosamente, para todos os períodos de tempo examinados, a taxa mais baixa de mortalidade ocorre no grupo etário de 5 a 14 anos. As taxas de mortalidade aumentam com o aumento da idade desta época em diante em todas as três populações. Em contraste com a duração média de vida, a duração máxima de vida exibe apenas um aumento modesto,

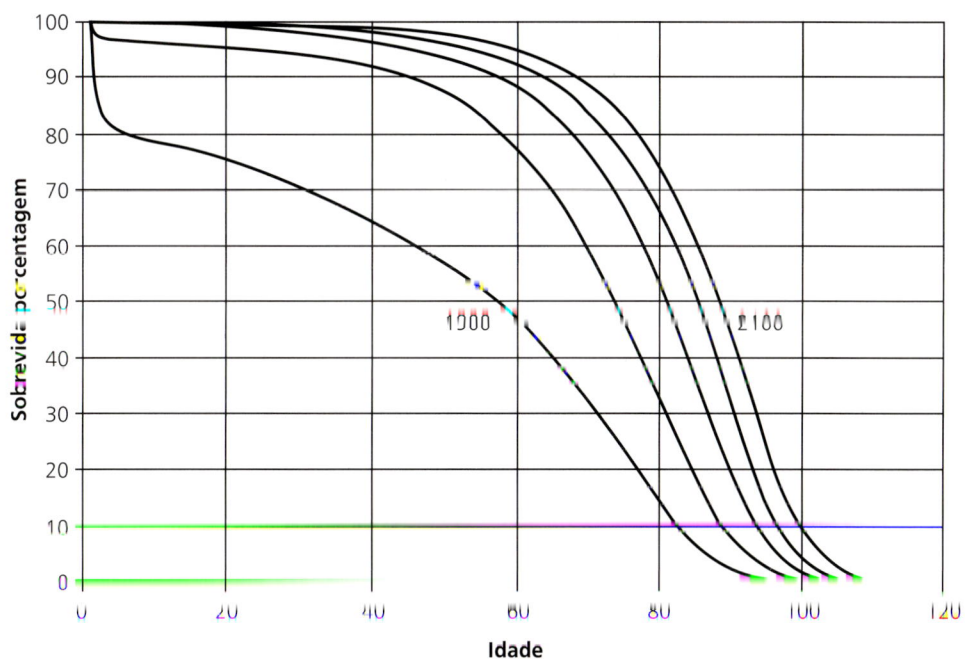

Fig. 1.1 Curvas de sobrevida projetadas para os Estados Unidos nos anos de 1900, 2000, 2025, 2050 e 2100. (De Bell FC, Miller ML. Life Tables for the United States Social Security Area 1900–2100. Actuarial Study No. 120. Social Security Administration; 2000. http://www.ssa.gov/oact/NOTES/as120/LifeTables_Body.html.)

de 95 para 100 anos, entre 1900 e 2000. Isto reflete o fato de que o processo intrínseco do envelhecimento não sofreu impacto no mesmo grau que as patologias específicas que são subjacentes à mortalidade no início da vida.

É interessante que os efeitos do processo intrínseco do envelhecimento podem ser observados pelas espécies. Por exemplo, a taxa de mortalidade em camundongos, quando examinada como porcentagem completada da duração de vida, é muito semelhante àquela observada em humanos (**Fig. 1.2**), apesar de uma duração de vida do camundongo relativamente breve, na ordem de 2 a 3 anos. Observe-se que a forma da linha de tendência polinômica da taxa de mortalidade do camundongo na **Fig. 1.3** exibe um nadir cedo na vida semelhante àquele observado em humanos (~10 anos na **Fig. 1.2**). Similarmente, uma elevação tardia na vida na taxa de mortalidade é evidente em ambas as espécies, começando em ~50% da duração de vida completados. Em humanos, isto se correlaciona com a faixa de idade de 45 a 55 anos. A similaridade nas curvas de taxa de mortalidade entre o camundongo e o humano sugere que a velocidade intrínseca de envelhecimento é semelhante nas duas espécies, mas obedece a uma trajetória muito diferente em termos absolutos. Ao nível celular, a estabilidade genômica das células destas duas espécies reflete esta diferença.

Células de explantes primários de tecidos de múltiplas espécies foram testadas quanto às suas propriedades de crescimento.[6] As células normais proliferam durante um período finito e, eventualmente, sofrem uma parada de crescimento conhecida como senescência celular. A parada de crescimento da senescência é uma parada mediada por p53 que parece servir a múltiplas funções, incluindo supressão tumoral e imunoativação.[7] Curiosamente, as células de espécies de vida mais curta, como o camundongo, demonstram uma estabilidade genômica grandemente reduzida em relação às células de espécies de vida longa, como os humanos. Células de camundongo escapam à senescência e geram linhagens celulares transformadas imortais que possuem genomas instáveis e exibem múltiplos rearranjos genéticos.[8] Em contraste, as células humanas se transformarão espontaneamente a uma taxa de menos de 1×10^{-6}.[9] Admite-se que a diferença na estabilidade genômica entre estas espécies contribua para diferenças nas taxas de câncer e de mortalidade.

■ Envelhecimento é Caracterizado por uma Vulnerabilidade Aumentada a Doenças

A definição mais precisa do processo de envelhecimento no que ele se relaciona com um organismo é que o envelhecimento é caracterizado por uma crescente incapacidade de manter homeostasia em múltiplos sistemas de órgãos, dando origem a uma vulnerabilidade aumentada a doen-

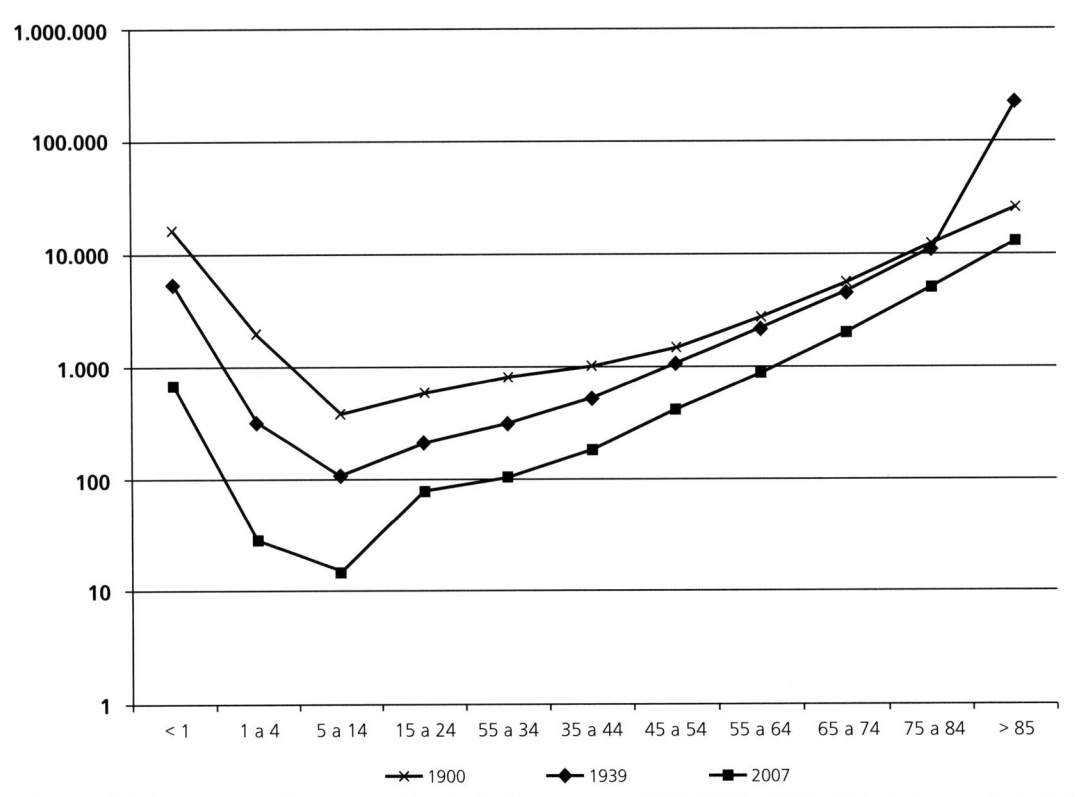

Fig. 1.2 Taxas de mortalidade idade-específicas para os Estados Unidos nos anos 1900, 1937 e 2000. (Calculadas a partir de Bell FC, Miller ML. Life Tables for the United States Social Security Area 1900–2100. Actuarial Study No. 120. Social Security Administration; 2000. http://www.ssa.gov/oact/NOTES/as120/LifeTables_Body.html.)

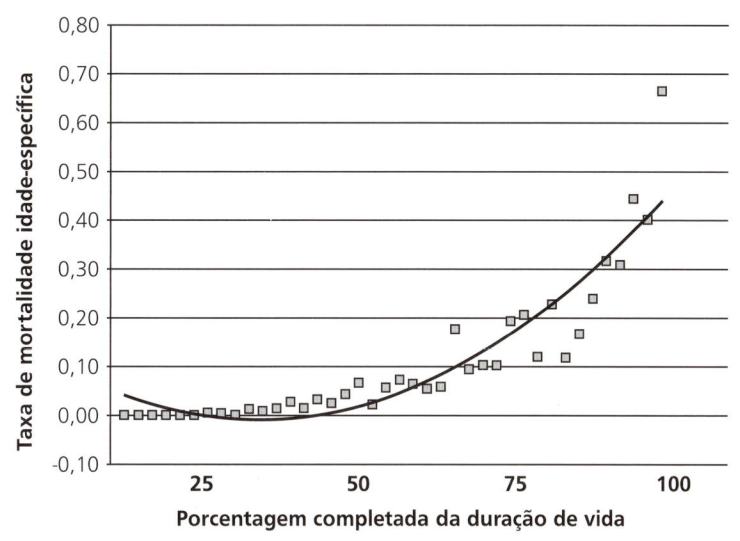

Fig. 1.3 Taxas de mortalidade idade-específicas em uma raça de camundongo de laboratório abrigada em condições livres de patógenos. (Dados são recalculados de Lorenzini A, Salmon AB, Lerner C, et al. Mice producing reduced levels of insulin-like growth factor type 1 display an increase in maximum, but not mean, life span. J Gerontol A Biol Sci Med Sci 2014;69(4):410–419.)

ças. Dados dos *Centers for Disease Control and Prevention* suportam esta definição. Na **Fig. 1.4**, mortes por 100.000 da população por câncer, cardiopatia e doença vascular encefálica estão mostradas como uma função da idade. As mortes por estas doenças aumentam claramente na meia-idade e elevam-se progressivamente daí em diante, refletindo a maior vulnerabilidade a múltiplas doenças, em linha com um processo intrínseco de envelhecimento. A incapacidade de manter homeostasia, que contribui para esta vulnerabilidade, é evidente no exemplo de alterações relacionadas com a idade na função pulmonar. Tanto o volume expiratório forçado quanto a resposta à hipóxia são reduzidos com a idade, refletindo um declínio progressivo na função pulmonar, enquanto a perda de capaci-

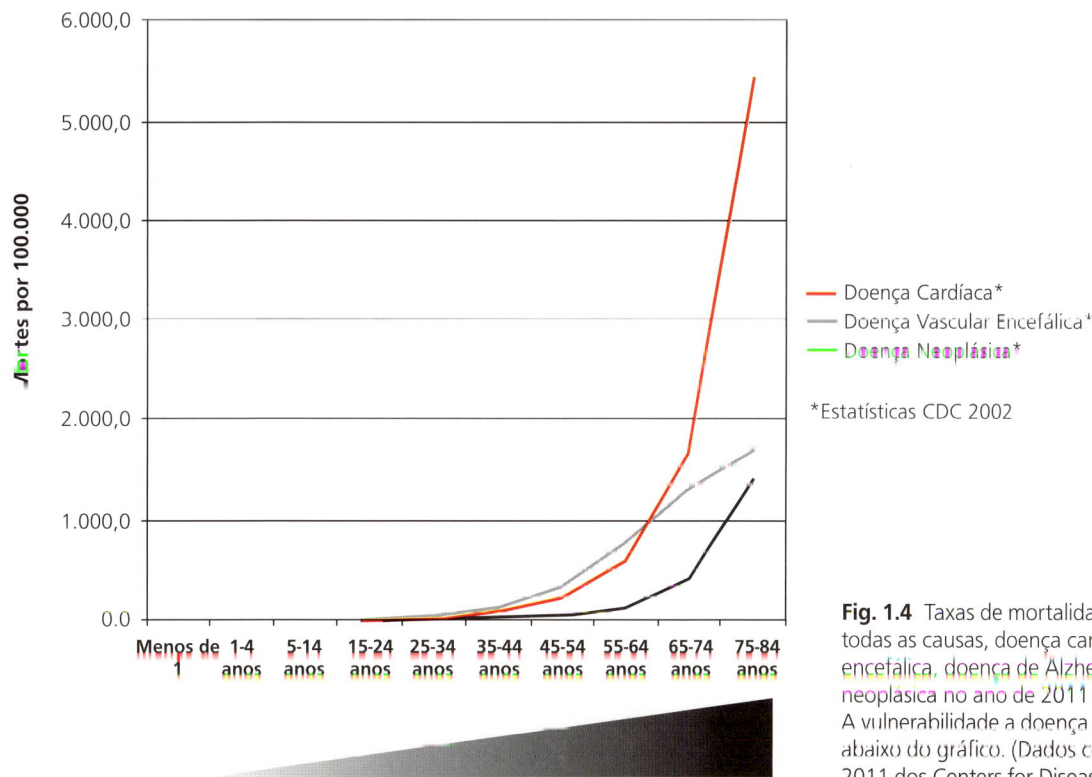

Fig. 1.4 Taxas de mortalidade decorrentes de todas as causas, doença cardíaca, doença vascular encefálica, doença de Alzheimer e doença neoplásica no ano de 2011 nos Estados Unidos. A vulnerabilidade a doença está representada abaixo do gráfico. (Dados com base em tabelas de 2011 dos Centers for Disease Control and Prevention, Atlanta, GA.)

dade de reserva nos pulmões é um excelente exemplo da capacidade dinâmica reduzida que caracteriza os organismos envelhecidos.[10,11] Subjacentes às diferenças nos parâmetros funcionais estão alterações na arquitetura pulmonar decorrentes do envelhecimento intrínseco. Estas alterações levam à função reduzida que exige compensação para manter fisiologia normal. As alterações relacionadas com a idade e com as respostas compensatórias se tornam mais pronunciadas com o aumento da idade, eventualmente produzindo a maior vulnerabilidade a doença caracterizada pelas curvas na **Fig. 1.4**. Alteração semelhante ocorre em todos os sistemas de órgãos em função da idade, resultando na eventual perda de faixa dinâmica e falta de resposta compensatória típicas do organismo envelhecido.

■ Idade Biológica *versus* Cronológica

A variação individual no processo de envelhecimento sugere que a idade cronológica pode não ser a melhor medida nem a mais relevante da idade de um indivíduo. Esforços foram por essa razão empreendidos para identificar biomarcadores de idade que possam ser usados para avaliar a verdadeira idade de um indivíduo. Embora estes esforços ainda não tenham produzido qualquer marcador ou grupo de marcadores que possam servir a esta finalidade com satisfação da comunidade científica, o *National Institute on Aging* continua a apoiar esforços para definir biomarcadores de envelhecimento quanto ao seu impacto clínico potencial.[12] Além disso, abordagens sistemáticas para compreender diferenças individuais na velocidade de envelhecimento envolvem análises genéticas em grande escala de populações que gozam de excepcional longevidade. O *Einstein Ashkenazi Longevity Study*, em Nova York, inscreveu mais de 700 indivíduos. O *New England Centenarian Study*, em Harvard, similarmente inscreveu mais de 700 indivíduos, enquanto o *Southern Italian Centenarian Study* inscreveu mais de 900 indivíduos. Até agora, estes grupos identificaram polimorfismos associados à longevidade nos genes ApoE, receptor IGF e Lamina A.[13–15]

■ Teorias do Envelhecimento

Múltiplas teorias do envelhecimento foram propostas. Algumas sugerem que tipos específicos de dano, como dano ao DNA ou disfunção mitocondrial, dirigem o processo do envelhecimento, enquanto outros examinam o envelhecimento a partir de uma perspectiva evolucionária. A pergunta mais geral a respeito de envelhecimento é por que, de um modo absoluto, os organismos envelhecem. Em 1889, August Weismann fez a observação de que o envelhecimento é uma propriedade dos tecidos somáticos e não da linha germinal, que possui uma capacidade ilimitada de autorrenovação. O conceito que Weismann desenvolveu baseia-se em dois princípios: (1) que a linhagem germinal é imortal, enquanto as células somáticas são mortais; e (2) que o envelhecimento possibilita a remoção dos indivíduos idosos para abrir espaço para a geração seguinte.[16] Uma síntese da teoria evolucionária e do processo de envelhecimento por Peter Medawar, em 1952, levou ao conceito de que o envelhecimento não está sob pressão de seleção, porque a reprodução ocorre relativamente cedo na vida, e poucos organismos na situação selvagem vivem até idade avançada. Assim, o envelhecimento como fenômeno é restrito a ambientes protegidos e é provavelmente decorrente de uma incapacidade de reparar dano além da fase reprodutiva da vida.[17] O conceito de que o envelhecimento ocorre em organismos pós-reprodutivos conduziu à teoria do pleotropismo antagonístico.[18] Esta teoria afirma que mutações que beneficiam um organismo cedo na vida podem ter efeitos negativos mais tarde na vida. De acordo com o pleotropismo antagonístico, mutações que aumentam a aptidão reprodutiva podem contribuir para declínios relacionados com a idade no mesmo organismo. Por exemplo, uma velocidade rápida de desenvolvimento pode aumentar a aptidão reprodutiva em um subconjunto de organismos dentro de uma população, mas esta vantagem pode levar ao risco aumentado de câncer nestes indivíduos, à medida que eles envelheçam.

Edificando em cima do conceito de negociação entre aptidão e longevidade inerente à teoria do pleotropismo antagonístico e baseando-se na ideia de que um organismo deve alocar recursos limitados para manutenção ou longevidade, Thomas Kirkwood desenvolveu a teoria do soma descartável do envelhecimento.[19] A teoria do soma descartável postula que energia insuficiente está disponível ao organismo para a manutenção de ambos a linha germinal e o soma, forçando a uma alocação de recursos que leva à eventual deterioração dos tecidos somáticos. A teoria tem-se centrado tradicionalmente na alocação de energia na forma de adenosina trifosfato (ATP); entretanto, nós desenvolvemos o conceito de que o tempo é o recurso mais provavelmente limitador que restringe a longevidade.[20,21] Nesta iteração da teoria do soma descartável, o tempo alocado para reparo de dano genômico é limitado em razão da pressão evolutiva, e é o tempo, em vez da energia, que representa o recurso limitador para um organismo.

Recentemente, foi proposta a possibilidade de que o envelhecimento possa estar sujeito a um nível de regulação. Argumentos triviais foram emitidos com base no fato de que mutações de único gene podem influenciar a longevidade, porém argumentos mais rigorosos foram lançados por biólogos populacionais.[22] Estes argumentos propõem que o envelhecimento dos indivíduos é um caráter altruístico que pode levar à aptidão global aumentada da população.[23]

Diversas teorias propondo a acumulação de tipos específicos de dano, como uma causa principal do envelhecimento, ganharam atenção muito disseminada. Estas teorias são adequadamente colocadas embaixo do guarda-chuva da teoria do soma descartável, porque elas lidam com mecanismos potenciais pelos quais o soma pode-se tornar disfuncional com a idade. Uma das mais proeminentes destas teorias de uso e desgaste é a teoria dos radicais livres do envelhecimento, de que foi pioneiro Denham Harman, nos anos 1950. Nesta época, o papel do radical livre de oxigênio como um mediador de dano de radiação foi descoberto, e foi postulado que a acumulação de dano por radicais livres poderia ser subjacente ao declínio funcional relacionado com a idade.[24] Uma vez que as mitocôndrias sejam consideradas a fonte principal de radicais livres dentro da célula, a teoria dos radicais livres foi entrelaçada com a teoria mitocondrial do envelhecimento, que postula que radicais livres gerados pelas mitocôndrias sejam uma fonte importante de dano relacionado com a idade.[25] Entretanto, radicais livres podem ser gerados por outras organelas celulares, como os peroxissomos,[26] e mutações induzindo a disfunção mitocondrial foram encontradas, aumentando a duração de vida em alguns casos, gerando discussão quanto ao verdadeiro papel da disfunção mitocondrial no envelhecimento.[27] Similarmente, lesão do DNA foi proposta como a principal causa do envelhecimento.[28] Há evidência de uma acumulação de dano ao DNA com a idade,[29] e mutações que diminuem a capacidade de reparo do DNA induzem envelhecimento prematuro, mas recentemente se tornou claro que as *respostas* ao dano ao DNA são mais importantes no envelhecimento que o dano ao DNA por si próprio.[30] Alguns argumentos deram a entender outros tipos de dano, como produtos finais de glicação (causada pela ligação de carboidratos a proteína não enzimática) como impulsionadores principais do envelhecimento. Mas, em vez do nível absoluto de danificação, é provável que o balanço entre a acumulação de dano às macromoléculas ou organelas e a integridade dos complexos mecanismos de reparo e eliminação que existem para remover este dano seja crítico para o processo do envelhecimento.

■ Longevidade Aumentada Resultando de Mutações de Único Gene

Uma série notável de experiências demonstrou que a longevidade pode ser fortemente influenciada por mutações de gene isolado. A via de sinalização semelhante à insulina (ILS) emergiu como um mediador importante da longevidade em múltiplas espécies. Em mamíferos, a via ILS é mediada pela ligação de fator de crescimento semelhante à insulina tipo 1 (IGF-1) ao receptor a IGF-1 (IGF-1R) na membrana plasmática. Embora IGF-1 seja expressado em quase todos os tecidos de uma maneira autócrina e parácrina, a maior parte do IGF-1 circulante é liberada para dentro da circulação pelo fígado. A regulação da expressão de IGF-1 é intimamente ligada a sinais de hormônio do crescimento (GH), emanando do sistema neuroendócrino. GH é liberado dentro do sangue pela hipófise em resposta a hormônio liberador de hormônio do crescimento (GHRH), produzido no hipotálamo. Depois que IGF-1 é produzido, ele retroalimenta o hipotálamo e suprime o GHRH, desse modo completando parte de um circuito regulador, conhecido como eixo somatotrópico. Seis proteínas ligadoras de IGF-1 (IGFBPs) estão envolvidas na regulação da biodisponibilidade de IGF-1. O principal transportador de IGF-1 no sangue é IGFBP3, que se combina com uma proteína conhecida como a subunidade acidolábil para formar o complexo IGF-1 circulante. As IGFBPs restantes são expressadas de uma maneira tecido-específica e são importantes para bioatividade em tecidos e células específicos. As IGFBPs específicas expressadas podem afetar respostas celulares ao IGF-1, inclusive se adotar um fenótipo proliferativo ou migratório, por exemplo.[31]

IGF-1 é um determinante importante do tamanho corporal durante o crescimento e desenvolvimento pré-natais. Em camundongos, o IGF-1 *knockout* e o IGF-1/IGF-1R duplo *knockout* são letais para recém-nascidos, que mostram reduções de 60 e 45% no peso ao nascimento, respectivamente, em comparação a filhotes normais.[32] A influência do IGF-1 sobre o crescimento em humanos é semelhante. Em um relato de caso, uma paciente homozigota para deleções de IGF-1 nos éxons 4 e 5 teve 40% do peso normal ao nascer, com retardo continuado do crescimento aos 15 anos.[33] Na síndrome de Laron, um tipo de nanismo, o receptor a GH é mutado e incapaz de estimular expressão de IGF-1. Crianças nascidas com esta doença exibem sinalização reduzida de GH e se apresentam com diversos defeitos relacionados com o crescimento, incluindo pequeno tamanho de órgãos, crescimento enfraquecido de cabelo e unhas, e sarcopenia.[34] Não há relatos indicando que pacientes com síndrome de Laron tenham duração aumentada de vida; entretanto, camundongos modelados, conforme a mutação de Laron, através da ablação do receptor a GH, são anões e exibem um aumento importante na duração de vida (**Quadro 1.1**).

O efeito deletério que uma perda grave de IGF-1 ou seu receptor confere à viabilidade em camundongos faz notável contraste com reduções baixas a moderadas em ILS. Kenyon *et al.* relataram pela primeira vez que uma mutação hipomórfica no *Caenorhabditis elegans* IR homólogo Daf-2 aumenta a duração de vida. Os vermes que abrigam esta mutação alcançaram um aumento de 300% na duração de vida.[35] Estudos em *Drosophila* expressando um IR hipomórfico mostraram um aumento de 85% na duração de vida, bem como tamanho corporal diminuído.[36] Os homólogos IR em vermes e moscas ambos respondem a uma variedade de "peptídeos semelhantes à insulina" e são evolucionariamente divergidos do IR e IGF-1R em vertebrados, que respondem a ligantes hormonais distintos. Apesar destas diferenças, ILS é uma via de sinalização intracelular alta-

Quadro 1.1 Extensão da duração de vida em camundongos apresentando mutações no eixo GH/IGF-1

Camundongo	Mutação	Mecanismo	Fenótipo-chave	% Aumento máximo da duração de vida	Estudos (ver página 10)
Anão de Ames	Prop 1	Defeito hipofisário	Deficiência de GH e IGF-1	68	1
Anão de Snell	Pit1	Defeito hipofisário	Deficiência de GH e IGF-1	42	2
Pequeno	(lit/lit), ghrhr$^{-/-}$	Liberação suprimida de GH	Deficiência de GH e IGF-1	24	2,3
Laron	GHR/BP$^{-/-}$	Não responsivo ao GH	Deficiência de IGF-1	55	4,5
IGF-1R knockout	IGF-1R$^{+/-}$	Heterozigoto para IGF-1R	Número reduzido de receptores a IGF-1	33	6
Midi	IGF-1 éxon 3$^{neo/neo}$	Hipomórfico para IGF-1	IGF-1 reduzido e GH aumentado	18	7
p66^{sch} knockout	p66$^{sch-/-}$	Molécula de sinalização intracelular de IGF-1	Sem alteração no IGF-1	30	8
PAPP-A knockout	PAPPA$^{-/-}$	Metaloproteinase	IGF-1 e GH reduzidos	41	9
IRS1 knockout	IRS1$^{-/-}$	Molécula de sinalização intracelular de IGF-1	Sem alteração no IGF-1	32	10
IRS2 knockout	IRS2$^{+/-}$	Molécula de sinalização intracelular de IGF-1	Sem alteração no IGF-1	17, 18 no cérebro específicos	11

GH, hormônio de crescimento; GHR, receptor ao hormônio de crescimento; ghrhr, receptor ao hormônio liberador de hormônio de crescimento; IGF-1, fator de crescimento semelhante à insulina tipo 1; IRS, substrato para receptor à insulina; PAPPA, proteína-A plasmática assistida pela gravidez; Pit, domínio POU, classe 1, fator de transcrição 1; Prop, profeta de PIT-1.

mente conservada, e modelos de camundongos transgênicos que expressam níveis reduzidos de IGF-1 ou que são heterozigotos para o IGF-1R alcançam uma faixa de aumentos pequenos a modestos na duração de vida acompanhados por fenótipos anões (**Quadro 1.1**). Modelos em camundongo, como o anão Ames, que atinge uma redução no IGF-1 circulante através de produção prejudicada de GH, alcançam a mais longa duração de vida, acendendo debate sobre se a sinalização de GH tem um papel independente na extensão da duração de vida que aumenta ILS reduzida. Fibroblastos derivados dos camundongos anões Ames e Snell de vida longa, por exemplo, exibem resistência a H$_2$O$_2$, paraquat e luz ultravioleta (UV).[37] Células de outros modelos em camundongos de vida longa também foram avaliadas e exibem resistência a estresse a várias toxinas e oxidantes também.[38] Assim a resistência a estresse parece ser um fator importante que contribui para as durações de vida aumentadas nestes camundongos.

■ Função Celular Diminuída durante o Envelhecimento

Tecidos em envelhecimento apresentam crescente perda de função que é associada a dano e alteração estrutural. Por exemplo, o fígado de mamíferos envelhecidos tem metabolismo xenobiótico e função hepatobiliar reduzidos, entre outros declínios funcionais.[39] No músculo esquelético, perda de massa e capacidade contrátil reduzida se correlacionam com plasticidade reduzida e perda de junções neuromusculares, causando atrofia das fibras musculares;[40] e no coração, função reduzida se origina de depósitos aumentados de gordura, fibrose e alterações na condutividade.[41] Conforme discutido previamente, alterações também são vistas nos pulmões, onde função reduzida é afetada principalmente por alterações estruturais nos alvéolos e capilares.[11]

Estas alterações relacionadas com a idade são muitas vezes consequência da perda de homeostasia ao nível celular, um processo comum a muitas espécies através do espectro evolucionário. Por exemplo, S. cerevisiae acumula círculos extracromossômicos de DNA ribossômico e mitocôndrias despolarizadas com a idade,[42,43] enquanto C. elegans envelhecido acumula lipofuscina,[44] um agregado insolúvel de proteínas e lipídios oxidados,[45] nas suas células intestinais. Em eucariotas superiores, organelas danificadas e proteínas acumulam-se em tecidos pós-mitóticos de longa vida, como músculo esquelético, coração, fígado e cérebro.[8,17,18,46,47] As células nestes órgãos exibem níveis mais altos de componentes celulares danificados e disfuncionais com a idade. Neurônios, astrócitos, micróglia, hepatócitos e cardiomiócitos acumulam depósitos de lipofuscina e outros agregados de proteína;[48–50] rabdomiócitos acumulam mitocôndrias com bases oxidadas no seu DNA e mostram produção aumentada de espécies de oxigênio reativo e atividade diminuída;[51] enquanto isso, miócitos cardíacos acumulam mitocôndrias prejudicadas com fragmentação aumentada do DNA mitocondrial.[50,52] Em tecidos em regeneração, dano celular pode prejudicar a capacidade proliferativa ao afetar as células-tronco e o nicho de células-tronco, reduzindo a capacidade do organismo de restaurar osso, intestino, pele, músculo, rim e sangue. Em comparação a células-tronco mesenquimais de doadores mais jovens, aquelas de doadores mais velhos mostraram níveis mais altos de proteínas oxidadas, agregados de lipofuscina e produtos finais de glicação avançada, bem como proliferação e potencial de diferenciação reduzidos.[50]

É geralmente aceito que organelas disfuncionais, proteínas oxidadas e propensas a agregados, dano ao DNA e outras macromoléculas danificadas contribuem para a perda de função biológica vista em organismos envelhecidos.[29,30] Em linha com esta ideia, vários modelos de envelhecimento acelerado são caracterizados ou por acumulação aumentada ou giro reduzido de organelas e/ou proteínas disfuncionais. Camundongos "mutadores", por exemplo, acumulam rapidamente mitocôndrias disfuncionais por causa de uma mutação que prejudica a atividade de "leitura de provas" da DNA polimerase γ mitocondrial. Níveis aumentados de mitocôndrias disfuncionais reduzem a duração de vida nestes camundongos e aumentam a incidência de condições relacionadas com a idade, incluindo alopecia, anemia, cifose, osteoporose, perda de peso e hipertrofia cardíaca.[31,32] É importante que as mutações do DNA mitocondrial também se acumulam em humanos envelhecendo e prejudicam a função mitocondrial em muitos tecidos, incluindo coração, músculo esquelético, cérebro e cólon.[30]

■ Senescência Celular como Contribuinte para o Envelhecimento

Senescência é uma resposta celular ao estresse de traumas que incluem estresse oxidativo e genotóxico, desgaste de telômeros e sinalização mitogênica desregulada. Em mamíferos, a resposta é mediada por duas vias, as vias de p53/p21[CIP1/WAF1] e de p16[INK4A/Rb], que parecem estabelecer senescência com cinéticas diferentes.[7,54-56] A via de resposta de dano ao DNA geralmente medeia a resposta inicial, aumentando os níveis de p21[CIP1/WAF1]; só em tempos mais tardios é a senescência reforçada pela expressão de p16[INK4A/Rb].[55-57] A via da p38 proteína cinase mitogênio-ativada (p38 MAPK) também pode desempenhar um papel no estabelecimento da senescência via sinalização para dentro das vias de resposta de dano ao DNA.[7,58,59]

O estado senescente é caracterizado por alterações importantes na morfologia e atividade celulares. As células senescentes são aumentadas em tamanho,[60] e elas exibem atividade aumentada da β-galactosidase senescência-associada lisossômica,[61] sinalização de resposta de dano persistente ao DNA, focos de dano ao DNA (segmentos de DNA com alterações da cromatina reforçando senescência conhecidas como focos de heterocromatina senescência-associados [SAHFs] e focos induzidos por disfunção de telômero [TIFs]),[56,62,63] rearranjos da cromatina e formação de SAHFs,[64] ativação aumentada de p38 MAPK[65,66] e perda de expressão de lamina B1.[67] Além disso, a expressão de citocinas, fatores de crescimento e proteases específicos cria um perfil de secreção de senescência que difere marcadamente daquele da célula pre-senescente.[68,69] É importante que a remoção de células senescentes positivas para p16[INK4A] foi demonstrada como sendo causadora de melhora do fenótipo de envelhecimento prematuro em pelo menos um modelo de camundongo progeroide,[70] sugerindo que a acumulação de células senescentes contribui para patologias relacionadas com a idade. Ademais, foi mostrado que as células senescentes promovem a proliferação de linhagens celulares pré-neoplásicas in vivo.[71] O fenótipo secretório senescência-associado, que contém citocinas pró-inflamatórias, matriz metaloproteinases e fatores de crescimento, pode contribuir para progressão de câncer e metástase, bem como doenças neurodegenerativas, doença inflamatória, disfunção metabólica e outras condições que preferencialmente afetam os idosos.[7,72] A expressão de fator de diferenciação epitelial pigmentado retiniano, um mediador-chave de angiogênese e sobrevida de células-tronco, também é diminuída nas células mesenquimais senescentes.[73]

O sistema imune sofre uma série de alterações durante o envelhecimento que resultam em uma resposta diminuída a novos patógenos, chamada imunossenescência. Esta é caracterizada por diminuições na sinalização celular, secreção de citocinas e proliferação que resultam em respostas prejudicadas de células B e T efetoras.[74,75] Desvios em subconjuntos de linfócitos CD4 e CD8 e nas respostas proliferativas foram demonstrados em indivíduos envelhecidos e foram associados à mortalidade aumentada.[76] Involução tímica, decorrente da perda potencial de células T CD4+ virgens recém-emigrando, pode contribuir para perda de resposta imune durante o envelhecimento.[77] Entretanto, a proliferação homeostática na periferia é suficiente para manter a população de células T virgens, funcionando para uma relação complexa entre involução tímica e imunossenescência. Resposta reduzida a vacina em indivíduos idosos limita a eficiência da vacinação e reflete imunossenescência na linhagem das células B.[78] Curiosamente, a perda de função imune durante envelhecimento ocorre em uma situação em que inflamação generalizada é aumentada. Níveis aumentados de citocinas pró-inflamatórias e proteínas de fase aguda são típicos de idade avançada em humanos e camundongos.[79] O conceito de que inflamação é um componente-chave da funcionalidade diminuída nos indivíduos envelhecidos se tornou central em biogerontologia.[80,81]

■ Células-Tronco e Envelhecimento

Desgaste funcional nos compartimentos de células-tronco com a idade foi documentado em camundongos em múltiplos tecidos, incluindo músculo esquelético, osso e cérebro.[82-84] A ideia da exaustão das células-tronco teciduais como um contribuinte potencial para o envelhecimento se tornou um conceito atraente, dada a capacidade reduzida de múltiplos tecidos para se repararem e regenerarem em indivíduos envelhecidos. Uma série intrigante de experimentos mostrou que a exposição de um compartimento de células-tronco envelhecidas a fatores circulantes de animais mais jovens por via de parabiose heterocrônica permite maior regeneração após lesão;[85] o fator GDF11 foi implicado.[86] Suplementação com GDF11 em camundongos parece melhorar vários aspectos do envelhecimento, incluindo involução típica e reparo do músculo esquelético. Entretanto, outros estudos sugerem que defeitos intrínsecos presentes nas células-tronco de músculo esquelético envelhecido impedem que a simples restauração de fatores circulantes restaure estes tecidos envelhecidos.[87] Estudos em células-tronco derivadas da medula óssea indicam que a proliferação destas células diminui com a idade e que a via de diferenciação se torna preconceituada na direção de uma linhagem mieloide.[88,89] Estudos adicionais em uma população de células embrionárias muito pequenas indicam que esta interessante população de células-tronco circulantes também diminui com a idade. Notavelmente, estas células são influenciadas pela via de sinalização de GH/IGF-1 ligada à modulação da duração de vida.[90] A partir desta limitada amostragem da literatura, parece provável que o potencial para intervenção funcional durante envelhecimento se desenvolverá à medida que aumentar nossa compreensão dos compartimentos e da biologia de células-tronco adultas.

■ Fragilidade e Envelhecimento

A fragilidade no idoso é uma preocupação clínica importante, e medidas de fragilidade são preditoras de resultados clínicos em múltiplos contextos.[91-93] Um simples teste de marcha de 6 minutos pode fornecer uma avaliação da fragilidade, e um escore de fragilidade funcional foi desenvolvido para avaliar objetivamente a fragilidade nos indivíduos e ajudar no manejo clínico do idoso.[94] É interessante que um volume de evidência que está se acumulando sugere que intervenções relativamente simples direcionadas para aumentar mobilidade e força têm um impacto mensurável sobre os resultados clínicos.[95] Mudanças no estilo de vida tendem a ter o efeito mais dramático sobre os resultados funcionais no idoso, particularmente nos países desenvolvidos, onde as transformações na dieta e o estilo de vida sedentário criaram uma epidemia de obesidade e diabetes tipo 2.[95,97] Aumentar a atividade física de uma maneira significativa para uma grande parte da população será um desafio para a assistência à saúde nos Estados Unidos e pode exigir uma ampla campanha de conscientização pública semelhante àquela iniciada para reduzir o fumo. Estes tipos de intervenções, em combinação com terapias avançadas envolvendo células-tronco, terapias de direcionamento celular e terapias hormonais direcionadas, têm probabilidade de exercer um impacto positivo no processo do envelhecimento.

■ Referências Bibliográficas

1. International database, U.S.C. Bureau, Editor U.S. Census Bureau. International database: Table 094. Midyear population, by age and sex. http://www.census.gov/population/projections/.
2. Kinsella K, Velkoff V; U.S. Census Bureau. An Aging World: 2001. series P95/01–1. U.S. Government Printing Office; 2001
3. Bell FC, Miller ML. Life Tables for the United States Social Security Area 1900–2100. Actuarial Study No. 120. Social Security Administration; 2000. http://www.ssa.gov/oact/NOTES/as120/LifeTables_Body.html.
4. Olshansky SJ, Carnes BA, Cassel CK. The aging of the human species. Sci Am 1993;268(4):46–52
5. Center for Disease Control. Mortality rates: Public Health and Aging: Trends in Aging. United States and Worldwide; 2002
6. Lorenzini A, Tresini M, Austad SN, Cristofalo VJ. Cellular replicative capacity correlates primarily with species body mass not longevity. Mech Ageing Dev 2005;126(10):1130–1133
7. Campisi J. Aging, cellular senescence, and cancer. Annu Rev Physiol 2013;75:685–705
8. Todaro GJ, Wolman SR, Green H. Rapid Transformation of Human Fibroblasts with Low Growth Potential into Established Cell Lines by Sv40. J Cell Physiol 1963;62:257–265
9. Hayflick L, Moorhead PS. The serial cultivation of human diploid cell strains. Exp Cell Res 1961;25:585–621
10. Sharma G, Goodwin J. Effect of aging on respiratory system physiology and immunology. Clin Interv Aging 2006;1(3):253–260
11. Lalley PM. The aging respiratory system—pulmonary structure, function and neural control. Respir Physiol Neurobiol 2013;187(3):199–210
12. The Quest for Biomarkers Takes Many Pathways, National Institute on Aging, 2013: http://www.nia.nih.gov/about/livinglong-well-21st-century-strategic-directions-research-aging/quest-biomarkers-takes-many
13. Conneely KN, Capell BC, Erdos MR, et al. Human longevity and common variations in the LMNA gene: a meta-analysis. Aging Cell 2012;11(3):475–481
14. Rincon M, Rudin E, Barzilai N. The insulin/IGF-1 signaling in mammals and its relevance to human longevity. Exp Gerontol 2005;40(11):873–877
15. Verghese J, Holtzer R, Wang C, Katz MJ, Barzilai N, Lipton RB. Role of APOE genotype in gait decline and disability in aging. J Gerontol A Biol Sci Med Sci 2013;68(11):1395–1401
16. Weismann A. Essays upon heredity and kindred biological problems. In: Poulton E, ed. Translations of Foreign Biological Memoirs. Oxford, UK: Claredon Press; 1889
17. Medawar P. An Unsolved Problem of Biology. London, UK: HK Lewis; 1952
18. Williams G. Pleiotropy, natural selection and the evolution of senescence. Evolution 1957;11(4):398–411
19. Kirkwood TB. Evolution of ageing. Nature 1977;270(5635):301–304
20. Lorenzini A, Johnson FB, Oliver A, et al. Significant correlation of species longevity with DNA double strand break recognition but not with telomere length. Mech Ageing Dev 2009;130(11-12):784–792
21. Lorenzini A, Stamato T, Sell C. The disposable soma theory revisited: time as a resource in the theories of aging. Cell Cycle 2011;10(22):3853–3856

22. Wynne-Edwards V. Animal Dispersion in Relation to Social Behaviour. Can Med Assoc J 1963;88(25):1255–1256
23. Mitteldorf J, Wilson DS. Population viscosity and the evolution of altruism. J Theor Biol 2000;204(4):481–496
24. Harman D. Aging: a theory based on free radical and radiation chemistry. J Gerontol 1956;11(3):298–300
25. Loeb LA, Wallace DC, Martin GM. The mitochondrial theory of aging and its relationship to reactive oxygen species damage and somatic mtDNA mutations. Proc Natl Acad Sci USA 2005;102(52):18769–18770
26. Brown GC, Borutaite V. There is no evidence that mitochondria are the main source of reactive oxygen species in mammalian cells. Mitochondrion 2012;12(1):1–4
27. Pulliam DA, Bhattacharya A, Van Remmen H. Mitochondrial dysfunction in aging and longevity: a causal or protective role? Antioxid Redox Signal 2013;19(12):1373–1387
28. Li H, Mitchell JR, Hasty P. DNA double-strand breaks: a potential causative factor for mammalian aging? Mech Ageing Dev 2008;129(7-8):416–424
29. Wang J, Clauson CL, Robbins PD, Niedernhofer LJ, Wang Y. The oxidative DNA lesions 8,5'-cyclopurines accumulate with aging in a tissue-specific manner. Aging Cell 2012;11(4):714–716
30. Maslov AY, Ganapathi S, Westerhof M, et al. DNA damage in normally and prematurely aged mice. Aging Cell 2013;12(3):467–477
31. Duan C. Specifying the cellular responses to IGF signals: roles of IGF-binding proteins. J Endocrinol 2002;175(1):41–54
32. Liu JP, Baker J, Perkins AS, Robertson EJ, Efstratiadis A. Mice carrying null mutations of the genes encoding insulin-like growth factor I (Igf-1) and type 1 IGF receptor (Igf1r). Cell 1993;75(1):59–72
33. Woods KA, Camacho-Hübner C, Savage MO, Clark AJ. Intrauterine growth retardation and postnatal growth failure associated with deletion of the insulin-like growth factor I gene. N Engl J Med 1996;335(18):1363–1367
34. Laron Z. Laron syndrome (primary growth hormone resistance or insensitivity): the personal experience 1958-2003. J Clin Endocrinol Metab 2004;89(3):1031–1044
35. Kenyon C, Chang J, Gensch E, Rudner A, Tabtiang R. A C. elegans mutant that lives twice as long as wild type. Nature 1993;366(6454):461–464
36. Tatar M, Kopelman A, Epstein D, Tu MP, Yin CM, Garofalo RS. A mutant Drosophila insulin receptor homolog that extends life-span and impairs neuroendocrine function. Science 2001;292(5514):107–110
37. Salmon AB, Murakami S, Bartke A, Kopchick J, Yasumura K, Miller RA. Fibroblast cell lines from young adult mice of long-lived mutant strains are resistant to multiple forms of stress. Am J Physiol Endocrinol Metab 2005;289(1):E23–E29
38. Murakami S. Stress resistance in long-lived mouse models. Exp Gerontol 2006;41(10):1014–1019
39. Schmucker DL. Age-related changes in liver structure and function: Implications for disease? Exp Gerontol 2005;40(8-9):650–659
40. Jang YC, Van Remmen H. Age-associated alterations of the neuromuscular junction. Exp Gerontol 2011;46(2-3):193–198
41. Kitzman DW, Edwards WD. Age-related changes in the anatomy of the normal human heart. J Gerontol 1990;45(2):M33–M39
42. Sinclair DA, Guarente L. Extrachromosomal rDNA circles—a cause of aging in yeast. Cell 1997;91(7):1033–1042
43. Hughes AL, Gottschling DE. An early age increase in vacuolar pH limits mitochondrial function and lifespan in yeast. Nature 2012;492(7428):261–265
44. Klass MR. Aging in the nematode Caenorhabditis elegans: major biological and environmental factors influencing life span. Mech Ageing Dev 1977;6(6):413–429
45. Toth SE. The origin of lipofuscin age pigments. Exp Gerontol 1968;3(1):19–30
46. Szweda PA, Camouse M, Lundberg KC, Oberley TD, Szweda LI. Aging, lipofuscin formation, and free radical-mediated inhibition of cellular proteolytic systems. Ageing Res Rev 2003;2(4):383–405
47. Chaudhary KR, El-Sikhry H, Seubert JM. Mitochondria and the aging heart. J Geriatr Cardiol 2011;8(3):159–167
48. Landfield PW, Braun LD, Pitler TA, Lindsey JD, Lynch G. Hippocampal aging in rats: a morphometric study of multiple variables in semithin sections. Neurobiol Aging 1981;2(4):265–275
49. Salminen A, Ojala J, Kaarniranta K, Haapasalo A, Hiltunen M, Soininen H. Astrocytes in the aging brain express characteristics of senescence-associated secretory phenotype. Eur J Neurosci 2011;34(1):3–11
50. Frenzel H, Feimann J. Age-dependent structural changes in the myocardium of rats. A quantitative light- and electron-microscopic study on the right and left chamber wall. Mech Ageing Dev 1984;27(1):29–41
51. Mansouri A, Muller FL, Liu Y, et al. Alterations in mitochondrial function, hydrogen peroxide release and oxidative damage in mouse hind-limb skeletal muscle during aging. Mech Ageing Dev 2006;127(3):298–306
52. Ozawa T. Mitochondrial DNA mutations and age. Ann N Y Acad Sci 1998;854:128–154
53. Stolzing A, Jones E, McGonagle D, Scutt A. Age-related changes in human bone marrow-derived mesenchymal stem cells: consequences for cell therapies. Mech Ageing Dev 2008;129(3):163–173
54. Rodier F, Campisi J. Four faces of cellular senescence. J Cell Biol 2011;192(4):547–556
55. Stein GH, Drullinger LF, Soulard A, Dulić V. Differential roles for cyclin-dependent kinase inhibitors p21 and p16 in the mechanisms of senescence and differentiation in human fibroblasts. Mol Cell Biol 1999;19(3):2109–2117
56. Herbig U, Jobling WA, Chen BP, Chen DJ, Sedivy JM. Telomere shortening triggers senescence of human cells through a pathway involving ATM, p53, and p21(CIP1), but not p16(INK4a). Mol Cell 2004;14(4):501–513
57. Alcorta DA, Xiong Y, Phelps D, Hannon G, Beach D, Barrett JC. Involvement of the cyclin-dependent kinase inhibitor p16 (INK4a) in replicative senescence of normal human fibroblasts. Proc Natl Acad Sci U S A 1996;93(24):13742–13747
58. Naka K, Tachibana A, Ikeda K, Motoyama N. Stress-induced premature senescence in hTERT-expressing ataxia telangiectasia fibroblasts. J Biol Chem 2004;279(3):2030–2037
59. Freund A, Patil CK, Campisi J. p38MAPK is a novel DNA damage response-independent regulator of the senescence-associated secretory phenotype. EMBO J 2011;30(8):1536–1548
60. Hayflick L. The limited in vitro lifetime of human diploid strains. Exp Cell Res 1965;37:614–636
61. Dimri GP, Lee X, Basile G, et al. A biomarker that identifies senescent human cells in culture and in aging skin in vivo. Proc Natl Acad Sci USA 1995;92(20):9363–9367
62. d'Adda di Fagagna F, Reaper PM, Clay-Farrace L, et al. A DNA damage checkpoint response in telomere-initiated senescence. Nature 2003;426(6963):194–198
63. Rodier F, Munoz DP, Teachenor R, et al. DNA-SCARS: distinct nuclear structures that sustain damage induced senescence growth arrest and inflammatory cytokine secretion. J Cell Sci 2011;124 (Pt 1):68–81
64. Adams PD. Remodeling of chromatin structure in senescent cells and its potential impact on tumor suppression and aging. Gene 2007;397(1-2):84–93
65. Iwasa H, Han J, Ishikawa F. Mitogen-activated protein kinase p38 defines the common senescence-signalling pathway. Genes Cells 2003;8(2):131–144
66. Wang W, Chen JX, Liao R, et al. Sequential activation of the MEK-extracellular signal-regulated kinase and MKK3/6-p38 mitogen-activated protein kinase pathways mediates oncogenic ras-induced premature senescence. Mol Cell Biol 2002;22(10):3389–3403

67. Freund A, Laberge RM, Demaria M, Campisi J. Lamin B1 loss is a senescence-associated biomarker. Mol Biol Cell 2012;23(11):2066-2075
68. Coppe JP, Boysen M, Sun CH, et al. A role for fibroblasts in mediating the effects of tobacco-induced epithelial cell growth and invasion. Mol Cancer Res 2008;6(7):1085-1098
69. Coppé JP, Patil CK, Rodier F, et al. Senescence-associated secretory phenotypes reveal cell-nonautonomous functions of oncogenic RAS and the p53 tumor suppressor. PLoS Biol 2008;6(12):2853-2868
70. Baker DJ, Wijshake T, Tchkonia T, et al. Clearance of p16Ink4apositive senescent cells delays ageing-associated disorders. Nature 2011;479(7372):232-236
71. Krtolica A, Parrinello S, Lockett S, Desprez PY, Campisi J. Senescent fibroblasts promote epithelial cell growth and tumorigenesis: a link between cancer and aging. Proc Natl Acad Sci USA 2001;98(21):12072-12077
72. Naylor RM, Baker DJ, van Deursen JM. Senescent cells: a novel therapeutic target for aging and age-related diseases. Clin Pharmacol Ther 2013;93(1):105-116
73. Pignolo RJ, Cristofalo VJ, Rotenberg MO. Senescent WI-38 cells fail to express EPC-1, a gene induced in young cells upon entry into the G0 state. J Biol Chem 1993;268(12):8949-8957
74. Nikolich-Zugich J. Ageing and life-long maintenance of T-cell subsets in the face of latent persistent infections. Nat Rev Immunol 2008;8(7):512-522
75. Akbar AN, Fletcher JM. Memory T cell homeostasis and senescence during aging. Curr Opin Immunol 2005;17(5):480-485
76. Wikby A, Maxson P, Olsson J, Johansson B, Ferguson FG. Changes in CD8 and CD4 lymphocyte subsets, T cell proliferation responses and non-survival in the very old: the Swedish longitudinal OCTO-immune study. Mech Ageing Dev 1998;102(2-3):187-198
77. Kohler S, Thiel A. Life after the thymus: CD31+ and CD31- human naive CD4+ T-cell subsets. Blood 2009;113(4):769-774
78. Boraschi D, Aguado MT, Dutel C, et al. The gracefully aging immune system. Sci Transl Med 2013;5(185):ps8
79. Shaw AC, Goldstein DR, Montgomery RR. Age-dependent dysregulation of innate immunity. Nat Rev Immunol 2013;13(12):875-887
80. Collerton J, Martin-Ruiz C, Davies K, et al. Frailty and the role of inflammation, immunosenescence and cellular ageing in the very old: cross-sectional findings from the Newcastle 85+ Study. Mech Ageing Dev 2012;133(6):456-466
81. López-Otín C, Blasco MA, Partridge L, Serrano M, Kroemer G. The hallmarks of aging. Cell 2013;153(6):1194-1217
82. Conboy IM, Rando TA. Heterochronic parabiosis for the study of the effects of aging on stem cells and their niches. Cell Cycle 2012;11(12):2260-2267
83. Gruber R, Koch H, Doll BA, Tegtmeier F, Einhorn TA, Hollinger JO. Fracture healing in the elderly patient. Exp Gerontol 2006;41(11):1080-1093
84. Molofsky AV, Slutsky SG, Joseph NM, et al. Increasing p16INK4a expression decreases forebrain progenitors and neurogenesis during ageing. Nature 2006;443(7110):448-452
85. Conboy IM, Conboy MJ, Wagers AJ, Girma ER, Weissman IL, Rando TA. Rejuvenation of aged progenitor cells by exposure to a young systemic environment. Nature 2005;433(7027): 760-764
86. Loffredo FS, Steinhauser ML, Jay SM, et al. Growth differentiation factor 11 is a circulating factor that reverses age-related cardiac hypertrophy. Cell 2013;153(4):828-839
87. Bernet JD, Doles JD, Hall JK, Kelly Tanaka K, Carter TA, Olwin BB. p38 MAPK signaling underlies a cell-autonomous loss of stem cell self-renewal in skeletal muscle of aged mice. Nat Med 2014;20(3):265-271
88. Gekas C, Graf T. CD41 expression marks myeloid-biased adult hematopoietic stem cells and increases with age. Blood 2013;121(22):4463-4472
89. Pang WW, Price EA, Sahoo D, et al. Human bone marrow hematopoietic stem cells are increased in frequency and myeloid-biased with age. Proc Natl Acad Sci USA 2011;108(50):20012-20017
90. Kucia M, Masternak M, Liu R, et al. The negative effect of prolonged somatotrophic/insulin signaling on an adult bone marrow-residing population of pluripotent very small embryonic-like stem cells (VSELs). Age (Dordr) 2013;35(2):315-330
91. Ekerstad N, et al. Frailty is independently associated with 1-year mortality for elderly patients with non-ST-segment elevation myocardial infarction. Eur J Prev Cardiol, 2013.
92. Makary MA, Segev DL, Pronovost PJ, et al. Frailty as a predictor of surgical outcomes in older patients. J Am Coll Surg 2010;210(6):901-908
93. Partridge JS, Harari D, Dhesi JK. Frailty in the older surgical patient: a review. Age Ageing 2012;41(2):142-147
94. Fried LP, Tangen CM, Walston J, et al. Cardiovascular Health Study Collaborative Research Group. Frailty in older adults: evidence for a phenotype. J Gerontol A Biol Sci Med Sci 2001;56(3):M146-M156
95. Williams SC. Frailty research strengthens with biomarker and treatment leads. Nat Med 2013;19(5):517
96. Seidell JC. Obesity, insulin resistance and diabetes—a worldwide epidemic. Br J Nutr 2000;83(Suppl 1):S5-S8
97. Naser KA, Gruber A, Thomson GA. The emerging pandemic of obesity and diabetes: are we doing enough to prevent a disaster? Int J Clin Pract 2006;60(9):1093-1097

Referências de Estudos do Quadro 1.1

1. Brown-Borg HM, Borg KE, Meliska CJ, Bartke A. Dwarf mice and the ageing process. Nature 1996;384(6604):33
2. Flurkey K, Papaconstantinou J, Miller RA, Harrison DE. Lifespan extension and delayed immune and collagen aging in mutant mice with defects in growth hormone production. Proc Natl Acad Sci USA 2001;98(12):6736-6741
3. Donahue LR, Beamer WG. Growth hormone deficiency in 'little' mice results in aberrant body composition, reduced insulin-like growth factor-I and insulin-like growth factor-binding protein-3 (IGFBP-3), but does not affect IGFBP-2, -1 or -4. J Endocrinol 1993;136(1):91-104
4. Coschigano KT, Clemmons D, Bellush LL, Kopchick JJ. Assessment of growth parameters and life span of GHR/BP gene-disrupted mice. Endocrinology 2000;141(7):2608-2613
5. Coschigano KT, Holland AN, Riders ME, List EO, Flyvbjerg A, Kopchick JJ. Deletion, but not antagonism, of the mouse growth hormone receptor results in severely decreased body weights, insulin, and insulin-like growth factor I levels and in creased life span. Endocrinology 2003;144(9):3799-3810
6. Holzenberger M, Dupont J, Ducos B, et al. IGF-1 receptor regulates lifespan and resistance to oxidative stress in mice. Nature 2003;421(6919):182-187
7. Lorenzini A, Salmon AB, Lerner C, et al. Mice producing reduced levels of insulin-like growth factor type 1 display an increase in maximum, but not mean, life span. J Gerontol A Biol Sci Med Sci 2014;69(4):410-419
8. Migliaccio E, Giorgio M, Mele S, et al. The p66shc adaptor protein controls oxidative stress response and life span in mammals. Nature 1999;402(6759):309-313
9. Conover CA, Bale LK. Loss of pregnancy-associated plasma protein A extends lifespan in mice. Aging Cell 2007;6(5):727-729
10. Selman C, Lingard S, Choudhury AI, et al. Evidence for lifespan extension and delayed age-related biomarkers in insulin receptor substrate 1 null mice. FASEB J 2008;22(3):807-818
11. Taguchi A, Wartschow LM, White MF. Brain IRS2 signaling coordinates life span and nutrient homeostasis. Science 2007;317(5836):369-372

2 Otorrinolaringologia Geriátrica

Karen M. Kost

■ Demografia em Transformação

Desde o começo da história humana registrada, crianças pequenas superaram em número as pessoas mais velhas. Em uma tendência global em mutação, as pessoas acima da idade de 65 anos logo superarão as crianças abaixo da idade de 5 anos. Como resultado das taxas de natalidade declinantes e das durações de vida aumentando, o grupo etário geriátrico é o segmento com mais rápido crescimento da nossa sociedade.[1] Em 2006, quase 500 milhões de pessoas em todo o mundo estavam com 65 anos de idade e mais velhas, responsabilizando-se por 8% da população mundial. Por volta de 2030, está projetado que esse total aumentará para 1 bilhão ou mais, constituindo um de cada oito, ou 12,5% dos habitantes da Terra. Digno de nota, os aumentos mais rápidos na população com 65 anos ou mais estão ocorrendo nos países em desenvolvimento, que testemunharão um salto de 140% pelo ano 2030. Só nos Estados Unidos, exatos 20% da população terão 65 anos ou mais por volta do ano de 2030. A idade mediana dos norte-americanos viu um aumento de 30 em 1960, para 34 em 1994, e estima-se que atinja 41 em 2030.[1] Um aspecto importante, e às vezes despercebido do envelhecimento da população, é o envelhecimento progressivo da própria população mais velha.[2,3]

Com o tempo, mais pessoas mais velhas estão sobrevivendo para idades ainda mais avançadas. Os "idosos mais velhos" são frequentemente definidos como pessoas com 85 anos de idade e acima. Em razão de doença crônica, os idosos mais velhos têm os mais altos níveis na população de incapacidade que exija tratamento a longo prazo. Consequentemente, eles também consomem recursos públicos desproporcionalmente, quando comparados àqueles dos grupos etários mais jovens. As necessidades de saúde, econômicas e sociais deste grupo diferem significativamente daquelas dos pacientes com idades entre 65 e 84. Os idosos mais velhos atualmente se responsabilizam por 7% da população do mundo com idade de 65 ou mais: este número sobe para 10% em países mais desenvolvidos e cai para 5% nos países menos desenvolvidos. Nos Estados Unidos, à medida que o número de idosos mais velhos aumenta, estima-se que eles se responsabilizarão por 14% da população por volta do ano de 2040. Pessoas em idade extrema, definida como 100 anos de idade ou mais, são denominadas centenárias. Embora elas atualmente constituam uma pequena parte da população total na maioria dos países, os seus números estão crescendo muito dramaticamente, tendo duplicado a cada década desde 1950 nos países mais desenvolvidos.[2,3] Estas mudanças afetam a representação tradicional das populações como uma pirâmide. À medida que o número de pessoas idosas aumenta, e o número de pessoas mais jovens diminui, a pirâmide toma uma configuração quadrada, possível e eventualmente se tornando invertida, se as tendências atuais continuarem (**Fig. 2.1**).[4]

Envelhecimento global é uma história de sucesso com pessoas vivendo mais tempo e vidas geralmente mais sadias, particularmente nos países desenvolvidos. A expectativa de vida aumentada reflete várias transições de saúde, ocorrendo por todo o globo em diferentes velocidades. As transformações que afetam a expectativa de vida incluem as seguintes:

- Mudança de alta para baixa fertilidade.
- Aumento na expectativa de vida ao nascimento e em idades mais avançadas.
- Mudança de doenças infecciosas e parasitárias para doenças não transmissíveis e condições crônicas.
- Desenvolvimento econômico.
- Progressos médicos contínuos.
- Novas drogas.

O crescimento sustentado da população mais velha do mundo, entretanto, também cria desafios importantes.[5] Envelhecimento da população afeta o crescimento econômicos, os sistemas formais e informais de suporte social e a capacidade dos estados e comunidades de fornecerem recursos para os cidadãos idosos. A "relação de dependência da idade avançada" reflete a proporção de indivíduos jovens disponíveis para suportar os idosos na nossa sociedade.[1] Atualmente, há ~5 indivíduos suportando cada pessoa idosa, com uma proporção de ~20. Por volta de 2050, estima-se que haverá apenas 2,5 indivíduos suportando cada pessoa idosa, com uma proporção de ~40. Apesar de algumas deficiências reconhecidas desta proporção, ela nada obstante é útil como um indicador bruto do nível de depen-

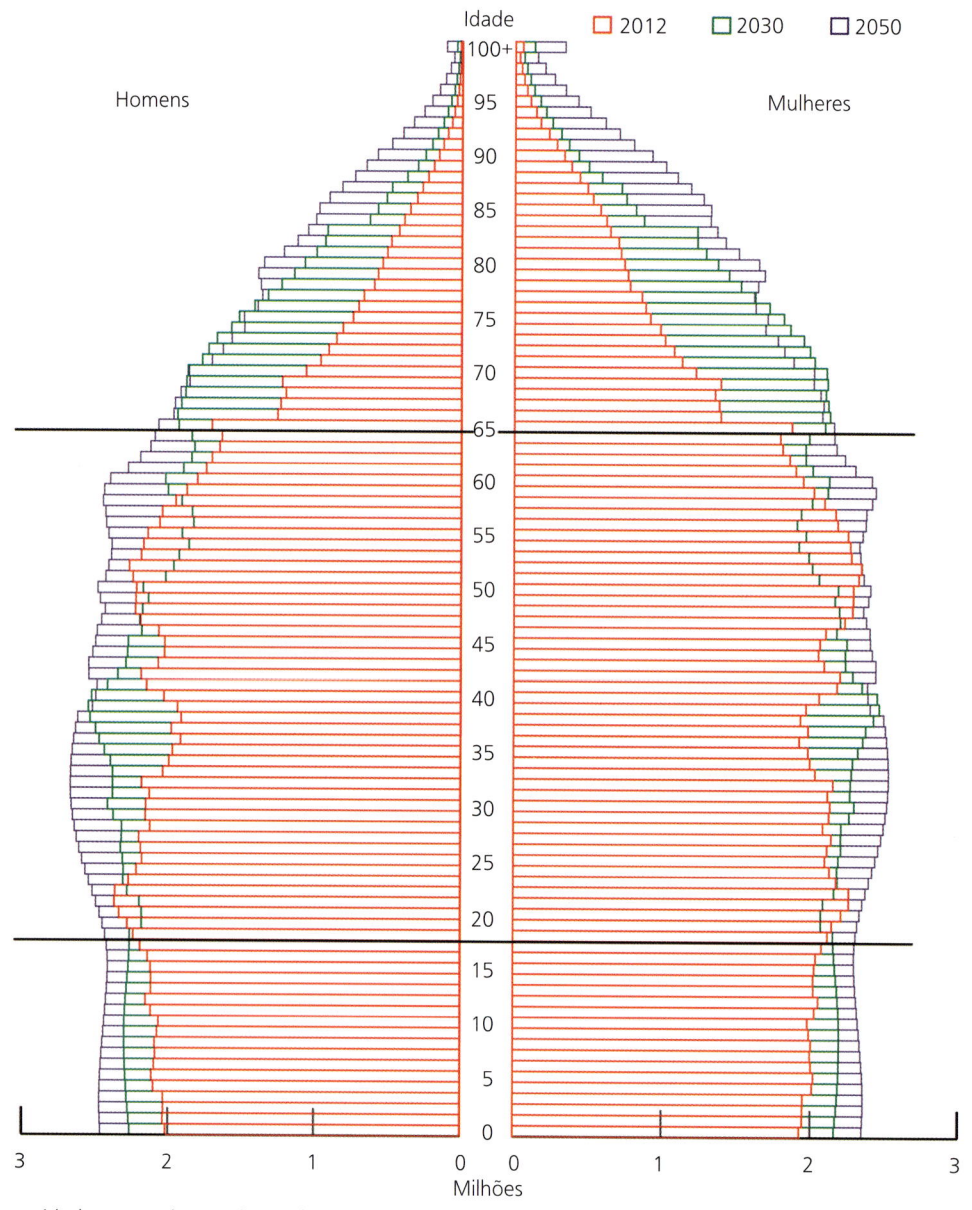

Fig. 2.1 Estrutura por idade e sexo da população dos Estados Unidos nos anos de 2010, 2030 e 2050. (Cortesia de U. S. Census Bureau, 2012 Population Estimates and 2012 National Projections.)

dências econômica e física da população geriátrica. Além disso, os idosos consomem uma quantidade desproporcional dos recursos disponíveis para assistência total à saúde. Tentar ajustes de política, como mudanças nas idades de aposentadoria e benefícios médicos pode ser doloroso e impopular. Inobstante, cabe às nações reconhecerem rapidamente o escopo da realidade demográfica e ajustar de acordo as políticas atuais e futuras.[2,3]

■ Conceitos Gerais em Geriatria

O *Cânon de Medicina*, escrito por Avicena, em 1025, foi o primeiro livro a oferecer instrução sobre tratamento dos idosos, prenunciando a moderna gerontologia e geriatria.

Em um capítulo intitulado "Regime da Meia-Idade", Avicena expressou preocupação com sua observação de que "pessoas idosas necessitam de muito sono"; ele sugeriu que os seus corpos deveriam ser untados com óleo e mesmo recomendou exercícios como andar ou cavalgar. A Tese III do *Canon* discutiu uma dieta achada adequada para os idosos e dedicou várias seções ao problema da constipação em pacientes geriátricos. George Day publicou *Um Tratado Prático sobre o Manejo Doméstico e Doenças Mais Importantes da Idade Avançada*, em 1851, uma das primeiras publicações sobre o assunto da medicina geriátrica. O primeiro hospital geriátrico moderno foi fundado em Belgrado, Sérvia, em 1881, pelo doutor Laza Lazareviæ. Em 1909, o termo *geriatria* foi proposto pelo Dr. Ignatz Leo Nascher de Nova York, que foi subsequentemente reconhecido como um "pai da geriatria" nos Estados Unidos. Como com outras áreas da medicina, no entanto, alguns princípios éticos diretores tradicionais continuam a se aplicar. Estes incluem (1) beneficência, não fazer mal, mas apenas o que beneficiará o paciente; (2) autonomia, ou o direito do paciente de decidir o que é melhor para ele ou ela; e (3) justiça, os direitos do paciente considerados no contexto do que é melhor para a sociedade como um todo.[4]

A medicina geriátrica difere da medicina adulta padrão porque ela focaliza as necessidades únicas da pessoa idosa. Esta diferença fundamental foi formalmente reconhecida quando, em julho de 2007, A *Association of American Medical Colleges* (AAMC) e a John A. *Hartford Foundation* hospedaram uma Conferência Nacional de Consenso sobre Competências em Educação Geriátrica. Nesta conferência, foi alcançado um consenso sobre competências mínimas, ou resultados de aprendizado, que foram exigidas dos estudantes de medicina em graduação para assegurar que os novos residentes pudessem fornecer assistência competente aos pacientes idosos. A *American Geriatric Society* (AGS), a *American Medical Association* (AMA) e a *Association of Directors of Geriatric Academic Programs* (ADGAP) estabeleceram e aprovaram 26 Competências Geriátricas Mínimas em oito domínios de conteúdo. Cada domínio de conteúdo especifica três ou mais competências observáveis mensuráveis.

Os oito domínios são os seguintes:

- Doenças cognitivas e comportamentais.
- Manejo da medicação.
- Capacidade de autocuidado.
- Quedas, equilíbrio, doenças da marcha.
- Apresentação atípica de doença.
- Cuidado paliativo.
- Tratamento hospitalar para idosos.
- Planejamento e promoção da assistência à saúde.

Os idosos são fisiologicamente diferentes dos adultos jovens, com um declínio esperado, mas variável, de quase todos os sistemas de órgãos. Em muitos casos, estas alterações podem ser retardadas ou detidas com intervenções apropriadas. De fato, há evidência de que tratamento médico idade-específico é capaz de reduzir a velocidade de declínio. Com a idade, há uma perda relativa de massa muscular (chamada sarcopenia) e um aumento na gordura corporal. O exercício reduz dramaticamente, e em certo grau até mesmo reverte estas alterações. Similarmente, embora a densidade óssea diminua depois da idade de 30 anos, o exercício é um meio bem reconhecido e poderoso de retardar o processo. Em alguns casos, também é necessária intervenção farmacológica. Alterações cardiovasculares comuns com a idade incluem uma elevação na pressão arterial sistólica e débito cardíaco diminuído, ambos os quais, outra vez, podem ser mitigados pelo exercício. A acuidade visual frequentemente declina com o tempo e pode ser acelerada por degeneração macular ou cataratas. Perda auditiva é uma queixa extremamente comum no idoso e pode mais frequentemente ser atribuída à presbiacusia. Outras causas incluem perda auditiva induzida pelo ruído, ototoxicidade e impactação de cerume. O sistema vestibular é afetado por alterações degenerativas periféricas e retardamento do processamento central. Os geriatras distinguem entre estes efeitos do envelhecimento normal e doença. A extensão em que os indivíduos idosos são afetados por sintomas e doença é muitas vezes um reflexo de escolhas do estilo de vida e do grau de "reserva funcional" disponível. A importância deste conceito é reconhecida diariamente nos centros de cuidado-dia. Indivíduos idosos sadios altamente funcionais podem-se apresentar com um problema médico aparentemente pequeno, que, em razão das reservas funcionais diminuídas em múltiplos sistemas de órgãos, leva a um efeito em cascata com comprometimento de múltiplos órgãos e possivelmente doença crítica. Diversos "barômetros" validados existem atualmente com os quais se pode determinar objetivamente a reserva funcional:

- Avaliação geriátrica abrangente (CGA).
- Atividades da vida diária (ADL).
- Atividades instrumentais da vida diária.
- Tolerância a exercício ou velocidade de marcha.
- Fragilidade (0-5).

As doenças frequentemente se apresentam muito diferentemente no idoso, com uma história vaga e inespecífica que pode incluir quedas e confusão. Os indivíduos idosos podem minimizar os sintomas ou retardar a busca por cuidado médico. As múltiplas medicações tomadas por muitos destes pacientes (polifarmácia) agravam a dificuldade em se chegar a um diagnóstico preciso, em razão de possíveis interações de drogas, erros de posologia e efeitos sobre o Sistema Nervoso Central. Em um paciente geriátrico, uma sinusite bacteriana aguda pode-se apresentar com febre de baixo grau e confusão, em contraposição à febre mais alta, pressão facial/cefaleia e rinorreia descritas pelos pacientes mais jovens.

Capacidade funcional, independência e uma alta qualidade de vida caracterizam proeminentemente as prioridades principais dos pacientes geriátricos e dos médicos que cuidam deles. Uma equipe multidisciplinar conhecedora das complexidades do cuidado geriátrico e dedicada à promoção e restauração da autonomia e maximização da qualidade de vida nesta população de pacientes é necessária para atingir estes objetivos. Em alguns casos, isto pode significar obter a ajuda de serviços de *home care* ou enfermeiras especializadas. Instituições de vida assistida podem constituir uma boa opção para alguns indivíduos, com cuidado a longo prazo ou *hospices* reservados para aqueles incapazes de atingir alguma independência, mesmo com cuidado e apoio apropriados.

Fragilidade é um problema importante e relativamente comum no idoso e altera a relação risco-benefício de muitos algoritmos de tratamento descritos para pacientes mais jovens. Avaliações acuradas dos riscos de tratamento com base em medidas validadas podem ajudar os pacientes geriátricos a fazer escolhas bem racionalizadas e criteriosas quanto às opções disponíveis. Em alguns casos, por exemplo, elas podem recusar tratamentos arriscados ou tóxicos, se eles estiverem em risco mais alto de morrer por outras causas. A presença de fragilidade aumenta significativamente o risco de complicações pós-operatórias, prolonga os tempos de recuperação e aumenta a probabilidade de se necessitar de um tratamento prolongado. A avaliação objetiva de fragilidade no idoso pré-operatoriamente permite predições precisas das trajetórias de recuperação.[7] Uma escala prática de fragilidade frequentemente usada utiliza cinco itens:

- Perda não intencional de peso.
- Fraqueza muscular.
- Exaustão.
- Baixa atividade física.
- Velocidade de marcha retardada.

Cada item recebe um escore de 0 se ausente, 1 se presente. Um indivíduo saudável teria, então, o escore mínimo de 0, enquanto uma pessoa muito frágil teria o escore máximo de 5. Indivíduos idosos com escores de fragilidade intermediários de 2 ou 3 têm duas vezes mais probabilidade que os pacientes geriátricos sadios de ter complicações pós-operatórias e despendem 50% mais tempo no hospital, e eles têm três vezes mais probabilidade de ter alta para uma instituição de enfermagem especializada em vez de sua própria casa.[7] Pacientes idosos muito débeis com escores de 4 ou 5 que estavam vivendo em casa antes da cirurgia têm resultados ainda piores, com o risco de ter alta para uma instituição de abrigo, subindo para 20 vezes a probabilidade dos pacientes idosos não frágeis.

Polifarmácia designa o uso concomitante de várias medicações e é um problema particularmente comum no idoso. Ela é definida pelo número absoluto de medicações tomadas (mais de cinco), ou pelo uso de prescrições excessivas ou desnecessárias. Além disso, mais da metade dos seniores tomam suplementos na forma de vitaminas, minerais ou preparações herbáceas. A Polifarmácia é associada a um risco aumentado de reações adversas a drogas, interações de drogas e desobediência do paciente. Isto é o resultado do número de medicações tomadas bem como da farmacocinética modificada no idoso, que inclui uma mudança na distribuição, metabolismo e excreção de drogas. Mais especificamente, o metabolismo oxidativo pelo fígado está diminuído, e a eliminação renal de drogas está reduzida.

Embora as listas de síndromes geriátricas variem, as seguintes são frequentemente reconhecidas: demência, delírio, quedas, comprometimento da audição, fragilidade, incontinência e comprometimento visual.

■ Otorrinolaringologia Geriátrica

O efeito da mudança da demografia sobre as subespecialidades clínicas e cirúrgicas, inclusive a otorrinolaringologia, tem sido observado há algum tempo. Três eventos principais contribuíram para o aparecimento da otorrinolaringologia geriátrica, como uma subespecialidade firmemente estabelecida.[8] O primeiro foi a Conferência Cerejeiras em Flor de Otorrinolaringologia Geriátrica, reunida em Washington, DC, em 1988. O congresso teve o comparecimento de vários médicos que enxergavam longe e foi liderada por Jerome C. Goldstein, MD. Ela resultou na publicação de uma monografia, intitulada *Clinical Geriatric Otolaryngology*. O segundo evento foi a *Geriatrics for Specialists Initiative*. O Dr. Joseph LoCicero III, anteriormente diretor do grupo interespecialidades formado pela *American Geriatric Society* (AGS), reconheceu a crise que fermentava no cuidado dos idosos. A AGS concebeu, 20 anos atrás, que ela não poderia, por si própria, manejar o volume cada vez maior de pacientes geriátricos. Por essa razão, recorreu a várias especialidades, incluindo a otorrinolaringologia, para que abraçassem esta área focalizada de subespecialidade, promovessem pesquisa e educação e, em última análise, preparassem melhor os otorrinolaringologistas para as necessidades evolutivas da sempre crescente população de pacientes idosos. O reconhecimento da abrangência da nova realidade demográfica conduziu ao terceiro evento, o nascimento da *American Society of Geriatric Otolaryngology* (ASGO), em 2007, resultado da previsão e liderança do seu primeiro presidente, Jerome C. Goldstein, MD.

Pacientes idosos são responsáveis por um número grande e desproporcional de consultas de pacientes externos. Similarmente, é razoável esperar que o número de pacientes de otorrinolaringologia geriátrica represente uma proporção crescente na clínica dos otorrinolaringologistas. De fato, em uma revisão de pacientes geriátricos em uma clínica de otolaringologia geral entre 2004 e 2010, Creighton *et al.* observaram um aumento estatisticamente significativo no número de pacientes geriátricos de 14,3%, em 2004, para 17,9%, em 2010.[9] É previsto que esse número aumente dramaticamente para 30% pelo ano de 2030. Parece que o corte transversal ou perfil das patologias otorrinolaringológicas, encontradas durante estas visitas, não possui uniformidade através dos vários grupos etários. No mesmo estudo, Creighton *et al.* demonstraram que, à medida que os pacientes envelhecem, queixas otológicas são cada vez mais comuns. Os seguintes, em ordem de frequência, foram os diagnósticos mais comuns em pacientes acima da idade de 65:[9]

- Perda auditiva.
- Doenças da orelha externa.
- Outras doenças da orelha, principalmente zumbido.

- Otite média não supurativa/doenças da tuba auditiva.
- Síndromes vertiginosas/doenças vestibulares.

Familiaridade com os perfis único de patologia otorrinolaringológica dos pacientes idosos é importante para fornecer tratamento ideal a este subconjunto crescente da população. Dirigindo-se para frente, o conhecimento destas importantes transformações demográficas nas clínicas de otorrinolaringologia deve-se traduzir por representação apropriada nos programas de treinamento.

Referências Bibliográficas

1. Shapiro DP. Geriatric demographics and the practice of otolaryngology. Ear Nose Throat J 1999;78(6):418–421
2. Kost K. American Society of Geriatric Otolaryngology (ASGO)-AAO-HNS Bulletin. 2011; Vol 30(9)
3. National Institute on Aging, National Institutes of Health, U.S. Department of Health and Human Services, and the U.S. Department of State
4. Vincent KV, Velkoff VA. The next four decades: the older population in the United States: 2010 to 2050. U.S. Census Bureau; 2010
5. Lucente FE. Ethical challenges in geriatric care. Otolaryngol Head Neck Surg 2009;140(6):809–811
6. http://www.jhartfound.org/
7. Makary MA, Segev DL, Pronovost PJ, et al. Frailty as a predictor of surgical outcomes in older patients. J Am Coll Surg 2010;210(6):901–908
8. Chalian AA. Accomplishment and opportunity in geriatric otolaryngology. Ear Nose Throat J 2009;88(10):1156–1161
9. Creighton FX Jr, Poliashenko SM, Statham MM, Abramson P, Johns MM III. The growing geriatric otolaryngology patient population: a study of 131,700 new patient encounters. Laryngoscope 2013;123(1):97–102

3 Compreensão das Síndromes Geriátricas, da Equipe Interdisciplinar Geriátrica e dos Recursos para Otimizar o Tratamento dos Pacientes Idosos

Sarah H. Kagan

■ Introdução

Os otorrinolaringologistas, como todos os médicos especialistas em qualquer sociedade em envelhecimento, se defrontam com importantes desafios para tratar efetivamente adultos idosos. Tratamento efetivo exige olhar além dos limites da otorrinolaringologia para desenvolver uma compreensão da fragilidade, multimorbidade e síndromes geriátricas que intersseccionam com as condições otorrinolaringológicas. Este conhecimento clínico fornece o fundamento da competência geriátrica, proporcionando uma melhor capacidade de colaboração com a equipe interdisciplinar geriátrica (GIDT), bem como mirar e acessar recursos para os pacientes idosos. Como resultado, os pacientes geriátricos e os seus cuidadores da família se beneficiam de um tratamento mais bem integrado e coordenado, bem como da vigilância da GIDT para reduzir as necessidades não atendidas e evitar complicações.

As sociedades em envelhecimento sofrem uma carga crescente de necessidade de assistência à saúde que emerge das forças entrelaçadas da dependência dos idosos e da compressão da morbidade.[1-4] A dependência dos idosos ocorre, à medida que mais pessoas vivem mais tempo, enquanto as taxas de nascimento declinam. Esta extensão da vida com redução nos nascimentos cria uma proporção maior de pessoas mais velhas dependentes de pessoas mais jovens, que proveem a base econômica, bem como cuidado aos idosos.[5] Idosos dependentes são aqueles que, em termos demográficos, não contribuem mais economicamente para a sociedade. Subjacentes a essa dependência estão preocupações implícitas de fragilidade e multimorbidade. Entretanto, a compressão da morbidade pode mitigar a dependência, movendo a época de maior necessidade para mais próximo do ponto da morte.[1,3] Consequentemente, a demografia de uma sociedade em envelhecimento cria múltiplas e dinâmicas consequências para as necessidades de assistência à saúde e sociais. Ao nível da população, fragilidade e multimorbidade contribuem para o volume e a complexidade na assistência aos pacientes idosos. Inobstante, nem todas as consequências em uma sociedade em envelhecimento são fáceis e claramente projetadas.[1,6] Assim, os médicos especialistas, como todos os clínicos que não são especialistas no tratamento de pessoas idosas, se beneficiam da preparação que suporta a prática competente no contexto de evolução rápida de uma sociedade em envelhecimento.

Competência geriátrica descreve a aplicação do conhecimento necessário à assistência segura, efetiva e de qualidade aos adultos idosos. O *Institute of Medicine*, juntamente com autores de medicina e enfermagem geriátricas, descreve explicitamente que a desatenção continuada às características exclusivas e necessidades resultantes dos adultos idosos no que se refere à educação e prática gera consequências terríveis presentes e futuras para a assistência à saúde e para a sociedade.[7–9] O *Institute of Medicine* amalgamou uma vasta coleção de literatura examinando a assistência aos adultos idosos, clamando por uma "reforma" da educação clínica, treinamento em assistência à saúde, e aplicação da assistência nos Estados Unidos da América.[7] Este relatório estabeleceu os fundamentos atuais para realização de competência geriátrica como um requisito, e não uma opção, para todos os clínicos que tratam de adultos idosos.

Competência geriátrica inclui, em temos amplos, conhecimento do envelhecimento como um processo integral biológico, psicológico e social; as consequências funcionais do envelhecimento juntamente com as doenças, condições e síndromes comuns à vida mais tardia; e os meios para reconhecer e mitigar os riscos de eventos adversos no tratamento das pessoas mais velhas. Competências específicas, que são particulares de disciplinas individuais, são dependentes de contrato social e do âmbito da prática. A *Association of American Medical Colleges* (AAMC) promulgou um conjunto de competências geriátricas para estudantes de medicina, contemporaneamente com o relatório do *Retooling for an Aging America* do *Institute of Medicine*.[7,8] A AAMC requer que os estudantes médicos em graduação possuam as seguintes competências: manejo de medicação; doenças cognitivas e comportamentais; capacidade de autocuidados; quedas, equilíbrio e doenças da marcha; planejamento e promoção da assistência à saúde; apresentação atípica de doença; cuidados paliativos e tratamento hospitalar para idosos.[8] Cada uma dessas competências encontra-se detalhada no Apêndice deste capítulo.

A prática clínica em uma sociedade em envelhecimento requer, então, que os otorrinolaringologistas olhem além da sua própria assistência na especialidade na direção da competência geriátrica. Como clínicos que não se especializam em envelhecimento, os otorrinolaringologistas devem alcançar competência através do conhecimento e colaboração. A meta maior é coordenar assistência e integrar recursos para otimizar qualidade de tratamento, segurança e satisfação do paciente e sua família. Este capítulo descreve os elementos necessários para atingir esse nível ideal de tratamento aos pacientes idosos.

Três elementos são necessários a fim de que os otorrinolaringologistas otimizem a assistência para os adultos idosos. Primeiro, o conhecimento de fenômenos clínicos importantes que são comuns aos adultos idosos capacita o otorrinolaringologista a identificar a interface entre estas condições clínicas e as doenças, condições e síndromes otorrinolaringológicas, bem como as áreas-alvo para colaboração com a GIDT. Segundo, a familiaridade com papéis e responsabilidades com a equipe interdisciplinar geriátrica, bem como colegas que possam oferecer colaboração quando uma GIDT não está disponível, habilita o otorrinolaringologista a promover coordenação da assistência, assegurar cuidado de transição e evitar fragmentação. Ambos o conhecimento dos fenômenos geriátricos e a colaboração com uma GIDT ou colegas geriátricos exigem educação continuada de rotina e o uso experiente de recursos geriátricos. Terceiro, conhecimento e meios para acessar recursos locais e nacionais para educação clínica continuada, para educação e serviços aos pacientes, e para suporte da família dão forma orientada à assistência otorrinolaringológica para adultos idosos, bem como suporte para seus cuidadores na família. O capítulo conclui com um sumário das implicações para a prática da otorrinolaringologia geriátrica futura, educação e pesquisa no contexto do nosso mundo em envelhecimento.

■ Fragilidade, Multimorbidade e Síndromes Geriátricas

Condições e síndromes da vida cotidiana avançada são caracterizadas por intrincados processos biológicos, físicos e psicológicos que se interseccionam e comumente ocorrem em cascata, resultando em declínio funcional em todos os níveis. Como resultado, os clínicos confrontam avaliação e identificação de fenômenos sutis, complicados, apesar de queixas de apresentação relativamente simples entre os adultos idosos. A fragilidade é cada vez mais compreendida como desempenhando um papel crítico nesta cascata interseccionada, que resulta na convergência de várias etiologias em uma patogênese interseccionada, levando a síndromes comuns em adultos idosos frágeis.[10-12] Estas condições emergem de etiologias em cascata e são geralmente chamadas síndromes geriátricas. Não há uma definição comum de síndromes geriátricas.[10] As síndromes geriátricas, embora tenham múltiplas etiologias interseccionadas, possuem uma manifestação complexa com marcos típicos observáveis, como quedas ou úlceras de pressão. Se "fragilidade" for uma síndrome geriátrica como o são "quedas" e "incontinência" ou se ela se apresentar isoladamente, como uma síndrome que contribui para outras, ainda não está claro a partir da evidência existente.[10,11] Nada obstante, as questões de patogênese complexa e interseccionada e apresentação associada a riscos de incapacidade e necessidades continuadas de tratamento estão bem estabelecidas.[10-13] Inouye et al., em um trabalho clássico, demonstram a complexidade que caracteriza as síndromes geriátricas em uma figura amplamente conhecida (**Fig. 3.1**).[10]

Fragilidade é ainda mais bem compreendida como uma expressão de processos de envelhecimento que resultam em reserva funcional declinante. Clegg et al. representaram vividamente a distinção entre idosos aptos e frágeis (**Fig. 3.2**). Reservas declinantes levam à vulnerabilidade, que amplifica os efeitos dos insultos, resultando em eventos deletérios, como uma queda, incapacidade e necessidades aumentadas de assistência.[12] Embora o debate continue sobre se a fragilidade emerge de deficiências fenotípicas[13,14] ou de múltiplos déficits acumulados durante o tempo,[15,16] vasta evidência aponta o impacto sobre os indivíduos idosos e sobre as sociedades em envelhecimento. Clegg et al. esquematizam a fisiopatologia da fragilidade, delineando claramente as relações desde os níveis celulares até os sociais neste fenômeno epigenético do qual emergem síndromes geriátricas e debilidade funcional na idade avançada (**Fig. 3.3**).[11]

A classificação das síndromes geriátricas permanece um bocado confusa. Não existe uma definição universal e amplamente aceita ou uma lista definitiva que possa guiar clínicos não especialistas. As síndromes geriátricas podem ser mais facilmente compreendidas se classificadas em síndromes antecedentes e consequentes. Especificamente, algumas síndromes geriátricas, como fragilidade e sarcopenia, parecem pressagiar reserva constitucional declinante.[11] Em essência, estas síndromes são caracterizadas por reserva declinante ao nível das células e tecidos (p. ex., função muscular na sarcopenia) que, então, contribui para síndromes clinicamente manifestas, como a osteoporose, e potencializam alterações normais do envelhecimento, como a presbiestasia. O resultado são síndromes consequentes, como quedas. Neste exemplo, quedas são obviamente conectadas com sarcopenia, presbiestasia e osteoporose. Entretanto, quedas resultam dos efeitos funcionais da sarcopenia, presbiestasia e, às vezes, osteoporose, enquanto a osteoporose também exacerba o risco de lesão por quedas. Todas as síndromes aqui implicadas convergem na manifestação clínica da síndrome aparentemente simples de quedas em adultos idosos. Além disso, um evento de queda também resulta em risco de

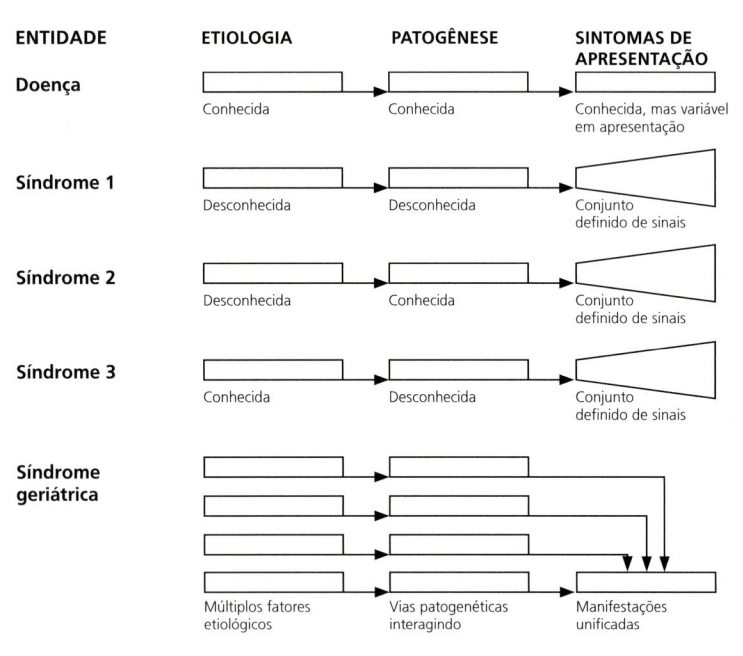

Fig. 3.1 Representação conceitual esquemática das condições clínicas definidas pelos termos *doença*, *síndrome* e *síndrome geriátrica*, ilustrando diferenças nos números e complexidade dos fatores relevantes, incluindo fatores de risco etiológicos, mecanismos fisiopatológicos e sintomas de apresentação. (Usada com permissão de Inouye SK, Studenski S, Tinetti ME, Kuchel GA. Geriatric syndromes: clinical, research, and policy implications of a core geriatric concept. J Am Geriatr Soc 2007;55(5):780–791.)

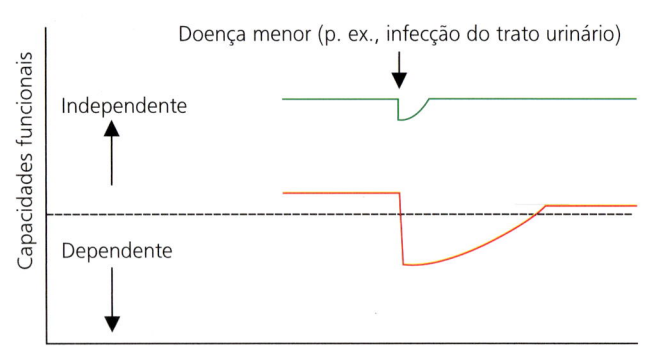

Fig. 3.2 Vulnerabilidade das pessoas idosas frágeis a uma alteração súbita no estado de saúde após uma enfermidade menor. A linha verde representa um indivíduo idoso apto que, após um evento estressor menor como uma infecção, tem uma pequena deterioração em função e a seguir retorna à homeostasia. A linha vermelha representa um indivíduo idoso frágil que, após um evento estressor semelhante, sofre uma deterioração maior, que pode-se manifestar por dependência funcional, e que não retorna à homeostasia básica. A linha tracejada horizontal representa o corte entre um estado funcional dependente e um independente. (Usada com permissão de Clegg A. The frailty syndrome. Clin Med 2011;11(1):72–75.)

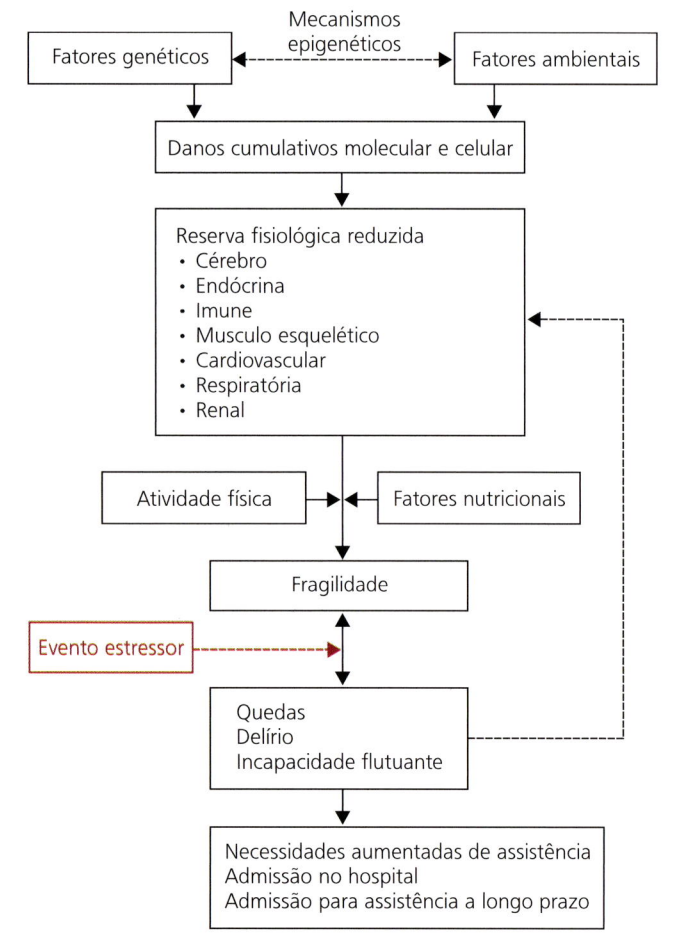

Fig. 3.3 Representação esquemática da fisiopatologia da fragilidade. (Usada com permissão de Clegg A. The frailty syndrome. Clin Med 2011;11(1):72–75.)

outras síndromes, como delírio e úlceras de pressão, que engendra a necessidade de uma variedade de serviços de assistência à saúde e sociais no adulto idoso frágil.[12] Em geral, o consenso a respeito de síndromes, geriátricas sugere que, no mínimo, quedas, medo de cair, incontinência, úlceras de pressão, distúrbios do sono e anorexia com falta de crescimento são incluídos na classificação.

É importante saber que os adultos idosos frágeis que experimentam síndromes geriátricas tendem a ser multimórbidos, um termo que descreve o estado em que se sofre de múltiplas condições comórbidas. Os adultos idosos são largamente reconhecidos, tanto em estudos epidemiológicos quanto na sabedoria clínica, como frequentemente se apresentando com uma constelação de doenças e condições crônicas não transmissíveis que coexistem. Estas doenças e condições coexistentes complicam a apresentação, avaliação, tratamento e resultados.[17,18] Nada obstante, a presença de condições comórbidas, como o fenômeno agora denominado multimorbidade, está incompletamente estudada.[17] Conexões fisiológicas entre fragilidade e multimorbidade estão precariamente elucidadas, como estão as contribuições dos determinantes sociais da saúde. Os determinantes sociais de saúde obviamente influenciam o desenvolvimento de doença não transmissível crônica, que se responsabiliza pelo maior encargo de assistência à saúde globalmente.[17,19] Determinantes sociais de saúde também podem agravar os antecedentes e consequências da fragilidade e síndromes geriátricas.[12] Entretanto, uma investigação definitiva das inter-relações da fragilidade, multimorbidade e síndromes geriátricas não foi ainda relatada na literatura mundial sobre envelhecimento. Como resultado, os clínicos eruditos devem permanecer cônscios dos riscos e consequências desta tríade do envelhecimento, perseguindo evidências que se desenvolvam, com o objetivo de otimizar o tratamento clínico.

A síndrome geriátrica exemplar aqui usada, quedas, ilustra aspectos críticos das interseções da fragilidade, multimorbidade e síndromes geriátricas para a clínica otorrinolaringológica. Neste caso, o otorrinolaringologista possui a *expertise* necessária para lidar com a presbiestasia como um fator importante, resultando em risco de queda e quedas reais para qualquer paciente idoso.[10] Este exemplo sublinha ainda mais a natureza interdisciplinar e colaborativa do cuidado geriátrico ideal. Neste caso, a melhor prática justifica avaliação do risco de queda, graduação de evento de queda e investigação da síndrome de medo de queda, dependendo da apresentação individual.[21,22] Semelhantemente, práticas com base em evidência e melhores práticas sugerem um plano interdisciplinar para tratamento que inclui consideração da sarcopenia e osteoporose em terapias farmacológica e comportamental. Intervenções específicas facilmente incorporadas dentro desse plano interdisciplinar abrangem exercícios para força e equilíbrio; análise da casa para riscos de tropeço e outros riscos de segurança; adaptações de segurança domiciliares, incluindo barras-corrimões e similares e educação do paciente e dos cuidadores no sentido de promover atividades, reduzir a ansiedade e limitar o risco comportamental de quedas. Assim o papel do otorrinolaringologista em melhorar a assistência a uma pessoa mais velhas experimentando risco de queda e quedas é claro. Necessidades de uma abordagem em equipe para promover astuta identificação e uso de recursos clínicos, da comunidade e sociais e de colaboração entre a equipe geriátrica e o otorrinolaringologista são igualmente claras. O caso das quedas como uma síndrome geriátrica proporciona um gabarito para analisar as inter-relações entre fragilidade, multimorbidade e síndromes geriátricas, e para compreender o valor da competência e colaboração geriátricas com a GIDT na otorrinolaringologia geriátrica.

■ Equipe Interdisciplinar Geriátrica

A medicina geriátrica possui uma história fascinante de 150 anos, vinculada inicialmente ao desenvolvimento em patologia e expandindo seus interesses para a compreensão do processo de envelhecimento.[23] A geriatria se beneficiou — como acontece com a maioria das inovações — das contribuições de luminares advogados e líderes na jovem ciência do envelhecimento e prática da geriatria. Morley salienta, no entanto, que a moderna geriatria se originou na metade do século XX, uma época de muitos avanços importantes na medicina americana.[23] Nas décadas que se seguiram desde que a geriatria entrou na moderna medicina e assistência à saúde, seus clínicos cultivaram valores de colaboração interdisciplinar e presunção de benefício na abordagem de equipe aos pacientes e clínicos. No final dos anos 1970 e começo dos 1980, muitas investigações do pressuposto valor das equipes geriátricas interdisciplinares foram realizadas e descritas, tentando estabelecer valor diferencial nos resultados do tratamento e suportando a crença entre os clínicos naquelas equipes de que o cuidado dos idosos melhora com esta abordagem.[24-26]

O interesse pelas contribuições das GIDTs para cuidado seguro de alta qualidade para pacientes idosos continua até os dias atuais.[27] Entretanto, questões de logística, custo e reembolso comumente temperam a capacidade e o entusiasmo. As GIDTs apresentam os obstáculos de evidência limitada comparativa e de efetividade de custo.[27-30] Entretanto, se a função principal das GIDTs for avaliação geriátrica abrangente completa e assegurar que aspectos de alto risco do tratamento não sejam desprezados, então a evidência suporta o seu uso.[26,28,33] Uma metanálise recente da efetividade da avaliação geriátrica abrangente completada por uma equipe interdisciplinar itinerante ou em uma enfermaria hospitalar dedicada revelou probabilidade aumentada de os pacientes beneficiados estarem vivos e nas suas próprias casas após admissão hospitalar não eletiva.[28] Nada obstante, os desafios conceituais, metodológicos e pragmáticos de mostrar processos e resultados de tratamento melhorados de pacientes idosos frágeis são de longa duração e é improvável que sejam superados dentro de experiências clínicas.[32]

Alguns centros médicos acadêmicos mantêm GIDTs consultoras completas — muitas vezes como parte de um programa maior que pode incluir equipes e enfermarias dedicadas de pacientes internos.[30] Em centros médicos acadêmicos com programas geriátricos, GIDTs geralmente são conduzidas, ou conjuntamente facilitadas, por um geriatra, uma enfermeira prática avançada geriátrica (G-APN), ou ambos. Juntos, estes clínicos oferecem uma variedade de serviços de especialistas que se movem além da capacidade de generalistas geriátrico-competetentes. A equipe que eles lideram é idealmente abrangente e holística em abordagem e composição. As disciplinas comumente representadas dentro das GIDTs, em adição à Medicina e à Enfermagem, incluem Fisioterapia, Serviço Social e Psicologia ou Enfermagem Geropsiquiátrica, ou possivelmente Psiquiatria Geriátrica. Equipes bem desenvolvidas, tirando uma lição da reabilitação, podem também incluir Terapia Ocupacional e Fonoaudiologia. A composição da equipe varia, como também pode variar a disponibilidade de membros específicos da equipe que podem ter outras posições ou ter compromissos com outros departamentos em adição à GIDT. A maioria das GIDTs atualmente é de natureza consultora, uma característica que pode ter emergido da pesquisa que explora a consulta como um meio de distribuir *expertise* geriátrica como um recurso escasso em muitas instituições.[33,34] Algumas instituições com base em comunidade e centros médicos acadêmicos frequentemente dependem de consultoria fornecida por um ou dois especialistas geriátricos em vez de uma GIDT completa. Estes especialistas são frequentemente geriatras ou G-APNs que oferecem consultoria, fazem recomendações e ajudam a coordenar recursos de tratamento.

Em muitos hospitais de comunidade e muitos contextos ambulatoriais, restrições financeiras e de pessoal comumente significam que existe nenhum ou limitados recursos geriátricos interdisciplinares dedicados. Algumas instituições investem na capacidade de oferecer estes recursos apoiando-se em uma G-APN, que é uma enfermeira clínica ou um enfermeira especialista clínica que possui muitas das habilidades usadas em consulta por geriatras combinadas a uma capacidade de educar enfermeiras e outros prestadores de assistência direta em melhores práticas e cuidado individualizado para pacientes particulares. Outras instituições podem aprovar o avanço sistemático do cuidado de adultos idosos perseguindo uma certificação através de um programa internacional de melhores práticas, *Nurses Improving Care for Health System Elders* (NICHE), que é dedicado a alcançar competência geriátrica entre todos os níveis de enfermeiras e suportá-la dentro da equipe interdisciplinar generalista.[33,35] Ambas as opções de consultoria e amplitude do sistema oferecem recursos valiosos para melhorar os processos e resultados da assistência para os pacientes idosos. Elas também podem ser combinadas com sucesso. Inobstante, muitos médicos especialistas, incluindo otorrinolaringologistas, podem preferir a conveniência de poder chamar uma G-APN para pedir consulta geriátrica especialista em instituições, onde recursos geriátricos dedicados são escassos.

Algumas instituições não têm especialistas geriátricos dedicados; assim clínicos sem treinamento no campo desejando fornecer cuidado ideal a pessoas mais velhas se veem diante de um enigma. A questão de o que fazer na ausência de colegas especialistas geriátricos para oferecer assistência segura de alta qualidade exige uma avaliação detalhada de colegas institucionais que possam contribuir com *expertise* importante para o tratamento de adultos idosos e suporte para seus membros da família. Mais notadamente, fisioterapeutas e assistentes sociais estão presentes na maioria dos contextos e oferecem valioso conhecimento, percepção e habilidades relevantes para o cuidado de pessoas mais velhas frágeis. Fisioterapeutas comumente ancoram planos de tratamento em que a intervenção de corte transversal de exercício lida com fragilidade, e a espiral descendente em que ela muitas vezes é aparente. O valor da Fisioterapia é notório desde a possível associação entre sarcopenia, fragilidade e consequentes síndromes geriátricas, como quedas.[11] Do mesmo modo, assistentes sociais proveem educação e suporte essenciais para pacientes geriátricos, ajudando-os a localizar e ganhar acesso a recursos com base na comunidade, desse modo reduzindo os efeitos nocivos do suporte social diminuído. Estes recursos, quando gerenciados com sucesso, mitigam o risco de assistência institucionalizada a longo prazo e hospitalização inesperada.

Finalmente, otorrinolaringologistas e suas equipes clínicas podem atingir um nível de competência geriátrica e coordenação de assistência a pacientes idosos mesmo na ausência de recursos e colegas geriátricos específicos. A equipe de otorrinolaringologia pode desenvolver competência, procurando educação continuada e trabalho em rede com recursos de comunidade e regionais para essencialmente se tornarem seus próprios consultores geriátricos.[36] O otorrinolaringologista frequentemente suporta grande parte da responsabilidade por aumentar competência geriátrica na clínica. Entretanto, uma enfermeira registrada dentro da equipe, ou uma contratada para focalizar o cuidado para adultos idosos, pode também compartilhar ou assumir este papel com igual efeito. Mais praticamente, muitas clínicas de otorrinolaringologia podem-se beneficiar de possuir uma enfermeira, assistente médica ou mesmo secretária médica para localizar, trabalhar em rede e recomendar recursos locais, regionais e nacionais para aumentar o tratamento de pacientes idosos individuais.

■ Recursos Geriátricos

Alcançar competência geriátrica como clínico e fornecer tratamento coordenado a adultos idosos são aspectos inextricavelmente ligados de um processo maior de compreensão das dimensões da assistência à saúde em uma sociedade em envelhecimento. O relatório que marcou época do *Institute of Medicine* pedindo "reformatação" é emblemático na constatação do fato inescapável de que a assistência à saúde em uma sociedade em envelhecimento deve ser construída de forma muito diferente, para atingir assistência segura, de qualidade, para adultos idosos.[7] Educação e aperfeiçoamentos simultâneos são necessários para satisfazer as necessidades dos pacientes hoje, porque a crise citada em *Retooling for an Aging America* está em cima de nós, embora permaneça não reconhecida ou erradamente identificada por muitos.[7] Felizmente, existe uma ampla gama de recursos para suportar competência geriátrica e coordenação e encaminhamentos de tratamento igualmente. Entretanto, é difícil classificar os recursos que suportam a educação e assistência geriátrica porque muitos são locais ou mesmo institucionalmente específicos, e uma única organização ou outra entidade muitas vezes serve a muitas funções de recursos.

Recursos locais e institucionais são mais bem identificados, compreendendo-se algumas categorias básicas e a seguir procurando aquelas na comunidade vizinha. A avaliação dos recursos locais começa melhor com a identificação dos programas geriátricos e gerontológicos acadêmicos mais próximos, juntamente com os serviços que eles oferecem. Pesquisar ativamente programas fora da Medicina assegura que programas robustos fornecidos em escolas de Enfermagem, Serviço Social ou Gerontologia não sejam desprezados. Recursos institucionais específicos, especialmente aqueles focados em educação e treinamento do estudante e do clínico, podem ser suportados por, e, assim, pesquisáveis, pela fonte de financiamento em mente. Duas fundações principais suportam centros de excelência e excepcionais recursos nacionais. A *John A. Hartford Foundation* (http://www.jhartfound.org/) é uma fonte importante de suporte para programas educacionais disciplina-específicos e interdisciplinares e centros de assistência de envelhecimento e geriátrico nos Estados Unidos. A *Hartford Foundation* suporta, entre outros programas, o *Hartford Institute for Geriatric Nursing*, desempenhado pela *New York University College of Nursing*. O Instituto é a casa de uma variedade de programas nacionais, incluindo o Programa NICHE (http://www.hartfordign.org/). A *Donal W. Reynolds Foundation* é similarmente de grande influência, focalizando-se exclusivamente em educação médica (http://www.dwreynolds.org/Programs/National/Aging/Aging.htm). A *Reynolds Foundation* suporta o *Portal of Geriatrics Online Education*, mais conhecido popularmente pelo seu acrônimo POGOe, e administrado pela *Icahn School* of *Medicine at Mount Sinai, Department of Geriatrics and Palliative Medicine* em nome da *Association of Directors of Geriatric Academic Programs* (http://www.pogoe.org/). O POGOe é uma fonte indispensável de educação continuada para otorrinolaringologistas e outros médicos que visam a se tornarem competentes em geriatria. Muitos centros médicos acadêmicos podem abrigar programas suportados pelas fundações Hartford ou Reynolds, oferecendo um repositório de informação e *expertise* para aqueles na comunidade maior de assistência à saúde. Finalmente, a *John T. and Catherine D. MacArthur Foundation* (http://maxfound.org/) também mantém um interesse importante em envelhecimento, focalizando-se grandemente no nível de conhecimento e ação da sociedade.

Recursos regionais são em grande parte destinados a oferecer serviços que assistem adultos idosos e suas famílias. Os condados em todos os Estados Unidos proveem um serviço, em grande parte financiado por recursos de loterias, chamado *Area Agencies on Aging*. Os *Native American Agong Programs* estão similarmente presentes em regiões dos Estados Unidos que incluem comunidades nativas. Estes programas e agências podem ser localizados pelo *website National Association of Area Agencies* (http://www.n4a.org/ index.cfm). Estes programas oferecem uma larga gama de serviços que geralmente requerem elegibilidades funcional e financeira. A maioria dos governos estaduais tem um departamento de envelhecimento ou unidade semelhante que oferece uma faixa de recursos estaduais específicos. Alguns centros maiores de população metropolitana, como a cidade de Nova York, mantêm departamentos semelhantes (http://www.nyc.gov/html/dfta/html/ home/home.shtml). À medida que a população da América continua a envelhecer, é provável que mais municipalidades lancem departamentos de envelhecimento e unidades similares estrategicamente posicionadas para lidar com as necessidades das comunidades mais idosas.

Os recursos nacionais são mais variados que aqueles nos níveis locais e regionais. Importantes organizações e coalizões nacionais fornecem informação aos clínicos e ao público igualmente. A *Administration on Aging* (AOA) é a seção do *Departament of Health and Human Services* dedicada aos Americanos envelhecendo e idosos (http://www.aoa.gov/). Os clínicos acharão valiosas estatísticas sobre envelhecimento, enquanto adultos idosos e suas famílias podem achar útil o *Eldercare Locator* (http://eldercare.gov/Eldercare.NET/Public/Index.aspx). Como a AOA, os *Centers for Disease Control and Prevention* (CDC) proveem fácil acesso às estatísticas de envelhecimento dos EUA e vários outros tópicos na sua página *Healthy Aging* (http:// www.cdc.gov/aging/index.htm). Os *Centers for Medicare and Medicaid* Services (http://www.cms.gov) oferecem vastas quantidades de informação sobre o Medicare e o Medicaid. Entre os *sites* mais importantes para clínicos e membros da família de adultos idosos frágeis é *Nursing Home Compare*, o recurso para dados comparativos de nível estadual e institucional, avaliando qualidade de instituições de abrigo (asilo) (http://www.medicare.gov/nursinghomecompare/).

Clínicos procurando oportunidades de aprendizado e oportunidades de trabalho em rede valorizam a notável escolha de organizações dedicadas a profissionais trabalhando em envelhecimento. A *American Geriatrics Society* é focada em assistência à saúde (http://www.americangeriatrics.org/) com um grande quadro de membros médicos, enquanto a *Gerontological Society of America* é explicitamente interdisciplinar, oferecendo discurso valioso para colegas em gerontologias biológica, psicológica e social, bem como aqueles em assistência clínica (http://www.gerib.org/). Instituições para doenças e condições específicas são apreciadas pelos pacientes, membros da família e mesmo clínicos que procuram informação atual e acesso a programas, como experiências clínicas. Bons exemplos destes recursos incluem a *Alzheimer's Association* (http://www.alz.org/) e a *National Parkinson Foundation* (http://www.parkinson.org/). Instituições beneficentes privadas e grupos de defesa, como a *Michael J. Fox Foundation for Parkinson's Research*, são frequentemente fontes igualmente, se não mais úteis, de informação sobre doenças comuns no envelhecimento (https://www.michaekhfix.org/).

Futuro

A contribuição da otorrinolaringologia para uma sociedade em envelhecimento é distinta e importante, dada a natureza otorrinolaringológica de queixas comuns em pacientes idosos e a demografia da nossa sociedade em envelhecimento e do mundo envelhecendo rapidamente.[4,5,7,37] Otorrinolaringologistas, com sua contribuição atual e sempre se expandindo para a assistência à saúde americana e, na verdade, para a assistência à saúde em todas as sociedades em envelhecimento em todo o globo, devem investir cada vez mais em competência geriátrica e uso sábio de recursos geriátricos, inclusive a equipe interdisciplinar. A competência geriátrica é dependente em grande parte do conhecimento das ramificações do envelhecimento entre os indivíduos e as populações. A compreensão da fragilidade, da multimorbidade e das síndromes geriátricas é requisito para a assistência clínica efetiva aos pacientes idosos e para que se utilizem de modo completo as equipes interdisciplinares geriátricas ou suas análogas no sentido de fornecerem colaborativamente assistência de qualidade para os adultos idosos e suas famílias. A compreensão do conhecimento das fundações em geriatria capacita o otorrinolaringologista a evitar a falsa segurança de acreditar que o padrão de tratamento para adultos é suficiente e, em vez disso, incorporar consideração geriátrica e melhores práticas dentro de avaliação, intervenção e avaliação de processos e resultados com base em evidência, dirigida para objetivos. A necessidade projetada de competência geriátrica em otorrinolaringologia, bem como de assistência especializada de otorrinolaringologia geriátrica, obriga a uma visão longa do futuro e investimento em educação continuada e melhora da prática durante toda a carreira, do mesmo modo que em pesquisa e educação geriátricas.

■ Referências Bibliográficas

1. Bayer A. Clinical issues in old age—the challenges of geriatric medicine. Quality in Ageing and Older Adults 2011;12(1):44–49
2. Fries JF. The compression of morbidity. Milbank Mem Fund Q Health Soc 1983;61(3):397–419
3. Cai L, Lubitz J. Was there compression of disability for older Americans from 1992 to 2003? Demography 2007;44(3):479–495
4. United Nations Population Division. World Population Aging: 1950–2050. United Nations Publications; 2001. http://www.un.org/esa/population/publications/worldageing19502050/
5. Olshansky SJ, Goldman DP, Zheng Y, Rowe JW. Aging in America in the twenty-first century: demographic forecasts from the MacArthur Foundation Research Network on an Aging Society. Milbank Q 2009;87(4):842–862
6. Lunney JR, Lynn J, Foley DJ, Lipson S, Guralnik JM. Patterns of functional decline at the end of life. JAMA 2003;289(18):2387–2392
7. Institute of Medicine. Retooling for an Aging America: Building the Health Care Workforce. Washington, DC: National Academies Press; 2008
8. Leipzig RM, Granville L, Simpson D, Anderson MB, Sauvigné K, Soriano RP. Keeping granny safe on July 1: a consensus on minimum geriatrics competencies for graduating medical students. Acad Med 2009;84(5):604–610
9. Kagan SH. The plateau of recognition in specialty acute care. Geriatr Nurs 2009;30(2):130–131
10. Inouye SK, Studenski S, Tinetti ME, Kuchel GA. Geriatric syndromes: clinical, research, and policy implications of a core geriatric concept. J Am Geriatr Soc 2007;55(5):780–791
11. Clegg A, Young J. The frailty syndrome. Clin Med 2011;11(1):72–75
12. Clegg A, Young J, Iliffe S, Rikkert MO, Rockwood K. Frailty in elderly people. Lancet 2013;381(9868):752–762
13. Fried LP, Ferrucci L, Darer J, Williamson JD, Anderson G. Untangling the concepts of disability, frailty, and comorbidity: implications for improved targeting and care. J Gerontol A Biol Sci Med Sci 2004;59(3):255–263
14. Fried LP, Hadley EC, Walston JD, et al. From bedside to bench: research agenda for frailty. Sci SAGE KE 2005;2005(31):pe24
15. Rockwood K, Mitnitski A. Frailty in relation to the accumulation of deficits. J Gerontol A Biol Sci Med Sci 2007;62(7):722–727
16. Rockwood K, Song X, MacKnight C, et al. A global clinical measure of fitness and frailty in elderly people. CMAJ 2005;173(5):489–495
17. Barnett K, Mercer SW, Norbury M, Watt G, Wyke S, Guthrie B. Epidemiology of multimorbidity and implications for health care, research, and medical education: a cross-sectional study. Lancet 2012;380(9836):37–43
18. Marengoni A, Angleman S, Melis R, et al. Aging with multi-morbidity: a systematic review of the literature. Ageing Res Rev 2011;10(4):430–439
19. United Nations General Assembly. Political Declaration of the High-level Meeting of the General Assembly on the Prevention and Control of Non-communicable Diseases. 2011. http://www.who.int/nmh/events/un_ncd_summit2011/political_declaration_en.pdf
20. Agrawal Y, Carey JP, Della Santina CC, Schubert MC, Minor LB. Disorders of balance and vestibular function in US adults: data from the National Health and Nutrition Examination Survey, 2001-2004. Arch Intern Med 2009;169(10):938–944
21. Hadjistavropoulos T, Delbaere K, Fitzgerald TD. Reconceptualizing the role of fear of falling and balance confidence in fall risk. J Aging Health 2011;23(1):3–23
22. Davalos-Bichara M, Lin FR, Carey JP, et al. Development and validation of a falls-grading scale. J Geriatr Phys Ther 2013;36(2):63–67
23. Morley JE. A brief history of geriatrics. J Gerontol A Biol Sci Med Sci 2004;59(11):1132–1152
24. Blumenfield S, Morris J, Sherman FT. The geriatric team in the acute care hospital: an educational and consultation modality. J Am Geriatr Soc 1982;30(10):660–664

25. Steel K, Hays A. A consultation service in geriatric medicine at a university hospital. JAMA 1981;245(14):1410–1411
26. Allen CM, Becker PM, McVey LJ, Saltz C, Feussner JR, Cohen HJ. A randomized, controlled clinical trial of a geriatric consultation team. Compliance with recommendations. JAMA 1986;255(19):2617–2621
27. Yoo JW, Kim S, Seol H, et al. Effects of an internal medicine floor interdisciplinary team on hospital and clinical outcomes of seniors with acute medical illness. Geriatr Gerontol Int 2013;13(4):942–948
28. Ellis G, Whitehead MA, Robinson D, O'Neill D, Langhorne P. Comprehensive geriatric assessment for older adults admitted to hospital: meta-analysis of randomised controlled trials. BMJ 2011;343:d6553 doi: 10.1136/bmj.d6553
29. Cohen HJ, Feussner JR, Weinberger M, et al. A controlled trial of inpatient and outpatient geriatric evaluation and management. N Engl J Med 2002;346(12):905–912
30. Landefeld CS, Palmer RM, Kresevic DM, Fortinsky RH, Kowal J. A randomized trial of care in a hospital medical unit especially designed to improve the functional outcomes of acutely ill older patients. N Engl J Med 1995;332(20):1338–1344
31. Stuck AE, Siu AL, Wieland GD, Adams J, Rubenstein LZ. Comprehensive geriatric assessment: a meta-analysis of controlled trials. Lancet 1993;342(8878):1032–1036
32. Schmitt MH, Farrell MP, Heinemann GD. Conceptual and methodological problems in studying the effects of interdisciplinary geriatric teams. Gerontologist 1988;28(6):753–764
33. Fletcher K, Hawkes P, Williams-Rosenthal S, Mariscal CS, Cox BA. Using nurse practitioners to implement best practice care for the elderly during hospitalization: the NICHE journey at the University of Virginia Medical Center. Crit Care Nurs Clin North Am 2007;19(3):321–337, vii
34. Fallon WFJ Jr, Rader E, Zyzanski S, et al. Geriatric outcomes are improved by a geriatric trauma consultation service. J Trauma 2006;61(5):1040–1046
35. Pfaff J. The Geriatric Resource Nurse Model: a culture change. Geriatr Nurs 2002;23(3):140–144
36. van Vuuren PAC, Kagan SH, Chalian AA. Geriatric otolaryngology toolbox: what you and your nurse can do to improve outcomes for older adults. Ear Nose Throat J 2009;88(10):1162–1168
37. Creighton FX Jr, Poliashenko SM, Statham MM, Abramson P, Johns MM III. The growing geriatric otolaryngology patient population: a study of 131,700 new patient encounters. Laryngoscope 2013;123(1):97–102

Apêndice: Competências Geriátricas para Estudantes de Medicina

1. Manejo de medicação
   - Explicar impacto de alterações relacionadas com a idade sobre seleção e dose de droga, baseando-se no conhecimento de alterações relacionadas com a idade nas funções renal e hepática, composição corporal e sensibilidade do Sistema Nervoso Central.
   - Identificar medicações, incluindo drogas anticolinérgicas, psicoativas, anticoagulantes, analgésicas, hipoglicêmicas e cardiovasculares que devem ser evitadas ou usadas com cautela em adultos idosos e explicar os problemas potenciais associados a cada uma.
   - Documentar a lista completa de medicações de um paciente, incluindo medicações prescritas, herbáceas e vendidas em balcão, e para cada medicação fornecer a dose, frequência, indicação, benefício, efeitos colaterais e uma avaliação da aderência ao tratamento.
2. Doenças cognitivas e comportamentais
   - Comparar e contrastar as apresentações clínicas do delírio, demência e depressão.
   - Formular um diagnóstico diferencial e implementar uma avaliação inicial em um paciente que exibe delírio, demência ou depressão.
   - Em um paciente idoso com delírio, iniciar urgentemente uma análise diagnóstica para determinar a causa da raiz (etiologia do delírio).
   - Efetuar e interpretar uma avaliação cognitiva em pacientes idosos a cujo respeito há preocupações concernentes à memória ou função.
   - Desenvolver uma avaliação e plano de tratamento não farmacológico para pacientes agitados dementados ou delirantes.
3. Capacidade de autocuidado
   - Avaliar e descrever as capacidades funcionais básicas e atuais em um paciente idoso coletando dados históricos de múltiplas fontes, assegurando que se incluam atividades instrumentais da vida diária, e efetuando um exame confirmatório da audição e visão.
   - Desenvolver um plano de tratamento preliminar para pacientes que se apresentam com déficits funcionais, incluindo intervenções adaptativas e envolvimento de membros de disciplinas apropriadas, como Serviço Social, Enfermagem, Reabilitação, Nutrição e Farmácia.
   - Identificar e avaliar riscos de segurança no ambiente domiciliar, e fazer recomendações para mitigá-los.
4. Quedas, equilíbrio e doenças da marcha
   - Perguntar a todos os pacientes com mais de 65 anos, ou aos seus cuidadores, sobre quedas no último ano, observar o paciente se levantar de uma cadeira e andar (ou transferir-se), a seguir registrar e interpretar os achados.
   - Em um paciente que teve uma queda, construir um diagnóstico diferencial e plano de avaliação que vise às múltiplas etiologias identificadas pela história, exame físico e avaliação funcional.
5. Planejamento e promoção da assistência à saúde
   - Definir e diferenciar entre tipos de situação de código, representantes para assistência à saúde, e diretivas antecipadas no estado onde se está treinando.
   - Identificar com precisão situações clínicas em que a expectativa de vida, estado funcional, preferência do paciente ou objetivos de tratamento devem superar as recomendações-padrão para testes de triagem em adultos idosos.

6. Apresentação atípica de doença
   - Identificar pelo menos três alterações fisiológicas do envelhecimento em cada sistema de órgãos e seu impacto no paciente, incluindo sua contribuição para a homeostenose (o estreitamento relacionado com a idade dos mecanismos de reserva homeostática).
   - Gerar um diagnóstico diferencial com base no reconhecimento das apresentações únicas de condições comuns em adultos idosos, incluindo síndrome coronariana aguda, desidratação, infecção do trato urinário, abdome agudo e pneumonia.
7. Cuidado paliativo
   - Avaliar e aplicar tratamento inicial para dor e sintomas-chave não dor baseando-se nos objetivos de tratamento do paciente.
   - Identificar as necessidades psicológicas, sociais e espirituais de pacientes com doença avançada e seus membros da família, e ligar estas necessidades identificadas com os membros apropriados da equipe multidisciplinar.
   - Apresentar cuidado paliativo (incluindo *hospice*) como uma opção de tratamento ativo, positivo, para um paciente com doença avançada.
8. Tratamento hospitalar para os idosos
   - Identificar riscos potenciais da hospitalização para todos os pacientes adultos idosos (incluindo imobilidade, delírio, efeitos colaterais da medicação, desnutrição, úlceras de pressão, períodos peri e pós-operatório, incontinência urinária transitória e infecções adquiridas no hospital), e identificar estratégias potenciais de prevenção.
   - Explicar os riscos, indicações, alternativas e contraindicações do uso de cateter de demora (Foley) no paciente adulto idoso.
   - Explicar os riscos, indicações, alternativas e contraindicações do uso de restrições física e farmacológica.
   - Comunicar os componentes-chave de um plano de alta seguro (p. ex., lista precisa de medicação, plano de acompanhamento), incluindo comparar/contrastar locais potenciais para alta.
   - Realizar um exame de vigilância de áreas da pele em alto risco de úlceras de pressão e descrever úlceras existentes.

Adaptado de Leipzig RM, Granville L, Simpson D, Anderson MB, Sauvigné K, Soriano RP. Keeping Granny safe on July 1: a consensus on minimum geriatrics competencies for graduating medical students. Acad Med 2009;84(5):604–610 doi: 10.1097/ACM.0b013e31819fab70; e de The Portal of Online Geriatrics Education. AAMC Geriatric Competencies for Medical Students 2009. http://www.pogoe.org/Minimum_Geriatric_Competencies. Accessed March 17, 2014.

4 Avaliação do Paciente Geriátrico Externo

David Eibling

■ Introdução

Adultos idosos diferem de adultos mais jovens de muitas maneiras que podem afetar as estratégias de avaliação e, em última análise, a decisão de tratamento. Este capítulo revê as mais salientes destas características e oferece orientação aos otorrinolaringologistas com pacientes geriátricos.

A demografia da população nos mostra que números sempre crescentes de adultos idosos procurarão assistência de Otorrinolaringologia nas décadas futuras.[1] O impacto destas transformações será ubíquo, afetando a disciplina inteira com a exceção das especialidades e práticas pediátricas. Os otorrinolaringologistas prontamente compreendem que a avaliação de uma criança paciente externa difere daquela de um adulto, mas muitos médicos não reconhecem que a avaliação de um adulto idoso também requer modificação. Algumas das diferenças entre adultos idosos e adultos mais jovens ou de meia-idade podem não ser facilmente aparentes. Além disso, os adultos idosos variam dramaticamente dentro de faixas de idade específicas, com muito mais heterogeneidade do que crianças ou mesmo adultos jovens. Não é incomum encontrar pacientes nos seus 90 anos que parecem ter carga mais baixa de doença do que muitos nos seus 50 e 60 anos. As razões potenciais para estas disparidades são numerosas e coletivamente impulsionam a necessidade de avaliar abrangentemente os pacientes idosos que se apresentarem para tratamento otorrinolaringológico.

As características únicas dos adultos idosos que influenciam a avaliação dos pacientes externos na clínica típica de Otorrinolaringologia incluem, mas não se limitam a, as seguintes:

- Reserva funcional reduzida (fragilidade).
- Múltiplas comorbidades.
- Polifarmácia.
- Múltiplos médicos.
- Comprometimento sensorial (visão, perda auditiva, olfação).
- Mobilidade reduzida.
- Equilíbrio prejudicado com risco aumentado de quedas.
- Disfagia, distúrbios da alimentação.
- Declínio cognitivo.
- Suporte social inadequado.
- Objetivos e expectativas diferem daquelas dos adultos mais jovens.

■ Avaliação Geriátrica Abrangente (CGA)

O marco de referência-padrão para avaliação geriátrica é a avaliação geriátrica abrangente (CGA), que é uma avaliação-padrão efetuada por geriatras.[2] A CGA visa a servir como uma linha básica para o geriatra ao dirigir o tratamento médico de um paciente. Como diz o nome, ela é abrangente, exige horas para ser completada, e é frequentemente desnecessária para as finalidades de tomada de decisão em um consultório de Otorrinolaringologia. A efetivação de uma CGA deve, portanto, ser delegada a geriatras. Entretanto, há múltiplos componentes da avaliação que devem ser efetuados por otorrinolaringologistas, particularmente aqueles referentes à candidatura cirúrgica de adultos idosos. Estes são discutidos neste capítulo aproximadamente em ordem de importância. Uma ferramenta útil é o Exame de Idoso Vulnerável 13 (VES-13), que avalia bem-estar físico e força bem como a capacidade do sujeito de realizar atividades comuns da vida diária (ADLs) sem assistência.[3]

■ Reserva Funcional Reduzida

Risco aumentado de fragilidade é a característica definidora mais crítica do idoso da qual os otorrinolaringologistas precisam ser cônscios. Fragilidade, uma medida de reserva funcional reduzida, coloca o adulto idoso em risco de uma plétora de consequências adversas e imprevistas a partir de intervenções aparentemente menores, incluindo probabilidade aumentada de complicações cirúrgicas, bem como alta hospitalar final para um contexto diferente do domicílio.[4,5] Adultos mais jovens têm substanciais reservas funcionais em todos os sistemas de órgãos, porque eles usam rotineiramente apenas uma porcentagem da capacidade total do sistema de órgãos. Os adultos idosos podem parecer ser tão resilientes quanto adultos mais jovens, à primeira vista, mas quando estressados eles podem rapidamente esgotar seus recursos e sofrer insuficiência de múltiplos sistemas e órgãos. Por essa razão, avaliação de fragilidade deve ser considerada uma parte fundamental de qualquer avaliação de adultos idosos quando intervenção cirúrgica for uma consideração. Similarmente à famosa declaração do Juiz Potter a respeito de pornografia, a maioria das pessoas afirmaria que são incapazes de definir fragilidade, embora elas "a reconheçam quando a veem". Entretanto, como praticantes da ciência e arte da Medicina, os médicos são obrigados a ser mais rigorosos nas suas avaliações do que meramente confiarem em impressão subjetiva. A avaliação da fragilidade cai dentro deste paradigma por existirem medidas objetivas de fragilidade que são usadas por alguns clínicos. Estas medidas foram validadas por diversos estudos longitudinais, inclusive estudos que demonstram uma forte correlação com os resultados cirúrgicos.[4-6] Medidas podem ser demonstradas ao exame ou por meio de avaliação bioquímica. Diversas medidas bioquímicas, como níveis circulantes de dímero D (ensaio de D-dímero) e interleucina-6 (IL-6), foram descritas como se correlacionando com outras medidas de fragilidade.[6] Para as finalidades de avaliação de pacientes externos há diversos testes facilmente executáveis que todos os otorrinolaringologistas podem incorporar à sua prática clínica. O leitor notará que estes podem ser divididos aproximadamente em critérios subjetivos (exaustão; nível reduzido de ansiedade) e objetivos (perda de peso não intencional > 4,5 kg; teste de levantar e andar; força de preensão).[4]

O teste de levantar e andar é efetuado levantando-se de uma posição sentada, andando 2,4 m, e retornando e sentando. O escore é dado de 1 a 3, com perda de um ponto por (1) usar os braços para se levantar, (2) marcha insegura, e (3) levar mais de 10 segundos.[7] Outro teste frequentemente usado é a medição da velocidade de marcha (4,5 m em 6 segundos ou menos).[8]

A força da preensão é medida com um dinamômetro, um aparelho de baixo custo e uso comum. Homens normais devem produzir mais de 29 kg (média de 39 kg), mulheres um pouco menos.[9] Ambas estas medidas se correlacionam com sobrevida a curto e longo prazos e são consideradas medidas válidas de fragilidade.

■ Comorbidades e Polifarmácia

À medida que os pacientes envelhecem, eles comumente colecionam novos diagnósticos, bem como acumulam uma lista sempre crescente de medicações para manejar estas enfermidades. Esta característica não é exclusiva dos adultos idosos, e os otorrinolaringologistas frequentemente encontram pacientes mais jovens com comorbidades mais extensas e listas mais longas de medicação do que alguns dos seus pacientes idosos. Nada obstante, a avaliação dos pacientes geriátricos exige revisão diligente de condições comórbidas com atenção particular a listas de medicação. "Conciliação da medicação" é reconhecida como um componente-chave da assistência à saúde de alta qualidade e é particularmente crítica — e desafiadora — nos idosos. À medida que aumenta o número de medicações, a oportunidade para efeitos adversos imprevistos ou não reconhecidos aumenta também. Os pacientes idosos estão em risco muito mais alto por várias razões, incluindo alterações no metabolismo, bem como na farmacocinética de drogas. Doenças e condições tratadas pelos otorrinolaringologistas, particularmente doenças do equilíbrio e da deglutição, frequentemente sofrem impacto de medicações que estão sendo administradas para outras afecções. Diretrizes bem estabelecidas, como a lista de critérios de Beers de medicações potencialmente inapropriadas[10] e a diretriz de prática clínica da *American Geriatrics Society* sobre prevenção de quedas,[11] enfatizam a importância das medicações prescritas como causadoras de aumento de morbidade. Muitas vezes, o otorrinolaringologista é o primeiro prestador a notar uma relação entre queixas do equilíbrio ou da deglutição e a lista de medicações do paciente. Ofensores comuns são medicações psicoativas, incluindo inibidores seletivos da recaptação de serotonina (SSRIs) e anticolinérgicos, embora outras classes de medicação frequentemente estejam também implicadas. Nesses termos, cabe ao otorrinolaringologista rever cuidadosamente as listas de medicação, verificá-las com o paciente (ou a cuidadora do paciente) e rever possíveis interações e efeitos adversos. Esta tarefa é assustadora porque mesmo os mais recentes registros eletrônicos de saúde (EHRs) tipicamente falham em capturar todas as medicações que o paciente está tomando. O autor deste capítulo foi ele próprio "vitimado" pela falha do EHR (neste caso o *Veterans Health Administration Computerized Patient Record System* [VHA CPRS]) em capturar acuradamente todas as medicações que estavam sendo tomadas por pacientes idosos ou com comprometimento cognitivo. Na ausência de um sistema de intercâmbio de informações de saúde verdadeiramente interoperante nos Estados Unidos, cabe ao prestador e à equipe do consultório procurar e atualizar cuidadosa e compulsivamente todas as medicações que estiverem sendo tomadas pelos pacientes na clínica.

■ Declínio Cognitivo

Adultos idosos são frequentemente muito capazes de compensar alterações cognitivas até tardiamente na progressão da doença. Assim sendo, uma conversa casual pode deixar de identificar aqueles com perda de memória a curto prazo ou outras alterações do processamento de informação. Testes padronizados são disponíveis, dos quais o Miniexame de Estado Mental (MMSE) é o mais conhecido. Este exame tem direitos reservados por Folstein,[12] mas foram retirados excertos por muitos grupos e organizações.[13] Inquirição seguindo cuidadosamente um roteiro pelos otorrinolaringologistas pode prover indícios valiosos de que o declínio cognitivo está se tornando potencialmente importante e deve ser investigado mais a fundo. Perguntas sobre atividades recentes, assuntos da família, outros problemas médicos, agendas e assim por diante podem fornecer resultados iluminadores, particularmente se as respostas forem associadas à confusão óbvia ou confabulação. As seguintes perguntas de amostra do MMSE são excertos de http://www.health.gov.bc.ca/pharmacare/adti/clinician/pdf/ADTI%20SMMSE-GDS%20Reference%20Card.pdf:

- Perguntas: Que dia da semana é hoje? Qual será a data de amanhã? Em que país estamos? Em que cidade estamos?
- Dizer: "Vou dizer o nome de três objetos. Quando eu tiver terminado, vou querer que você os repita. Lembre-se deles porque vou-lhe pedir para repeti-los mais tarde".
- Soletre a palavra "mundo". Agora soletre de trás para diante.
- "Agora, quais foram os três objetos que eu lhe pedi para lembrar?"
- Mostrar lápis, relógio de pulso. "Qual é o nome disto?"

Evidência recente ligando declínio cognitivo à perda auditiva não tratada é de particular importância para o otorrinolaringologista[14] e é discutida em maior profundidade em outro local neste texto. Falha de adultos idosos em responder apropriadamente à amplificação sugere função executiva deficiente, e deve ser interpretada como uma necessidade de testagens adicionais. Testes audiométricos de "fala em ruído" ou outros especializados devem ser empregados na avaliação de pacientes idosos com evidência de declínio cognitivo brando ou evidência de reabilitação auditiva precária após protetização auditiva. Talvez ainda mais pertinentes sejam as evidências mais recentes que sugerem que a amplificação precoce pode retardar o declínio cognitivo — um tópico além dos objetivos deste capítulo.

■ Avaliação do Suporte Social

Historicamente, nos Estados Unidos e em muitas culturas hoje, as pessoas idosas se beneficiaram com o suporte dos seus filhos e a família prolongada. Entretanto, alterações dramáticas na cultura dos EUA incluindo famílias menores, sociedade móvel e famílias com duas rendas, significam que muitos idosos não têm membros próximos da família para cuidar deles. Quando os seus filhos saíram de casa as pessoas mais velhas muitas vezes se relocalizam em "comunidades de adultos" distantes da família e amigos. À medida que envelhecem e necessitam de níveis crescentes de apoio, eles podem — ou não podem — ser capazes de obter acesso a apoio da infraestrutura da comunidade e amigos. Em muitas dessas comunidades, o suporte para os idosos é feito por outros idosos — um arranjo obviamente limitado pelo tempo. Como resultado, alguma avaliação do suporte é necessária para todos os pacientes idosos. Isto deve incluir documentação da disponibilidade de membros da família, recursos da comunidade, médicos de atenção primária e outros, e avaliação de necessidades e modalidades de viagem. Não é incomum encontrar pacientes nos seus 90 anos ainda dirigindo para seus encontros apesar de altos níveis de fragilidade e brando declínio cognitivo. Não é intenção deste capítulo lidar com o envolvimento dos otorrinolaringologistas em decidir quanto à sensatez desses comportamentos, mas claramente há uma expectativa de que quaisquer preocupações sejam comunicadas não apenas ao paciente, mas também à família e ao prestador de atenção primária.

■ Evocação dos Objetivos dos Pacientes

Os objetivos e expectativas dos adultos idosos frequentemente diferem daqueles dos adultos mais jovens. Eles incluem independência, mobilidade, capacidade de se comunicar com a família e os amigos, evitar ficar sozinho, questões que as pessoas mais jovens dão por certas. Um dos objetivos principais da maioria dos adultos (velhos ou jovens) é o que os geriatras chamam compressão da morbidade.[15] Envelhecimento é acompanhado pelo reconhecimento de que a vida tem tempo limitado, e que mais cedo ou mais tarde todos têm de morrer. Entretanto, um declínio gradual pode não ser inevitável, porque doença e capacidade funcional podem ser modificáveis de tal modo que sua incapacidade é comprimida para dentro do tempo mais curto possível antes da morte (**Fig. 4.1**). Pacientes idosos não temem tanto morrer quanto eles temem incapacidade prolongada. A extração e

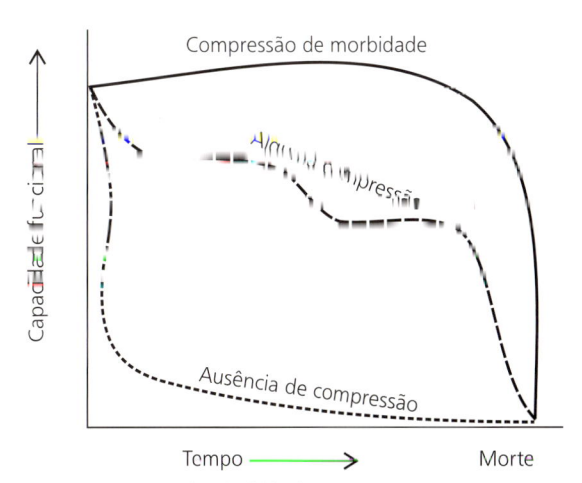

Fig. 4.1 Compressão de morbidade.

a identificação de objetivos específicos são um componente crítico da avaliação de um paciente idoso. Uma discussão aberta com o paciente e o cuidador (se disponível) deve ser realizada na primeira consulta, e a discussão deve ser reaberta toda vez que surgirem decisões difíceis. O objetivo da compressão da morbidade pode levar a decisões de evitar procedimentos invasivos que têm o potencial de levar à incapacidade a longo prazo — ou, em contraposição, podem sugerir intervenção precoce, agressiva, para prolongar vida útil, compensadora, mesmo quando a intervenção pode ser acompanhada pelo risco de morte mais cedo. Este tipo de tomada de decisão desafia a aplicação de diretrizes-padrão e obriga à discussão aberta diretamente. A maioria dos adultos idosos não tem dificuldade em tomar essas decisões, se as escolhas forem claras e sem ambiguidade. Infelizmente, predizer resultados para um indivíduo específico é uma tarefa assustadora, independentemente da idade. Estas discussões precisam incluir uma revelação franca da incerteza quando ela existe, bem como clara abertura por parte do médico para aceitar e trabalhar com decisões tomadas com sabedoria por cada paciente idoso.

■ Sumário

A avaliação do paciente adulto idoso deve ser vista como um processo mais complexo do que o usado na avaliação de pacientes mais jovens. Além da avaliação médica típica do sintoma ou preocupação de apresentação, o otorrinolaringologista deve avaliar diversas características relacionadas com a idade. Decisões a respeito de testes diagnósticos e planos de tratamento devem começar com a avaliação dos objetivos e expectativas do paciente e devem levar em conta as comorbidades do paciente, medicações com possíveis interações e sistemas de apoio. Finalmente, é crítico que uma avaliação dos funcionamentos físico e cognitivo seja obtida para ajudar na tomada da decisão de tratamento.

Todas estas avaliações consomem tempo extra. Entretanto, o tempo investido pelo otorrinolaringologista é recompensado por reduções na morbidade imprevista relacionada com o tratamento, bem como com satisfação melhorada do paciente e seu cuidador.

■ Referências Bibliográficas

1. Institute of Medicine. Retooling for an Aging America: Building the Healthcare Workforce. Washington, DC: National Academies Press; 2008
2. Stuck AE, Siu AL, Wieland GD, Adams J, Rubenstein LZ. Comprehensive geriatric assessment: a meta-analysis of controlled trials. Lancet 1993;342(8878):1032–1036
3. Saliba D, Elliott M, Rubenstein LZ, et al. The Vulnerable Elders Survey: a tool for identifying vulnerable older people in the community. J Am Geriatr Soc 2001;49(12):1691–1699
4. Makary MA, Segev DL, Pronovost PJ, et al. Frailty as a predictor of surgical outcomes in older patients. J Am Coll Surg 2010;210(6):901–908
5. Adams P, Ghanem T, Stachler R, Hall F, Velanovich V, Rubinfeld I. Frailty as a predictor of morbidity and mortality in inpatient head and neck surgery. JAMA Otolaryngol Head Neck Surg 2013;139(8):783–789
6. Balducci L. Aging, frailty, and chemotherapy. Cancer Contr 2007;14(1):7–12
7. Centers for Disease Control. Timed Get Up and Go Test. http://www.cdc.gov/homeandrecreationalsafety/pdf/steadi/timed_up_and_go_test.pdf. Accessed January 21, 2014
8. Studenski S, Perera S, Patel K, et al. Gait speed and survival in older adults. JAMA 2011;305(1):50–58
9. Rantanen T, Guralnik JM, Foley D, et al. Midlife hand grip strength as a predictor of old age disability. JAMA 1999;281(6):558–560
10. American Geriatrics Society 2012 Beers Criteria Update Expert Panel. American Geriatrics Society updated Beers Criteria for potentially inappropriate medication use in older adults. J Am Geriatr Soc 2012;60(4):616–631
11. Panel on Prevention of Falls in Older Persons, American Geriatrics Society and British Geriatrics Society. Summary of the Updated American Geriatrics Society/British Geriatrics Society clinical practice guideline for prevention of falls in older persons. J Am Geriatr Soc 2011;59(1):148–157
12. Folstein MF, Folstein SE, McHugh PR. "Mini-mental state": A practical method for grading the cognitive state of patients for the clinician. J Psychiatr Res 1975;12(3):189–198
13. Standardized Mini-Mental State Examination. http://www.health.gov.bc.ca/pharmacare/adti/clinician/pdf/ADTI%20 SMMSE-GDS%20 Reference%20Card.pdf. Accessed January 31, 2014
14. Lin FR, Yaffe K, Xia J, et al. Health ABC Study Group. Hearing loss and cognitive decline in older adults. JAMA Intern Med 2013;173(4):293–299
15. Fries JF. Aging, natural death, and the compression of morbidity. N Engl J Med 1980;303(3):130–135

5 Avaliação Operatória do Paciente Geriátrico

Natalie Justicz ■ *Jeanne Hatcher*

■ Introdução

A população americana está envelhecendo. Nos próximos 25 anos, a população de americanos com idade de 65 anos ou mais duplicará para ~72 milhões.[1] Americanos idosos tendem mais a necessitar de cirurgia do que suas contrapartes mais jovens. Cerca da metade dos adultos com idade igual ou superior a 65 anos, idosos se submeterão a um grande procedimento cirúrgico.[2] Nos últimos 30 anos, porém, cirurgias na coorte de 65 anos ou mais idosos aumentaram mais do que as tendências demográficas isoladamente poderiam predizer; em adição a cirurgias de emergência, os pacientes no grupo etário de 65 anos ou mais estão se tornando cada vez mais confortáveis em relação a cirurgias eletivas para melhorar a qualidade de vida ou tratar carga de doença.

No campo da Otorrinolaringologia, 14,3% da população de pacientes apresentava idade de 65 anos ou mais, em 2004, em comparação a 17,9%, em 2010.[3] As doenças comuns em pacientes geriátricos diferem daquelas nos grupos de idade mais jovem: 73% dos diagnósticos geriátricos são de natureza otológica, em comparação a apenas 32% dos diagnósticos em pacientes com idade entre 18 e 45 anos.[3] À medida que a geração *baby boomer* (pós-II Guerra Mundial) envelhece, a porcentagem da população americana acima de 65 anos de idade cresce. Estes pacientes geriátricos são mais propensos a se submeter a procedimentos cirúrgicos do que as gerações precedentes, e estas cirurgias têm crescentemente maior probabilidade de pertencerem ao campo da Otorrinolaringologia. Em resposta a esta dinâmica de transformação a *American Society of Geriatric Otolaryngology* foi fundada, em 2007.

■ Cirurgia no Idoso

A decisão de operar na população geriátrica deve ser tomada com cuidadosa consideração e avaliação dos riscos e benefícios potenciais. Apesar do perfil de baixo risco de numerosas cirurgias, os idosos são mais propensos a experimentar complicações do que suas contrapartes mais jovens.[4] Cirurgias são realizadas mais frequentemente na população geriátrica, a uma taxa de 190 procedimentos por 100.000 em pacientes de 65 anos e acima, em comparação a 136 por 100.000 naqueles com idades entre 40 e 64 anos.[2] Os pacientes geriátricos têm mais probabilidade de necessitar de cirurgia de emergência do que os pacientes mais jovens,[5] e os procedimentos não eletivos têm taxas mais altas de morbidade e mortalidade do que as operações eletivas. Cirurgias eletivas exigem planejamento cuidadoso para minimizar a morbidade e mortalidades peroperatórias: avaliação pré-operatória, monitorização peroperatória e tratamento pós-operatório.

Cirurgias de cabeça e pescoço exigem a mesma avaliação cuidadosa que outros procedimentos cirúrgicos. Entretanto, aplicam-se várias considerações exclusivas. Por exemplo, o câncer de cabeça e pescoço pode afetar drasticamente a funcionalidade e qualidade de vida, e muitos pacientes com câncer de pescoço podem ser candidatos a terapias relativamente agressivas para câncer.[6] Tratamentos cirúrgicos e não cirúrgicos podem ser válidos frente a uma grande carga de problemas relacionados com o câncer, mesmo se o paciente tiver um prognóstico relativamente ruim, porque estes procedimentos podem levar à melhora na qualidade de vida ou controle de sintomas.[7] Pacientes geriátricos com poucas comorbidades e aptidão geralmente boa têm resultados a longo prazo semelhantes às contrapartes mais jovens após terapia agressiva de câncer de cabeça e pescoço. O fator idade não deve definir o tratamento de câncer, nem excluir pacientes geriátricos do tratamento-padrão.[7]

■ Considerações Gerais

Os objetivos de tratamento variam entre os pacientes. Ao decidir sobre uma cirurgia eletiva, é importante conhecer as preferências do paciente e avaliar adequadamente a compreensão do procedimento. Este processo deve incluir uma discussão de qualidade de vida com e sem intervenção cirúrgica, bem como opções de tratamento não cirúrgico. Se for escolhida a intervenção cirúrgica, o aconselhamento adicional centraliza-se em torno da probabilidade de atingir o resultado cirúrgico desejado, o grau estimado de melhora dos sintomas, o risco de resultados negativos e a evolução pós-operatória esperada.[8]

A compreensão do sistema de apoio do paciente é crítica na avaliação da cirurgia eletiva. Alguns pacientes geriátricos possuem uma rede extensa de suporte, enquanto outros vivem sós e têm pouca ajuda disponível. Dependendo das necessidades pós-operatórias de um paciente em particular, cuidados da família, amigos, ou profissionais de saúde domiciliares podem ser necessários. Pacientes geriátricos submetidos a reconstruções em cabeça e pescoço têm maior probabilidade de terem alta para uma instituição de enfermagem ou outra assistência, quando comparados a pacientes mais jovens. Em um estudo de 450 pacientes submetidos a procedimentos de reconstrução em cabeça e pescoço 14,1% foram incapazes de retornar para casa após a cirurgia. Pacientes com idade de 71 anos ou mais tiveram 5 vezes menos probabilidade de retornar à casa do que suas contrapartes mais jovens; aqueles com 81 anos ou mais tiveram 13 vezes menos probabilidade.[9] Uma análise inicial do suporte psicossocial pode ajudar na determinação do sucesso da cirurgia e da recuperação a longo prazo. Esta é uma conversa especialmente valiosa para os pacientes geriátricos e aqueles com comorbidades importantes.[9]

Admite-se que cada adulto seja responsável pela sua própria tomada de decisão médica, e a maioria dos pacientes geriátricos mantém a capacidade de consentir para um procedimento. Ao obter consentimento de um paciente geriátrico para cirurgia, um médico deve assegurar que (1) o paciente é capaz de dar consentimento, e (2) não há barreiras ao consentimento que não possam ser facilmente superadas ou revertidas. Os médicos devem visar à preservação da autonomia do paciente, embora também permanecendo atentos ao fato de que os pacientes geriátricos tendem mais a ter prejuízos cognitivos ou físicos, como perda auditiva ou da visão, que podem afetar a comunicação. Pacientes geriátricos podem também ser física, financeira ou socialmente dependentes das pessoas em seu redor, complicando o processo do consentimento.[10] Se não for claro que um paciente tem o nível de compreensão necessário para consentir, um teste simples como um Miniexame de Estado Mental (MMSE) pode ser efetuado para avaliar a cognição, mas um desempenho ruim não significa necessariamente que um paciente não tem capacidade de consentir para um procedimento cirúrgico.[11] Sempre que possível, os pacientes devem participar do seu processo de consentimento informado.

Se um paciente tiver um representante designado para assistência à saúde, o processo de consentimento informado muda. Tomadores de decisão substitutos podem atuar no melhor interesse do paciente, se o paciente não tiver capacidade de consentir. Cautela deve ser usada nestas situações para assegurar que o tomador de decisão substituto esteja atuando de acordo com os desejos do paciente e o seu melhor interesse, Se um paciente obviamente não possuir capacidade e necessita de uma cirurgia emergencial, tratamento médico pode ser fornecido na ausência de consentimento, se ele for do melhor interesse do paciente, e os desejos do paciente não forem conhecidos. Entretanto, situações de emergência não superam as diretivas existentes de assistência à saúde.

Shuman *et al.* promovem uma discussão honesta de resultados cirúrgicos realísticos antes de tratamento ou cirurgia de câncer de cabeça e pescoço. Dado que os estresses clínicos ou cirúrgicos podem levar a uma mudança no estado funcional e uma perda da capacidade de tomar decisões, eles sugerem que os pacientes ajudem a identificar tomadores de decisão substitutos neste período pré-operatório. Adicionalmente, os pacientes devem delinear suas preferências em relação a intervenções de sustentação da vida, como ventilação mecânica e manejo da via aérea, códigos de *status* e hidratação e nutrição artificiais.[7] É melhor que estas decisões sejam documentadas, na forma de uma "vontade viva" (*living will*), procuração duradoura (*durable power of attorney*), ou estabelecimento de um representante para assistência à saúde.

Pela compreensão dos objetivos de tratamento e do suporte psicossocial, o médico pode prover a melhor assistência centrada no paciente. Uma vez que se lide adequadamente com esta miríade de considerações no paciente geriátrico, é apropriado prosseguir para a avaliação pré-operatória, um processo dirigido mais quantitativamente para avaliação da condição apropriada de um paciente para se submeter à cirurgia.

■ Alterações Fisiológicas Normais e Comorbidades Clínicas Complicadoras

Certas alterações metabólicas influenciam previsivelmente a reserva fisiológica do adulto mais velho, levando a alterações normais em cada sistema de órgãos.[12] Isto não deve ser confundido com comorbidades médicas que são vistas frequentemente nos adultos idosos. Estas comorbidades podem ser tão importantes, se não mais, na avaliação pré-operatória quanto à idade cronológica. As alterações fisiológicas normais bem como as condições comórbidas serão fatores na avaliação pré-operatória.

De acordo com os dados dos *Centers for Disease Control and Prevention* (CDC), dois de cada três americanos idosos sofrem de condições crônicas múltiplas.[1] Cada paciente que estiver sendo considerado para cirurgia eletiva deve ser avaliado quanto à saúde global. Estas condições crônicas concomitantes incluem artrite, asma, doença respiratória crônica, doença cardíaca e hipertensão arterial. Entretanto, é incomum haver uma única condição crônica; por exemplo, só 9,3% dos adultos com diabetes não têm outras condições crônicas de saúde.[1] Aqueles com problemas clínicos continuados também têm mais probabilidade de sofrer de enfermidade mental e prejuízos cognitivos.

Avaliação da Medicação e Polifarmácia

Na preparação para uma cirurgia, as medicações que um paciente utiliza devem ser elucidadas e, talvez, adaptadas. A polifarmácia de receituário (uso de cinco ou mais medicações prescritas concomitantemente) aumentou para 12% nos últimos anos. Pacientes geriátricos são especialmente afetados: daqueles com 65 anos ou mais, 90% usam pelo menos 1 droga na semana, 40% usam 5 ou mais medicações, e quase 20% usam 10 ou mais medicações durante a semana.[12-14] As medicações mais comuns são aquelas usadas para tratamento de doença cardiovascular (60%), artrite (51%), diabetes (20%), doença pulmonar obstrutiva crônica (COPD) (11%) e asma (10%). Algumas destas medicações, incluindo aspirina, diuréticos, estatinas, betabloqueadores, inibidores da enzima conversora de angiotensina (ACE) e varfarina são de interesse particular em razão dos efeitos sobre a frequência cardíaca, pressão arterial e coagulação.[14]

Estado Funcional

No processo normal de envelhecimento, a função metabólica é bem preservada sob condições basais.[15] Reserva funcional é uma medida da tolerância a uma carga fisiológica aumentada, e diminui gradualmente com a idade, embora varie com base na genética, escolhas de estilo de vida e a presença de comorbidades.[15] Submeter-se a um procedimento cirúrgico pode estressar e potencialmente exceder a homeostasia existente, levando a um declínio funcional. O estado funcional é frequentemente medido pelas atividades da vida diária (ADLs) e atividades instrumentais da vida diária (IADLs). ADLs representam as tarefas necessárias para autocuidado, enquanto IADLs são as atividades fundamentais para viver independentemente.[16]

Nutrição e Fragilidade

O estado nutricional pode piorar com a idade. Embora isto não seja uma parte normal do envelhecimento, é relativamente comum. Diversos fatores na população geriátrica podem contribuir para mau estado nutricional. Estes incluem ingestão alimentar inadequada decorrente de demência, disfagia e mesmo acesso ou desejo diminuídos de alimento. Algumas medicações também podem afetar o apetite.[8] Fragilidade foi descrita por Fried et al. como uma síndrome clínica em que três ou mais dos seguintes critérios estão presentes: perda de peso não intencional (4,5 kg no último ano), fraqueza, velocidade lenta de marcha, baixa atividade física e exaustão autorrelatada. Fragilidade é crescentemente prevalente com a idade, com 6,9% dos adultos com idade de 65 ou mais satisfazendo critérios de fragilidade. Ela é distinta de comorbidade e incapacidade, mas preditora independente do risco de queda, hospitalização e mortalidade.[17]

Alterações Cognitivas

À medida que envelhecemos, as alterações cognitivas normais incluem pequena perda de memória, mas podem ser complicadas por demência ou delírio. Há algum debate sobre o fato de procedimentos cirúrgicos poderem desmascarar ou precipitar demências, embora sua presença básica seja conhecida por predizer maus resultados.[18] Robinson et al. examinaram o impacto da cognição prejudicada (avaliada pela testagem MiniCog) sobre os resultados pós-operatórios em pacientes geriátricos submetidos a grandes cirurgias eletivas, e observaram que complicações foram mais prevalentes naqueles com uma história de cognição prejudicada.[18] Delírio difere de demência, sendo definido como um nível de consciência que aumenta e diminui, frequentemente acompanhado por confusão, agitação e processos desorganizados de pensamento. Ele pode ocorrer em pacientes com ou sem demência.

Alterações Pulmonares

À medida que envelhecemos, a reserva pulmonar diminui. Isto é caracterizado por uma diminuição na perfusão e no recuo elástico pulmonar, bem como em parâmetros como volume expiratório forçado e capacidade vital forçada.[19] Asma e COPD são duas condições relativamente comuns que influenciam adicionalmente a função pulmonar.

Alterações Cardiovasculares

O envelhecimento é associado a numerosas alterações moleculares e fisiológicas no músculo cardíaco que afetam a utilização de energia, o acoplamento excitação-contração e a manutenção celular (**Quadros 5.1 e 5.2**).[20] Estas alterações bioquímicas subjacentes levam, por sua vez, a alterações na função cardíaca, conduzindo, eventualmente, à contratilidade diminuída e enrijecimento dos miócitos e estruturas vasculares. A pressão arterial sistólica aumenta em resposta a esta impedância arterial, o que impulsiona a pós-carga ventricular esquerda e leva à hipertrofia ventricular esquerda (**Fig. 5.1**).[20]

Alterações Renais

A taxa de filtração glomerular (GFR), a melhor medida da função renal, diminui lentamente com a idade. Uma medição verdadeira da GFR é complicada e cara, assim são usadas medições da *clearance* (depuração) de creatinina (CrCl). A creatinina sérica permanece constante com a idade, mas quando utilizada isoladamente ela não é um marcador confiável da função renal.[21] Na população de meia-idade, um aumento na creatinina sérica pode demonstrar prejuízo renal, mas, na população geriátrica, a creatinina sérica pode retornar ao normal em razão da diminuição dependente da idade na massa muscular, que leva a uma diminuição na produção de creatinina. Os pacientes diagnosticados com diabetes ou hipertensão ou aqueles que recentemente fizeram exame com substância de contraste são mais tendentes a demonstrar insuficiência renal.

Quadro 5.1 Alterações relacionadas com a idade na morfologia e função cardíacas

Morfologia	Diminuição no número de miócitos, aumento no tamanho dos miócitos, diminuição na matriz de tecido conectivo, aumento na espessura ventricular esquerda, diminuição na densidade de fibras de condução, diminuição no número de células do nó sinusal
Função	Diminuição na contratilidade intrínseca, aumento no tempo de contração miocárdica, diminuição na velocidade de contração miocárdica, aumento na rigidez miocárdica, aumento nas pressões de enchimento ventriculares, aumento na pressão/tamanho atriais esquerdos, aumento no tempo do potencial de ação, diminuição na reserva de fluxo coronariano, diminuição na modulação mediada por beta-adrenoceptores do inotropismo e cronotropismo

Usado com permissão de Priebe HJ. The aged cardiovascular risk patient. Br J Anaesth 2000;85(5):763-778.

Quadro 5.2 Alterações relacionadas com a idade na morfologia e função vasculares

Morfologia	Aumento no diâmetro e rigidez das grandes artérias elásticas, aumento na espessura da média e íntima, aumento nas células variantes endoteliais, aumento na atividade elastolítica e colagenolítica, alteração na proliferação/migração das células vasculares, alteração na matriz da parede vascular
Função	Diminuição nos beta-adrenoceptores; vasodilatação dependente do fluxo, dependente de endotelina e mediada pelo peptídeo natriurético atrial; diminuição na produção/efeito de óxido nítrico; aumento na impedância vascular; aumento na velocidade da onda do pulso; ondas de pulso refletidas precocemente

Usado com permissão de Priebe HJ. The aged cardiovascular risk patient. Br J Anaesth 2000;85(5):763-778.

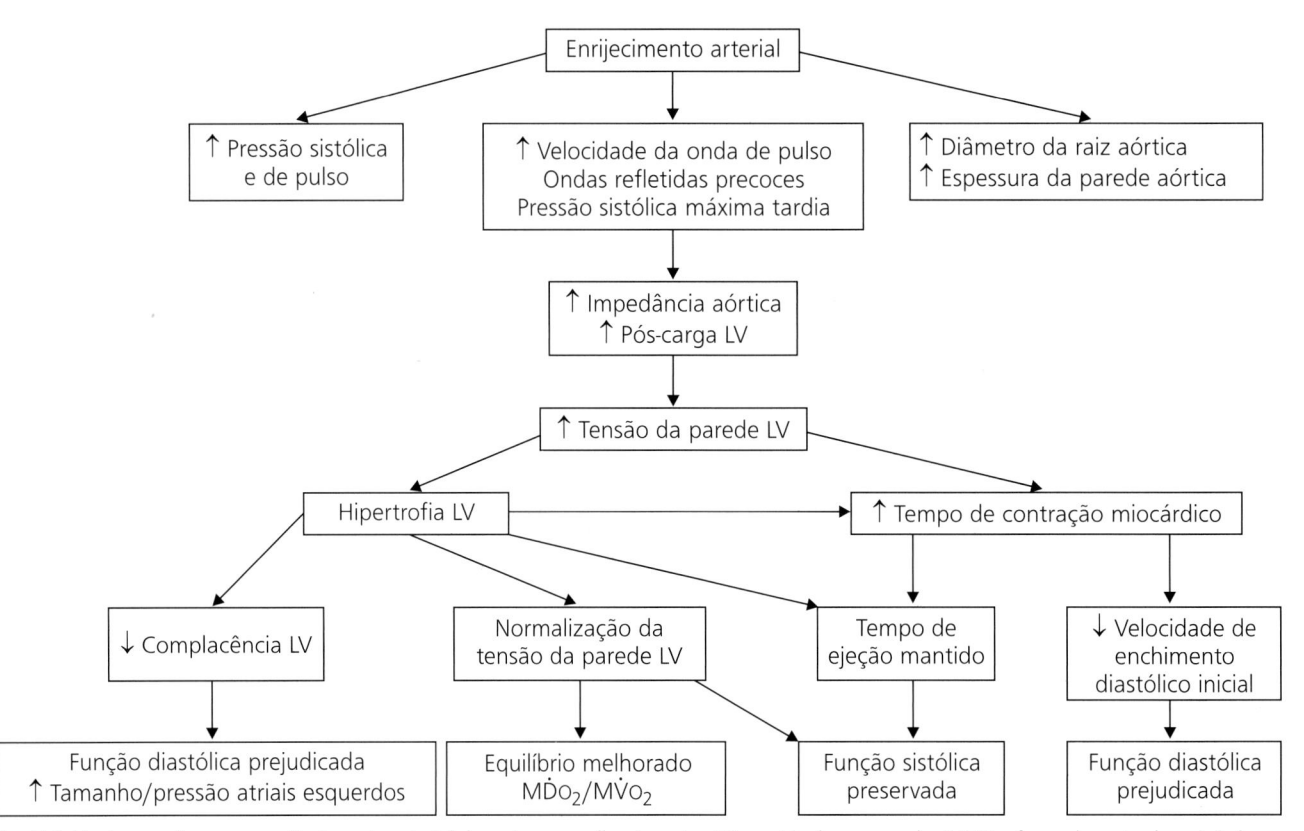

Fig. 5.1 Ajustes cardíacos ao enrijecimento arterial durante o envelhecimento. LV, ventricular esquerdo; MDO_2, fornecimento de oxigênio ao miocárdio. MVO_2, demanda de oxigênio miocárdica. (Usada com permissão de Priebe HJ. The aged cardiovascular risk patient. Br J Anaesth 2000;85(5):763–778.)

Alterações Hepáticas

A função hepática se altera com a idade, com uma redução no fluxo sanguíneo hepático de ~40% entre as idades de 25 e 65 anos. Em razão da redução no fluxo sanguíneo, medicações anestésicas, como a lidocaína e medicações opioides, como o fentanil, levam mais tempo para ser removidas da corrente sanguínea.[12]

■ Avaliação Pré-Operatória

Se cirurgia eletiva for indicada para o paciente geriátrico, é necessária uma avaliação pré-operatória. Uma vez que a reserva fisiológica diminua com a idade e pode ser adicionalmente complicada por comorbidades médicas, é importante estabelecer as medidas básicas e monitorar comorbidades antes de prosseguir para cirurgia. Não existe consenso absoluto sobre testes pré-operatórios "de rotina" apropriados. O *National Institute for Health and Care Excellence* (NICE) é uma fonte de diretrizes sobre recomendações de testagem pré-operatória para adultos acima de 60 anos.[22] Estas diretrizes ajudam a prover um arcabouço para o trabalho de laboratório e aquisição de imagem necessários e são uma soma de consenso clínico em vez de uma base de evidência definitiva.[22]

Uma avaliação apropriada confia na informação colhida dos registros médicos, história e exame físico do paciente, com alguns testes de triagem adicionais.[23] Ao coligir dados de laboratório ou imagem, considerações para testagem específica incluem: (1) avaliação de um problema de saúde ou comorbidade clínica preexistente, (2) identificação de condições inesperadas, (3) predição de complicações perioperatórias, e (4) fornecimento de uma linha básica para comparações posteriores. Um levantamento laboratorial exageradamente zeloso pode desmascarar anormalidades em uma população geriátrica assintomática de baixo risco.[2] Ver o **Quadro 5.3** para um sumário da testagem pré-operatória.

Avaliação do Estado Funcional

A pesquisa mostrou que o declínio máximo do estado funcional ocorre 1 semana após a cirurgia. O tempo médio para recuperação com retorno à linha de base varia de 3 semanas para um Miniexame de Estado Mental normal a tanto quanto 6 meses para apresentar IADLs plenas e alcançar independência relativamente completa.[24] A recuperação varia ainda mais dependendo da condição física pré-operatória. Através da preparação dos pacientes cirúrgicos na avaliação pré-operatória no que se refere à duração de tempo frequentemente requerida para retorno ao estado básico, preparações adicionais podem ser feitas para suporte psicossocial, reabilitação e recuperação.

Quadro 5.3 Avaliação pré-operatória

População-alvo	O que obter	Finalidade
Todos os pacientes	Perguntar: "Você perdeu 4,5 kg ou mais sem tentar?" Laboratórios: – Painel metabólico completo[a] – Hemograma completo	Identificar deficiências nutricionais – Avaliar anormalidades eletrolíticas, deficiências nutricionais, disfunções renal e hepática – Avaliar quanto à anemia
Doença hepática conhecida ou afetando medicações	PT/PTT, INR	– Avaliar quanto a alterações na coagulação
Grande cirurgia, permanência prevista na ICU, ou doença cardiopulmonar conhecida	Radiografia de tórax	– Imagem básica para comparação futura, avaliar quanto a aumento da silhueta cardíaca, hiperinsuflação pulmonar, edema pulmonar
Cirurgia intermediária Doença cardiopulmonar, diabetes ou insuficiência renal conhecidas	ECG	– Fornecer linha básica cardíaca – Avaliar quanto a infarto, alterações do ritmo
Outros testes a considerar	– Testes de função pulmonar – Estudo da deglutição – Tipagem e triagem, tipagem e prova cruzada	– Risco ou presença conhecida de doença pulmonar obstrutiva conhecida e controle não seguro – Fragilidade, desnutrição, disfagia conhecida – Grande cirurgia, anemia

ECG, eletrocardiograma; INR, razão normalizada internacional; PT, tempo de protrombina; PTT, tempo de tromboplastina parcial.
[a] Painel metabólico completo – sódio, potássio, cálcio, cloreto, bicarbonato, nitrogênio ureico sanguíneo, creatinina, glicose, proteína total, albumina, aspartato aminotransferase, alanina transaminase, fosfatase alcalina.

Nutrição e Fragilidade

Uma perda recente de peso provoca preocupação com mau estado nutricional. Foi demonstrado que um mau estado nutricional pré-operatório influencia negativamente os resultados cirúrgicos e leva a complicações perioperatórias.[2] Alguns estudos demonstraram uma diminuição nas complicações perioperatórias, quando pacientes de Oncologia recebem suplementação nutricional pré-operatoriamente.[2] Isto pode ser avaliado obtendo-se níveis de albumina e pré-albumina séricas. Baixa hemoglobina sérica pode indicar anemia, potencialmente causada por deficiência vitamínica e mau estado de nutrição.

A fragilidade pode ser avaliada de várias maneiras. O índice de fragilidade modificado (MFI) foi adaptado para a Otorrinolaringologia, usando dados do *National Surgical Quality Improvement Program* (NSQIP) do *American College of Surgeons* (ACS).[25] Pacientes otorrinolaringológicos geralmente têm baixa fragilidade. Entretanto, o MFI é associado à morbidade e mortalidade: cinco ou mais variáveis positivas podem elevar 10 vezes a mortalidade e aumentar complicações em 10 a 40% (**Quadro 5.4**).[25]

Avaliação Cognitiva

Existem várias opções de testes para avaliar demências. Na população geriátrica, o MMSE é consistente e facilmente administrado (**Quadro 5.5**).[26] Delírios são mais difíceis de quantificar. Pacientes com demência tenderão mais a experimentar delírio. Outros fatores de complicação que podem aumentar a probabilidade de delírio em pacientes otorrinolaringológicos geriátricos incluem medicações para dor (p. ex., medicação narcótica para dor, benzodiazepínicos, anticolinérgicos), anormalidades eletrolíticas e permanência na Unidade de Terapia Intensiva.[27]

Avaliação Pulmonar

Em uma revisão recente da literatura, complicações pulmonares pós-operatórias foram vistas mais frequentemente naqueles de idade avançada, com um escore da *American Society of Anesthesiologists* (ASA) de 2 ou mais e que eram funcionalmente dependentes. Submeter-se a cirurgias de cabeça e pescoço isoladamente também aumenta o risco. Evidências suportam a realização de uma radiografia de tórax, bem como dosagem de albumina sérica para melhor estratificar pré-operatoriamente o risco pulmonar.

Avaliação Cardiovascular

Em pacientes cirúrgicos geriátricos não cardíacos, radiografias de tórax (CXRs), eletrocardiogramas (ECGs) e testes não de esforço podem não ser rotineiramente indicados em todo paciente. Entretanto, dependendo da cirurgia e estado funcional do paciente individual, estes testes podem-se tornar necessários.

Muitos adultos idosos têm uma história de cardiopatia isquêmica, fibrilação atrial, insuficiência cardíaca, dislipidemias, diabetes ou acidente vascular encefálico, todos os que podem complicar qualquer tipo de cirurgia. Estas doenças também podem ser diagnosticadas pela primeira vez durante uma avaliação pré-operatória e podem necessitar de tratamento antes de se prosseguir com a cirurgia.

O *American College of Cardiology* (ACC) e a *American Heart Association* (AHA) publicaram diretrizes para ajudar a avaliar pacientes previamente cardíacos e não cardíacos para cirurgias eletivas não cardíacas. Nos pacientes a serem submetidos a cirurgias eletivas, os fatores de risco cardíaco incluem uma história de cardiopatia isquêmica, insuficiência cardíaca descompensada, ou doença vascular encefálica, bem como diabetes melito ou insuficiência renal. A presença de sintomas coronarianos instáveis, insuficiência cardíaca descompensada, arritmias importantes, ou doença valvular grave indica risco clínico importante e pode retardar ou cancelar cirurgias eletivas.[28] O algoritmo de tratamento produzido pelo ACC ajuda a fornecer um arcabouço para avaliação do paciente cirúrgico não cardíaco, levando em conta o estado funcional, a urgência do procedimento cirúrgico e condições cardiovasculares prévias. As diretri-

---

Quadro 5.4 Índice de fragilidade modificado (MFI)

História de diabetes melito
Estado funcional não independente
História de doença pulmonar obstrutiva crônica ou pneumonia
História de insuficiência cardíaca congestiva
História de infarto do miocárdio
História de intervenção coronariana percutânea, colocação de *stent*, ou angina
História de hipertensão exigindo medicação
História de doença vascular periférica ou dor isquêmica em repouso
História de sensório comprometido
História de ataque isquêmico transitório ou acidente vascular encefálico
História de acidente vascular encefálico com déficit neurológico

Usado com permissão de Adams P, Ghanem T, Stachler R, Hall F, Velanovich V, Rubinfeld I. Frailty as a predictor of morbidity and mortality in inpatient head and neck surgery. JAMA Otolaryngol Head Neck Surg 2013;139(8):783-789.
Observação: Contagem: 1 ponto por variável, com 5 ou mais sendo significativo para complicações e mortalidade aumentadas.

Quadro 5.5 Itens de Amostra do Miniexame de Estado Mental (MMSE)

Orientação no tempo	"Que dia é hoje?"
Registro	"Ouça com cuidado, vou dizer três palavras. Você as dirá de volta depois que eu parar. Pronto? Eles estão aqui... MAÇÃ (pausa). MOEDA (pausa). MESA (pausa). Agora repita essas palavras para mim." [Repetir até 5 vezes, mas contar só a primeira tentativa.]
Dizendo o nome	"O que é isto?" [Apontar um lápis ou caneta.]
Leitura	"Por favor, leia isto e faça o que diz." [Mostrar ao examinando as palavras no formulário de estímulo.] FECHE OS SEUS OLHOS

Reproduzido por especial permissão do publicador, Psychological Assessment Resources, Inc., 16204 North Florida Avenue, Lutz, Florida 33549, from Mini-Mental State Examination, by Marshal Folstein and Susan Folstein, Copyright 1975, 1998, 2001 by Mini Mental LLC, Inc., Published 2001 by Psychological Assessment Resources, Inc.. Further reproduction is prohibited without permission of PAR, Inc. The MMSE pode ser adquirido de PAR, Inc. ligando para +1-813—968-3003.

zes ACC/AHA de 2007 estratificam a cirurgia de cabeça e pescoço na categoria de risco intermediário, com um risco cardíaco de 1 a 5% (**Fig. 5.2**).

Avaliação Renal

Testes da função renal fazem parte do estudo pré-operatório de qualquer paciente geriátrico, porque muitas das medicações anestésicas e analgésicas usadas no período perioperatório são excretadas por via renal. Nitrogênio ureico sanguíneo e creatinina séricos são frequentemente adequados para finalidades de triagem. Testes mais específicos podem ser necessários naqueles com resultados anormais ou uma história conhecida de doença renal, hipertensão ou diabetes. Uma consulta com um nefrologista por quaisquer preocupações deve ser considerada, particularmente em se tratando de cirurgias eletivas.

Avaliação Hepática

A albumina sérica é uma medida da função de síntese do fígado e é rotineiramente medida em todos os pacientes cirúrgicos. Um coagulograma pode ser considerado nos casos de doenças hepáticas conhecidas ou identificadas ou para grandes procedimentos.[8]

Outros Interesses Pré-Operatórios

Em qualquer paciente submetendo-se a um procedimento de cabeça e pescoço, também é importante estabelecer um plano pré-operatório para garantir a via aérea em pacientes em que a anatomia normal da cabeça e pescoço pode estar distorcida pelo processo da doença, radioterapia ou procedimento cirúrgico prévio, podendo ser necessária uma intubação fibroscópica acordada. Deve-se ter uma discussão aberta com a sua equipe de anestesia para tornar claro o

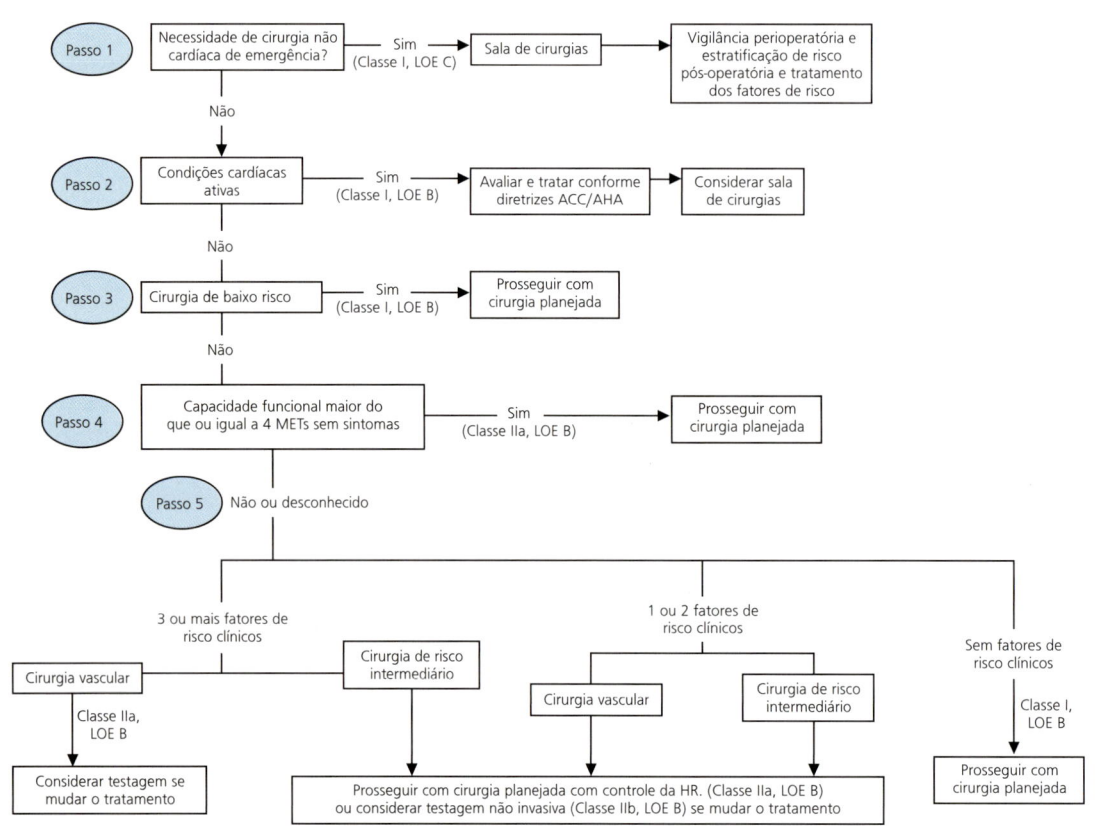

Fig. 5.2 Algoritmo da avaliação cardíaca e tratamento para cirurgia não cardíaca com base nas condições clínicas ativas, doença cardiovascular conhecida ou fatores de risco cardíaco em pacientes ≥ 50 anos de idade. (Usada com permissão de ACC/AHA, 2007 Diretrizes sobre avaliação cardiovascular perioperatória e tratamento para cirurgia não cardíaca.) LOE, nível de evidência.

plano e, assim, seguro para o seu paciente. Por outro lado, lembrar que o planejamento pós-operatório começa pré-operatoriamente. Conforme discutido anteriormente, deve-se prever a necessidade de cuidados ou assistência de enfermagem no período de recuperação e permitir que o seu paciente e sua rede de suporte se ajustem e façam quaisquer arranjos.

■ Considerações Intraoperatórias

A anestesia é parte integrante da cirurgia e se torna mais complexa com a idade. Uma vez que o metabolismo se modifique com a idade, a farmacocinética é afetada, levando a uma incidência aumentada de complicações e toxicidade.[2] No paciente idoso, há uma diminuição na motilidade gastrointestinal e no fluxo sanguíneo no tubo digestório, bem como as alterações previamente discutidas nas funções renal e hepática. A distribuição de drogas também mudará, à medida que a massa muscular magra e a água corporal total diminuírem, e a gordura corporal aumentar. A fração de droga livre pode aumentar em razão da ligação diminuída à albumina e proteínas, também contribuindo para mudanças na distribuição de droga. Para medicações com um índice terapêutico estreito, como a varfarina, isto pode levar a eventos adversos de drogas e a um risco aumentado de sangramentos.[12] A diminuição da água corporal total também alterará os níveis de drogas de agentes de indução anestésica, como propofol e benzodiazepínicos de longa ação, assim tornando necessários ajustamentos de doses. Além de diferenças farmacocinéticas, alterações metabólicas também afetam a termorregulação. Hipotermia intraoperatória é mais comum em pacientes geriátricos e afeta a distribuição de muitas medicações peroperatórias comumente administradas. A hipotermia pode ser combatida com aquecedores corporais e ajustes na temperatura ambiente.[29]

Agentes anestésicos podem reduzir a perfusão renal intraoperatoriamente em razão da hipotensão e levar, assim, à redução da taxa de filtração glomerular. Drogas excretadas renalmente, como relaxantes musculares e opioides, aumentarão, assim, em concentração sérica. Cisatracúrio e remifentanil são degradados por enzimas séricas e não serão afetados. Uma má função pulmonar alterará a eliminação de agentes inalatórios, da mesma forma que o aumento na gordura corporal, para certos agentes. Um fluxo sanguíneo hepático reduzido diminuirá consequentemente o metabolismo de primeira passagem, aumentando os níveis séricos de medicações com alto metabolismo de primeira passagem. Agentes anestésicos com altas relações de extração incluem fentanil, lidocaína, meperidina, cetamina e propofol.[30] No período pós-operatório, isto também torna os idosos mais suscetíveis aos efeitos da morfina e outros opioides.

■ Monitorização e Complicações Pós-Operatórias

Delírio

O delírio é uma preocupação em qualquer paciente geriátrico no período pós-operatório. A melhor maneira de identificar o delírio pós-operatório é estabelecendo uma avaliação básica, especialmente naqueles com demência.[31] Várias medicações podem aumentar ou piorar delírios, particularmente opiáceos e benzodiazepínicos. Em contraposição, dores inadequadamente controladas também podem causar delírio. O tratamento da dor deve incluir sistemas de avaliação regular dos escores de dor e sedação, ou sistemas de escore não verbais, caso apropriados.[32] O uso de gráficos de avaliação de dor pode reduzir complicações pós-operatórias.[32] Dependendo da gravidade da dor do paciente e sua contribuição potencial para o delírio, pode ser apropriado consultar um serviço de tratamento de dor. Desidratação e anormalidades de eletrólitos são ambos fatores de risco e podem ser mais difíceis de manejar naqueles com câncer de cabeça e pescoço, e exigindo nutrição parenteral. O Banco de Dados Cochrane identificou fatores ambientais como regularidade de sono e imobilidade que contribuem negativamente para o delírio.[31] Além dos controles ambientais, haloperidol profilático em baixa dose mostrou benefício; ele também é a primeira opção para tratamento de delírio, caso ocorra, para diminuir a duração e a gravidade.

Quedas

O risco de quedas pode ser julgado pré-operatoriamente como parte de uma triagem de fragilidade ou mais independentemente pelo teste Get Up and Go de tempo marcado para avaliar mobilidade e equilíbrio.[33] No período pós-operatório, aqueles com uma história de dificuldade com o Get Up and Go ou dificuldade nova com deambulação podem ser encaminhados para fisioterapia pós-operatória. Uma avaliação completa da mobilidade com uma avaliação por fisioterapeuta é também essencial para determinar as necessidades à alta: equipamento médico durável, assistência 24 horas ou esquema de terapia regular.

Infecção e Tratamento da Ferida

Três das infecções pós-operatórias mais comuns em pacientes geriátricos são infecções do trato urinário (UTI), pneumonias e infecções da ferida cirúrgica, que representam uma fonte importante de morbidade e mortalidade.[33] UTIs podem ser causadas por cateterismo prolongado, para o qual os idosos estão em maior risco por causa da incontinência ou imobilidade concomitante.[2] Como o delírio, uma UTI pode-se apresentar com confusão. A remoção precoce do cateter ou evitá-lo por completo são melhores como prevenção de UTIs. O risco de contrair pneumonia é aumentado pelo uso de sonda nasogástrica, demência e imobilidade.[2] A mobilização precoce e espirometria de incentivo ou outras atividades, como respiração profunda e tosse, são sugeridas. Infecções do sítio cirúrgico (SSI) estão aumentadas em pacientes geriátricos, levando a hospitalizações mais longas e readmissões mais frequentes, tornando necessário o cuidado vigilante da ferida.[33] O tratamento da SSI pode exigir incisão e drenagem ou o uso de antibióticos em casos sistêmicos.[33]

Tromboembolismo Venoso

Idade e imobilidade pós-cirúrgica são fatores de risco para o desenvolvimento de tromboembolismo venoso (VTE). Embora a deambulação precoce possa ajudar a prevenir trombose venosa profunda e embolia pulmonar, no período pós-operatório inicial os pacientes podem estar fracos demais para deambular. Profilaxia mecânica por meio de aparelhos de compressão sequencial ou profilaxia farmacológica por meio de heparina (não fracionada ou de baixo peso molecular) são alternativas para diminuir a incidência de VTE.

Complicações Cardíacas

Tal como no período pré-operatório, as diretrizes do ACC/AHA podem ser úteis para identificar pacientes de interesse quanto a complicações cardiovasculares. Em todos os pacientes pós-operatórios β-bloqueadores devem ser continuados a não ser que estejam de outra forma contraindicados conforme descrito no *Surgical Care Improvement Project*.[34] Estatinas também devem ser continuadas.[31] Até 8% dos pacientes submetidos à cirurgia não cardíaca podem sofrer de fibrilação atrial pós-operatória, a mais comum arritmia pós-operatória. Isto é tipicamente, embora nem sempre, um fenômeno transitório e reversível.[35] Idade avançada, sexo masculino e uma história de insuficiência cardíaca ou valvulopatia são fatores de risco compartilhados para fibrilação atrial pós-operatória e permanente.[35]

Complicações Pulmonares

Há um declínio relacionado com o envelhecimento nos reflexos protetores usuais na orofaringe, o que predispõe todos os pacientes geriátricos à aspiração, especialmente aqueles com anormalidades de cabeça e pescoço.[31] Em particular, os pacientes com doença de Parkinson ou doenças da deglutição básicas estão em risco especialmente alto.[31]

No período pós-operatório, é imperativo que as diretrizes recomendadas de nada pela boca (NPO) sejam obedecidas, e que sedativos sejam aplicados só quando necessário. Fonoaudiólogos podem ser consultados para ajudar a avaliar o manejo de disfagia. Caso uma eventual melhora da disfagia seja prevista, podem ser feitas compensações ou ajustes a curto prazo. Estes incluem alterações nos alimentos sólidos e líquidos e ambientais, visando manter o estado nutricional até que o paciente esteja mais completamente recuperado. Se modificações dietéticas, manobras para deglutição e ajustes posturais não forem suficientes, estão disponíveis estratégias mais intensas de reabilitação.[36]

No período pós-operatório, dor, sonolência e imobilização podem todas contribuir para uma respiração superficial e o desenvolvimento de atelectasia ou outras complicações pulmonares.[31] Movimento e atividade leves devem ser encorajadas tão logo o paciente seja capaz. Isto também diminui o risco de pneumonia, uma das mais comuns infecções peroperatórias.[2]

Insuficiência Renal

Os pacientes geriátricos tipicamente têm uma GFR mais baixa que os pacientes mais jovens. O paciente geriátrico pode ter função renal reduzida, mesmo que isto não seja clinicamente aparente, e uma capacidade diminuída de lidar com sobrecarga hídrica ou, opostamente, depleção de líquidos.[37] Durante a anestesia ou a evolução no hospital, uma sobrecarga hídrica pode sobrecarregar a reserva cardiorrespiratória.[37] O estado hídrico pode ser monitorizado por gráfico de balanço hídrico ou monitorização mais invasiva, como pressão venosa central. Drogas anti-inflamatórias não esteroides (NSAIDs) devem ser dadas com cuidado, porque elas inibem os métodos normais de vasodilatação induzidos por prostaglandinas, contribuindo para retenção de líquido e insuficiência renal.[38]

■ Reabilitação e Destinação

Conforme discutido anteriormente neste capítulo, uma preparação para as necessidades pós-operatórias, do paciente e da família, ajuda a estabelecer expectativas e facilitar planejamento. A mobilização precoce no período pós-operatório ajuda a facilitar a recuperação,[32] e os pacientes, se capazes, devem ser encorajados a deambular. Avaliações fisioterápicas devem ser solicitadas para facilitar isto com segurança, se necessário. O processo de recuperação pode durar vários meses. Ele começa em um contexto de tratamento agudo, mas também pode incluir um serviço de reabilitação ou tratamento subagudo.[19] É importante, e pode ser estabelecido por aconselhamento proativo, que a alta para uma instituição de assistência de enfermagem não representa qualquer tipo de falha da parte do paciente ou da equipe de assistência à saúde. Fisioterapeutas e terapeutas ocupacionais bem como fonoaudiólogos podem contribuir grandemente para o tratamento pós-operatório a curto e a longo prazos.[32] Através do manejo de caso, com assistentes sociais e a família e amigos do paciente trabalhando colaborativamente, a melhor recuperação pode ser atingida.

■ Conclusões

O tratamento peroperatório e avaliação de pacientes geriátricos são complexos. Todavia, com cuidadosa avaliação pré-operatória, monitorização intraoperatória e planejamento pós-operatório, a morbidade e mortalidade podem ser reduzidas. Consultas com geriatras também podem otimizar a assistência, assistindo nas decisões pré-operatórias, tratamento pós-operatório do delírio e manejo da polifarmácia, bem como no planejamento de alta. Também é importante continuar a conversar com os pacientes, promovendo decisões centradas no paciente em todos os aspectos do tratamento no período perioperatório.

■ Referências Bibliográficas

1. Centers for Disease Control and Prevention. The State of Aging and Health in America. 2013. http://www.cdc.gov/aging/help/dph-aging/state-aging-health.html
2. Beliveau MM, Multach M. Perioperative care for the elderly patient. Med Clin North Am 2003;87(1):273–289
3. Creighton FX Jr, Poliashenko SM, Statham MM, Abramson P, Johns MM III. The growing geriatric otolaryngology patient population: a study of 131,700 new patient encounters. Laryngoscope 2013;123(1):97–102 doi: 10.1002/lary.23476
4. Polanczyk CA, Marcantonio E, Goldman L, et al. Impact of age on perioperative complications and length of stay in patients undergoing noncardiac surgery. Ann Intern Med 2001;134(8):637–643
5. Seymour DG, Vaz FG. A prospective study of elderly general surgical patients: II. Post-operative complications. Age Ageing 1989;18(5):316–326
6. Shuman AG, Korc-Grodzicki B, Shklar V, Palmer F, Shah JP, Patel SG. A new care paradigm in geriatric head and neck surgical oncology. J Surg Oncol 2013;108(3):187–191 doi: 10.1002/jso.23370
7. Shuman AG, Patel SG, Shah JP, Korc-Grodzicki B. Optimizing perioperative management of geriatric patients with head and neck cancer. Head Neck 2014;36(5):743–749. doi: 10.1002/hed.23347
8. Walke LM, Rosenthal RA. Preoperative evaluation of the older surgical patient. In: Rosenthal RA, Katlic MR, Zenilman ME, eds. Principles and Practice of Geriatric Surgery. 2nd ed. New York, NY: Springer; 2011:267–288
9. Hatcher JL, Bell EB, Browne JD, Waltonen JD. Disposition of elderly patients after head and neck reconstruction. JAMA Otolaryngol Head Neck Surg 2013;139(11):1236–1241 doi:10.1001/jamaoto.2013.5054
10. Ivashkov Y, Van Norman GA. Informed consent and the ethical management of the older patient. Anesthesiol Clin 2009;27(3):569–580
11. Paillaud E, Ferrand E, Lejonc JL, Henry O, Bouillanne O, Montagne O. Medical information and surrogate designation: results of a prospective study in elderly hospitalised patients. Age Ageing 2007;36(3):274–279
12. Barnett SR. Polypharmacy and perioperative medications in the elderly. Anesthesiol Clin 2009;27(3):377–389
13. Patterns of medication use in the United States 2006: A Report from the Slone Survey. http://www.bu.edu/slone/files/2012/11/SloneSurveyReport2006.pdf

14. Qato DM, Alexander GC, Conti RM, Johnson M, Schumm P, Lindau ST. Use of prescription and over-the-counter medications and dietary supplements among older adults in the United States. JAMA 2008;300(24):2867-2878 doi: 10.1001/jama.2008.892
15. Lewis MC. Alterations in metabolic functions and electrolytes. In: Silverstein JH, Rooke GA, Reves JG, McLeskey CH, eds. Geriatric Anesthesiology. 2nd ed. New York, NY: Springer; 2008:97-106
16. Silverstein JH. The practice of geriatric anesthesia. In: Silverstein JH, Rooke GA, Reves JG, McLeskey CH, eds. Geriatric Anesthesiology. 2nd ed. New York, NY: Springer; 2008:3-14
17. Fried LP, Tangen CM, Walston J, et al. Cardiovascular Health Study Collaborative Research Group. Frailty in older adults: evidence for a phenotype. J Gerontol A Biol Sci Med Sci 2001;56(3):M146-M156
18. Robinson TN, Wu DS, Pointer LF, Dunn CL, Moss M. Preoperative cognitive dysfunction is related to adverse postoperative outcomes in the elderly. J Am Coll Surg 2012;215(1):12-17, discussion 17-18
19. Seshamani M, Kashima ML. Special considerations in managing geriatric patients. In: Flint PW, Haughey BH, Lund VJ et al., eds. Cummings Otolaryngology: Head & Neck Surgery. 5th ed. Philadelphia, PA; Mosby Elsevier; 2010:230-238
20. Priebe HJ. The aged cardiovascular risk patient. Br J Anaesth 2000;85(5):763-778
21. Péquignot R, Belmin J, Chauvelier S, et al. Renal function in older hospital patients is more accurately estimated using the Cockcroft-Gault formula than the modification diet in renal disease formula. J Am Geriatr Soc 2009;57(9):1638-1643
22. Reynolds TM; National Institute for Health and Clinical Excellence; Clinical Scince Reviews Committee of the Association for Clinical Biochemistry. National Institute for Health and Clinical Excellence guidelines on preoperative tests: the use of routine preoperative tests for elective surgery. Ann Clin Biochem 2006;43(Pt 1):13-16
23. García-Miguel FJ, Serrano-Aguilar PG, López-Bastida J. Preoperative assessment. Lancet 2003;362(9397):1749-1757
24. Lawrence VA, Hazuda HP, Cornell JE, et al. Functional independence after major abdominal surgery in the elderly. J Am Coll Surg 2004;199(5):762-772
25. Adams P, Ghanem T, Stachler R, Hall F, Velanovich V, Rubinfeld I. Frailty as a predictor of morbidity and mortality in inpatient head and neck surgery. JAMA Otolaryngol Head Neck Surg 2013;139(8):783-789 10.1001/jamaoto.2013.3969
26. Borson S, Scanlan JM, Watanabe J, Tu SP, Lessig M. Simplifying detection of cognitive impairment: comparison of the Mini-Cog and Mini-Mental State Examination in a multiethnic sample. J Am Geriatr Soc 2005;53(5):871-874
27. Vaurio LE, Sands LP, Wang Y, Mullen EA, Leung JM. Postoperative delirium: the importance of pain and pain management. Anesth Analg 2006;102(4):1267-1273
28. Fleisher LA, Beckman JA, Brown KA, et al. American College of Cardiology/American Heart Association Task Force on Practice Guidelines (Writing Committee to Revise the 2002 Guidelines on Perioperative Cardiovascular Evaluation for Noncardiac Surgery); American Society of Echocardiography; American Society of Nuclear Cardiology; Heart Rhythm Society; Society of Cardiovascular Anesthesiologists; Society for Cardiovascular Angiography and Interventions; Society for Vascular Medicine and Biology; Society for Vascular Surgery. ACC/AHA 2007 guidelines on perioperative cardiovascular evaluation and care for noncardiac surgery: a report of the American College of Cardiology/American Heart Association Task Force on Practice Guidelines (Writing Committee to Revise the 2002 Guidelines on Perioperative Cardiovascular Evaluation for Noncardiac Surgery): developed in collaboration with the American Society of Echocardiography, American Society of Nuclear Cardiology, Heart Rhythm Society, Society of Cardiovascular Anesthesiologists, Society for Cardiovascular Angiography and Interventions, Society for Vascular Medicine and Biology, and Society for Vascular Surgery. Circulation 2007;116(17):e418-e499
29. Moorthy SS, Radpour S. Management of anesthesia in geriatric patients undergoing head and neck surgery. Ear Nose Throat J 1999;78(7):496-498
30. LacKamp AN, Sieber FE. Physiologic response to anesthesia in the elderly. In: Rosenthal RA, Katlic MR, Zenilman ME, eds. Principles and Practice of Geriatric Surgery. New York, NY: Springer; 2011:291-304
31. Sieber FE, Barnett SR. Preventing postoperative complications in the elderly. Anesthesiol Clin 2011;29(1):83-97
32. Dodds C, Foo I, Jones K, Singh SK, Waldmann C. Peri-operative care of elderly patients—an urgent need for change: a consensus statement to provide guidance for specialist and non-specialist anaesthetists. Perioper Med (Lond) 2013;2(1):6
33. Lagoo-Deenadayalan SA, Newell MA, Pofahl WE. Common perioperative complications in older patients. In: Rosenthal RA, Katlic MR, Zenilman ME, eds. Principles and Practice of Geriatric Surgery. New York, NY: Springer; 2011:361-376
34. Potenza B, Deligencia M, Estigoy B, et al. Lessons learned from the institution of the Surgical Care Improvement Project at a teaching medical center. Am J Surg 2009;198(6):881-888 doi: 10.1016/j.amjsurg.2009.08.015
35. Mayson SE, Greenspon AJ, Adams S, et al. The changing face of postoperative atrial fibrillation prevention: a review of current medical therapy. Cardiol Rev 2007;15(5):231-241
36. Sura L, Madhavan A, Carnaby G, Crary MA. Dysphagia in the elderly: management and nutritional considerations. Clin Interv Aging 2012;7:287-298
37. Murray D, Dodds C. Perioperative care of the elderly. Cont Educ Anaesth Crit Care Pain 2004;4(6):193-196
38. Whelton A, Watson AJ. Nonsteroidal anti-inflammatory drugs: effects on kidney function. In: Clinical Nephrotoxins: Renal Injury from Drugs and Chemicals. New York, NY: Springer; 1998:203-216

6 Perda Auditiva Relacionada com a Idade

Kourosh Parham ▪ Frank R. Lin ▪ Brian W. Blakley

■ Introdução

Com os avanços na assistência à saúde, a expectativa de vida está aumentando. O envelhecimento é associado a múltiplos problemas médicos que foram denominados síndromes geriátricas.[1] Estas síndromes tipicamente interagem umas com as outras, têm mais de uma causa, e exercem amplo impacto no estado funcional do paciente geriátrico. Problemas sensoriais, como comprometimentos da visão, equilíbrio e audição, constituem síndromes geriátricas bem reconhecidas, sendo a perda auditiva o problema sensorial mais comum entre os idosos.

Em 2012, o Bureau de Recenseamento dos EUA projetou que a população dos EUA com idade de 65 anos ou mais superará a população com menos de 18 anos por volta de 2038.[2] Está projetado que, em 2015, 15% (47 milhões) e 2% (6 milhões) da população estarão com 65 e 85 anos de idade ou mais, respectivamente; mas em 2060, a distribuição percentual aumentará para 22% (92 milhões) e 4% (18 milhões), respectivamente. Estudos com base na Pesquisa Exame Nacional de Saúde e Nutrição (NHANES) mostram que uma proporção crescente da população sofre de perda auditiva, alcançando mais de 80% daquele com mais de 85 anos.[3] A perda auditiva relacionada com a idade (ARHL) é, de longe, a principal causa de perda auditiva nos países desenvolvidos.[4]

Por definição, a ARHL é uma doença progressiva. Outro termo comumente usado para esta doença é *presbiacusia*. O otologista de Nova York St. John Roosa recebe o crédito por ter sido o primeiro a descrevê-la como "uma alteração fisiológica... em vez de patológica... na orelha... análoga à presbiopia, e... a chamado *presbykousis*".[5] O termo é derivado do grego *presbus* (mais velho) e *acouste* (ouvir). Hoje, nossa compreensão desta afecção se expandiu para incluir processos patológicos na cóclea e no cérebro dos quais não se suspeitava no fim do século XIX. Embora a patologia periférica seja universalmente aceita, nossa compreensão das alterações nas vias auditivas centrais e as implicações globais destas alterações para o tratamento dos pacientes com ARHL continuam a evoluir.

■ Apresentação

Embora o início seja variável e dependente de diversos fatores contributivos, frequentemente os sintomas mais iniciais da ARHL aparecem na meia-idade adiantada. Por esta época, as alterações cocleares progrediram para afetar a sensibilidade auditiva na faixa de frequências relacionadas com os sons da nossa comunicação cotidiana. Os pacientes comumente compreendem erradamente palavras que soam similares e tendem a usar o contexto para compensar este déficit inicial. Em geral, as consoantes são de frequência mais alta que as vogais e são faladas mais suavemente que as vogais. A perda auditiva de altas frequências relacionada com a idade resultará em dificuldade para ouvir consoantes e torna mais fácil o mascaramento pelo ruído de fundo. Uma vez que as consoantes transmitam a maior parte da informação em uma palavra, a incapacidade de as ouvir efetivamente resultará em deterioração da inteligibilidade da fala. Além disso, as consoantes servem para separar as sílabas e as palavras uma das outras. Por essa razão, com a destruição destes pontos de quebra, as palavras tendem a correr juntas e a soar "resmungadas". Como as vozes das crianças e mulheres tendem a apresentar frequências mais altas, as queixas iniciais poderiam ser a respeito do baixo volume e qualidade da voz de um neto.

Com a passagem dos anos, à medida que a destruição da função coclear se estende para as regiões de frequências mais baixas, as consequências funcionais se tornam mais substanciais. Com alterações cognitivas relacionadas com a idade, variando desde processamento alentecido até prejuízo franco, a capacidade de usar o contexto eficientemente para compensar os déficits auditivos diminui. A audição em ambientes ruidosos ou com reverberação e fala acentuada ou de ritmo rápido se torna mais difícil. Uma queixa comum originada destas alterações na inteligibilidade da fala é "Eu sou capaz de ouvir as palavras, mas não consigo compreendê-las". Os pacientes recorrem a variadas estratégias para enfrentar a situação. Estas estratégias são influenciadas por diversos fatores, inclusive traços da personalidade. Quando os indivíduos têm um lócus externo de controle, queixas como "meus netos resmungam" são comuns. Por outro lado, aqueles com um lócus interno de controle apresentam estratégias mal-adaptativas, como afastamento das conversas em família.

Em geral, a avaliação e o manejo de perda auditiva exigem percepções das condições fisiopatológicas que estão contribuindo. Entretanto, o manejo de distúrbios relacionados com a idade é muito mais complexo e difícil, porque estas doenças, inclusive perda auditiva, raramente se apresentam de modo isolado. Estima-se que 50 a 75% dos adultos acima da idade de 65 anos têm múltiplas condições crônicas de saúde. Melhorar a assistência a estes indivíduos é uma prioridade do *Department of Health and Human Services*, e eles são um foco do programa *Healthy People 2020*.[6] Na direção deste objetivo, esforços estão sendo dirigidos para um cuidado integrado dos indivíduos idosos com multimorbidades.[7] Este esforço é urgente porque as pessoas com incapacidades combinadas estão em risco aumentado de mortalidade cardiovascular e por todas as causas.[8]

O diagnóstico de ARHL é com base na história do paciente, no exame físico, e em uma bateria de testes audiológicos e outros. A fisiopatologia da ARHL é a de um processo progressivo e insidioso, com os indivíduos afetados frequentemente menos cônscios das suas dificuldades de comunicação do que as pessoas em torno deles. Em estudos longitudinais, a deterioração da audição é descrita como contínua e gradual na maioria das pessoas, variando de 1 a 6 dB/década,[9-11] embora este ritmo possa aumentar para 9 dB/década nos indivíduos mais velhos.[9] Em razão da natureza insidiosa desta doença, os pacientes muitas vezes relutam em se apresentar ao clínico, fazendo-o muitas vezes por insistência de pessoas da família.

Além dos sons da fala, outros sons de aviso de alta frequência importantes (alarmes, tons de campainha, mudança de sinal etc.) também se tornam difíceis de ouvir. O cenário comum em que um avô usando um relógio digital não tem ciência do alarme tocando em frequência aguda é um exemplo típico. A capacidade reduzida para ouvir alarmes provoca preocupação com segurança. Por exemplo, foi demonstrado que indivíduos idosos com perda auditiva apresentam risco aumentado para acidentes com veículos a motor ao dirigirem.[12] Há também ramificações sociais deste atributo da perda auditiva relacionada com a idade. Dificuldades para ouvir ao telefone, particularmente telefones celulares em que a qualidade de som pode flutuar com a força do sinal da rede, servem como uma barreira ao seu uso efetivo como uma alternativa à comunicação face a face. O uso de tons de campainha de alta frequência pelos adolescentes para se comunicarem por telefone celular aproveita a incapacidade dos ouvintes mais velhos para detectar estes sons em contextos estruturados como salas de aula. Os ouvintes idosos também são tipicamente não cientes de ruído desagradável de alta frequência emitido por alguns aparelhos eletrônicos e carregadores, bem como aparelhos para afastar mosquitos.

Além da dificuldade em ouvir sons de comunicação e alarmes, outras funções auditivas também são prejudicadas. Um grande volume de evidência mostra que a precisão para localizar o som declina com a idade, resultando em confusões de frente-costas, especialmente para sons espectralmente restritos.[13-15] A precisão de localização e acuidade para estímulos acústicos declinam com a idade e resultam em uma representação indistinta das fontes sonoras.[16] Estes déficits são atribuídos a um aumento relacionado com a idade do *jitter* temporal neural no Sistema Auditivo, que afeta o processamento preciso da informação em termos de cronologia, que, por sua vez, é crucial para acuidade na representação da posição da fonte sonora.

À medida que aumenta a gravidade da perda auditiva, o *status* funcional global diminui entre os indivíduos idosos.[17,18] Há muito tempo tem sido especulado que a incapacidade de se comunicar efetivamente e o potencial *status* funcional global diminuído levarão ao isolamento social. Por exemplo, foi demonstrada associação entre deficiência auditiva e piores escores em avaliações de funcionamento social em australianos idosos.[19] Similarmente, escores piores de audição autorrelatados predisseram deterioração no suporte social em uma grande coorte de seniores holandeses.[20] Um estudo recente por Mick *et al.*, em que dados de corte transversal de adultos de 60 a 84 anos foram extraídos dos ciclos de 1999 a 2006 do U.S. NHANES, revelou que maiores perdas auditivas estão associadas a uma maior probabilidade de isolamento social em mulheres com idades entre 60 e 69 anos.[21] Esta associação não foi afetada pelo uso de próteses auditivas. Com base nos seus resultados, Mick *et al.* especularam que as mulheres podem depender mais pesadamente da comunicação verbal do que os homens; portanto, uma perda auditiva poderia prejudicar sua capacidade de receber suporte emocional, em um grau mais alto que os homens. O isolamento social tem implicações importantes no bem-estar dos pacientes geriátricos: idosos solitários ou isolados estão em maior risco de mortalidade por todas as causas e desenvolvimento e progressão de doença cardiovascular, e os indivíduos idosos solitários têm mais que o dobro da probabilidade de desenvolver doença de Alzheimer (AD).[22] Conforme foi dito anteriormente, a perda auditiva em indivíduos idosos demonstrou-se associada a uma mortalidade aumentada por todas as causas no Estudo de Audição Blue Mountains da Austrália.[8] Acredita-se que o aumento da mortalidade por todas as causas seja mediado por três variáveis: incapacidade para andar, comprometimento cognitivo e saúde autoavaliada. Assim, além da natureza insidiosa da doença, o isolamento associado a perdas auditivas pode ser outro fator que leva à apresentação e diagnóstico retardados, principalmente porque há pouca pressão para procurar tratamento em razão de dificuldades de comunicação.

Dificuldades inerentes na comunicação que resultam em efeitos psicossociais agravantes, como o isolamento, podem precipitar transtornos psiquiátricos, como a depressão. Tem sido debatido se a perda auditiva pode contribuir para a depressão. Graus "limitado" e "penetrante" de depressão foram relatados em 69% dos idosos moradores na comunidade com comprometimento auditivo em comparação a 31% dos indivíduos sem deficiência auditiva.[23] Davis *et al.* relataram que os idosos com prejuízo auditivo apresentam tendência à depressão 1,79 vez maior do que sujeitos sem prejuízo da audição.[9] Compatível com esta interpretação, a ARHL tende a ser associada à depressão de início tardio, mas não à depressão de início precoce.[24] Em uma metanálise da literatura publicada, a relação entre doenças crônicas e risco de depressão na idade avançada foi examinada, calculando-se a razão de possibilidades (OR, *odds ratio*) e o risco relativo (RR) das taxas de prevalência e incidência de depressão, respectivamente.[25] Perda de audição esteve entre algumas doenças crônicas, incluindo acidente vascular encefálico, perda da visão, doença cardíaca ou doença pulmonar crônica, que tiveram uma OR importante e um RR importante para aumento da depressão na idade avançada.

Por outro lado, o *Nord-Trøndelag Hearing Loss Study* com dados de mais de 50.000 noruegueses com idades entre 20 e 101 encontrou efeitos substanciais da perda de audição sobre sintomas de ansiedade, depressão, autoestima e bem-estar subjetivo em pessoas jovens e de meia-idade, mas não nos idosos.[26] Similarmente, o *Longitudinal Aging Study Amsterdam*, em um estudo de acompanhamento de 4 anos de idosos com audição prejudicada, observou que, embora a perda auditiva fosse associada à solidão, ela não foi associada à depressão.[27]

Em um estudo de corte transversal de americanos com idade de 50 e acima, dupla perda sensorial, perda de visão isolada e perda de audição isolada foram significativamente associadas à depressão depois que os fatores idade, sexo, pobreza, educação, comprometimento funcional, número de dias acamado, saúde autoavaliada, suporte social e atividades sociais foram controlados.[28] Em contraste, em um estudo longitudinal inglês, controlar quanto a variáveis relacionadas com a saúde, incluindo o número de condições médicas e deficiência funcional torna insignificante a associação entre perda sensorial em ambas, visão e audição, com ambos, início e persistência de depressão em idosos.[29]

Se depressão for de fato uma consequência da perda auditiva e do isolamento, isto pode reduzir ainda mais a probabilidade de pacientes com ARHL procurarem por atenção médica. Dadas as suas implicações psicossociais, foi recomendado que os clínicos mantenham um limiar baixo para suspeitar de perda auditiva em pacientes mais velhos, particularmente quando eles se apresentam com comorbidades, como ansiedade, depressão ou aparente declínio cognitivo.[30]

Outro sintoma que afeta o bem-estar dos pacientes com perda auditiva sensorineural é o zumbido. Cerca de 85% dos pacientes que visitam um otologista têm zumbido.[31] A incidência de zumbido aumenta com a idade: o zumbido afeta 15% da população em geral e 33% da população geriátrica.[32] Em um estudo longitudinal de homens e mulheres suecos nos seus 70 anos, 15% tinham zumbido contínuo, e 42% tinham zumbido ocasional, sem qualquer diferença na prevalência de zumbido entre homens e mulheres.[33] Não é surpreendente que zumbido comumente acompanhe a ARHL.[34] Esta última entidade foi chamada presbizumbido.[35] A presença de zumbido por si mesmo não é um fator de risco independente para depressão,[36] mas os indivíduos idosos que consideram o seu zumbido um problema ou que têm problemas com zumbido quando vão para a cama frequentemente apresentam sintomas de depressão.[37] Em pacientes que também têm ARHL, o zumbido pode ser uma fonte de distúrbios emocionais e do sono, dificuldades de concentração e problemas sociais.[34] O zumbido foi dividido em termos amplos em dois grupos com base na idade de início: início precoce e início tardio.[38] Os dois diferem não apenas quanto à prevalência, mas também quanto ao incômodo relacionado com o zumbido, com os pacientes de início tardio sendo mais incomodados. Eletroencefalografia em repouso com localização de fonte comparando dois grupos revelou atividade e conectividade funcional aumentadas no grupo de início tardio, suportando diferenças intrínsecas na atividade neural relacionada com o zumbido, o que pode ter implicações para o tratamento.[39]

Em pacientes geriátricos, a presença de zumbido foi associada à redução das pressões arteriais sistólica e diastólica, redução da fração de ejeção ventricular reduzida e níveis aumentados de peptídeo natriurético cerebral (BNP).[40] Estes achados sugerem que o zumbido está associado a um pior controle da insuficiência cardíaca congestiva em pacientes geriátricos, podendo haver implicações clínicas importantes para a identificação precoce de pacientes que necessitam de tratamento mais agressivo de insuficiência cardíaca. Estes achados também trazem apoio à noção de que o desequilíbrio hemodinâmico pode contribuir para o comprometimento coclear em geral e o zumbido em particular.

■ Fatores de Risco

Diversos fatores foram reconhecidos como contribuindo para o desenvolvimento de ARHL. Estes poderiam ser amplamente classificados em duas categorias: intrínsecos e extrínsecos. Fatores intrínsecos são fatores do hospedeiro e são principalmente genéticos (incluindo sexo e raça), mas também incluem comorbidades de saúde (hipertensão, diabetes e acidente vascular encefálico). Fatores extrínsecos do ambiente incluem exposição a ruído ocupacional e de lazer, tabagismo, uso de medicações ototóxicas, situação socioeconômica e outros fatores. Uma classificação mais prática dos fatores de risco é com base no fato de eles poderem ou não ser modificados para reduzir seu impacto na ARHL. Desta perspectiva no momento presente, fatores genéticos não são modificáveis. Em contraste, processos de doença e fatores ambientais são considerados modificáveis de tal modo que o seu controle poderia retardar ou minimizar a perda auditiva.

Fatores Genéticos

Indivíduos com ARHL frequentemente relatam uma história de família de perda auditiva em pais, irmãos e parentes próximos. Por essa razão, foi presumido que a ARHL tem um componente genético que influencia a idade de início e a gravidade da perda. Dificuldades na separação dos fatores ambientais e genéticos tornam difícil avaliar a contribuição da genética para a ARHL. Várias linhas de evidência, incluindo pesquisa em animais, grandes estudos de coortes com base na população, e estudos genéticos usando análise de *linkage* e associação conduziram a estimativas de herdabilidade e identificaram vários focos genéticos que são considerados como sendo contributivos.

Semelhanças entre os sistemas auditivos de camundongos e humanos permitiram aos pesquisadores usar camundongos como um modelo para melhor compreensão da ARHL. Especificamente, uma mutação do gene *Ahl1* (gene de perda auditiva relacionada com a idade 1), mapeada no cromossoma 10, é associada a limiares de audição elevados em altas frequências em camundongos cossanguíneos de meia-idade e idosos.[41] Cadherina 23 é o gene associado a este lócus e foi localizado em estereocílios.[42] Com base neste achado, foi proposta a hipótese de que a cadherina 23 desempenha um papel crítico na transdução de sinal na orelha interna. Mais recentemente, quatro outros genes no cromossoma 10 do camundongo foram implicados.[43-46] Usando uma população geneticamente heterogênea de camundongos, diversos polimorfismos afetando a ARHL e sua modulação por ruído foram definidos, que incluíram o cromossoma 10.[47] Os genes homólogos que regulam a ARHL ainda estão por ser identificados em humanos.

Grandes coortes com base na população se comprovaram úteis para detectar o papel da herança na ARHL. Na coorte de Framingham, a herdabilidade de fenótipos de ARHL foi estimada em 0,35 a 0,55.[48] Naquele estudo, foram comparados níveis de audição em indivíduos com presbiacusia sensorial e de estria geneticamente não aparentados e geneticamente aparentados. O fenótipo de presbiacusia sensorial (descrito mais tarde no Capítulo) mostrou uma agregação familial dos limiares auditivos, que foi maior em pares de mãe–filho, pares de irmãs e pares de irmãos. As correlações dos pares de pai–filho não foram significativas, o que sugere que fatores extrínsecos desempenham um papel maior nos padrões de perda auditiva dos pais. O fenótipo de presbiacusia de estria (descrito mais tarde no Capítulo) demonstrou uma forte associação familial nos pares irmã–irmã e mãe–filha. Globalmente, as estimativas de herdabilidade sugerem que 35 a 55% da variação do fenótipo de presbiacusia sensorial e 25 a 42% do fenótipo de presbiacusia de estria são atribuíveis a genes. Os resultados deste estudo demonstraram que em um grande grupo de pessoas biologicamente aparentadas, a sensibilidade auditiva é mais semelhante do que em um grupo no mesmo ambiente geral, mas que não são aparentados. Um estudo subsequente nesta população examinou o *linkage* genético entre medidas de exames audiométricos e marcadores de um *scan* com a largura do genoma.[49] O *scan* identificou múltiplas localizações cromossômicas com evidência de *linkage* à presbiacusia, com algumas destas localizações correspondendo a genes implicados em surdez congênita. A análise revelou três regiões distintas no cromossoma 11 (2, 79, 143 cM), bem como uma região nos cromossomas 10 (171 cM), 14 (126 cM) e 18 (116 cM) que mostraram evidência de *linkage*.

A herdabilidade de parâmetros de forma de curva audiométrica e a agregação familial de diferentes tipos de presbiacusia foram investigadas em irmãos.[50] Os autores encontraram hereditariedade mais alta de tipos severos de presbiacusia em comparação a tipos moderados ou leves, e baixa hereditariedade de "concavidade".

A associação entre a magnitude da perda auditiva e a história familial autorrelatada foi explorada em um estudo realizado em uma população de 50 anos ou mais em Sydney, Austrália.[51] A prevalência de perda auditiva foi de 33%, com 68,2% classificada como leve e 31,8% classificada como moderada à grave. Dos 2.669 sujeitos, 46,7% relataram uma história familiar de perda auditiva. Os participantes que relataram uma história familiar de perda auditiva foram mais jovens que aqueles que relataram ausência de história familiar. Participantes com perdas auditivas mais severas apresentaram maior tendência a relatar uma história familiar de perda auditiva em pais ou irmãos. Após ajustes para fatores de risco conhecidos (idade, sexo, história de exposição a ruído, diabetes, tabagismo), foi demonstrada uma forte associação entre uma história familiar positiva e perda auditiva. Esta associação foi verdadeira independentemente de a perda ter sido relatada para a mãe, pai ou irmãos. Os achados deste estudo suportam uma forte associação entre história familiar e presbiacusia, sendo a associação aparentemente mais forte com perda auditiva mais severa. Associações fortes foram encontradas entre história familiar materna e perda auditiva moderada à grave em mulheres e história familiar paterna e perda auditiva moderada à severa em homens.

Um estudo de gêmeos monozigóticos e dizigóticos explorou a importância relativa de fatores genéticos e ambientais em audição reduzida autorrelatada em uma população dinamarquesa idosa.[52] Este estudo mostrou que as taxas de concordância conforme o probando (*probandwise*) (probabilidade de doença em um gêmeo, dado que o parceiro é afetado) e as razões de possibilidades (o risco aumentado de audição reduzida de um gêmeo, dada a presença *vs.* a ausência de audição reduzida no gêmeo parceiro) foram mais altas nos pares de gêmeos monozigóticos do que nos pares de gêmeos dizigóticos, indicando um efeito herdável. A herdabilidade foi estimada em 40%.

Membros do painel de gêmeos da *National Academy of Sciences–National Research Council* (NAS–NRC) submeteram-se a uma análise de *linkage* sobre presbiacusia.[53] Este estudo salientou uma região do cromossoma 3 mapeada ao lócus *DFNA18* e mostrou uma herdabilidade de 61% da presbiacusia. Indivíduos portando duas mutações do gene de junção de espaço, *GJB2*, estão em risco aumentado de desenvolvimento de presbiacusia precoce.[54]

Em outro esforço para identificar genes específicos de ARHL, um estudo de associação genética foi realizado com 2.418 amostras colhidas em nove países europeus.[55] Um gene, o gene grainyhead-like 2 (*GRHL2*), foi encontrado associado à ARHL nesta população.[55] Em contraste, nenhuma associação positiva foi encontrada entre polimorfismos de *GRHL2* e ARHL em chineses han.[56] Portanto, diferenças de população poderiam ser um fator-chave na expressão genética.

Mutações do DNA mitocondrial também foram implicadas no desenvolvimento de presbiacusia. A função mitocondrial é essencial para tecidos com alta atividade metabólica como a cóclea. Mutações no genoma mitocondrial se acumulam com a idade e uma vez que elas atinjam um nível limiar, a fosforilação oxidativa e a função tecidual são comprometidas. Bai *et al.* relataram que a Deleção Comum (CD, uma deleção de 4.977 pares de bases mais comumente associada a envelhecimento) foi encontrada em uma frequência mais alta em ossos temporais de indivíduos que se sabe terem sido afetados por presbiacusia em comparação àqueles não afetados.[57] Coerentemente com este achado, Markaryan *et al.* relataram que com o aumento da idade, a quantidade da CD aumentou e que a quantidade da CD se correlacionou direta e significativamente com a gravidade da perda auditiva em 8.000 Hz.[58] Foi demonstrado que mutações e deleções mitocondriais contribuem para o desenvolvimento de ARHL em um modelo em roedor presbiacúsico.[59] Por outro lado, a ARHL em humanos não foi associada a mutações mitocondriais em uma grande amostra de 200 pacientes com ARHL.[60]

O estresse oxidativo é um mecanismo possível para o processo do envelhecimento,[61] e o estresse oxidativo coclear foi implicado em modelos de camundongos com ARHL.[62,63] O gene da dismutase 2 (*SOD2*) codifica uma enzima superóxido dismutase mitocondrial ubíqua (manganês superóxido dismutase [MnSOD]) crucial para manutenção da homeostasia de espécies de oxigênio reativo e foi implicado na patologia do envelhecimento. A expressão de *SOD2* é descrita como aumentada ao longo de um gradiente basal-para-apical nas células do gânglio espiral coclear de uma maneira compatível com o gradiente conhecido de perda de células ciliadas na ARHL.[64] Uma associação genética entre diferentes polimorfismos no gene *SOD2* e perda auditiva induzida por ruído também foi descrita.[65] Um papel de uma variação do promotor de *SOD2* comum sobre a regulação do promotor de *SOD2* foi descrito, *e* SOD2 foi ligado à ARHL em homens, implicando ainda mais os genes mitocondriais.[66]

As enzimas antioxidantes incluem aquelas envolvidas no metabolismo da glutationa, como a glutationa S-transferase (GST) e a *N*-acetiltransferase (NAT), que estão envolvidas no metabolismo e destoxificação de compostos citotóxicos e carcinogênicos, bem como espécies de oxigênio reativo (ROS). Indivíduos com polimorfismos de GSTM1, genótipo GSTT1 nulo,[67] e um alelo NAT mutante[68] estão em risco aumentado de desenvolver presbiacusia. De fato, indivíduos com os genótipos GSTT1 nulos têm quase três vezes mais probabilidade de desenvolver presbiacusia.[67] A associação de padrões audiométricos e polimorfismos de enzimas antioxidantes também foram exploradas na ARHL.[69] Pacientes com alelos mutantes de GSTT1 são mais propensos a apresentar um audiograma de configuração descendente, sugerindo que o giro basal da cóclea é suscetível a estresse oxidativo regulado por GSTT1.

No limiar da era da Medicina personalizada, a identificação de fatores genéticos específicos pode tornar a terapia genética um tratamento possível para presbiacusia. Por exemplo, a introdução do gene de desenvolvimento *Math 1* resultou na recuperação da capacidade auditiva em camundongos surdos maturos.[70] Em um futuro próximo, no entanto, o conhecimento da susceptibilidade genética poderá permitir aos indivíduos com uma história de família de presbiacusia tomar medidas preventivas desde a idade jovem para ajudar a evitar ou retardar o desenvolvimento de perda auditiva lidando com fatores de risco para ARHL modificáveis. Passos que poderiam ajudar particularmente estes indivíduos em risco incluem dieta mais saudável, não fumar, minimização da exposição ao ruído e tratamento de comorbidades agravantes, como diabetes e doença vascular.

Fatores de Risco Modificáveis

A influência da genética tende a ser modulada por um conjunto de fatores não genéticos. Estudos de corte transversal identificaram várias associações entre condições crônicas de saúde e perda auditiva, embora análises longitudinais tenham deixado de suportar constantemente a associação de alguns destes fatores de risco com incidência de ARHL. Doença cardiovascular[71,75] e diabetes[76-80] são fatores de risco bem reconhecidos. Hipertensão também está ligada à perda auditiva em alguns estudos,[11,81] mas não constantemente.[82] Idosos com perda auditiva moderada à grave têm uma probabilidade significativamente mais alta de relatar acidente vascular encefálico prévio, mas, diferentemente da perda auditiva súbita, a perda auditiva relacionada com a idade não é preditiva de risco aumentado de acidente vascular encefálico, pelo menos ao longo de um acompanhamento de 5 anos.[83] Doença renal crônica[76,84] e inflamação sistêmica podem contribuir para a progressão de ARHL,[85] embora a última possa afetar a ARHL mais ativamente nas suas fases iniciais.[86] Um fio comum entre estas doenças é a doença vascular/arteriosclerose. Ao longo desta linha, foi sugerido que a perda auditiva precede as manifestações clínicas de cardiopatia isquêmica e pode ser um "marcador precoce" de um processo vascular ou arteriosclerótico generalizado.[87]

Embora estas condições sejam fatores de risco para prevalência de perda auditiva (estudos de corte transversal), elas não são sempre consideradas preditivas de incidência de perda auditiva (estudos longitudinais).[11] Alguns estudos podem deixar de implicar estes fatores de risco porque eles são apenas fracamente associados a perdas auditivas, de modo que o seu efeito é obscurecido por outros fatores.[82]

Além de doenças sistêmicas, doenças otológicas também podem influenciar a audição no idoso. Em um estudo, a otite média crônica foi encontrada em 13,8% dos casos, otosclerose em 3,8%, e doença de Ménière em 1,3%.[88] Um estudo mais recente observou que a prevalência de doenças da orelha média resultando em perda auditiva condutiva ou mista foi de 6,1 a 10,3%, 1 a 3% de otosclerose e 1,2% de doença de Ménière.[89] A perda auditiva na doença de Ménière pareceu aumentar linearmente com a duração da doença em pacientes < 50 anos de idade; mas em idosos, o efeito referente à duração da doença diminuiu.[90] A diferença que ocorreu ao início da doença permaneceu até que a presbiacusia na melhor orelha atingiu o nível de audição da pior orelha. Há um aumento na prevalência de otosclerose naqueles com mais de 60 anos de idade, atingindo seu máximo no grupo etário acima de 80 anos (**Fig. 6.1**).[91] Uma deterioração importante no nível de audição foi descrita em orelhas otoscleróticas como uma função da idade,[91] mas a taxa de perda auditiva sensorineural relacionada com a idade em orelhas tratadas por estapedectomia é semelhante àquela esperada por presbiacusia.[91-93] Desmineralizações da cóclea foram associadas a perdas auditivas sensorineurais em doenças ósseas, inclusive doença de Paget e otosclerose coclear. A extensão em que doença de Paget e otosclerose coclear interagem com ARHL afetando a audição não foi descrita. Uma associação entre massa óssea do colo femoral e ARHL em uma população de mulheres rurais com idade de 60 a 85 anos foi descrita.[94] Este achado sugere que a desmineralização da cápsula ótica em conjunção com perda de massa óssea relacionada com a idade poderia ser um fator biológico, contribuindo para perda auditiva na população geriátrica. Entretanto, nenhuma relação constante foi encontrada entre densidade óssea e sensibilidade auditiva em uma amostra com base na população.[95]

Além dos fatores de risco relacionados com doenças, há também um conjunto de fatores ambientais modificáveis que foram identificados. Exposição a ruído e tabagismo[73,81,96,97] são os fatores de risco mais bem estabelecidos. A piora relacionada com o fumo da perda auditiva com a idade provavelmente é mediada por doença vascular. Aqueles com uma história de exposição a ruído tipicamente apresentam uma ARHL mais acelerada,[98-100] embora a vulnerabilidade a efeitos deletérios da exposição ao ruído não seja uniforme através da população,[101] e nem todos os estudos estejam em concordância quanto ao efeito do ruído na ARHL.[10,102] Há evidência experimental de que exposição precoce ao ruído pode levar à perda auditiva relacionada com a idade acelerada em um modelo no camundongo.[103] Entre idosos, uma história de exposição a ruído no local de trabalho eleva o risco de doença cardiovascular e angina, e exposições graves foram associadas a acidente vascular incidente (OR 3,44).[104] Fumantes de longa data com exposição ocupacional ao ruído tendem a ter um risco mais alto de perda auditiva sensorineural (SNHL) permanente.[105]

Outro fator de risco reconhecido é história de exposição a drogas ototóxicas. Por exemplo, agentes quimioterápicos, como cisplatina, são usados comumente no tratamento de doença oncológica, cuja incidência aumenta com a idade. Pessoas acima de 70 anos se responsabilizam por 45% das malignidades recém-diagnosticadas.[106] Não surpreendentemente, muitos pacientes com câncer têm ARHL antes da introdução de esquemas quimioterápicos.[107] Todos

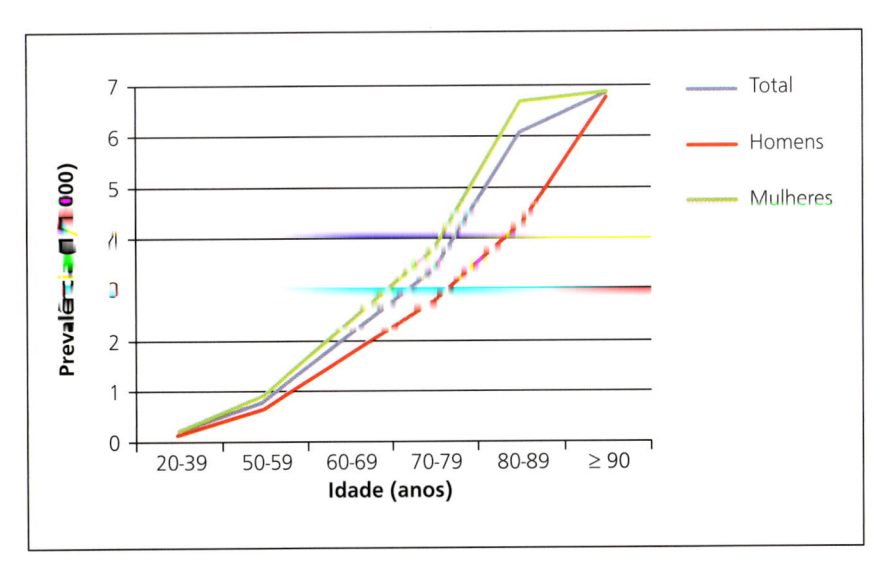

Fig. 6.1 Estimativas de prevalência da otosclerose em função da idade e sexo.

os marcadores de estresse oxidante, peroxidação de lipídios, glutationilação e nitrosilação de proteínas aumentam, enquanto as medidas de defesas antioxidantes, fator mitocondrial indutor de apoptose e superóxido dismutase 2 (SOD2) diminuem com a idade.[108] Similarmente, ototoxicidade em geral é considerada como envolvendo acumulação de ROS, levando à apoptose.[109,110] Por essas razões, pelo menos teoricamente, poderia ser esperado que a dupla demanda sobre o sistema varredor antioxidante levasse a piores resultados auditivos.[111] Não se sabe se está presente uma interação sinergística entre ARHL e ototoxicidade de cisplatina. Há apenas um estudo que dá indício de possíveis resultados. Os pacientes idosos parecem mostrar incidência significativamente maior de alterações audiométricas após tratamento com cisplatina.[112] Entretanto, este estudo não teve controles adequados para ser conclusivo. O achado experimental de que a dexametasona intratimpânica tem propriedades otoprotetoras contra ototoxicidade induzida por cisplatina poderia significar que o sistema varredor antioxidante poderia ter reserva suficiente para evitar uma interação negativa entre ARHL e ototoxinas.[111]

Uma vez que estresse oxidativo fosse ligado à ARHL, diversos estudos examinaram se uma dieta rica em antioxidantes pode retardar a progressão de ARHL em modelos animais de presbiacusia, com resultados mistos.[113-115] Restrição calórica mostrou suprimir apoptose na cóclea e evitar presbiacusia em um modelo no camundongo.[116] Dieta e nutrição certamente parecem influenciar a ARHL humana. Níveis aumentados de vitaminas E e A (antioxidantes) na dieta são associados a uma probabilidade reduzida de perda auditiva prevalente, mas elas não afetam o risco de perda auditiva prevalente em acompanhamento de 5 anos.[117] Há uma associação inversa entre ingestão dietética mais alta de ácidos graxos ômega-3 de cadeia longa e consumo de peixe semanalmente regular.[118] Globalmente, dietas saudáveis tendem a ser associadas a melhores limiares para frequências altas em adultos.[119] Alto índice de massa corporal[97] e obesidade central, medida pela circunferência da cintura, é um fator de risco independente para perda auditiva relacionada com a idade em mulheres com mais de 55.[120] O consumo moderado de álcool é inversamente correlacionado com perda auditiva nas altas bem como nas baixas frequências.[97]

Exposição crônica ao sol conforme medida por rugas faciais é associada positivamente à perda auditiva relacionada com a idade.[121] Luz solar, uma fonte de radiação ultravioleta, pode ser uma fonte de estresse oxidativo sistêmico, o que pode ser um mecanismo subjacente para presbiacusia. A exposição crônica ao sol tende mais a produzir perda auditiva naqueles com baixos níveis de antioxidantes, mas sem exposição a ruído ocupacional.[121] Exposição a baixos níveis crônicos de chumbo pode ser um fator de risco importante para ARHL.[122] Por outro lado, escolaridade mais alta parece ser negativamente associada a disacusias.[123]

Pessoas nascidas em anos mais recentes tendem menos a ter comprometimento auditivo em uma dada idade do que aquelas nascidas em anos anteriores.[124] Durante um intervalo de geração típico de 20 anos, a prevalência de comprometimento auditivo declinou 42 e 23% para homens e mulheres, respectivamente. Esta coorte de nascimento provavelmente é secundária a conhecimento aumentado dos efeitos deletérios do ruído e é compatível com a interpretação de que fatores ambientais e modificáveis podem estar associados ao desenvolvimento de disacusias. Dada a preocupação com a exposição precoce ao ruído resultando em perda auditiva acelerada relacionada com a idade,[103] o declínio no comprometimento da audição pode ser revertido com a popularidade dos estéreos pessoais entre os jovens hoje. De fato, foi demonstrado que os usuários destes aparelhos exibem limiares audiométricos elevados para altas frequências (9–16 kHz) e amplitudes reduzidas de emissões otoacústicas, um achado precoce de perda auditiva induzida pelo ruído.[125]

■ Relação das Características do Audiograma à Patologia Coclear

A avaliação audiométrica para ARHL se baseia principalmente na audiometria liminar para tons puros. Deve-se reconhecer que uma avaliação audiométrica padrão não é um teste puramente sensorial. As decisões dos pacientes quanto a terem ouvido um sinal são governadas por um conjunto de regras autogeradas que se situam ao longo de um *continuum*, desde rigorosas até frouxas. Um paciente que adotar uma abordagem estrita responderá apenas quando absolutamente certo de que um sinal foi ouvido. Em contraste, quando são adotadas regras frouxas o paciente responderá toda vez que a presença de um sinal for suspeitada. As variáveis de decisão refletem os processos centrais dentro dos ouvintes que mediam todas as tarefas de estímulo–resposta. A noção de um componente cognitivo na testagem de limiares (i. e., "ouvi o tom ou não ouvi") é suportada por Gates *et al.*, que relataram que os limiares de tons puros foram piores naqueles com piores escores de função executiva quando eles compararam indivíduos normais àqueles com prejuízo brando da memória, mas sem outros sinais de demência e àqueles com um diagnóstico estabelecido de AD.[126]

Para a finalidade da presente discussão, as implicações cognitivas dos testes de limiares serão postas de lado para focalizarmos os processos periféricos da ARHL. Conforme realçado na discussão precedente, há numerosos fatores que podem afetar a audição na idade avançada, refletindo o histórico dos genes, exposição a ruído, saúde vascular, dieta, medicações e outros fatores. Por essas razões, não é de surpreender que pacientes com ARHL não se apresentem com um padrão audiométrico característico ou início em uma faixa fixa de idade. Enquanto o audiograma convencional avalia limiares de audição até 8 kHz, os testes de frequências mais altas (*i. e.*, audiometria de altas frequências) permitem a detecção de limiares de audição elevados em uma idade mais jovem.[10,127,128] Isto sugere que a ARHL é um processo degenerativo sensorineural progressivo, cujo início pode, na realidade, preceder a "idade avançada".

Dada a diversidade na apresentação da ARHL, os tipos de ARHL foram classificados com base no perfil audiométrico (**Fig. 6.2**). Talvez o esquema mais bem conhecido seja o de Schucknecht, que correlacionou a histopatologia coclear pós-morte e os achados de audiogramas liminares de tons puros para propor quatro tipos principais de presbiacusia: neural – associado à perdas no gânglio espiral; metabólica – associada a alterações na *stria vascularis*; sensorial – associada principalmente à perda de células ciliadas; e condutiva – não associada a um correlato patológico nítido.[129,130]

A *presbiacusia sensorial* parece ocorrer em razão da destruição ou perda de células ciliadas externas, no giro basal da cóclea. Histologicamente, à medida que células ciliadas e células de suporte sofrem apoptose, observam-se adelgaçamento e atrofia do órgão de Corti. O exame microscópico do tecido coclear revela um acúmulo de lipofuscina intracelularmente, um marcador de senescência. O audiograma associado à presbiacusia sensorial tipicamente mostra uma perda em altas frequências caindo agudamente, estendendo-se além da faixa de frequência da fala, com uma lenta progressão simétrica e bilateral da perda auditiva com o passar dos anos.

A *presbiacusia neural* é associada a uma perda de células e axônios do gânglio espiral no interior da lâmina óssea espiral, começando no giro basal da cóclea. O órgão de Corti neste tipo de presbiacusia pode mostrar poucos sinais de degeneração relacionada com a idade. Estas alterações interrompem a transmissão do sinal eletroquímico da cóclea para a via auditiva através do nervo craniano (CN) VIII, conforme refletido em limiares aumentados de potenciais de ação compostos e atividade neural dessincronizada, que podem ser relacionados com anormalidades sinápticas.[131] Classicamente, os audiogramas de pacientes com presbiacusia neural mostram uma inclinação para baixo moderada nas frequências mais altas com piora gradual com o tempo. Uma redução severa nos índices de reconhecimento da fala, desproporcionais em relação à perda de limiares é frequentemente descrita, tornando a amplificação difícil em razão da má compreensão.

A *presbiacusia de estria* ou *metabólica* ocorre com deterioração ou atrofia da *stria vascularis*. Ela é lentamente progressiva e muitas vezes genética dentro de famílias. Funcionalmente, a estria pode ser imaginada como a "bateria" da cóclea que mantém o potencial endolinfático. Audiogramas classicamente associados a este tipo de presbiacusia mostram uma perda plana com progressão lenta e bom índice de reconhecimento da fala, sem recrutamento. Embora estruturalmente intactas, a função das células ciliadas e consequentemente do gânglio espiral é alterada pela inca-

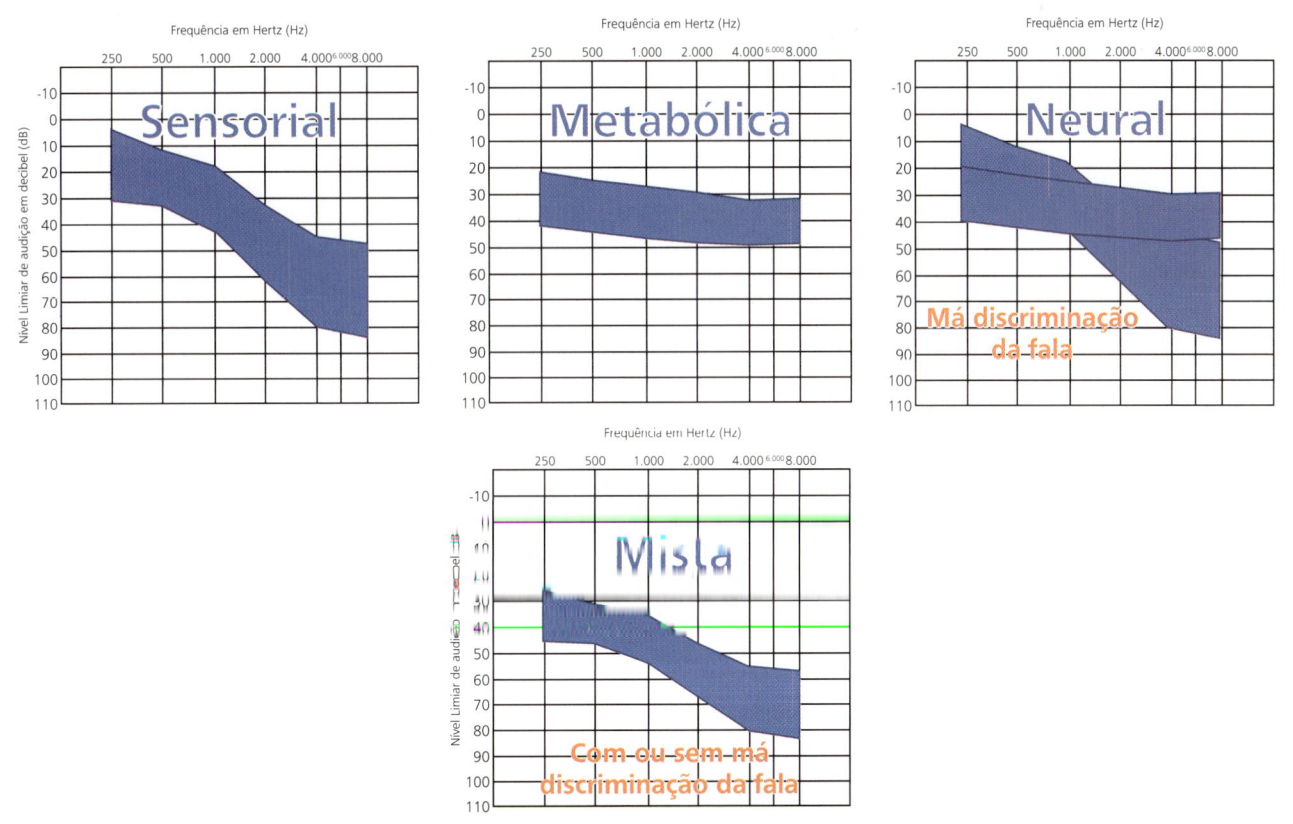

Fig. 6.2 Representação esquemática de padrões audiométricos comuns na perda auditiva relacionada com a idade.

pacidade de manter potencial endolinfático. Uma melhora importante é possível com amplificação por prótese auditiva uma vez que os índices de reconhecimento da fala frequentemente não sejam afetados. A perda de estria com frequência ocorre em pequenas lesões focais nas extremas terminações do ápice e giro basal inferior da cóclea, mas pode-se estender, comprometendo segmentos maiores ou perda de estria difusa. Áreas localizadas com perda de apenas 20 a 30% podem não resultar em muita alteração funcional, mas perdas > 50% levam à redução do potencial endolinfático e má amplificação coclear com perda de ganho (20 dB no ápice coclear até 60 dB na base).

A *presbiacusia mecânica* (ou condutiva) é uma categoria de comprometimento da audição relacionado com a idade que foi interpretada como originada do enrijecimento da membrana basilar e atrofia do ligamento espiral. Histologicamente, diversas deformidades estruturais sugerem destruição da mecânica coclear. Atrofia do ligamento espiral ocorre mais comumente no giro apical e menos frequentemente no giro basal. Deterioração grave e degeneração cística podem levar à separação completa do órgão de Corti da parede coclear lateral. Audiogramas na presbiacusia mecânica tipicamente têm uma conformação ascendente, com índices de reconhecimento da fala preservados.

A *presbiacusia vascular* e a *induzida pelo ruído* estão entre outras categorias propostas de presbiacusia que refletem elevações de limiares correlacionadas com hipertensão, doença cardíaca e acidente vascular encefálico, ou elevações de limiares relacionadas com intensidade, duração e frequência de exposição ao ruído. Na prática clínica, a maioria dos casos de presbiacusia não se inclui em um tipo específico, mas apresenta padrões destas patologias (presbiacusia mista), e ~25% de todos os casos de presbiacusia não mostram nenhuma das características precitadas. Este último grupo foi classificado como *presbiacusia indeterminada*.[130] Schucknecht e Gacek salientaram a importância da atrofia da *stria vascularis* e das perdas neuronais em relação às perdas de células sensoriais.[130]

Outros estudos que analisaram especificamente estas categorias clássicas não estabeleceram uma correlação entre um padrão de limiares de tons puros e anormalidades estruturais na cóclea.[132] Por exemplo, audiogramas planos foram associados à atrofia de estria no esquema de Schucknecht. Entretanto, Nelson e Hinojosa relataram que este padrão audiométrico foi infrequentemente associado à atrofia de estria, e ocorreu mais frequentemente em situações de perda de células ciliadas externas ou perdas no gânglio espiral.[132] Em contraste, o audiograma clássico descendente foi associado à extensão de degeneração da *stria vascularis*, células ciliadas internas e externas, e células do gânglio espiral.[133] Características ultraestruturais, como deformação da placa cuticular nas células ciliadas sobreviventes[134] ou um padrão de perda tipo neurite periférica[135], podem ter de ser considerados em uma caracterização

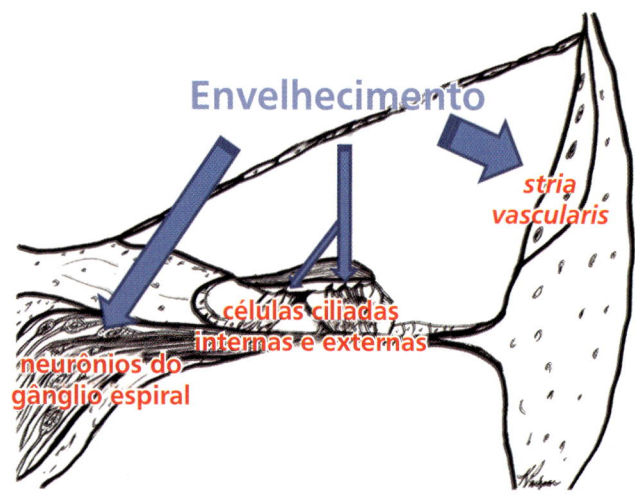

Fig. 6.3 Alvos principais do processo de envelhecimento na cóclea que exercem importante impacto na audição

completa das alterações cocleares na presbiacusia. Independentemente do debate sobre correlação patologia coclear–audiograma, a noção de que a presbiacusia se origina da destruição de um ou mais dos elementos-chave funcionais cocleares, incluindo as células ciliadas internas e externas, células do gânglio espiral, e *stria vascularis* é amplamente aceita (**Fig. 6.3**).

Os esforços para classificação dos audiogramas de pacientes com perda auditiva relacionada com a idade podem ser ajudados pelos achados de modelos animais.[136] O modelo de presbiacusia do gerbo demonstrou que a perda auditiva relacionada com a idade não é uma doença sensorial, mas metabólica. Isto é, as perdas de células ciliadas são atribuídas à exposição ao ruído; e na ausência de dano pelo ruído, as alterações estriais relacionadas com a idade resultam em potencial endococlear diminuído, o que reduz a sensibilidade coclear, em maior extensão na cóclea basal do que no ápice. Usando achados fisiológicos em gerbos envelhecidos no silêncio e expostos à furosemida, como arcabouço conceitual, os principais fenótipos audiométricos (sensorial, metabólico e misto sensorial/metabólico) são considerados compatíveis com as predições a partir de achados em animais associados à patologia sensorial e de estria.[136]

■ Presbiacusia Central

É previsto que alterações periféricas produzam alterações centrais secundárias. Isto seria coerente com um modelo de plasticidade neural "mal-adaptativa" em que uma degeneração das aferências no gânglio espiral[133] induz lentamente uma perda neural secundária mais acima na via auditiva. Foi demonstrado que déficits auditivos periféricos bem descritos na cóclea em modelos de presbiacusia no camundongo têm consequências diretas e indiretas sobre a perda de neurônios nos núcleos auditivos centrais e reorganização potencial do mapeamento tonotópico no córtex auditivo primário e múltiplos córtices associados.[137-141] Em ouvintes humanos idosos, há uma relação linear entre os limiares de audição e o volume de substância cinzenta no córtex auditivo primário, sugerindo que mesmo déficits moderados na acuidade auditiva periférica levam a uma regulação para baixo sistemática da atividade neural durante o processamento de aspectos de nível mais alto da fala, podendo também contribuir para a perda de volume de substância cinzenta no córtex auditivo primário.[47] De fato, diferenças individuais na sensibilidade auditiva parecem predizer o grau de recrutamento neural dirigido impulsionado pela linguagem durante a compreensão de sentenças auditivas nos giros temporais superiores bilaterais (incluindo córtex auditivo primário), tálamo e tronco encefálico em ouvintes idosos.[142]

Entretanto, nem todas as alterações centrais são devidas a perdas auditivas. Por exemplo, controlando a perda auditiva, um estudo demonstrou que a idade, isoladamente, reduz substancialmente o *masking release* espacial.[143] O achado de que o envelhecimento pode afetar a capacidade de usar dicas espaciais e espectrotemporais para separar correntes competitivas da fala sugere que alterações relacionadas com a idade nas estruturas corticais e/ou subcorticais essenciais para audição espacial são independentes da perda auditiva e apontam a importância do processamento central.

Percepção vem da palavra latina *percepio* (receber) e significa organização de *input* sensorial. A percepção leva à cognição, que vem da palavra latina *cognoscere* (aprender ou conhecer), significando interpretação e atribuição de significado. Mover-se de detecção de sinal para reconhecimento e interpretação do sinal exige processamento cognitivo, que ocorre através da interação das vias auditivas subcorticais e múltiplas regiões corticais. Estas interações são coletivamente chamadas processamento auditivo central. O processamento auditivo central é usado para completamento bem-sucedido de tarefas auditivas mais difíceis, como detecção de um sinal na presença de ruído de fundo. Essas tarefas se tornam mais complexas para a compreensão da fala, durante a qual os ouvintes têm que perceber e prestar atenção a características relevantes da fala, como a frequência, cronologia e timbre da voz do falante. O ruído de fundo ou competitivo aumenta a complexidade da tarefa, exigindo ainda mais dos mecanismos centrais. Seria de se esperar que o desempenho destas tarefas fosse influenciado por alterações relacionadas com a idade no processamento auditivo central, bem como na função cognitiva.

Embora habilidades cognitivas como velocidade de processamento, funcionamento da memória e capacidade de dividir a atenção diminuam com a idade, os idosos com audição normal são capazes de compensar com sucesso degradações na percepção da fala.[144] Admite-se que esta compensação se origine de habilidades linguísticas e toda uma vida de vocabulário acumulado. Além disso, a fala alentecida concede um benefício adicional de restauração porque fornece aos ouvintes idosos mais tempo para processar a fala com ruído e para usar mais efetivamente as dicas disponíveis do sinal de fala. Acredita-se que os idosos usem o contexto eficazmente[145] com esta finalidade. Por outro lado, os ouvintes idosos com perda auditiva sensorineural demonstram déficits na capacidade de compensar a fala degradada, e a gravidade deste déficit parece ser determinada pela gravidade da perda auditiva.[145] Saija *et al.* sugerem que habilidades recém-demonstradas de restauração de cima para baixo (*top down*) dos indivíduos mais velhos podem levar ao desenvolvimento de novos métodos de treinamento cognitivo para enfrentar ambientes complexos de audição da vida diária,[144] como na percepção da fala interrompida.[147]

Imagens de ressonância magnética funcional (fMRI) identificaram uma área-cerne de processamento de sentenças localizada na região perissilviana do hemisfério cerebral esquerdo e uma rede associada de regiões cerebrais que suportam a memória de trabalho e outros recursos necessários para compreensão de sentenças longas ou sintaticamente complexas em idosos saudáveis.[148] Este achado sugere que a plasticidade cerebral e recrutamento neural compensatório contribuem para a manutenção da compreensão da linguagem com a idade. Existem diferenças específicas na ativação das vias auditivas observadas por fMRI ao ouvir a fala em ouvintes jovens e idosos.[149] Ouvintes geriátricos mostram ativação diminuída do córtex auditivo em comparação a ouvintes mais jovens, com diferenças ainda maiores com ruído branco em comparação ao silêncio. Locais específicos de ativação diminuída incluíram as regiões anterior e posterior do giro temporal superior bilateralmente, com diferenças particularmente distintas dentro do giro temporal superior esquerdo posterior. Degeneração do corpo caloso e resultante transferência neural inter-hemisférica diminuída também foram implicadas em respostas interaurais assimétricas durante audição dicótica, frequentemente resultando em dominância da orelha direita.[149]

Suporte adicional para alterações compensatórias relacionadas com a idade no processamento auditivo vem de um estudo recente correlacionando audição em silêncio e em ruído com estruturas corticais avaliadas por imagens de ressonância magnética (MRI).[150] Nos idosos, um declínio no volume relativo e espessura cortical do córtex pré-frontal foi associado a uma capacidade declinante em perceber fala em um ambiente naturalístico. Este achado é compatível com a hipótese de declínio-compensação que afirma que um declínio no processamento sensorial causado por envelhecimento cognitivo pode ser acompanhado por um aumento no recrutamento de áreas cognitivas mais gerais como meio de compensação.[150] Estes mecanismos compensatórios foram também investigados usando-se fMRI para comparar processamento neural de fala degradada entre adultos jovens e mais velhos.[151] Os idosos se adaptaram à fala degradada à mesma velocidade que ouvintes jovens, embora sua compreensão global da fala degradada fosse mais baixa, impulsionada por uma faixa dinâmica reduzida. Neuralmente, tanto os idosos quanto os jovens dependeram da ínsula anterior esquerda para a fala degradada mais do que para a clara. Entretanto, os idosos dependeram do giro frontal médio em adição a uma rede–cerne de compreensão de fala. Mais uma vez, estes achados levam à conclusão de que os idosos recrutam redes de controle cognitivo como um mecanismo compensatório.[151] Os estudos precedentes sugerem que os ouvintes idosos parecem ser capazes de compensar o impacto do envelhecimento *per se* sobre o cérebro, contanto que processos patológicos relacionados com a idade, como elevações importantes periféricas dos limiares e possivelmente doenças vasculares cerebrais e cognitivas (ainda por serem discutidas) não estejam presentes.

Em um dos primeiros estudos de presbiacusia central, a perda progressiva na competência auditiva central avaliada por desafios binaurais simultâneos e testes de distorção temporal e de frequência se correlacionaram com a idade.[152] Foi sugerido que a presbiacusia central, em adição à forma periférica, agrava ainda mais os distúrbios da audição em pacientes idosos, sendo responsável por incapacidade auditiva no ruído ou ambientes de fala competitiva. Embora algumas das dificuldades da audição em ambientes ruidosos possam ser explicadas por perda de sensibilidade periférica, déficits relacionados com a idade no processamento de informação inter-hemisférico também contribuem.[153] Em idosos, quando a percepção de fala em ruído é má, deficiências na representação espectrotemporal subcortical da fala, incluindo magnitudes espectrais de baixas frequências e a cronologia dos picos de resposta transitória, podem ser demonstradas.[154]

Uma revisão recente de alta autoridade enfatizou que evidências cumulativas suportam a existência da presbiacusia central como uma condição multifatorial que envolve alterações relacionadas com a idade e/ou doença no Sistema Auditivo e no cérebro.[155] A disfunção do processamento auditivo central é considerada como contribuindo significativamente para a patologia da presbiacusia tardia,[126] constituindo um componente significativo da presbiacusia em pessoas acima de 70 anos de idade.[155]

Alguns pacientes com distúrbio do processamento auditivo central têm melhor desempenho com uma única prótese na melhor orelha do que com próteses binaurais.[157] No ruído, 71% dos pacientes geriátricos têm melhor desempenho com uma prótese auditiva, e não duas.[158] Isto poderia ser por causa de um desequilíbrio ou assincronia no sinal binaural ou um déficit do processamento cognitivo e serve para salientar a importância de testes dicóticos ao se fazer avaliação de pacientes idosos com perda auditiva.

Dadas as implicações precedentes da presbiacusia central, a conduta padrão de tratar a ARHL através da compensação de déficits funcionais periféricos (*i. e.*, próteses auditivas e implantes cocleares) pode não ser ideal. Alguns promoveram uma estratégia de tratamento mais abrangente para ARHL, consistindo em uma avaliação diagnóstica que vai além da audiometria convencional e inclui medidas da função auditiva central, como tarefas dicóticas e testes com fala em ruído.[159] Espera-se que uma abordagem mais abrangente traga vantagens substanciais à reabilitação do paciente geriátrico com ARHL.[160]

Embora uma melhor compreensão da presbiacusia central seja atraente em razão de suas implicações profundas na reabilitação auditiva, a importância deste processo relacionado com a idade é ainda mais realçada pelas implicações da relação inerente entre presbiacusia central e função cognitiva. Gates *et al.* mostraram que um mau desempenho no *Synthetic Sentence Identification with an Ipsolateral Competing Message* (SSI-ICM), uma medida de distúrbio do processamento central, é comum em pessoas com AD.[161] Usando-se o SSI-ICM, em outro estudo, um subconjunto de idosos do *Framingham Heart Study* com resultados normais do teste de triagem cognitivo no *Mini-Mental State Examination* foi identificado como tendo desempenho muito ruim no SSI-ICM (< 50% correto), apresentando, todavia, reconhecimento normal de palavras em cada orelha. Neste subconjunto, a razão de possibilidades para diagnóstico posterior de demência foi acima de 12. Este achado foi interpretado como um mecanismo comum de AD e distúrbio do processamento central. Gates *et al.* raciocinaram que, como o funcionamento executivo é anormal em pessoas com AD e muitos dos elementos envolvidos no processamento auditivo central, como memória a curto prazo, atenção à tarefa, e inibição de sinais indesejados, poderiam envolver funcionamento executivo seria interessante empreender um exame do funcionamento executivo e processamento auditivo central em outra coorte. Nessa coorte, a relação significativa entre os resultados dos testes auditivos centrais e os testes neuropsiquiátricos persistiu mesmo depois de ajustes para idade, educação, e limiares de audição de tons puros, bem como exclusão de casos de AD.[126] A prevalência de um mau teste auditivo central (inclusive SSI-ICM) foi 33% no grupo cognitivamente normal, 80% no grupo com prejuízo da memória, e 90% no grupo de AD.

Em suma, todo "ouvir" é uma atividade cognitiva e ambientes de difícil audição (p. ex., na presença de ruído de fundo) podem sobrecarregar os aspectos cognitivos da compreensão, especialmente quando idade e doença limitam os recursos cognitivos. A atenção aos processos centrais na avaliação da perda auditiva tem o potencial de refinar a abordagem atual à reabilitação, devendo incluir uma triagem cognitiva.

■ Impacto Epidemiológico da Perda Auditiva em Idosos

Como já foi dito, um número crescente de estudos epidemiológicos e clínicos demonstrou forte associação entre o comprometimento da audição e medidas do funcionamento cognitivo e resultados de saúde. Um modelo conceitual através do qual a ARHL poderia ser associada de um modo mecanicista a estes resultados "corrente abaixo" (*downstream*) que são críticos para o envelhecimento e saúde pública está representado na **Fig. 6.4**. Investigar os mecanismos potenciais que subjazem a estas associações começa com uma compreensão de que a perda auditiva relacionada com a idade reflete um dano progressivo às estruturas cocleares pelo envelhecimento e outros fatores (p. ex., ruído, fatores de risco vasculares), resultando em uma codificação mais pobre do som pela cóclea. Anteriormente, identificam-se fatores comuns que poderiam ser subjacentes a uma correlação simples entre audição e resultados do envelhecimento, como idade, fatores de risco vascular (p. ex., diabetes, tabagismo) e fatores demográficos ou sociais (p. ex., educação). Em contraste, vias mecanicistas através das quais o comprometimento auditivo poderia contribuir para a piora da função incluem o efeito do comprometimento auditivo sobre a carga cognitiva, estrutura cerebral e engajamento social diminuído.

Vias Mecanicistas

Carga Cognitiva

O comprometimento da audição resulta em pouca fidelidade e codificação distorcida de sons complexos (p. ex., fala) na cóclea.[162] O efeito da má codificação periférica do som foi demonstrado por estudos em que um sinal auditivo degradado exige maiores recursos cognitivos para processamento perceptual auditivo em detrimento de outros processos cognitivos, como memória de trabalho.[163-169] Estudos com neuroimagem demonstraram também recrutamento compensatório de regiões no córtex pré-frontal e temporo-parietal para manter o processamento auditivo da fala em idosos.[142,148] O processamento auditivo aumentado requerido para um som distorcido da fala para um indivíduo com perda auditiva afetaria os recursos cognitivos disponíveis para a execução de outras tarefas compatíveis com um modelo de capacidade de recurso.[170] De um modo importante, essa carga cognitiva sempre estaria presente, dado que audição e processamento central do som são processos evolucionariamente avançados que permanecem constantemente ativos (p. ex., monitorando dicas sonoras do ambiente). Esta "dupla tarefa" cognitiva imposta pelo comprometimento da audição poderia, portanto, causar impacto nas capacidades cognitivas, bem como em aspectos do funcionamento físico que são dependentes de recursos da atenção (p. ex., marcha, equilíbrio, dirigir).

Estrutura e Função do Cérebro

Outro caminho através do qual o comprometimento auditivo poderia contribuir para um funcionamento cognitivo e físico prejudicado é através de efeitos sobre a estrutura cerebral. Estudos de neuroimagem demonstraram que a perda auditiva está associada a volumes reduzidos no córtex auditivo primário[142,171,172] e perda de integridade de trilhas da substância branca auditivas centrais.[171,173-175] A base destas associações permanece desconhecida, mas pode estar relacionada com alterações no grau de ativação neuronal fornecido por um sinal auditivo empobrecido, com alterações subsequentes na reorganização cortical e morfometria cerebral.[142] Em modelos animais, sabe-se que comprometimentos cocleares são associados a reorganização tonotópica do córtex auditivo[176-178] e alterações morfológicas nas estruturas neuronais centrais.[179] Curiosamente, a degradação de fidelidade da codificação periférica do som provavelmente resulta em recrutamento e ativação de redes neurais mais largas necessárias para processamento auditivo,[148,180,181]

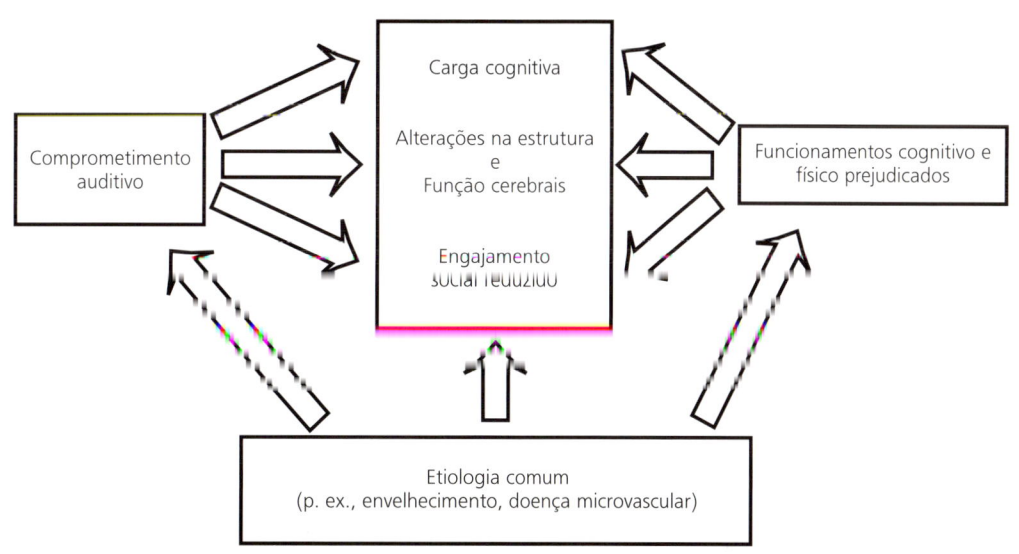

Fig. 6.4 Modelo conceitual da associação do comprometimento auditivo ao funcionamento cognitivo e físico em adultos mais velhos.

sugerindo que a perda auditiva periférica pode acarretar consequências em cascata para outras regiões do cérebro e função cerebral. Neste modelo, o comprometimento auditivo pode constituir um "segundo golpe" no cérebro e, desse modo, afetar adversamente o desempenho cognitivo e aumentar o risco de demência em paralelo com a patologia cerebral causada por acumulação de amiloide-b, emaranhados neurofibrilares e doença microvascular. Em suporte a esta hipótese, um estudo recente por neuroimagem demonstrou que os indivíduos com comprometimento da audição têm taxas elevadas de atrofia cerebral total, bem como redução de volumes específicos nos giros temporais superior, médio e inferior direitos ao longo de um acompanhamento médio de 6,4 anos.[182] Estas regiões temporais são intrigantes porque elas são importantes não apenas para processamento da linguagem falada,[183] mas também para memória semântica e integração sensorial e estão envolvidas nas fases iniciais de comprometimento cognitivo brando ou AD inicial.[184]

Engajamento Social

Uma via final através da qual o comprometimento auditivo poderia afetar resultados "corrente abaixo" é através de efeitos sobre o engajamento social. A comunicação verbal é particularmente suscetível aos efeitos da perda auditiva, dadas as propriedades inerentes da linguagem falada. Os componentes da linguagem falada, consistindo nos subsistemas linguísticos da fonologia, semântica e sintaxes, são frequentemente codificados sutilmente na corrente auditiva (p. ex., *Sunday* e *someday* são foneticamente semelhantes, mas possuem significados marcadamente diferentes na conversa). A presbiacusia conduz a decrementos na sensibilidade auditiva e perda de resolução de frequência, que comprometem o acesso de um indivíduo a estas delicadas dicas auditivas.[162] Estes efeitos resultam em compreensão verbal degradada e comunicação prejudicada, particularmente em situações com baixa relação sinal-ruído, quando a comunicação efetiva é mais crítica (p. ex., conversando com amigos/família ao jantar, participando em uma reunião).[185–189] A comunicação degradada pode subsequentemente levar ao funcionamento social prejudicado, conforme demonstrado em vários estudos envolvendo idosos.[190-195] As relações sociais têm poderosos efeitos sobre a saúde física e mental que foram reconhecidos desde que Durkheim descreveu pela primeira vez a relação entre integração social e suicídio em 1897.[196] Estudos prospectivos subsequentes implicaram constantemente um efeito causal das relações sociais precárias sobre a mortalidade por todas as causas,[197-199] declínio cognitivo,[200-205] demência,[206-212] doença cardíaca,[213-215] funcionamento físico,[216-219] institucionalização,[220,221] perfis de expressão de genes[222,223] e depressão.[224-226] Um arcabouço conceitual desenvolvido por Berkman *et al.* para explicar estes efeitos propôs a hipótese de que a rede social de um indivíduo fornece oportunidades para suporte social, influência social, engajamento social, contato pessoa a pessoa e acesso a recursos.[227]

Resultados Epidemiológicos

Funcionamento Cognitivo

A maioria dos estudos epidemiológicos precedentes sobre audição e cognição demonstrou associações positivas entre audição e cognição,[228-235] mas alguns estudos mostraram ausência de associação.[236,237] A heterogeneidade nos resultados dos estudos é provavelmente atribuível a diferenças em como audição e cognição foram definidas e medidas em cada estudo.[238] Estudos epidemiológicos recentes usaram avaliações audiométricas objetivas da audição, testes auditivos e não auditivos de cognição, e fizeram ajustes quanto a múltiplos confundidores (p. ex., idade, fatores de risco vascular). Em dois recentes estudos de corte transversal,[239,240] a magnitude da associação de uma perda auditiva de 25 dB (equivalente a passar de audição normal para uma perda auditiva leve) com funcionamento executivo foi equivalente a ~7 anos de envelhecimento. Em estudos longitudinais subsequentes, perdas auditivas maiores também foram associadas a taxas aceleradas de declínio em testes não auditivos e auditivos, tais que indivíduos com perda auditiva tiveram uma taxa 30 a 40% mais rápida de declínio cognitivo em comparação aos indivíduos com audição normal ao longo de um período de 6 anos.[241] Finalmente, o comprometimento auditivo foi constatado como independentemente associado a um risco substancialmente aumentado de demência incidente.[240,242] Em comparação a indivíduos com audição normal, os indivíduos com um comprometimento leve, moderado e severo da audição, respectivamente, tiveram um risco aumentado 2, 3 e 5 vezes de demência incidente ao longo de > 10 anos de acompanhamento.[240]

Funcionamento Físico

Estudos recentes demonstraram associações independentes entre comprometimento auditivo e funcionamento diário prejudicado,[17,192,243,244] mobilidade (p. ex., velocidade de marcha[245,246] e quedas[247,248]) e mortalidade.[249,250] Em contraste, outros relatos indicaram que não há associação significativa entre audição e funcionamento físico e atividade.[251,252] A heterogeneidade nos resultados dos estudos é provavelmente explicada por medição subjetiva ou definições variadas da audição. Mecanismos similares ligando audição e cognição poderiam mediar estas associações observadas. Indivíduos com disacusias podem desempenhar menos atividade física em razão de uma maior probabilidade de isolamento social (e assim uma probabilidade menor de se exercitar em um contexto social) do que indivíduos com audição normal.[253] Estudos também demonstraram que a audição prejudicada pode contribuir para a carga cognitiva[168] e pode, portanto, afetar recursos de atenção e cognição[82,239] que são importantes para manutenção da postura e equilíbrio.[254,255] Finalmente, a audição prejudicada poderia restringir a capacidade de um indivíduo de monitorar efetivamente o ambiente auditivo (p. ex., escutar passos e outras dicas auditivas que fornecem orientação quanto ao ambiente físico) e desse modo afetar a probabilidade de um indivíduo realizar atividades físicas.

Papel das Terapias Reabilitadoras Auditivas

Estas análises epidemiológicas da associação do prejuízo da audição com os funcionamentos cognitivo e físico fizeram ajustamento quanto a confundidores conhecidos (p. ex., idade, educação, diabetes). Embora ainda seja provável haver algum confundidor residual a partir de algum fator patológico comum não medido (p. ex., inflamação), a consistência e robustez destes resultados através de múltiplos estudos e conjuntos de dados independentes sugerem fortemente que existem caminhos mecanicistas através dos quais a perda auditiva impacta direta ou indiretamente nos funcionamentos cognitivo e físico em adultos mais velhos. A questão mais saliente, portanto, é se terapias reabilitadoras da audição poderiam potencialmente mitigar estes efeitos independentemente da via mecanicista. Resultados de estudos epidemiológicos observacionais demonstraram geralmente tendências não significativas a um efeito protetor com o uso de próteses auditivas, mas esses resultados permanecem difíceis de interpretar. Indivíduos com comprometimento auditivo que optam por próteses auditivas e outras tecnologias tendem a ser mais sadios e de mais alta situação socioeconômica (criando um viés positivo de estar vendo um efeito protetor), mas ao mesmo tempo são também tendentes a ter problemas mais graves de audição (levando a um viés negativo) do que indivíduos com comprometimento auditivo que não usam próteses auditivas. Responder a esta dúvida, portanto, requererá um estudo randomizado controlado (RCT) definitivo das melhores práticas atuais de tratamento de perda auditiva (aconselhamento/educação, fornecimento de prótese auditiva e outros aparelhos de assistência) *versus* conduta expectante vigilante em uma grande coorte de idosos com comprometimento auditivo não tratado. Apenas um RCT sobre próteses auditivas focalizando resultados "corrente abaixo" mais amplos foi efetuado até hoje, e este RCT de moderado tamanho de veteranos realizado mais de 20 anos atrás demonstrou efeitos positivos das próteses auditivas sobre a cognição e outros domínios funcionais após 4 meses de tratamento.[256] Experiências incorporando coortes e tecnologia mais representativas (p. ex., próteses auditivas digitais e outros aparelhos de assistência associados a aconselhamento e educação), acompanhando pacientes durante vários anos, e fornecendo observações dos efeitos da reabilitação da audição sobre os funcionamentos cognitivo, físico e social jamais foram realizadas. Uma vantagem substancial de um RCT desses é que uma experiência bem projetada e cuidadosamente planejada é capaz de responder definitivamente à pergunta crítica de saúde pública que está à mão (tratar perda auditiva reduz o risco de demência?) enquanto ao mesmo tempo fornece os dados para explorar os diversos caminhos mecanicistas que são subjacentes a estas associações.

■ Tratamento Cirúrgico da Perda Auditiva de Condução no Paciente Geriátrico

Conforme anotado anteriormente, a ARHL pode ocorrer superposta a outras doenças otológicas. Esta seção se ocupa com tratamentos cirúrgicos para perda auditiva condutiva neste subconjunto de pacientes geriátricos. Outros tratamentos, como cirurgia para controlar colesteatomas, infecções, implante coclear ou schwannomas vestibulares são discutidos em outro local. Embora as principais dúvidas sejam similares entre pacientes de otologia idosos jovens, há umas poucas considerações que são de importância-chave no paciente geriátrico.

Primeiro, há alguns conceitos audiométricos padrão que são de particular interesse em adultos mais velhos. Para cirurgia otológica, as considerações-chave são os limiares de audição, reconhecimento de palavras (discriminação da fala) e diferença aérea-óssea. O tamanho desta diferença aérea-óssea avalia a contribuição física da membrana timpânica e da orelha média para a perda auditiva e representa a melhora potencial máxima que a cirurgia pode alcançar. Embora variável, à medida que os limiares neurossensoriais declinam, o reconhecimento de palavras também declina. Os escores de reconhecimento de palavras, todavia, não deterioram particularmente à medida que a diferença aérea-óssea aumenta, e isto é de interesse-chave para a cirurgia otológica no idoso. Alguns pacientes geriátricos têm escores de reconhecimento de palavras que são desproporcionalmente piores do que se esperaria pelos limiares ósseos. Estes pacientes também podem ter uma grande diferença aérea-óssea e ter limiares ósseos elevados. A cirurgia pode reduzir a diferença aérea-óssea, mas isto pode ser de pouco valor para o paciente, se o reconhecimento de palavras for ruim. A cirurgia não é aconselhável neste subconjunto de pacientes. Mau reconhecimento de palavras pode ser uma razão importante pela qual pessoas com prejuízo da audição não usam próteses auditivas. Nem cirurgia nem próteses auditivas podem melhorar substancialmente o reconhecimento de palavras. As pessoas querem ouvir principalmente para participar de conversas, mas não há tratamento confiável para reconhecimento prejudicado de palavras. Escores de reconhecimento < 60% são considerados ruins.[257]

Tradicionalmente, estapedotomias, timpanoplastias e ossiculoplastias de vários tipos constituem a maior parte da cirurgia otológica para perda auditiva condutiva. A otosclerose é frequentemente diagnosticada na meia-idade, de modo que a maioria dos pacientes submete-se à estapedotomia mais cedo na vida. Por esta razão, revisões de estapedotomias são mais prováveis no idoso.[258,259] Proporcionalmente mais pacientes geriátricos fazem procedimentos de estapedectomia/estapedotomia por outras indicações, como timpanosclerose ou outras formas de fixação do estribo. O osso pode estar amolecido em pacientes mais velhos, e assim complicações, como erosão pela prótese ou fratura da bigorna, podem ser mais comuns no idoso. Timpanoplastias podem ser indicadas em certos pacientes geriátricos pelas mesmas indicações que em indivíduos mais jovens, mas cirurgias de revisão são mais prováveis no idoso do que cirurgias primárias, porque problemas da tuba auditiva frequentemente começam cedo na vida. A inserção de tubo de timpanostomia e até mesmo a remoção de cerume podem ser considerados procedimentos cirúrgicos e não devem ser desprezados, porque estes procedimentos podem melhorar a audição em muitas pessoas. Não há diferenças importantes de técnica que se apliquem apenas a idosos, mas algumas considerações gerais são importantes.

Próteses auditivas ancoradas no osso (BAHAs) são próteses auditivas de condução óssea implantadas cirurgicamente. Os resultados não parecem diferir entre pacientes idosos ou jovens.[260,261]

É a idade um fator no tratamento cirúrgico da perda auditiva? É difícil encontrar um trabalho que relate uma diferença importante no resultado de audição baseando-se na idade somente. Limiares sensorineurais são importantes e eles mostram covariação com a idade. Comorbidades são importantes, e elas aumentam com a idade. No caso das estapedotomias, Meyer e Lambert relataram que os resultados foram semelhantes em idosos e jovens.[258] Parece que a não ser que haja preocupações médicas individuais, o tratamento cirúrgico de perda auditiva no paciente idoso é semelhante ao tratamento em pacientes mais jovens. Não há experiências randomizadas de tratamento cirúrgico para perda auditiva específicas na população geriátrica, possivelmente refletindo uma ausência de necessidade de diferenciar entre idosos jovens. A idade isoladamente não é uma razão válida para declinar tratamento cirúrgico de perda auditiva condutiva. Obviamente, muitos pacientes idosos apresentam problemas médicos que devem ser considerados e podem ser fatores de risco para cirurgia. Estes incluem fatores, como visão prejudicada, fragilidade ou risco de queda aumentado preexistente, que poderiam influenciar a evolução pós-operatória, podendo incluir tontura e comprometimento pelo menos temporário da audição. Preferência individual e tolerância à cirurgia podem ser fatores na tomada de decisão dos pacientes também. De fato, a maioria das perdas auditivas condutivas nos pacientes geriátricos são perdas mistas com um componente sensorineural importante que não pode ser corrigido por cirurgia.

Próteses auditivas são opções não cirúrgicas para tratamento de perda auditiva. Muitos idosos decidem em contrário a fazer qualquer tratamento; nada obstante, próteses auditivas podem ser valiosas.[262] Pacientes idosos podem ter altas expectativas quanto às próteses auditivas,[263,264] mas muitos candidatos com audição prejudicada não os usam.[265-272] Razões citadas para baixas taxas de uso incluem custo, dificuldade para usá-los, efeito de oclusão. Estas parecem inadequadas para explicar completamente as baixas taxas de uso. Muitos pacientes adquirem próteses auditivas e a seguir as colocam em uma gaveta; assim o custo nem sempre parece dirigir o uso.[273] Estas pessoas dizem, "O aparelho de audição simplesmente não funciona comigo". Eles devem estar certos, pelo menos quanto ao seu aparelho específico e nível de treinamento no uso. Por alguma razão, uma prótese auditiva não satisfaz suas necessidades.[274] Com alguns pacientes, uma prótese pode ter sido adaptada inadequadamente; mas razões audiométricas parecem oferecer a explicação mais provável para baixa utilização. As capacidades de processamento temporais são desproporcionalmente reduzidas no paciente geriátrico (ver Presbiacusia Central anteriormente no Capítulo).[266,275-277] A mais provável razão audiométrica pela qual aparelhos de audição não satisfazem as expectativas pode ser mau reconhecimento de palavras.[278] A lição para os cirurgiões é serem cuidadosos, porque muitas das razões pelas quais próteses auditivas não são efetivas para algumas pessoas são as mesmas razões pelas quais cirurgia é menos efetiva nessas mesmas pessoas.

Há duas vantagens principais das opções cirúrgicas para o paciente geriátrico:

1. Procedimentos otológicos são frequentemente de curta duração, são bem tolerados e podem frequentemente ser efetuados sob anestesia local.
2. Melhora importante na qualidade da audição pode resultar, se a seleção de pacientes for apropriada.

Armadilhas e considerações incluem as seguintes:

1. Início em idade avançada de perda auditiva condutiva é incomum. A otosclerose tipicamente começa na adolescência, e problemas crônicos de tuba auditiva são tipicamente problemas pela vida inteira que não surgem primariamente no adulto mais velho a menos que um tumor esteja presente. Se os pacientes se apresentarem com perda auditiva condutiva nova pela primeira vez após a idade de 60, é necessário suspeitarmos de que possa haver uma etiologia importante.
2. Perda auditiva condutiva ocorre no paciente geriátrico, mas há frequentemente também um componente sensorineural importante. Cirurgia e amplificação podem ambas melhorar os limiares, mas nenhum pode melhorar a discriminação da fala apreciavelmente. Deixar de considerar o reconhecimento da fala pré-operatório (p. ex., escore de reconhecimento

da fala < 60%) pode ser o erro mais comum em julgamento cirúrgico em cirurgia otológica no idoso.

3. Outra consideração audiométrica para cirurgia é o formato da curva audiométrica. A perda em altas frequências descendente que é tipicamente vista na ARHL[133] é mais difícil para a adaptação de uma prótese auditiva do que uma perda com curva plana. A cirurgia também pode criar uma perda em altas frequências. É apropriado se perguntar se uma prótese auditiva ainda será necessária, se a cirurgia tiver sucesso. Se assim for, a cirurgia pode ainda ser razoável, mas é criticamente importante que o paciente e o cirurgião compreendam o objetivo da cirurgia antecipadamente, e que o paciente saiba que uma prótese auditiva será necessária pós-operatoriamente.

4. Considerar comorbidades cuidadosamente. Embora haja critérios de risco reconhecidos para anestesia, questões cirurgicamente específicas são importantes também.

    a. Resistência e densidade óssea poderiam ser preocupação com algumas próteses ou procedimentos, particularmente se o ato de "crimpar" estiver envolvido, como na estapedotomia. Ao inserir BAHAs, deve-se considerar a possibilidade de que o parafuso possa não se osteointegrar adequadamente. Pode ser judicioso não abreviar o tempo de espera tradicional de 6 semanas entre a cirurgia para colocação de BAHA e ativação do aparelho, porque a densidade óssea pode ser inadequada no idoso.

    b. Pacientes idosos sadios não têm taxas aumentadas de infecção globalmente, mas evidência de cura insatisfatória em outros procedimentos ou lesões em um indivíduo pode ser uma razão válida para declinar cirurgia em alguns pacientes geriátricos. A cirurgia otológica não é salvadora da vida e não deve envolver risco importante para a vida, especialmente se existirem outras opções de tratamento.

    c. Muitos pacientes idosos têm algum declínio cognitivo, de modo que o cirurgião deve ter certeza de que o paciente compreende os riscos e benefícios potenciais e, mais importante, que compreende as bases e não alimente expectativas não realísticas.

5. Uma experiência de uso de prótese auditiva deve ser encorajada em pacientes idosos porque é facilmente reversível e pode predizer sucesso cirúrgico. Antes de partir para tratamento cirúrgico em razão do insucesso com a prótese auditiva, o cirurgião deve ter certeza de que as razões da falha da prótese não irão também levar a falhas na cirurgia.

6. Os tratamentos para zumbido são incertos. Muitos pacientes idosos são perturbados por zumbido e esperam que a cirurgia melhorará a audição e o zumbido. Embora esta seja uma crença largamente adotada, a evidência de que correção da audição melhora o zumbido não é forte.[279,280] Muitos pacientes que fazem cirurgia para zumbido ficam desapontados.

7. Seja delicado com pacientes geriátricos. Eles têm mais dificuldade em compensar tonturas do que os pacientes jovens. Eles podem necessitar de mais tempo de recuperação no hospital. Eles necessitam de mais explicações. Eles necessitam de mais tempo.

8. Preocupações psicológicas podem ser cruciais em pacientes idosos no pré-operatório. Isto faz parte da verdadeira arte da Medicina. Pacientes que jamais ficarão felizes ou que jogam jogos de manipulação psicológica – e há muitos destes – devem ser identificados. Eles, em geral, devem ser evitados a menos que possam apreciar seus problemas pré-operatoriamente.

Em suma, o tratamento cirúrgico de perda auditiva condutiva em pacientes idosos sem contraindicações médicas pode ser bem-sucedido se realizado com as indicações certas. Atenção particular deve ser dedicada aos escores de discriminação da fala. Pacientes geriátricos podem necessitar de mais explicações e mais tempo de recuperação.

■ Agradecimento

Os autores agradecem a George A; Gates, MD, pela sua liderança em pesquisa sobre perda auditiva relacionada com a idade e revisão deste original.

■ Referências Bibliográficas

1. Inouye SK, Studenski S, Tinetti ME, Kuchel GA. Geriatric syndromes: clinical, research, and policy implications of a core geriatric concept. J Am Geriatr Soc 2007;55(5):780–791
2. U.S. Census Bureau. 2012 National Population Projections. 2012. http://www.census.gov/population/projections/data/national/2012/summarytables.html. Accessed February 14, 2014
3. Lin FR, Niparko JK, Ferrucci L. Hearing loss prevalence in the United States. Arch Intern Med 2011;171(20):1851–1852
4. Dobie RA. The burdens of age-related and occupational noise-induced hearing loss in the United States. Ear Hear 2008;29(4):565–577
5. Schacht J, Hawkins JE. Sketches of otohistory. Part 9: presbycusis. Audiol Neurootol 2005;10(5):243–247
6. U.S. Department of Health and Human Services. Healthy People 2020. 2010. http://www.healthypeople.gov/2020/topicsobjectives2020/overview.aspx?topicId=31. Accessed February 1, 2014
7. Boyd CM, McNabney MK, Brandt N, et al. Guiding principles for the care of older adults with multimorbidity: an approach for clinicians: American Geriatrics Society Expert Panel on the Care of

Older Adults with Multimorbidity. J Am Geriatr Soc 2012;60(10):E1–E25

8. Karpa MJ, Gopinath B, Beath K, et al. Associations between hearing impairment and mortality risk in older persons: the Blue Mountains Hearing Study. Ann Epidemiol 2010;20(6):452–459

9. Davis AC, Ostri B, Parving A. Longitudinal study of hearing. Acta Otolaryngol Suppl 1990;476:12–22

10. Lee FS, Matthews LJ, Dubno JR, Mills JH. Longitudinal study of pure-tone thresholds in older persons. Ear Hear 2005;26(1):1–11

11. Kiely KM, Gopinath B, Mitchell P, Luszcz M, Anstey KJ. Cognitive, health, and sociodemographic predictors of longitudinal decline in hearing acuity among older adults. J Gerontol A Biol Sci Med Sci 2012;67(9):997–1003

12. Ivers RQ, Mitchell P, Cumming RG. Sensory impairment and driving: the Blue Mountains Eye Study. Am J Public Health 1999;89(1):85–87

13. Abel SM, Giguère C, Consoli A, Papsin BC. The effect of aging on horizontal plane sound localization. J Acoust Soc Am 2000;108(2):743–752

14. Chandler DW, Grantham DW. Minimum audible movement angle in the horizontal plane as a function of stimulus frequency and bandwidth, source azimuth, and velocity. J Acoust Soc Am 1992;91(3):1624–1636

15. Neher T, Laugesen S, Jensen NS, Kragelund L. Can basic auditory and cognitive measures predict hearing-impaired listeners' localization and spatial speech recognition abilities? J Acoust Soc Am 2011;130(3):1542–1558

16. Freigang C, Schmiedchen K, Nitsche I, Rübsamen R. Free-field study on auditory localization and discrimination performance in older adults. Exp Brain Res 2014;232(4):1157–1172

17. Bess FH, Lichtenstein MJ, Logan SA, Burger MC, Nelson E. Hearing impairment as a determinant of function in the elderly. J Am Geriatr Soc 1989;37(2):123–128

18. Gopinath B, Schneider J, McMahon CM, Teber E, Leeder SR, Mitchell P. Severity of age-related hearing loss is associated with impaired activities of daily living. Age Ageing 2012;41(2):195–200

19. Chia EM, Wang JJ, Rochtchina E, Cumming RR, Newall P, Mitchell P. Hearing impairment and health-related quality of life: the Blue Mountains Hearing Study. Ear Hear 2007;28(2):187–195

20. Pronk M, Deeg DJ, Smits C, et al. Prospective effects of hearing status on loneliness and depression in older persons: identification of subgroups. Int J Audiol 2011;50(12):887–896

21. Mick P, Kawachi I, Lin FR. The association between hearing loss and social isolation in older adults. Otolaryngol Head Neck Surg 2014;150(3):378–384

22. Valtorta N, Hanratty B. Loneliness, isolation and the health of older adults: do we need a new research agenda? J R Soc Med 2012;105(12):518–522

23. Herbst KG, Humphrey C. Hearing impairment and mental state in the elderly living at home. BMJ 1980;281(6245):903–905

24. Kalayam B, Meyers BS, Kakuma T, et al. Age at onset of geriatric depression and sensorineural hearing deficits. Biol Psychiatry 1995;38(10):649–658

25. Huang CQ, Dong BR, Lu ZC, Yue JR, Liu QX. Chronic diseases and risk for depression in old age: a meta-analysis of published literature. Ageing Res Rev 2010;9(2):131–141

26. Tambs K. Moderate effects of hearing loss on mental health and subjective well-being: results from the Nord-Trøndelag Hearing Loss Study. Psychosom Med 2004;66(5):776–782

27. Pronk M, Deeg DJ, Kramer SE. Hearing status in older persons: a significant determinant of depression and loneliness? Results from the longitudinal aging study Amsterdam. Am J Audiol 2013;22(2):316–320

28. Capella-McDonnall ME. The effects of single and dual sensory loss on symptoms of depression in the elderly. Int J Geriatr Psychiatry 2005;20(9):855–861

29. Chou KL. Combined effect of vision and hearing impairment on depression in older adults: evidence from the English Longitudinal Study of Ageing. J Affect Disord 2008;106(1-2):191–196

30. Huang Q, Tang J. Age-related hearing loss or presbycusis. Eur Arch Otorhinolaryngol 2010;267(8):1179–1191

31. Sataloff J, Sataloff RT, Lueneburg W. Tinnitus and vertigo in healthy senior citizens without a history of noise exposure. Am J Otol 1987;8(2):87–89

32. Seidman MD, Jacobson GP. Update on tinnitus. Otolaryngol Clin North Am 1996;29(3):455–465

33. Rosenhall U, Karlsson AK. Tinnitus in old age. Scand Audiol 1991;20(3):165–171

34. Ferreira LM, Ramos Júnior AN, Mendes EP. Characterization of tinnitus in the elderly and its possible related disorders. Braz J Otorhinolaryngol 2009;75(2):249–255

35. Claussen CF, ed. Presbyvertigo, Presbyataxie, Presbytinnitus. German ed. Berlin, Germany: Springer Verlag; 1984

36. Dobie RA. Depression and tinnitus. Otolaryngol Clin North Am 2003;36(2):383–388

37. Loprinzi PD, Maskalick S, Brown K, Gilham B. Association between depression and tinnitus in a nationally representative sample of US older adults. Aging Ment Health 2013;17(6):714–717

38. Schlee W, Kleinjung T, Hiller W, Goebel G, Kolassa IT, Langguth B. Does tinnitus distress depend on age of onset? PLoS ONE 2011;6(11):e27379

39. Song JJ, De Ridder D, Schlee W, Van de Heyning P, Vanneste S. "Distressed aging": the differences in brain activity between early- and late-onset tinnitus. Neurobiol Aging 2013;34(7):1853–1863

40. Borghi C, Cosentino ER, Rinaldi ER, et al. Tinnitus in elderly patients and prognosis of mild-to-moderate congestive heart failure: a cross-sectional study with a long-term extension of the clinical follow-up. BMC Med 2011;9:80

41. Johnson KR, Erway LC, Cook SA, Willott JF, Zheng QY. A major gene affecting age-related hearing loss in C57BL/6J mice. Hear Res 1997;114(1-2):83–92

42. Noben-Trauth K, Zheng QY, Johnson KR. Association of cadherin 23 with polygenic inheritance and genetic modification of sensorineural hearing loss. Nat Genet 2003;35(1):21–23

43. Drayton M, Noben-Trauth K. Mapping quantitative trait loci for hearing loss in Black Swiss mice. Hear Res 2006;212(1-2):128–139

44. Mashimo T, Erven AE, Spiden SL, Guénet JL, Steel KP. Two quantitative trait loci affecting progressive hearing loss in 101/H mice. Mamm Genome 2006;17(8):841–850

45. Zheng QY, Ding D, Yu H, Salvi RJ, Johnson KR. A locus on distal chromosome 10 (ahl4) affecting age-related hearing loss in A/J mice. Neurobiol Aging 2009;30(10):1693–1705

46. Noben-Trauth K, Latoche JR, Neely HR, Bennett B. Phenotype and genetics of progressive sensorineural hearing loss (Snhl1) in the LXS set of recombinant inbred strains of mice. PLoS ONE 2010;5(7):e11459

47. Schacht J, Altschuler R, Burke DT, et al. Alleles that modulate late life hearing in genetically heterogeneous mice. Neurobiol Aging 2012;33(8):e15–e29

48. Gates GA, Couropmitree NN, Myers RH. Genetic associations in age-related hearing thresholds. Arch Otolaryngol Head Neck Surg 1999;125(6):654–659

49. DeStefano AL, Gates GA, Heard-Costa N, Myers RH, Baldwin CT. Genomewide linkage analysis to presbycusis in the Framingham Heart Study. Arch Otolaryngol Head Neck Surg 2003;129(3):285–289

50. Demeester K, van Wieringen A, Hendrickx JJ, et al. Heritability of audiometric shape parameters and familial aggregation of presbycusis in an elderly Flemish population. Hear Res 2010;265(1-2):1–10
51. McMahon CM, Kifley A, Rochtchina E, Newall P, Mitchell P. The contribution of family history to hearing loss in an older population. Ear Hear 2008;29(4):578–584
52. Christensen K, Frederiksen H, Hoffman HJ. Genetic and environmental influences on self-reported reduced hearing in the old and oldest old. J Am Geriatr Soc 2001;49(11):1512–1517
53. Garringer HJ, Pankratz ND, Nichols WC, Reed T. Hearing impairment susceptibility in elderly men and the DFNA18 locus. Arch Otolaryngol Head Neck Surg 2006;132(5):506–510
54. Rodriguez-Paris J, Ballay C, Inserra M, et al. Genetic analysis of presbycusis by arrayed primer extension. Ann Clin Lab Sci 2008;38(4):352–360
55. Van Laer L, Van Eyken E, Fransen E, et al. The grainyhead like 2 gene (GRHL2), alias TFCP2L3, is associated with age-related hearing impairment. Hum Mol Genet 2008;17(2):159–169
56. Lin YH, Wu CC, Hsu CJ, Hwang JH, Liu TC. The grainyhead-like 2 gene (GRHL2) single nucleotide polymorphism is not associated with age-related hearing impairment in Han Chinese. Laryngoscope 2011;121(6):1303–1307
57. Bai U, Seidman MD, Hinojosa R, Quirk WS. Mitochondrial DNA deletions associated with aging and possibly presbycusis: a human archival temporal bone study. Am J Otol 1997;18(4):449–453
58. Markaryan A, Nelson EG, Hinojosa R. Quantification of the mitochondrial DNA common deletion in presbycusis. Laryngoscope 2009;119(6):1184–1189
59. Crawley BK, Keithley EM. Effects of mitochondrial mutations on hearing and cochlear pathology with age. Hear Res 2011;280(1-2):201–208
60. Bonneux S, Fransen E, Van Eyken E, et al. Inherited mitochondrial variants are not a major cause of age-related hearing impairment in the European population. Mitochondrion 2011;11(5):729–734
61. Sohal RS, Weindruch R. Oxidative stress, caloric restriction, and aging. Science 1996;273(5271):59–63
62. Staecker H, Zheng QY, Van De Water TR. Oxidative stress in aging in the C57Bl6/J mouse cochlea. Acta Otolaryngol 2001;121(6):666–672
63. Riva C, Donadieu E, Magnan J, Lavieille JP. Age-related hearing loss in CD/1 mice is associated to ROS formation and HIF target proteins up-regulation in the cochlea. Exp Gerontol 2007;42(4):327–336
64. Ying YL, Balaban CD. Regional distribution of manganese superoxide dismutase 2 (Mn SOD2) expression in rodent and primate spiral ganglion cells. Hear Res 2009;253(1-2):116–124
65. Chang NC, Ho CK, Wu MT, Yu ML, Ho KY. Effect of manganese-superoxide dismutase genetic polymorphisms IVS3-23T/G on noise susceptibility in Taiwan. Am J Otolaryngol 2009;30(6):396–400
66. Nolan LS, Cadge BA, Gomez-Dorado M, Dawson SJ. A functional and genetic analysis of SOD2 promoter variants and their contribution to age-related hearing loss. Mech Ageing Dev 2013;134(7-8):298–306
67. Bared A, Ouyang X, Angeli S, et al. Antioxidant enzymes, presbycusis, and ethnic variability. Otolaryngol Head Neck Surg 2010;143(2):263–268
68. Unal M, Tamer L, Doğruer ZN, Yildirim H, Vayisoğlu Y, Camdeviren H. N-acetyltransferase 2 gene polymorphism and presbycusis. Laryngoscope 2005;115(12):2238–2241
69. Angeli SI, Bared A, Ouyang X, Du LL, Yan D, Zhong Liu X. Audioprofiles and antioxidant enzyme genotypes in presbycusis. Laryngoscope 2012;122(11):2539–2542
70. Izumikawa M, Minoda R, Kawamoto K, et al. Auditory hair cell replacement and hearing improvement by Atoh1 gene therapy in deaf mammals. Nat Med 2005;11(3):271–276
71. Gates GA, Cobb JL, D'Agostino RB, Wolf PA. The relation of hearing in the elderly to the presence of cardiovascular disease and cardiovascular risk factors. Arch Otolaryngol Head Neck Surg 1993;119(2):156–161
72. Torre P III, Cruickshanks KJ, Klein BE, Klein R, Nondahl DM. The association between cardiovascular disease and cochlear function in older adults. J Speech Lang Hear Res 2005;48(2):473–481
73. Agrawal Y, Platz EA, Niparko JK. Prevalence of hearing loss and differences by demographic characteristics among US adults: data from the National Health and Nutrition Examination Survey, 1999-2004. Arch Intern Med 2008;168(14):1522–1530
74. Hull RH, Kerschen SR. The influence of cardiovascular health on peripheral and central auditory function in adults: a research review. Am J Audiol 2010;19(1):9–16
75. Helzner EP, Patel AS, Pratt S, et al. Hearing sensitivity in older adults: associations with cardiovascular risk factors in the health, aging and body composition study. J Am Geriatr Soc 2011;59(6):972–979
76. Kakarlapudi V, Sawyer R, Staecker H. The effect of diabetes on sensorineural hearing loss. Otol Neurotol 2003;24(3):382–386
77. Bainbridge KE, Hoffman HJ, Cowie CC. Risk factors for hearing impairment among U.S. adults with diabetes: National Health and Nutrition Examination Survey 1999-2004. Diabetes Care 2011;34(7):1540–1545
78. Austin DF, Konrad-Martin D, Griest S, McMillan GP, McDermott D, Fausti S. Diabetes-related changes in hearing. Laryngoscope 2009;119(9):1788–1796
79. Cheng YJ, Gregg EW, Saaddine JB, Imperatore G, Zhang X, Albright AL. Three decade change in the prevalence of hearing impairment and its association with diabetes in the United States. Prev Med 2009;49(5):360–364
80. Mitchell P, Gopinath B, McMahon CM, et al. Relationship of Type 2 diabetes to the prevalence, incidence and progression of age-related hearing loss. Diabet Med 2009;26(5):483–488
81. Brant LJ, Gordon-Salant S, Pearson JD, et al. Risk factors related to age-associated hearing loss in the speech frequencies. J Am Acad Audiol 1996;7(3):152–160
82. Lin FR. Hearing loss and cognition among older adults in the United States. J Gerontol A Biol Sci Med Sci 2011;66(10):1131–1136
83. Gopinath B, Schneider J, Rochtchina E, Leeder SR, Mitchell P. Association between age-related hearing loss and stroke in an older population. Stroke 2009;40(4):1496–1498
84. Vilayur E, Gopinath B, Harris DC, Burlutsky G, McMahon CM, Mitchell P. The association between reduced GFR and hearing loss: a cross-sectional population-based study. Am J Kidney Dis 2010;56(4):661–669
85. Verschuur CA, Dowell A, Syddall HE, et al. Markers of inflammatory status are associated with hearing threshold in older people: findings from the Hertfordshire Ageing Study. Age Ageing 2012;41(1):92–97
86. Nash SD, Cruickshanks KJ, Zhan W, et al. Long-term assessment of systemic inflammation and the cumulative incidence of age-related hearing impairment in the epidemiology of hearing loss study. J Gerontol A Biol Sci Med Sci 2014;69(2):207–214
87. Susmano A, Rosenbush SW. Hearing loss and ischemic heart disease. Am J Otol 1988;9(5):403–408
88. Lim DP, Stephens SD. Clinical investigation of hearing loss in the elderly. Clin Otolaryngol Allied Sci 1991;16(3):288–293
89. Rosenhall U, Hederstierna C, Idrizbegovic E. Otological diagnoses and probable age-related auditory neuropathy in "younger" and "older" elderly persons. Int J Audiol 2011;50(9):578–581

90. Kotimäki J, Sorri M, Muhli A. Prognosis of hearing impairment in Ménière's disease. Acta Otolaryngol Suppl 2001;545:14–18

91. Sakihara Y, Parving A. Clinical otosclerosis, prevalence estimates and spontaneous progress. Acta Otolaryngol 1999;119(4):468–472

92. Dornhoffer JL, Bailey HA Jr, Graham SS. Long-term hearing results following stapedotomy. Am J Otol 1994;15(5):674–678

93. Soudry E, Sulkes J, Attias J, Nageris BI. Bone conduction in otosclerosis—operated versus non-operated ears. J Basic Clin Physiol Pharmacol 2007;18(3):189–199

94. Clark K, Sowers MR, Wallace RB, Jannausch ML, Lemke J, Anderson CV. Age-related hearing loss and bone mass in a population of rural women aged 60 to 85 years. Ann Epidemiol 1995;5(1):8–14

95. Helzner EP, Cauley JA, Pratt SR, et al. Hearing sensitivity and bone mineral density in older adults: the Health, Aging and Body Composition Study. Osteoporos Int 2005;16(12):1675–1682

96. Cruickshanks KJ, Klein R, Klein BE, Wiley TL, Nondahl DM, Tweed TS. Cigarette smoking and hearing loss: the epidemiology of hearing loss study. JAMA 1998;279(21):1715–1719

97. Fransen E, Topsakal V, Hendrickx JJ, et al. Occupational noise, smoking, and a high body mass index are risk factors for age-related hearing impairment and moderate alcohol consumption is protective: a European population-based multicenter study. J Assoc Res Otolaryngol 2008;9(3):264–276, discussion 261–263

98. Gates GA, Schmid P, Kujawa SG, Nam B, D'Agostino R. Longitudinal threshold changes in older men with audiometric notches. Hear Res 2000;141(1-2):220–228

99. Rosenhall U. The influence of ageing on noise-induced hearing loss. Noise Health 2003;5(20):47–53

100. Xiong M, Yang C, Lai H, Wang J. Impulse noise exposure in early adulthood accelerates age-related hearing loss. Eur Arch Otorhinolaryngol 2014;271(6):1351–1354

101. Biassoni EC, Serra MR, Richtert U, et al. Recreational noise exposure and its effects on the hearing of adolescents. Part II: development of hearing disorders. Int J Audiol 2005;44(2):74–85

102. Ciorba A, Benatti A, Bianchini C, et al. High frequency hearing loss in the elderly: effect of age and noise exposure in an Italian group. J Laryngol Otol 2011;125(8):776–780

103. Kujawa SG, Liberman MC. Acceleration of age-related hearing loss by early noise exposure: evidence of a misspent youth. J Neurosci 2006;26(7):2115–2123

104. Gopinath B, Thiagalingam A, Teber E, Mitchell P. Exposure to workplace noise and the risk of cardiovascular disease events and mortality among older adults. Prev Med 2011;53(6):390–394

105. Wild DC, Brewster MJ, Banerjee AR. Noise-induced hearing loss is exacerbated by long-term smoking. Clin Otolaryngol 2005;30(6):517–520

106. National Cancer Institute. Surveillance, Epidemiology, and End Results Program (SEER). Revision History of the SEER Cancer Statistics Review (CSR), 1975–2010. 2013. http://seer.cancer.gov/csr/1975_2010/. Accessed February 1, 2014

107. Nagy JL, Adelstein DJ, Newman CW, Rybicki LA, Rice TW, Lavertu P. Cisplatin ototoxicity: the importance of baseline audiometry. Am J Clin Oncol 1999;22(3):305–308

108. Jiang H, Talaska AE, Schacht J, Sha SH. Oxidative imbalance in the aging inner ear. Neurobiol Aging 2007;28(10):1605–1612

109. Rybak LP, Ramkumar V. Ototoxicity. Kidney Int 2007;72(8):931–935

110. Rybak LP, Mukherjea D, Jajoo S, Ramkumar V. Cisplatin ototoxicity and protection: clinical and experimental studies. Tohoku J Exp Med 2009;219(3):177–186

111. Parham K. Can intratympanic dexamethasone protect against cisplatin ototoxicity in mice with age-related hearing loss? Otolaryngol Head Neck Surg 2011;145(4):635–640

112. Laurell G, Borg E. Ototoxicity of cisplatin in gynaecological cancer patients. Scand Audiol 1988;17(4):241–247

113. Bielefeld EC, Coling D, Chen GD, et al. Age-related hearing loss in the Fischer 344/NHsd rat substrain. Hear Res 2008;241(1-2):26–33

114. Someya S, Xu J, Kondo K, et al. Age-related hearing loss in C57BL/6J mice is mediated by Bak-dependent mitochondrial apoptosis. Proc Natl Acad Sci USA 2009;106(46):19432–19437

115. Sha SH, Kanicki A, Halsey K, Wearne KA, Schacht J. Antioxidant-enriched diet does not delay the progression of age-related hearing loss. Neurobiol Aging 2012;33(5):e15–e16

116. Someya S, Yamasoba T, Weindruch R, Prolla TA, Tanokura M. Caloric restriction suppresses apoptotic cell death in the mammalian cochlea and leads to prevention of presbycusis. Neurobiol Aging 2007;28(10):1613–1622

117. Gopinath B, Flood VM, McMahon CM, et al. Dietary antioxidant intake is associated with the prevalence but not incidence of age-related hearing loss. J Nutr Health Aging 2011;15(10):896–900

118. Gopinath B, Flood VM, Rochtchina E, McMahon CM, Mitchell P. Consumption of omega-3 fatty acids and fish and risk of age-related hearing loss. Am J Clin Nutr 2010;92(2):416–421

119. Spankovich C, Le Prell CG. Healthy diets, healthy hearing: National Health and Nutrition Examination Survey, 1999-2002. Int J Audiol 2013;52(6):369–376

120. Hwang JH, Wu CC, Hsu CJ, Liu TC, Yang WS. Association of central obesity with the severity and audiometric configurations of age-related hearing impairment. Obesity (Silver Spring) 2009;17(9):1796–1801

121. Michikawa T, Nishiwaki Y, Asakura K, et al. Sunlight exposure may be a risk factor of hearing impairment: a community-based study in Japanese older men and women. J Gerontol A Biol Sci Med Sci 2013;68(1):96–103

122. Park SK, Elmarsafawy S, Mukherjee B, et al. Cumulative lead exposure and age-related hearing loss: the VA Normative Aging Study. Hear Res 2010;269(1-2):48–55

123. Zhan W, Cruickshanks KJ, Klein BE, et al. Modifiable determinants of hearing impairment in adults. Prev Med 2011;53(4-5):338–342

124. Zhan W, Cruickshanks KJ, Klein BE, et al. Generational differences in the prevalence of hearing impairment in older adults. Am J Epidemiol 2010;171(2):260–266

125. Sulaiman AH, Husain R, Seluakumaran K. Evaluation of early hearing damage in personal listening device users using extended high-frequency audiometry and otoacoustic emissions. Eur Arch Otorhinolaryngol 2014;271(6):1463–1470

126. Gates GA, Gibbons LE, McCurry SM, Crane PK, Feeney MP, Larson EB. Executive dysfunction and presbycusis in older persons with and without memory loss and dementia [published correction available in Cogn Behav Neurol 2011;24(1):39. Note: McCusrry, Susan M corrected to McCurry, Susan M]. Cogn Behav Neurol 2010;23(4):218–223

127. Monteiro de Castro Silva I, Feitosa MA. High-frequency audiometry in young and older adults when conventional audiometry is normal. Braz J Otorhinolaryngol 2006;72(5):665–672

128. Stenklev NC, Laukli E. Presbyacusis-hearing thresholds and the ISO 7029. Int J Audiol 2004;43(5):295–306

129. Schuknecht HF. Further Observations on the Pathology of Presbycusis. Arch Otolaryngol 1964;80:369–382

130. Schuknecht HF, Gacek MR. Cochlear pathology in presbycusis. Ann Otol Rhinol Laryngol 1993;102(1 Pt 2):1–16

131. Gates GA, Mills JH. Presbycusis. Lancet 2005;366(9491):1111–1120

132. Nelson EG, Hinojosa R. Presbycusis: a human temporal bone study of individuals with flat audiometric patterns of hearing loss using a new method to quantify stria vascularis volume. Laryngoscope 2003;113(10):1672–1686

133. Nelson EG, Hinojosa R. Presbycusis: a human temporal bone study of individuals with downward sloping audiometric patterns of hearing loss and review of the literature. Laryngoscope 2006;116(9 Pt 3, Suppl 112):1–12

134. Scholtz AW, Kammen-Jolly K, Felder E, Hussl B, Rask-Andersen H, Schrott-Fischer A. Selective aspects of human pathology in high-tone hearing loss of the aging inner ear. Hear Res 2001;157(1-2):77–86

135. Chen MA, Webster P, Yang E, Linthicum FH Jr. Presbycusic neuritic degeneration within the osseous spiral lamina. Otol Neurotol 2006;27(3):316–322

136. Dubno JR, Eckert MA, Lee FS, Matthews LJ, Schmiedt RA. Classifying human audiometric phenotypes of age-related hearing loss from animal models. J Assoc Res Otolaryngol 2013;14(5):687–701

137. Willott JF, Hunter KP, Coleman JR. Aging and presbycusis: effects on 2-deoxy-D-glucose uptake in the mouse auditory brain stem in quiet. Exp Neurol 1988;99(3):615–621

138. Willott JF, Jackson LM, Hunter KP. Morphometric study of the anteroventral cochlear nucleus of two mouse models of presbycusis. J Comp Neurol 1987;260(3):472–480

139. Willott JF, Parham K, Hunter KP. Response properties of inferior colliculus neurons in middle-aged C57BL/6J mice with presbycusis. Hear Res 1988;37(1):15–27

140. Willott JF, Parham K, Hunter KP. Response properties of inferior colliculus neurons in young and very old CBA/J mice. Hear Res 1988;37(1):1–14

141. Willott JF, Aitkin LM, McFadden SL. Plasticity of auditory cortex associated with sensorineural hearing loss in adult C57BL/6J mice. J Comp Neurol 1993;329(3):402–411

142. Peelle JE, Troiani V, Grossman M, Wingfield A. Hearing loss in older adults affects neural systems supporting speech comprehension. J Neurosci 2011;31(35):12638–12643

143. Gallun FJ, Diedesch AC, Kampel SD, Jakien KM. Independent impacts of age and hearing loss on spatial release in a complex auditory environment. Front Neurosci 2013;7:252

144. Saija JD, Akyürek EG, Andringa TC, Baskent D. Perceptual restoration of degraded speech is preserved with advancing age. J Assoc Res Otolaryngol 2014;15(1):139–148

145. Kathleen Pichora-Fuller M. Use of supportive context by younger and older adult listeners: balancing bottom-up and top-down information processing. Int J Audiol 2008;47(Suppl 2):S72–S82

146. Baskent D, Eiler CL, Edwards B. Phonemic restoration by hearing-impaired listeners with mild to moderate sensorineural hearing loss. Hear Res 2010;260(1-2):54–62

147. Benard MR, Baskent D; MR B. Perceptual learning of interrupted speech. PLoS ONE 2013;8(3):e58149

148. Wingfield A, Grossman M. Language and the aging brain: patterns of neural compensation revealed by functional brain imaging. J Neurophysiol 2006;96(6):2830–2839

149. Hwang JH, Li CW, Wu CW, Chen JH, Liu TC. Aging effects on the activation of the auditory cortex during binaural speech listening in white noise: an fMRI study. Audiol Neurootol 2007;12(5):285–294

150. Wong PC, Ettlinger M, Sheppard JP, Gunasekera GM, Dhar S. Neuroanatomical characteristics and speech perception in noise in older adults. Ear Hear 2010;31(4):471–479

151. Erb J, Obleser J. Upregulation of cognitive control networks in older adults' speech comprehension. Front Syst Neurosci 2013;7:116

152. Welsh LW, Welsh JJ, Healy MP. Central presbycusis. Laryngoscope 1985;95(2):128–136

153. Martin JS, Jerger JF. Some effects of aging on central auditory processing. J Rehabil Res Dev 2005;42(4, Suppl 2):25–44

154. Anderson S, Kraus N. Sensory-cognitive interaction in the neural encoding of speech in noise: a review. J Am Acad Audiol 2010;21(9):575–585

155. Humes LE, Dubno JR, Gordon-Salant S, et al. Central presbycusis: a review and evaluation of the evidence. J Am Acad Audiol 2012;23(8):635–666

156. Gates GA, Feeney MP, Mills D. Cross-sectional age-changes of hearing in the elderly. Ear Hear 2008;29(6):865–874

157. Chmiel R, Jerger J. Hearing aid use, central auditory disorder, and hearing handicap in elderly persons. J Am Acad Audiol 1996;7(3):190–202

158. Henkin Y, Waldman A, Kishon-Rabin L. The benefits of bilateral versus unilateral amplification for the elderly: are two always better than one? J Basic Clin Physiol Pharmacol 2007;18(3):201–216

159. Parham K, Lin FR, Coelho DH, Sataloff RT, Gates GA. Comprehensive management of presbycusis: central and peripheral. Otolaryngol Head Neck Surg 2013;148(4):537–539

160. Gates GA. Central presbycusis: an emerging view. Otolaryngol Head Neck Surg 2012;147(1):1–2

161. Gates GA, Cobb JL, Linn RT, Rees T, Wolf PA, D'Agostino RB. Central auditory dysfunction, cognitive dysfunction, and dementia in older people. Arch Otolaryngol Head Neck Surg 1996;122(2):161–167

162. Pickles JO. An Introduction to the Physiology of Hearing. Bingley, UK: Emerald Group Publishing; 2008

163. Tun PA, McCoy S, Wingfield A. Aging, hearing acuity, and the attentional costs of effortful listening. Psychol Aging 2009;24(3):761–766

164. Pichora-Fuller MK, Schneider BA, Daneman M. How young and old adults listen to and remember speech in noise. J Acoust Soc Am 1995;97(1):593–608

165. Rabbitt PM. Channel-capacity, intelligibility and immediate memory. Q J Exp Psychol 1968;20(3):241–248

166. Rabbitt P. Mild hearing loss can cause apparent memory failures which increase with age and reduce with IQ. Acta Otolaryngol Suppl 1990;476:167–175, discussion 176

167. McCoy SL, Tun PA, Cox LC, Colangelo M, Stewart RA, Wingfield A. Hearing loss and perceptual effort: downstream effects on older adults' memory for speech. Q J Exp Psychol A 2005;58(1):22–33

168. Wingfield A, Tun PA, McCoy SL. Hearing loss in older adulthood: what it is and how it interacts with cognitive performance. Curr Dir Psychol Sci 2005;14(3):144–148

169. Wingfield A, McCoy SL, Peelle JE, Tun PA, Cox LC. Effects of adult aging and hearing loss on comprehension of rapid speech varying in syntactic complexity. J Am Acad Audiol 2006;17(7):487–497

170. Kahneman D. Attention and Effort. Englewood Cliffs, NJ: Prentice-Hall; 1973

171. Husain FT, Medina RE, Davis CW, et al. Neuroanatomical changes due to hearing loss and chronic tinnitus: a combined VBM and DTI study. Brain Res 2011;1369:74–88

172. Eckert MA, Cute SL, Vaden KI Jr, Kuchinsky SE, Dubno JR. Auditory cortex signs of age-related hearing loss. J Assoc Res Otolaryngol 2012;13(5):703–713

173. Chang Y, Lee SH, Lee YJ, et al. Auditory neural pathway evaluation on sensorineural hearing loss using diffusion tensor imaging. Neuroreport 2004;15(11):1699–1703

174. Lin Y, Wang J, Wu C, Wai Y, Yu J, Ng S. Diffusion tensor imaging of the auditory pathway in sensorineural hearing loss: changes in

radial diffusivity and diffusion anisotropy. J Magn Reson Imaging 2008;28(3):598–603

175. Miao W, Li J, Tang M, et al. Altered white matter integrity in adolescents with prelingual deafness: a high-resolution tract-based spatial statistics imaging study. AJNR Am J Neuroradiol 2013;34(6):1264–1270

176. Kakigi A, Hirakawa H, Harel N, Mount RJ, Harrison RV. Tonotopic mapping in auditory cortex of the adult chinchilla with amikacin-induced cochlear lesions. Audiology 2000;39(3):153–160

177. Cheung SW, Bonham BH, Schreiner CE, Godey B, Copenhaver DA. Realignment of interaural cortical maps in asymmetric hearing loss. J Neurosci 2009;29(21):7065–7078

178. Schwaber MK, Garraghty PE, Kaas JH. Neuroplasticity of the adult primate auditory cortex following cochlear hearing loss. Am J Otol 1993;14(3):252–258

179. Gröschel M, Götze R, Ernst A, Basta D. Differential impact of temporary and permanent noise-induced hearing loss on neuronal cell density in the mouse central auditory pathway. J Neurotrauma 2010;27(8):1499–1507

180. Davis MH, Johnsrude IS. Hearing speech sounds: top-down influences on the interface between audition and speech perception. Hear Res 2007;229(1-2):132–147

181. Peelle JE, Johnsrude IS, Davis MH. Hierarchical processing for speech in human auditory cortex and beyond. Front Hum Neurosci 2010;4:51

182. Lin FR, Ferrucci L, An Y, et al. Association of hearing impairment with brain volume changes in older adults. Neuroimage 2014;90(Jan):84–92

183. Peelle JE. The hemispheric lateralization of speech processing depends on what "speech" is: a hierarchical perspective. Front Hum Neurosci 2012;6:309

184. Chételat G, Landeau B, Eustache F, et al. Using voxel-based morphometry to map the structural changes associated with rapid conversion in MCI: a longitudinal MRI study. Neuroimage 2005;27(4):934–946

185. Gordon-Salant S. Hearing loss and aging: new research findings and clinical implications. J Rehabil Res Dev 2005;42(4, Suppl 2):9–24

186. Wiley TL, Cruickshanks KJ, Nondahl DM, Tweed TS, Klein R, Klein BE. Aging and word recognition in competing message. J Am Acad Audiol 1998;9(3):191–198

187. Halling DC, Humes LE. Factors affecting the recognition of reverberant speech by elderly listeners. J Speech Lang Hear Res 2000;43(2):414–431

188. Humes LE, Watson BU, Christensen LA, Cokely CG, Halling DC, Lee L. Factors associated with individual differences in clinical measures of speech recognition among the elderly. J Speech Hear Res 1994;37(2):465–474

189. Dubno JR, Dirks DD, Morgan DE. Effects of age and mild hearing loss on speech recognition in noise. J Acoust Soc Am 1984;76(1):87–96

190. Brink P, Stones M. Examination of the relationship among hearing impairment, linguistic communication, mood, and social engagement of residents in complex continuing-care facilities. Gerontologist 2007;47(5):633–641

191. Kramer SE, Kapteyn TS, Kuik DJ, Deeg DJ. The association of hearing impairment and chronic diseases with psychosocial health status in older age. J Aging Health 2002;14(1):122–137

192. Strawbridge WJ, Wallhagen MI, Shema SJ, Kaplan GA. Negative consequences of hearing impairment in old age: a longitudinal analysis. Gerontologist 2000;40(3):320–326

193. Resnick HE, Fries BE, Verbrugge LM. Windows to their world: the effect of sensory impairments on social engagement and activity time in nursing home residents. J Gerontol B Psychol Sci Soc Sci 1997;52(3):S135–S144

194. Weinstein BE, Ventry IM. Hearing impairment and social isolation in the elderly. J Speech Hear Res 1982;25(4):593–599

195. Thomas A, Herbst KG. Social and psychological implications of acquired deafness for adults of employment age. Br J Audiol 1980;14(3):76–85

196. Durkheim E. Suicide. New York, NY: Free Press; [1897], 1951

197. Seeman TE. Social ties and health: the benefits of social integration. Ann Epidemiol 1996;6(5):442–451

198. House JS, Landis KR, Umberson D. Social relationships and health. Science 1988;241(4865):540–545

199. Broadhead WE, Kaplan BH, James SA, et al. The epidemiologic evidence for a relationship between social support and health. Am J Epidemiol 1983;117(5):521–537

200. Barnes DE, Cauley JA, Lui LY, et al. Women who maintain optimal cognitive function into old age. J Am Geriatr Soc 2007;55(2):259–264

201. Béland F, Zunzunegui MV, Alvarado B, Otero A, Del Ser T. Trajectories of cognitive decline and social relations. J Gerontol B Psychol Sci Soc Sci 2005;60(6):320–P330

202. Holtzman RE, Rebok GW, Saczynski JS, Kouzis AC, Wilcox Doyle K, Eaton WW. Social network characteristics and cognition in middle-aged and older adults. J Gerontol B Psychol Sci Soc Sci 2004;59(6):278–284

203. Barnes LL, Mendes de Leon CF, Wilson RS, Bienias JL, Evans DA. Social resources and cognitive decline in a population of older African Americans and whites. Neurology 2004;63(12):2322–2326

204. Zunzunegui MV, Alvarado BE, Del Ser T, Otero A. Social networks, social integration, and social engagement determine cognitive decline in community-dwelling Spanish older adults. J Gerontol B Psychol Sci Soc Sci 2003;58(2):S93–S100

205. Bassuk SS, Glass TA, Berkman LF. Social disengagement and incident cognitive decline in community-dwelling elderly persons. Ann Intern Med 1999;131(3):165–173

206. Saczynski JS, Pfeifer LA, Masaki K, et al. The effect of social engagement on incident dementia: the Honolulu-Asia Aging Study. Am J Epidemiol 2006;163(5):433–440

207. Karp A, Paillard-Borg S, Wang HX, Silverstein M, Winblad B, Fratiglioni L. Mental, physical and social components in leisure activities equally contribute to decrease dementia risk. Dement Geriatr Cogn Disord 2006;21(2):65–73

208. Wang HX, Karp A, Winblad B, Fratiglioni L. Late-life engagement in social and leisure activities is associated with a decreased risk of dementia: a longitudinal study from the Kungsholmen project. Am J Epidemiol 2002;155(12):1081–1087

209. Scarmeas N, Levy G, Tang MX, Manly J, Stern Y. Influence of leisure activity on the incidence of Alzheimer's disease. Neurology 2001;57(12):2236–2242

210. Fratiglioni L, Wang HX, Ericsson K, Maytan M, Winblad B. Influence of social network on occurrence of dementia: a community-based longitudinal study. Lancet 2000;355(9212):1315–1319

211. Helmer C, Damon D, Letenneur L, et al. Marital status and risk of Alzheimer's disease: a French population-based cohort study. Neurology 1999;53(9):1953–1958

212. Bickel H, Cooper B. Incidence and relative risk of dementia in an urban elderly population: findings of a prospective field study. Psychol Med 1994;24(1):179–192

213. Vogt TM, Mullooly JP, Ernst D, Pope CR, Hollis JF. Social networks as predictors of ischemic heart disease, cancer, stroke and hypertension: incidence, survival and mortality. J Clin Epidemiol 1992;45(6):659–666

214. Ruberman W, Weinblatt E, Goldberg JD, Chaudhary BS. Psychosocial influences on mortality after myocardial infarction. N Engl J Med 1984;311(9):552–559

215. Reed D, McGee D, Yano K, Feinleib M. Social networks and coronary heart disease among Japanese men in Hawaii. Am J Epidemiol 1983;117(4):384–396
216. Strawbridge WJ, Camacho TC, Cohen RD, Kaplan GA. Gender differences in factors associated with change in physical functioning in old age: a 6-year longitudinal study. Gerontologist 1993;33(5):603–609
217. Roos NP, Havens B. Predictors of successful aging: a twelve-year study of Manitoba elderly. Am J Public Health 1991;81(1):63–68
218. Mor V, Murphy J, Masterson-Allen S, et al. Risk of functional decline among well elders. J Clin Epidemiol 1989;42(9):895–904
219. Palmore EB, Nowlin JB, Wang HS. Predictors of function among the old-old: a 10-year follow-up. J Gerontol 1985;40(2):244–250
220. Freedman VA, Berkman LF, Rapp SR, Ostfeld AM. Family networks: predictors of nursing home entry. Am J Public Health 1994;84(5):843–845
221. Steinbach U. Social networks, institutionalization, and mortality among elderly people in the United States. J Gerontol 1992;47(4):S183–S190
222. Cole SW, Hawkley LC, Arevalo JM, Cacioppo JT. Transcript origin analysis identifies antigen-presenting cells as primary targets of socially regulated gene expression in leukocytes. Proc Natl Acad Sci USA 2011;108(7):3080–3085
223. Cole SW, Hawkley LC, Arevalo JM, Sung CY, Rose RM, Cacioppo JT. Social regulation of gene expression in human leukocytes. Genome Biol 2007;8(9):R189
224. Glass TA, De Leon CF, Bassuk SS, Berkman LF. Social engagement and depressive symptoms in late life: longitudinal findings. J Aging Health 2006;18(4):604–628
225. Kawachi I, Berkman LF. Social ties and mental health. J Urban Health 2001;78(3):458–467
226. Oxman TE, Berkman LF, Kasl S, Freeman DH Jr, Barrett J. Social support and depressive symptoms in the elderly. Am J Epidemiol 1992;135(4):356–368
227. Berkman LF, Glass T, Brissette I, Seeman TE. From social integration to health: Durkheim in the new millennium. Soc Sci Med 2000;51(6):843–857
228. Uhlmann RF, Larson EB, Rees TS, Koepsell TD, Duckert LG. Relationship of hearing impairment to dementia and cognitive dysfunction in older adults. JAMA 1989;261(13):1916–1919
229. Valentijn SA, van Boxtel MP, van Hooren SA, et al. Change in sensory functioning predicts change in cognitive functioning: results from a 6-year follow-up in the maastricht aging study. J Am Geriatr Soc 2005;53(3):374–380
230. Ohta RJ, Carlin MF, Harmon BM. Auditory acuity and performance on the mental status questionnaire in the elderly. J Am Geriatr Soc 1981;29(10):476–478
231. Granick S, Kleban MH, Weiss AD. Relationships between hearing loss and cognition in normally hearing aged persons. J Gerontol 1976;31(4):434–440
232. Thomas PD, Hunt WC, Garry PJ, Hood RB, Goodwin JM, Goodwin JS. Hearing acuity in a healthy elderly population: effects on emotional, cognitive, and social status. J Gerontol 1983;38(3):321–325
233. Gussekloo J, de Craen AJ, Oduber C, van Boxtel MP, Westendorp RG. Sensory impairment and cognitive functioning in oldest-old subjects: the Leiden 85+ Study. Am J Geriatr Psychiatry 2005;13(9):781–786
234. Lindenberger U, Baltes PB. Sensory functioning and intelligence in old age: a strong connection. Psychol Aging 1994;9(3):339–355
235. Tay T, Wang JJ, Kifley A, Lindley R, Newall P, Mitchell P. Sensory and cognitive association in older persons: findings from an older Australian population. Gerontology 2006;52(6):386–394
236. Gennis V, Garry PJ, Haaland KY, Yeo RA, Goodwin JS. Hearing and cognition in the elderly. New findings and a review of the literature. Arch Intern Med 1991;151(11):2259–2264
237. Anstey KJ, Luszcz MA, Sanchez L. Two-year decline in vision but not hearing is associated with memory decline in very old adults in a population-based sample. Gerontology 2001;47(5):289–293
238. Gallacher J. Hearing, cognitive impairment, and aging: a critical review. Rev Clin Gerontol 2004;14:199–209
239. Lin FR, Ferrucci L, Metter EJ, An Y, Zonderman AB, Resnick SM. Hearing loss and cognition in the Baltimore Longitudinal Study of Aging. Neuropsychology 2011;25(6):763–770
240. Lin FR, Metter EJ, O'Brien RJ, Resnick SM, Zonderman AB, Ferrucci L. Hearing loss and incident dementia. Arch Neurol 2011;68(2):214–220
241. Lin FR, Yaffe K, Xia J, et al. Health ABC Study Group. Hearing loss and cognitive decline in older adults. JAMA Intern Med 2013;173(4):293–299
242. Gallacher J, Ilubaera V, Ben-Shlomo Y, et al. Auditory threshold, phonologic demand, and incident dementia. Neurology 2012;79(15):1583–1590
243. Wallhagen MI, Strawbridge WJ, Shema SJ, Kurata J, Kaplan GA. Comparative impact of hearing and vision impairment on subsequent functioning. J Am Geriatr Soc 2001;49(8):1086–1092
244. Hickson L, Wood J, Chaparro A, Lacherez P, Marszalek R. Hearing impairment affects older people's ability to drive in the presence of distracters. J Am Geriatr Soc 2010;58(6):1097–1103
245. Viljanen A, Kaprio J, Pyykkö I, Sorri M, Koskenvuo M, Rantanen T. Hearing acuity as a predictor of walking difficulties in older women. J Am Geriatr Soc 2009;57(12):2282–2286
246. Li L, Simonsick EM, Ferrucci L, Lin FR. Hearing loss and gait speed among older adults in the United States. Gait Posture 2013;38(1):25–29
247. Viljanen A, Kaprio J, Pyykkö I, et al. Hearing as a predictor of falls and postural balance in older female twins. J Gerontol A Biol Sci Med Sci 2009;64(2):312–317
248. Lin FR, Ferrucci L. Hearing loss and falls among older adults in the United States. Arch Intern Med 2012;172(4):369–371
249. Karpa MJ, Gopinath B, Beath K, et al. Associations between hearing impairment and mortality risk in older persons: the Blue Mountains Hearing Study. Ann Epidemiol 2010;20(6):452–459
250. Fisher D, Li CM, Chiu MS, et al. Impairments in hearing and vision impact on mortality in older people: the AGES-Reykjavik Study. Age Ageing 2014;43(1):69–76
251. Lin MY, Gutierrez PR, Stone KL, et al. Study of Osteoporotic Fractures Research Group. Vision impairment and combined vision and hearing impairment predict cognitive and functional decline in older women. J Am Geriatr Soc 2004;52(12):1996–2002
252. Rudberg MA, Furner SE, Dunn JE, Cassel CK. The relationship of visual and hearing impairments to disability: an analysis using the longitudinal study of aging. J Gerontol 1993;48(6):M261–M265
253. Mulrow CD, Aguilar C, Endicott JE, et al. Association between hearing impairment and the quality of life of elderly individuals. J Am Geriatr Soc 1990;38(1):45–50
254. Shumway-Cook A, Woollacott M. Attentional demands and postural control: the effect of sensory context. J Gerontol A Biol Sci Med Sci 2000;55(1):M10–M16
255. Woollacott M, Shumway-Cook A. Attention and the control of posture and gait: a review of an emerging area of research. Gait Posture 2002;16(1):1–14
256. Mulrow CD, Aguilar C, Endicott JE, et al. Quality-of-life changes and hearing impairment. A randomized trial. Ann Intern Med 1990;113(3):188–194
257. Lee KJ. Essential Otolaryngology. 8th ed. New York, NY: Mc-Graw-Hill; 2003:36

258. Meyer TA, Lambert PR. Primary and revision stapedectomy in elderly patients. Curr Opin Otolaryngol Head Neck Surg 2004;12(5):387–392
259. Langman AW, Lindeman RC. Revision stapedectomy. Laryngoscope 1993;103(9):954–958
260. van der Pouw CT, Mylanus EA, Cremers CW. Percutaneous implants in the temporal bone for securing a bone conductor: surgical methods and results. Ann Otol Rhinol Laryngol 1999;108(6):532–536
261. Tringali S, Grayeli AB, Bouccara D, et al. A survey of satisfaction and use among patients fitted with a BAHA. Eur Arch Otorhinolaryngol 2008;265(12):1461–1464
262. Mondelli MF, Souza PJ. Quality of life in elderly adults before and after hearing aid fitting. Braz J Otorhinolaryngol 2012;78(3):49–56
263. Schum DJ. Perceived hearing aid benefit in relation to perceived needs. J Am Acad Audiol 1999;10(1):40–45
264. Kricos PB, Lesner SA, Sandridge SA. Expectations of older adults regarding the use of hearing aids. J Am Acad Audiol 1991;2(3):129–133
265. Parving A, Philip B. Use and benefit of hearing aids in the tenth decade—and beyond. Audiology 1991;30(2):61–69
266. Meister H, von Wedel H. Demands on hearing aid features—special signal processing for elderly users? Int J Audiol 2003;42(Suppl 2):S58–S62
267. Kyle JG, Wood PL. Changing patterns of hearing-aid use and level of support. Br J Audiol 1984;18(4):211–216
268. Knudsen LV, Oberg M, Nielsen C, Naylor G, Kramer SE. Factors influencing help seeking, hearing aid uptake, hearing aid use and satisfaction with hearing aids: a review of the literature. Trends Amplif 2010;14(3):127–154
269. Leek MR, Molis MR, Kubli LR, Tufts JB. Enjoyment of music by elderly hearing-impaired listeners. J Am Acad Audiol 2008;19(6):519–526
270. Pacala JT, Yueh B. Hearing deficits in the older patient: "I didn't notice anything." JAMA 2012;307(11):1185–1194
271. Riko K, McShane D, Hyde ML, Alberti PW. Hearing aid usage in occupational hearing loss claimants. J Otolaryngol 1990;19(1):25–30
272. Sorri M, Luotonen M, Laitakari K. Use and non-use of hearing aids. Br J Audiol 1984;18(3):169–172
273. Newman CW, Hug GA, Wharton JA, Jacobson GP. The influence of hearing aid cost on perceived benefit in older adults. Ear Hear 1993;14(4):285–289
274. Pothier DD, Bredenkamp C. Hearing aid insertion: correlation between patients' confidence and ability. J Laryngol Otol 2006;120(5):378–380
275. Pickora-Fuller MK. Processing speed and timing in aging adults: psychoacoustics, speech perception, and comprehension. Int J Audiol 2003;42(Suppl 1):S59–S67
276. Kuk FK, Tyler RS. Relationship between consonant recognition and subjective ratings of hearing aids. Br J Audiol 1990;24(3):171–177
277. Marshall L. Auditory processing in aging listeners. J Speech Hear Disord 1981;46(3):226–240
278. Thompson ME. Speech discrimination skills in the elderly: a critical review. J Otolaryngol 1987;16(6):354–361
279. Trotter MI, Donaldson I. Hearing aids and tinnitus therapy: a 25-year experience. J Laryngol Otol 2008;122(10):1052–1056
280. Peifer KJ, Rosen GP, Rubin AM. Tinnitus: etiology and management. Clin Geriatr Med 1999;15(1):193–204, viii

7 Terapias Regenerativas para Perda Auditiva Sensorineural: Implicações da Pesquisa Atual para Tratamento Futuro

Cynthia L. Chow ▪ *Samuel P. Gubbels*

▪ Introdução

A perda auditiva é uma das doenças mais comuns que afetam os idosos. Quase dois terços dos indivíduos com 70 anos ou mais de idade apresentam algum grau de perda auditiva.[1] A prevalência da perda auditiva aumenta com o tempo e é geralmente associada ao envelhecimento; entretanto, muitas vezes ela não é tratada.[2] A perda auditiva pode causar dificuldade de se comunicar com os outros, para localizar o som, e para perceber avisos, todos contribuindo para uma qualidade mais pobre de vida.[3] O *National Institute on Deafness and Other Communication Disorders* estima que existam aproximadamente 36 milhões de adultos nos Estados Unidos com algum grau de perda auditiva, a maioria dos quais é causada pela perda de células ciliadas sensoriais cocleares.[4] As células ciliadas cocleares são receptores mecanossensoriais altamente especializados que são responsáveis por converter informação sonora mecânica em um sinal elétrico, amplificá-lo e transmiti-lo ao cérebro através das fibras do nervo auditivo. Em humanos e outros vertebrados superiores, a incapacidade de as células ciliadas cocleares se regenerarem após lesão constitui a razão principal da permanência da perda auditiva. Este capítulo descreve as múltiplas abordagens que estão sendo desenvolvidas na busca por novos tratamentos regenerativos para a perda auditiva sensorineural, além de discutir os desafios mais críticos neste campo.

▪ Fundamentos

O órgão de Corti é altamente organizado, apresentando múltiplos tipos de células, incluindo as células ciliadas cocleares, as células de suporte e fibras nervosas auditivas (**Fig. 7.1**). Ao nascimento, a cóclea humana contém ~15.000 células ciliadas sensoriais. Há dois tipos de células ciliadas sensoriais — células ciliadas internas e células ciliadas exter-

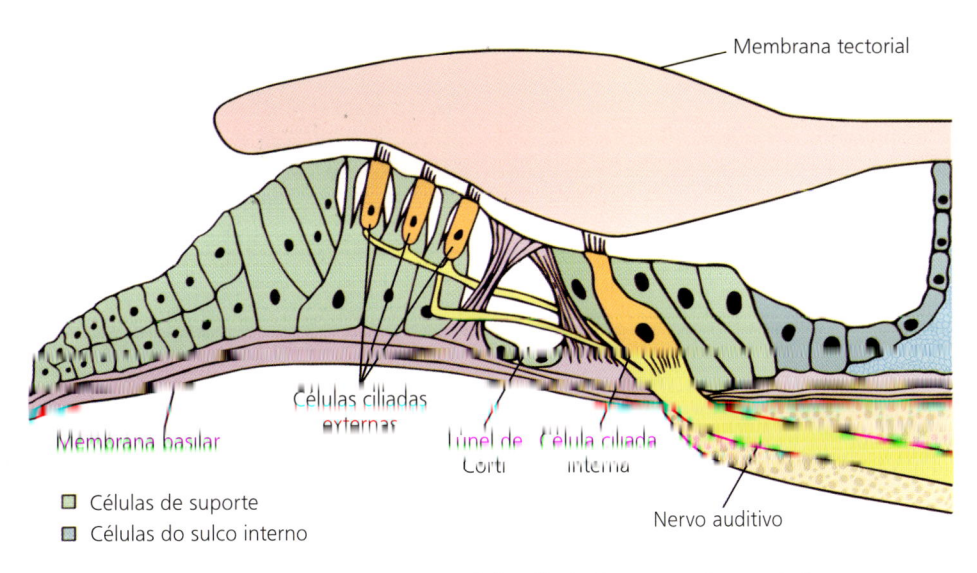

Fig. 7.1 Organização do órgão de Corti. Células ciliadas externas e células ciliadas internas estão arranjadas em uma proporção de 3:1 rodeadas por células de suporte. Os estereocílios na porção apical das células ciliadas estão embutidos na membrana tectorial. Células ciliadas externas e internas são adequadamente inervadas na base e se fixam às fibras nervosas auditivas, que enviam o sinal auditivo ao cérebro para processamento.

nas — ambas as quais são importantes para a audição. As células ciliadas internas são responsáveis pela conversão da informação sonora em um sinal elétrico, enquanto as células ciliadas externas são responsáveis pela amplificação do sinal. As fibras nervosas auditivas são responsáveis pelo envio de informação sonora das células ciliadas cocleares ao cérebro para processamento. Perda ou dano às células ciliadas cocleares e fibras nervosas auditivas foi estimada como sendo responsável por ~80% dos casos de perda auditiva.[5]

Atualmente, as próteses auditivas e os implantes cocleares são as principais opções de tratamento disponíveis aos indivíduos com perda auditiva sensorineural. Embora estas opções de tratamento possam devolver alguma capacidade de audição, os resultados variam entre os indivíduos. Além disso, tanto as próteses auditivas quanto os implantes cocleares exigem o uso do aparelho durante toda a vida, e eles geralmente não restauram qualidades normais de audição. Nesses termos, outras abordagens para restauração de função coclear mais normal estão sendo exploradas ativamente.

■ Regeneração das Células Ciliadas

Em mamíferos, sabe-se que as células da pele e da medula óssea são continuamente recompletadas durante toda a vida.[6,7] Além disso, botões gustativos e interneurônios dos bulbos olfatórios são constantemente renovados em mamíferos adultos;[8-11] entretanto, essa regeneração não é vista na cóclea de mamífero. Admitia-se anteriormente que a regeneração de células ciliadas não ocorria em qualquer contexto até 1988, quando pesquisadores encontraram recuperação funcional da audição decorrente de células ciliadas regeneradas após trauma por ruído em aves.[12-14] A orelha interna dos mamíferos foi considerada desprovida desta capacidade regenerativa de substituir células ciliadas danificadas até 1993, quando investigadores encontraram evidências de regeneração de células ciliadas nos epitélios sensitivos vestibulares de mamíferos adultos.[15,16] Embora a reposição de células ciliadas vestibulares fosse observada, as células recém-regeneradas ocorriam infrequentemente, e a quantidade de recuperação funcional que as células regeneradas podem produzir foi posta em questão.[17]

Na orelha interna das aves, a regeneração das células ciliadas começa após um insulto acústico. A sinalização subsequente após o insulto começa um processo pelo qual as células de suporte se dividem e diferenciam, gerando células ciliadas e células de suporte imaturas.[18-20] Alternativamente, as células de suporte podem-se transformar diretamente em células ciliadas imaturas,[19,21,22] um processo denominado transdiferenciação. Usando informações moleculares, genéticas e ambientais, estas células ciliadas imaturas continuam a se tornar morfologicamente distintas à medida que amadurecem durante o curso de várias semanas.[23,24] Quando comparado ao das aves, peixes e anfíbios, o epitélio sensorial coclear em mamíferos parece ter perdido sua capacidade de se regenerar após perda de células ciliadas. A razão pela qual esta perda de capacidade regenerativa ocorreu com a evolução permanece não esclarecida. Seja como for, muitos investigadores focalizaram a atenção em usar o que se conhece do desenvolvimento das células ciliadas dos mamíferos para guiar esforços focalizados na regeneração das células ciliadas após perda.

Tratamentos com base em regenerar tecido perdido ou danificado são inevitavelmente complexos, e os esforços para regenerar células ciliadas na cóclea de mamífero estão sujeitos a dificuldades únicas, além daquelas vistas em outros órgãos. Primeiro, é necessário considerar a complexidade de uma célula ciliada auditiva. As células ciliadas são morfologicamente distintas, com uma base arredondada e um ápice mais adelgaçado. Elas contêm pequenos feixes semelhantes a pelos chamados estereocílios, que se estendem a partir do ápice da célula e estão embutidos na membrana tectorial. Estes feixes das células ciliadas são menos sensíveis, respondendo a fluxo iônico, o que transforma vibrações sonoras em impulsos elétricos. O sinal elétrico é, então, enviado ao cérebro via fibras nervosas auditivas para processamento adicional. Em razão disso, uma integração neural adequada deve ser estabelecida para transmitir informação sonora ao cérebro. Além disso, a cóclea possui uma citoarquitetura distinta que é altamente organizada. Esta organização citoarquitetural da cóclea é crítica para sua função correta. Células ciliadas recém-geradas teriam que se integrar na localização apropriada no interior da cóclea e adicionalmente no interior do epitélio sensorial auditivo (o órgão de Corti) para codificar acuradamente a informação sonora. Finalmente, a cóclea é uma estrutura delicada, membranosa e preenchida por fluidos, sendo rodeada pelo osso denso da cápsula ótica, tornando difícil o acesso cirúrgico ao órgão de Corti. Os esforços para delinear terapias regenerativas significativas para perda auditiva em humanos têm de lidar com estes desafios únicos, e numerosos laboratórios em todo o mundo estão ativamente engajados nesta excitante área de pesquisa.

■ Mecanismos de Regeneração das Células Ciliadas em Aves

Atualmente há dois mecanismos propostos para regeneração de células ciliadas cocleares na orelha interna das aves: proliferação de células de suporte e transdiferenciação. Proliferação celular é como é chamado o crescimento e divisão de células, durante os quais uma célula de suporte reentra no ciclo celular, dando origem a duas células-filhas que se diferenciam em uma célula de suporte e uma célula ciliada. Quando células ciliadas cocleares são destruídas, elas enviam um sinal às células de suporte vizinhas para ativar a proliferação.[18,25] Este sinal provoca migração de células de suporte através do epitélio sensorial, reentrando em ciclo celular e gerando células ciliada e filhas de suporte.[15] Alternativamente, as células ciliadas podem ser geradas via transdiferenciação de célula de suporte, durante a qual uma célula diferenciada é transformada em outro tipo celular sem reentrar em ciclo celular.[26] Nesta abordagem, as células de suporte vizinhas são convertidas em células ciliadas por meio de mecanismos não mitóticos com consequente depleção da população de células de suporte.

Conforme aplicado à orelha interna mamífera, não está claro como estes mecanismos de regeneração poderiam afetar a organização, estrutura e integridade funcional do órgão de Corti.[27,28] Se as células de suporte não se substituírem à medida que se transdiferenciam em células ciliadas, a citoarquitetura e função do órgão de Corti poderiam ser comprometidas. Como tal, um método para regenerar células ciliadas na orelha interna de mamífero que não leve à depleção da coorte de células de suporte endógenas parece logicamente preferível a uma que dependa de transdiferenciação isolada. É possível, no entanto, que a orelha interna mamífera tenha alguma tolerância a um nível de depleção da população de células de suporte se ele fornecer uma coorte de células ciliadas sadias, funcionais. Pesquisas em andamento nesta área, através das abordagens aqui descritas, provavelmente trarão a resposta para estas dúvidas ainda não respondidas nos próximos anos.

■ Abordagens Regenerativas para o Tratamento de Perda Auditiva

Há várias abordagens sendo adotadas na busca por novos tratamentos regenerativos para a perda auditiva, cada uma tendo benefícios e dificuldades potenciais exclusivos. Estas abordagens podem, de modo geral, ser agrupadas em quatro categorias:

1. Transferência genética.
2. Farmacoterapias.
3. Aplicação exógena de células-tronco.
4. Promoção de células-tronco endógenas.

Transferência Genética

A transferência de genes se tornou um caminho atraente para regenerar células ciliadas pela introdução de um gene de interesse nas células. Até agora, diversos estudos, expressando vários genes de interesse, produziram resultados promissores, sendo discutidos a seguir.

Atoh 1

A expressão do fator de transcrição básico *Atoh 1* para hélice-alça-hélice é um dos primeiros indicadores de diferenciação de célula ciliada na cóclea.[29-32] Nos mamíferos em desenvolvimento, *Atoh 1* é expressado em áreas pró-sensoriais que dão origem ao epitélio sensorial auditivo e é tanto necessário quanto suficiente para desenvolvimento e formação de células ciliadas.[31-33] Camundongos sem o gene *Atoh 1* não possuem células ciliadas sensoriais nas porções auditiva e vestibular da orelha interna.[29,31,32] Em contraste, quando *Atoh 1* é hiperexpressado em explantes cocleares cultivados, são geradas células ciliadas supranumerárias.[23] Além disso, foi constatada regulação para cima (*up regulation*) de *Atoh 1* durante a especificação do destino das células ciliadas na galinha adulta durante regeneração de células ciliadas.[34] Coletivamente, estes achados falam do papel crítico que *Atoh 1* desempenha em determinar a especificação do destino das células ciliadas no interior da orelha interna.

Investigadores introduziram vetores virais, expressando *Atoh 1* no interior de órgãos de Corti de uma variedade de espécies diferentes de roedores. Kawamoto *et al.* mostraram que aplicação de vetores adenovirais, expressando *Atoh 1* no órgão de Corti de cobaios maduros com audição normal, resulta em expressão do produto do gene no órgão de Corti e em algumas localizações não sensoriais (expressão ectópica em células fora do órgão de Corti) dentro das cócleas.[35] Células, expressando o *Atoh 1* exogenamente aplicado, também expressaram o marcador de célula ciliada miosina VIIa e exibiram feixes estereociliares imaturos no ápice da célula. Além disso, estas células ciliadas neoformadas pareceram atrair axônios estendidos a partir do nervo auditivo em algum nível. A partir disto, os autores deste estudo concluíram que células na orelha interna mamífera com audição normal são capazes de gerar novas células ciliadas sob expressão alterada de *Atoh 1*.

Levando isto um passo adiante, Izumikawa *et al.* aplicaram um adenovírus, expressando *Atoh 1* nos órgãos de Corti de cobaios maduros surdos.[36] Animais transfectados com o vírus mostraram formação de novas células ciliadas no órgão de Corti e em algumas localizações ectópicas na cóclea. Os autores também relataram uma melhora significativa nos limiares de resposta auditiva do tronco encefálico nas orelhas de animais transfectados com *Atoh 1*. A análise de corte transversal revelou que algumas das células exibiam um fenótipo misto, tendo características ao mesmo tempo de célula ciliada e célula de suporte. Como um todo, a fonte das células ciliadas recém-geradas não foi clara; entretanto, foi proposta a hipótese de que elas se originavam de células transdiferenciadas e proliferadas dentro das regiões danificadas que tinham sido transfectadas com adenovírus, expressando *Atoh 1*.

Em 2008, Gubbels *et al.* estabeleceram um método de realizar estudos de ganho-de-função na orelha interna em desenvolvimento, usando uma técnica de transferência genética *in utero*.[37] Plasmídeos codificando *Atoh 1* e proteína fluorescente verde (GFP) foram microinjetados no interior da vesícula ótica de camundongos no dia embrionário 11,5 e no dia embrionário 18,5 e em outros pontos mais tarde no tempo. Orelhas que receberam *Atoh 1* demonstraram formação de células ciliadas supranumerárias em toda a cóclea. Células que se formaram secundariamente à aplicação de *Atoh 1* exógeno expressaram miosina VIIa e exibiram o marcador de sinapse em fita proteína de ligação carboxiterminal 2. A análise eletrofisiológica das células geradas a partir da transferência *in utero* de *Atoh 1* revelou condutâncias basolaterais e propriedades de transdução mecanoelétricas apropriadas à idade. Estes resultados demonstram que é possível gerar células ciliadas cocleares pela expressão alterada *in utero* de *Atoh 1* após transferência genética *in utero*. Além disso, este estudo mostrou que as células ciliadas geradas são funcionais em um nível celular e estabelecem conexões com a rede auditiva central.

Coletivamente, estes estudos sugerem que uma abordagem de transferência genética, usando fatores de transcrição conhecidos como críticos para desenvolvimento de células ciliadas, pode gerar células ciliadas em cócleas normais e surdas de roedores adultos e em desenvolvimento. Além disso, estes estudos demonstram que as células ciliadas recém-geradas são capazes de se associar ao nervo auditivo próximo e são funcionais em um nível celular e possivelmente mesmo em um nível de sistema de órgãos. Permanece não esclarecido se este tipo de abordagem leva à depleção da população de células de suporte e, se assim for, suas implicações. Além disso, a viabilidade a longo prazo das células ciliadas geradas por transferência genética de *Atoh 1* está por ser esclarecida. Como quer que seja, abordagens com base em transferência de gene *Atoh 1* representam uma área de investigações promissora e ativa na perseguição de terapias regenerativas novas para perda auditiva.

Moduladores do Ciclo Celular

A modulação de genes que têm um papel na regulação do ciclo celular é outra abordagem molecular que está sendo estudada para obter regeneração de células ciliadas. Embora células de suporte de mamífero sejam geralmente quiescentes *in vivo,* vários estudos relataram que estas células têm a capacidade de reentrar em ciclo celular e gerar células semelhantes a células ciliadas *in vitro*.[38-43] O conceito desta abordagem é que pela alteração do ciclo celular de células de suporte residuais após perda de células ciliadas, pode-se suceder a proliferação, com subsequente diferenciação da progênie em células ciliadas e de suporte.

Está bem estabelecido que durante o desenvolvimento, a saída do ciclo celular continua progressivamente ao longo do ducto coclear desde o ápice até a base, começando no dia embrionário 12 e completando-se pelo dia embrionário 14 em camundongos.[29,44-46] Enquanto isto está ocorrendo, células cocleares começam a expressar seus marcadores de células ciliadas, inclusive *Atoh 1,* miosina VI e viosina VI-Ia.[29,31,32] Em uma época semelhante do desenvolvimento, células de suporte começam a expressar o inibidor de cinase dependente de ciclina p27kip1.[44,46] A expressão de p27kip1 mostrou coincidir com a saída do ciclo celular de progenitores de células ciliadas e células de suporte.[29,44,47] p27kip1 é expressado continuamente em células de suporte, o que pode ser responsável, em algum grau, pela manutenção do estado quiescente das células de suporte.[46] Alternativamente, as células ciliadas rapidamente regulam para baixo (*down regulation*) p27kip1 durante a diferenciação, expressando o inibidor de cinase dependente de ciclina p19Ink4d em seu lugar,[46,48] que é considerado como mantendo-as em um estado quiescente (ver discussão mais tarde).

A modulação da expressão de inibidores do ciclo celular, como p27kip1, pode ser promissora como um meio potencial para promover algum nível de regeneração de células ciliadas na orelha interna mamífera. p27kip1 parece desempenhar um papel importante na incapacidade das células ciliadas de mamíferos de se regenerarem após dano.[47,49] Na cóclea, p27kip1 é regulado em ambos os níveis de transcrição e pós-transcricional.[44] Camundongos deficientes em p27kip1 possuem células ciliadas e células de suporte supranumerárias, a maioria das quais está localizada na região apical da cóclea.[47] Além disso, limiares de resposta auditiva do tronco encefálico obtidos nestes camundongos foram significativamente elevados em comparação a controles, sugerindo perda auditiva severa à profunda. A elevação importante nos limiares de respostas auditivas do tronco encefálico é considerada como ocorrendo por excesso de células ciliadas e células de suporte, rompendo a organização espacial e as propriedades mecânicas da membrana basilar.[47,49] Em outro estudo, White *et al.* examinaram a capacidade regenerativa de células de suporte isoladas do camundongo pós-natal.[41] Os autores observaram que células de suporte pós-mitóticas são capazes de se transdiferenciar para novas células ciliadas *in vitro*. No primeiro experimento, a capacidade de células de suporte pós-mitóticas reentrarem no ciclo celular foi examinada, isolando-se células de suporte, expressando proteína fluorescente verde debaixo de um promotor p27kip1 e cultivando-as *in vitro*. Após 2 dias, 60% das células positivas para proteína fluorescente verde (p27kip1) regularam para baixo a expressão de p27kip1, enquanto 38% destas células incorporaram BrdU, significando que estas células tinham reentrado no ciclo celular. Análise adicional determinou que estas células eram, então, capazes de se diferenciar em células ciliadas. Um pequeno número destas células expressava o marcador de célula ciliada miosina VI. Estes resultados demonstram que células de suporte pós-natais de camundongos possuem a capacidade de se dividir e diferenciar em células ciliadas por meios mitóticos e não mitóticos. Coletivamente, estes estudos sugerem que a modulação de p27kip1 nas células de suporte pode estabelecer um método, ou parte de um método, para regenerar células ciliadas depois da sua perda.

Embora a expressão de p27kip1 coincida com saída do ciclo celular, ela não é essencial para esta ocorrência.[50] Isto sugere que há outros genes que desempenham uma função mais central na regulação da saída do ciclo celular. Retinoblastoma (RB) 1 é outro tipo de regulador do ciclo celular, que desempenha um papel em reter as células ciliadas da orelha interna em um estado de quiescência e pode representar um alvo potencial para possibilitar a regeneração no órgão de Corti. O gene RB1 é um supressor tumoral envolvido na regulação da saída do ciclo celular, diferenciação e sobrevida. Embora as células ciliadas nas porções vestibular e auditiva da orelha interna geralmente passem por processos semelhantes durante desenvolvimento e diferenciação, RB1 parece desempenhar papéis diferentes nestas regiões.[51,52] Em 2005, Sage *et al.* observaram que a deleção "alvejada" de RB1 no utrículo do camundongo em desenvolvimento leva à proliferação de células ciliadas vestibulares,[53] sugerindo um papel potencial para alteração de RB1 como um meio de obter regeneração de células ciliadas no futuro. Mais recentemente, a inativação de proteína RB em células de suporte pós-mitóticas resultou em reentrada no ciclo celular, com um aumento subsequente no número de células de suporte na cóclea do camundongo neonato.[54] Além disso, alguns dos núcleos das células de suporte em proliferação foram intermitentemente observados na camada de células ciliadas acima da sua posição normal, de forma similar a células de suporte, passando por regeneração no epitélio auditivo de aves. Não houve nenhuma evidência de células ciliadas recém-geradas das células de suporte, sugerindo que pode haver um papel potencial envolvendo outros fatores sinalizadores para facilitar a diferenciação continuada das células recém-geradas para células ciliadas. Uma preocupação na aplicação deste tipo de estratégia reside no risco de formação de tumor com manipulação de genes supressores tumorais, como RB1. Nesses termos, investigações adicionais serão necessárias para determinar se esforços visando à alteração "alvejada" na expressão ou função de genes, como RB1, poderiam ser empreendidos com segurança como uma estratégia terapêutica potencial para regeneração de células ciliadas no futuro.

Após a formação de células ciliadas, é necessário um mecanismo para manter o estado pós-mitótico e viabilidade continuada das células para evitar sua degeneração. O inibidor de cinase dependente de ciclina p19Ink4d é um fator que parece sustentar o estado pós-mitótico das células ciliadas.[48] Durante o desenvolvimento, camundongos deficientes em p19Ink4d desenvolvem-se de uma maneira normal; entretanto, perda de células ciliadas é observada começando no dia pós-natal 17.[48] Nestes camundongos, parece que as células ciliadas tentam reentrar no ciclo celular, o que causa sua morte por morte celular programada. Conforme foi já discutido, as células ciliadas rapidamente regulam para baixo p27kip1 durante a diferenciação,[46] sugerindo que p19Ink4d sozinho é responsável por manter o estado pós-mitótico das células ciliadas.[48] Para a finalidade das células ciliadas recém-geradas, a manutenção continuada é um processo constante, e falhas na regulação acurada disto podem levar a efeitos adversos sobre a audição. Por conseguinte, esforços futuros visando regenerar células ciliadas na cóclea surda deverão levar em conta a necessidade continuada de manutenção das células ciliadas recém-geradas a fim de assegurar sua permanência.

Coletivamente, estudos avaliando abordagens com base em transferência genética para o tratamento de perda auditiva produziram resultados promissores. Investigações adicionais são necessárias para caracterizar genes-chave e moduladores do ciclo celular que foram constatados como críticos para regeneração de células ciliadas em modelos animais e culturas de células. Além disso, é essencial determinar se a transdiferenciação direta de células de suporte para células ciliadas conduz a uma depleção de células de suporte, que poderia romper a citoarquitetura do órgão de Corti. Além disso, a viabilidade a longo prazo das células ciliadas geradas por transferência de genes similarmente não está clara. Ademais, determinar um método seguro e efetivo para aplicar material genético no interior da orelha interna permanece um desafio crítico. É plausível que genes de interesse possam ser introduzidos na orelha interna por aplicação transtimpânica na orelha média com subsequente transporte ou difusão através da membrana da janela redonda para a cóclea. Alternativamente, a injeção direta de um gene de interesse nos líquidos das escalas da orelha interna poderia ultimamente ser necessário para um fornecimento significativo no interior da cóclea. A capacidade do gene em penetrar em todas as áreas da cóclea deveria ser adicionalmente determinada de forma a assegurar que nenhum dano resulte destas vias de acesso à orelha interna. Além dos desafios da aplicação do gene em uma base por órgão, o material genético deve ser transportado pela membrana celular, para que a transcrição subsequente ocorra. Métodos para realizar isto incluem embalar o gene em um vetor viral que tenha tropismo para as células de suporte do órgão de Corti, uso de pulsações elétricas (eletroporação) para impulsionar o material genético através da membrana celular ou potencialmente embalar o material genético em um transportador de base lipídica que se funde com a membrana celular para liberar o gene de interesse para dentro do citoplasma. Embora estes mecanismos de aplicação celular sejam acessos plausíveis para aplicação genética na orelha interna, um método com base em vírus para aplicação do gene parece ser o candidato mais lógico e a abordagem usada em estudos científicos sobre transferência genética coclear até agora.[35-37] Embora muitas dúvidas permaneçam por ser respondidas, as abordagens à base de transferência genética para o tratamento da perda auditiva permanecem uma área de investigação promissora e atraente.

Farmacoterapia

A farmacoterapia focaliza o uso de drogas para modular vias de sinalização ou expressão de genes em uma célula. No que concerne à perda auditiva, estas drogas podem alvejar vias celulares específicas que sinalizam às células de suporte para se dividirem, ou alvejar a regulação de genes específicos como *Atoh 1* em tentativas para gerar novas células ciliadas. Em conceito, estas moléculas sintéticas com atividades biológicas poderiam potencialmente ser administradas sistemicamente, por via transtimpânica ou por via intracoclear para efetuar a geração de células ciliadas após perda, potencialmente evitando algumas das dificuldades associadas a outras abordagens para regeneração de células ciliadas.

A via de sinalização Notch é um alvo potencial para esforços farmacoterapicamente mediados na direção da regeneração das células ciliadas. Esta via de sinalização é responsável por estabelecer, pelo menos em parte, o mosaico celular de suporte das células ciliadas do órgão de Corti durante o desenvolvimento da orelha interna.[55-60] Durante o desenvolvimento, a ativação de Notch nas células de suporte regula para cima os fatores de transcrição Hes e Hey, o que inibe expressão de *Atoh 1*.[60-63] Assim, a ativação de Notch suprime a diferenciação em células ciliadas das células de suporte, regulando, desse modo, o número de células ciliadas e células de suporte.[60] Além disso, a expressão de Notch parece aumentar durante a regeneração de células ciliadas na orelha interna de ave.[64] Por causa disto, investigadores propuseram a hipótese de que interrupção da via de sinalização Notch poderia promover geração de células ciliadas. Durante desenvolvimento embrionário, a ausência do ligante de Notch, Jagged1, resultou em uma redução grave das células ciliadas em ambas as porções auditiva e vestibular das orelhas internas de camundongos, indicando que ele é necessário para a função indutiva pró-sensorial de Notch.[65] Outros estudos que inativaram os ligantes de Notch Delta1 e Jagged2 descreveram um número maior de células ciliadas em relação a cócleas controles, em adição a um aumento no número de células de suporte, sugerindo que a sinalização Notch pode também desempenhar um papel em regular a proliferação de células ciliadas e de suporte.[65,66] Vários outros estudos relataram também que, durante o desenvolvimento, interrupção da sinalização Notch pode levar a uma conversão celular de um destino de célula de suporte para um destino de célula ciliada.[65-70] Coletivamente, estes estudos sugerem que manipulação cuidadosa da sinalização Notch nas células de suporte pode abrir uma avenida para regenerar células ciliadas após insulto auditivo.

Um dos primeiros relatos de inibição farmacológica da sinalização Notch tratou cobaias ensurdecidas usando um inibidor de γ-secretase.[71] Neste estudo, os autores relataram que um pequeno número de células ciliadas foi gerado após administração de γ-secretase, com as células neogeradas expressando o marcador de célula ciliada miosina VIIa. Mais recentemente, demonstrou-se que a inibição farmacológica da sinalização Notch, usando outros tipos de pequenas moléculas inibidores de γ-secretase, leva à recuperação parcial de limiares de audição em camundongos expostos a trauma acústico.[72] Neste estudo, a inibição farmacológica da sinalização Notch com LY411575 em camundongos surdos resultou em transdiferenciação de células de suporte para células ciliadas cocleares e restauração parcial da audição verificada por testes de respostas auditivas de tronco encefálico. As células de suporte não pareceram reentrar no ciclo celular após a administração de γ-secretase, indicando que as células ciliadas foram geradas por transdiferenciação. Digno de nota, ambos estes estudos usaram aplicação direta de inibidores de γ-secretase na rampa timpânica, o que representa uma vantagem potencial de uma abordagem farmacoterápica. Em contraste, outras abordagens para regeneração de células ciliadas, como transferência de genes e transplantação celular (a ser descrita), tendem com maior frequência a necessitar de métodos de aplicação intracoclear, que têm um risco potencial mais alto de perda auditiva. Em geral, para esta abordagem se tornar clinicamente relevante, a capacidade da droga em penetrar todas as regiões da cóclea e evitar formação ectópica de células ciliadas deve ser explorada mais a fundo. Além disso, será necessário gerar células ciliadas nas localizações corretas no interior do órgão de Corti, enquanto se evita depleção da população de células de suporte. Embora mais investigações sejam necessárias, os estudos precedentes demonstram que a "pontaria" farmacoterápica da sinalização Notch pode habilitar uma regeneração significativa de células ciliadas na cóclea surda no futuro.

Células-Tronco Exógenas

Uma abordagem promissora em terapias regenerativas envolve o uso de células-tronco como um substrato para gerar tipos de células maduras de interesse com transplantação subsequente. Houve grande progresso com esta conduta para regeneração de tecido em outros sistemas de órgãos, com várias experiências clínicas em andamento, visando a tratar distrofia macular e degeneração macular.[73,74] No que concerne à orelha interna, vários laboratórios estão tentando gerar células ciliadas cocleares *in vitro*, usando tipos de células-tronco pluripotentes, como células-tronco embrionárias (ESCs) e células-tronco pluripotentes induzidas (iPSCs). Células-tronco pluripotentes são definidas como células indiferenciadas autorrenováveis que têm a capacidade de gerar tipos celulares maduros de todas as três camadas germinais. Células-tronco embrionárias são um tipo de célula pluripotente derivada de um blastocisto ~5 a 7 dias após fertilização (**Fig. 7.2**). Células-tronco pluripotentes induzidas também são pluripotentes; entretanto, elas são derivadas de células adultas completamente diferenciadas (**Fig. 7.2**), tipicamente fibroblastos de uma biópsia de pele com *punch* que foram reprogramados para um estado de pluripotência pelo tratamento com combinações de fatores de transcrição. Durante o desenvolvimento, as células pluripotentes da massa celular interna de um blastocisto sofrem diferenciação sequencial, tornando-se mais especializadas e tecido-específicas, à medida que o organismo amadurece. O processo de diferenciação de células-tronco pluripotentes (ESCs ou iPSCs) em cultura para gerar tipos celulares

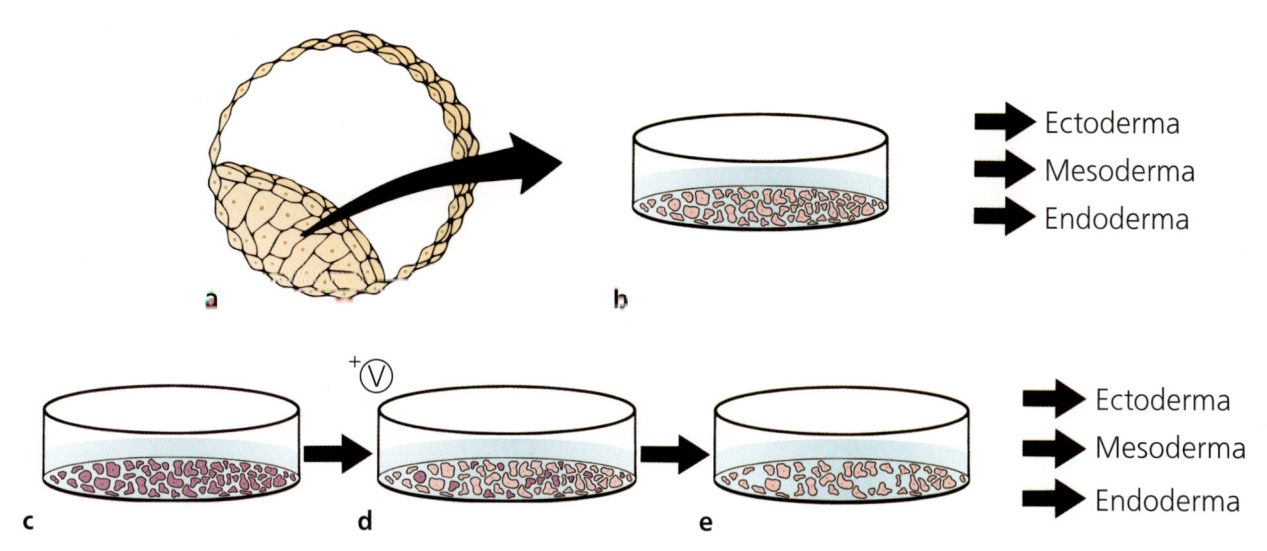

Fig. 7.2 (**a, b**) Geração de células-tronco embrionárias e de (**c–e**) células-tronco pluripotentes induzidas. Na geração de células-tronco embrionárias humanas, (**a**) células são isoladas da massa de células interna de um blastocisto 5–7 dias após fertilização e (**b**) cultivadas *in vitro*. Estas células têm o potencial de se diferenciar para todos os tipos celulares no corpo. Na geração de células-tronco pluripotentes induzidas humanas, (**c**) células adultas são isoladas de um doador, tipicamente fibroblastos de uma *punch biopsy* de pele, e cultivadas *in vitro*. (**d**) Genes associados à pluripotência (*Oct ¾, Sox 2, Klf4* e *c-Myc* ou *Oct ¾, Sox 2, Nanog* e *LIN28*) são aplicados no interior das células através de vetores virais. (**e**) Células expressando marcadores associados à pluripotência (rosa) são isoladas e cultivadas continuamente. Como nas células-tronco embrionárias, estas células têm o potencial de se diferenciar em todos os tipos de células no corpo.

maduros recapitula o processo de desenvolvimento em algum nível. Conforme aplicado ao objetivo de gerar células ciliadas a partir de células-tronco pluripotentes, o processo de diferenciar ESCs ou iPSCs exige recapitular o desenvolvimento da orelha interna, e subsequentemente das células ciliadas, em cultura (**Fig. 7.3**). Vários estudos relataram diferenciação bem-sucedida de células-tronco pluripotentes de camundongo para células progenitoras óticas e células semelhantes a ciliadas, enquanto relatos de alcançar o mesmo objetivo usando células-tronco são mais limitados.[75,76]

Diferenciação de Células-Tronco Pluripotentes em Células Semelhantes a Células Ciliadas

Em 2010, Oshima *et al*. publicaram um protocolo de orientação passo a passo, usando ESCs e iPSCs de camundongo para gerar células semelhantes a células ciliadas mecanossensíveis.[77] O protocolo usa princípios de desenvolvimento inicial para dirigir a diferenciação de células-tronco pluripotentes ao longo das linhagens do ectoderma e ótica, respectivamente. Células semelhantes a células ciliadas geradas a partir deste protocolo exibiram feixes de cílios estereociliares semelhantes nas das células ciliadas da orelha interna do camundongo pós-natal. Além disso, estas células responderam à estimulação mecânica e exibiram propriedades eletrofisiológicas semelhantes a células ciliadas imaturas da orelha interna. Mais recentemente, Koehler *et al*. descreveram um modelo *in vitro* tridimensional para gerar epitélios sensoriais da orelha interna a partir de células-tronco pluripotentes de camundongo.[78] Diferentemente do relatório precedente, seu modelo não usou células estromais de utrículo de galinha mitoticamente inativadas para guiar o processo de diferenciação; em vez disso, empregaram um sistema de cultura tridimensional definido para fornecer as instruções para diferenciação de células ciliadas. Estes estudos intrigantes fornecem uma base para usar células-tronco pluripotentes para obter uma percepção mais profunda acerca dos mecanismos subjacentes ao desenvolvimento da orelha interna, além de gerar células ciliadas *in vitro* para modelagem de doença, diagnóstico molecular e descoberta de drogas. Ademais, estes estudos proporcionam um método para gerar populações de células progenitoras e células semelhantes às células ciliadas da orelha interna de camundongo, que serão usadas na busca por abordagens de tratamento para a perda auditiva com base em transplantação de células-tronco. Embora o progresso em gerar células ciliadas a partir de células-tronco pluripotentes humanas esteja próximo,[75,76] estudos adicionais serão necessários para refinar as técnicas de tal modo que as células semelhantes a células ciliadas geradas a partir de células-tronco humanas possuam refinamento morfológico e funcionalidade comparáveis àquelas vistas nos estudos de ESC e iPSC de camundongo discutidos anteriormente.

Transplantação de Células para o Órgão de Corti

Houve vários relatos até agora investigando a capacidade de células-tronco se integrarem nos tecidos cocleares após transplantação para a orelha interna.[79-88] Múltiplos tipos de células-tronco e métodos de transplantação foram explora-

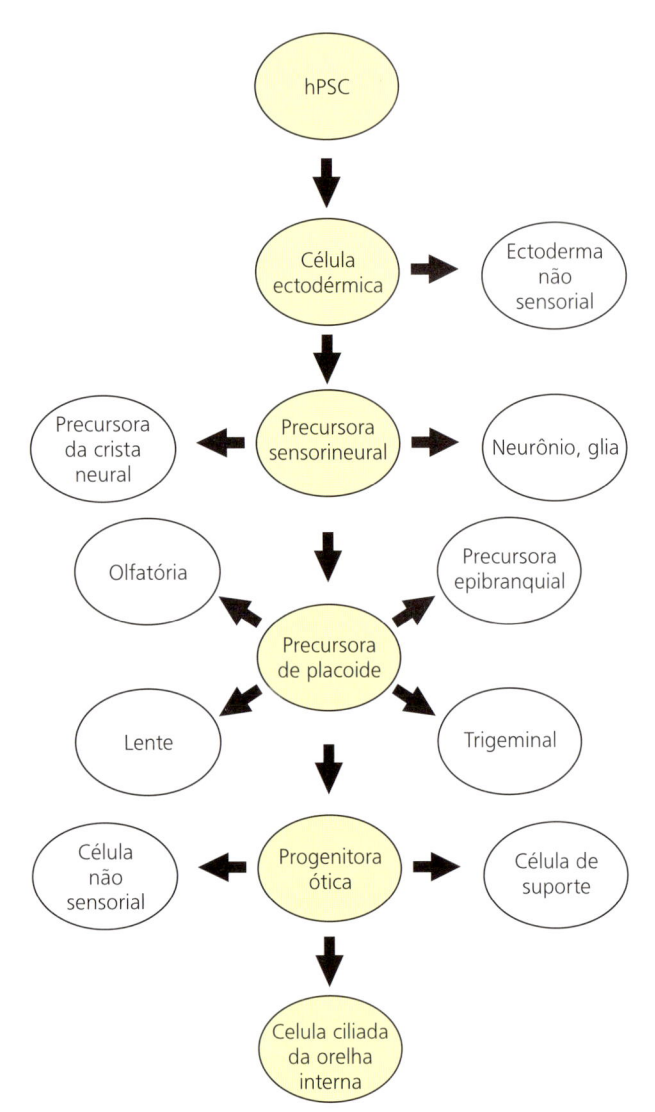

Fig. 7.3 Decisões de destino celular na diferenciação de células-tronco pluripotentes em uma célula semelhante à célula ciliada. As decisões de linhagem realçadas recapitulam aquelas tomadas pelas células ciliadas da orelha interna durante o desenvolvimento normal. Modificações individualizadas do ambiente de cultura celular durante a diferenciação de células-tronco pluripotentes atuam para guiar as células através destas decisões de destino para afinal gerarem uma população enriquecida de células ciliadas (ou de suporte) maduras da orelha interna.

dências de sobrevida e alguma integração das células enxertadas nos epitélios sensoriais da orelha interna. Em um estudo, investigadores transplantaram células-tronco neurais fetais murinas para as orelhas internas de camundongos após lesão ototóxica.[80] Células enxertadas foram identificadas nas porções coclear, vestibular e do gânglio espiral da orelha interna. Surpreendentemente, células transplantadas que se integraram nos epitélios sensoriais vestibulares expressaram marcadores de células ciliadas; entretanto, isto não foi observado em células enxertadas nos epitélios sensoriais cocleares. Além disso, a migração de células transplantadas não foi observada em cócleas controles não lesadas, sugerindo que o microambiente da cóclea mamífera agudamente danificada pode ajudar na migração e integração de células enxertadas. Desenvolvendo este trabalho, outro grupo de investigadores relatou que células-tronco neurais transplantadas para a orelha interna danificada pelo ruído foram capazes de migrar por toda a cóclea.[81] Os autores relataram que as células-tronco neurais enxertadas no órgão de Corti expressaram os marcadores de células ciliadas miosina VIIa, oncomodulina e calbindina. Adicionalmente, algumas das células enxertadas no gânglio espiral exibiram um fenótipo comparável aos neurônios do gânglio espiral. No total, os achados destes estudos sugerem que células-tronco enxertadas podem sobreviver na cóclea adulta após transplantação durante até 4 meses em alguns casos. Apesar da evidência de sobrevida das células enxertadas,[82-87] houve um número limitado de relatos, demonstrando integração sensorial e/ou diferenciação das células enxertadas para células ciliadas ou de suporte após transplantação na cóclea de mamífero adulto.[17,79-81,88] Nesses termos, um grande volume de investigação adicional será necessário para identificar fatores das células-tronco ou relacionados com o hospedeiro que possam ser modificados para permitir uma integração mais bem-sucedida das células transplantadas para o órgão de Corti como células ciliadas.

Embora a transplantação de células-tronco para a cóclea mamífera adulta tenha encontrado sucesso limitado, diversos investigadores relataram que as células-tronco de camundongo transplantadas para a orelha interna de ave em desenvolvimento têm a capacidade de gerar células semelhantes a células ciliadas. Em um estudo, os investigadores geraram células semelhantes a progenitoras óticas in vitro a partir de ESCs de camundongo, que foram subsequentemente transplantadas para a orelha interna em desenvolvimento de embriões de pintos.[89] Os investigadores relataram que estas células progenitoras óticas foram capazes de se integrar ao epitélio sensorial auditivo de ave, diferenciar-se em epitélio sensorial auditivo de ave e diferenciar-se em expressando marcadores de células ciliadas. Mais recentemente, outra equipe de investigadores usou um método alternativo para diferenciar células ESC de camundongo em células semelhantes a células ciliadas.[90] Coerentemente com

dos usando cócleas com audição normal e com surdez de instalação aguda. Um dos primeiros relatos de aplicação de células-tronco na orelha interna de mamíferos foi publicado, em 2001, por investigadores no Japão.[79] Células-tronco neurais foram preparadas a partir de tecidos hipocampais e injetadas na rampa timpânica de cócleas de ratos recém-nascidos. Cerca de 2 a 4 semanas após transplantação, os autores descreveram sobrevida das células enxertadas, com algumas assemelhando-se a células ciliadas, ao longo do órgão de Corti. Outros estudos transplantando células-tronco para as cócleas danificadas descreveram evio relatório precedente, quando transplantadas para a vesícula ótica de embriões de pinto em desenvolvimento, estas células se incorporaram na localização e função corretas, como células do hospedeiro na orelha interna. Juntos, estes estudos demonstram que células-tronco murinas são capazes de se enxertar e se diferenciar sob condições apropriadas quando transplantadas para a orelha interna do pinto em desenvolvimento. Isto sugere que o microambiente da orelha interna em desenvolvimento apresenta às células tronco transplantadas, mesmo aquelas de outra espécie, a sinalização necessária para possibilitar a pega do enxerto e diferenciação terminal, como células ciliadas. A identificação de fatores relacionados com o hospedeiro presentes na orelha interna em desenvolvimento que permitam uma pega bem-sucedida das células-tronco transplantadas pode influenciar o futuro desenvolvimento de estratégias pelas quais cócleas mamíferas adultas surdas possam ser modificadas ou preparadas de alguma maneira para permitir enxertia subsequente de células-tronco transplantadas. Claramente, um grande volume de pesquisa será necessário para realizar o potencial de transplantação de células-tronco como uma terapia regenerativa para perda auditiva no futuro; entretanto, progressos constantes continuam nesta área.

Transplantação de Células para o Nervo Auditivo

Em 2006, Corrales *et al.* transplantaram células progenitoras neuronais derivadas de ESCs de camundongo para o tronco do nervo coclear de gerbos após lesão experimentalmente induzida no nervo auditivo.[91] As células transplantadas ocuparam partes substanciais do espaço previamente ocupado por células do gânglio espiral. Além disso, as células conseguiram sobreviver e estenderam prolongamentos por toda a área do nervo coclear, fazendo contato com células ciliadas cocleares no órgão de Corti. A partir deste estudo parece que células progenitoras neuronais transplantadas têm o potencial de sobreviver, diferenciar-se terminalmente, e especializar-se morfologicamente em um modelo animal de degeneração neuronal auditiva. Mais recentemente restauração de limiares de respostas auditivas após lesão do nervo auditivo de roedor foi descrita usando células progenitoras derivadas de ESCs humanas.[76] *In vitro*, ESCs humanas foram dirigidas para um destino progenitor ótico, usando as moléculas sinalizadoras de fatores de crescimento de fibroblastos 3 e 10. Usando estes fatores de crescimento, células pluripotentes foram capazes de se diferenciar em células semelhantes a células ciliadas e neurônios auditivos funcionais *in vitro*. Os autores transplantaram as células semelhantes a progenitoras neurais ESC-derivadas humanas para a região do gânglio espiral de gerbos após torná-los surdos, destruindo os neurônios auditivos do hospedeiro. A análise das células transplantadas revelou que elas foram capazes de se enxertar, diferenciar-se e melhorar os limiares de respostas auditivas do tronco encefálico em relação aos animais controles surdos não tratados. Estes estudos demonstram a capacidade das progenitoras neurais derivadas de células-tronco de se integrarem com sucesso, diferenciarem-se terminalmente como neurônios auditivos, e, por fim, melhorarem os limiares auditivos com a transplantação. Dados estes relatos, o potencial da transplantação de células-tronco na perda auditiva relacionada com o nervo auditivo pode oferecer uma promessa mais imediata como uma terapia regenerativa, quando comparada à transplantação de células-tronco para a cóclea.

A transplantação celular pode ser uma opção viável de tratamento, no futuro, para substituir células danificadas ou perdidas na orelha interna; entretanto, questões críticas deverão ser respondidas para se alcançar este objetivo. Primeiro, um método *in vitro* para gerar números adequados e constantes de progenitoras de células ciliadas a partir de células-tronco pluripotentes humanas deve ser estabelecido, com o objetivo de suprir a cóclea com um número suficiente de células para substituir aquelas que são danificadas ou foram perdidas. Uma vez que há muitos tipos de células-tronco pluripotentes sendo usadas nesta empreitada, o tipo(s) celular mais efetivo também deve ser determinado. Além disso, é essencial identificar os fatores que são mais críticos para integração bem-sucedida e diferenciação terminal das células enxertadas como células ciliadas para traduzir esta abordagem para os humanos. Similarmente, as células transplantadas também devem migrar para localizações corretas ao longo da membrana basilar, evitando a ocorrência de células ciliadas ectópicas ou supranumerárias, mantendo a organização precisa do órgão de Corti. Adicionalmente, as células enxertadas devem estabelecer uma adequada integração e circuitos neuronais para função normal. Além disso, um método seguro e efetivo para aplicar células no órgão de Corti precisa ser estabelecido para assegurar que ele não seja ainda mais danificado pelo próprio procedimento de transplantação. Finalmente, as células transplantadas enfrentam a possibilidade de respostas imunes que podem afinal levar à sua rejeição pelo hospedeiro, de modo que uma terapia imunossupressora poderá ser necessária. Embora ainda deva ser determinado se as células-tronco exógenas têm o potencial terapêutico para melhorar a capacidade auditiva, os estudos realizados até agora forneceram resultados promissores que podem um dia contribuir para tornar esta uma opção viável de tratamento.

Células-Tronco Endógenas

A presença e potencial de células com propriedades semelhantes a células-tronco na orelha interna mamífera é tópico de investigação incessante em vários laboratórios. Órgãos de mamíferos com a capacidade de regeneração geralmente contêm uma população de células-tronco adultas que são responsáveis pela preservação e reparação do tecido em que elas são encontradas.[92-94] Estas células diferem de células-tronco pluripotentes porque elas são multipotentes, significando que só são capazes de se diferenciar em tipos de células tecido-específicas, mas não em todos os tipos de células. Quando uma célula-tronco adulta se divide, uma das células-filhas resultantes se repõe como uma célula-tronco adulta, enquanto a outra célula-filha se torna uma célula progenitora tecido-específica. Assim as células-tronco adultas atuam como um sistema de autorreparo, repovoando-se com elas próprias, como células-tronco adultas, além de substituir o tecido danificado ou destruído.

Células-tronco adultas são encontradas em uma variedade de órgãos e tecidos, incluindo o Sistema Nervoso Central, pele, medula óssea e tubo digestório. Evidências crescentes sugerem que a orelha interna também pode possuir um nicho de células-tronco. Em um estudo, células com um alto potencial proliferativo e capacidade de autorrenovação foram isoladas da porção vestibular da orelha interna do camundongo adulto.[95] Estas células derivadas da orelha interna demonstraram a capacidade de formar esferas, uma característica de células-tronco. Quando cultivadas *in vitro*, estas células mostraram a capacidade de se diferenciar em células expressando marcadores de células ciliadas maturas. Além disso, quando estas células esferoderivadas foram transplantadas para a orelha interna em desenvolvimento de embriões de pinto, elas foram capazes de se diferenciar em células semelhantes a células ciliadas.

Em outro estudo, avaliando a presença de células-tronco adultas na orelha interna murina, investigadores isolaram células-tronco de tecidos cocleares e vestibulares em camundongos de 1 a 4 meses de idade.[96] Diferenças na capacidade de formação de esferas foram observadas, com células-tronco dos epitélios sensoriais vestibulares, exibindo uma capacidade mais alta de formação de esferas em comparação àquelas isoladas dos epitélios sensoriais cocleares. Adicionalmente, a capacidade de formar esferas dos epitélios sensoriais cocleares diminuiu rapidamente da segunda para a terceira semana pós-natal, enquanto a capacidade de formar esferas dos epitélios sensoriais vestibulares declinou mais lentamente, adentrando a idade adulta. Como já foi mencionado, o órgão vestibular mamífero tem alguma capacidade de repor células ciliadas perdidas,[15,16] enquanto a cóclea parece desprovida deste potencial regenerativo. Os resultados deste estudo sugerem que células semelhantes a células-tronco podem ser responsáveis pela persistência de algum potencial regenerativo observado no epitélio sensorial vestibular. Adicionalmente, a incapacidade do epitélio sensorial coclear de se regenerar poderia ser em razão de uma redução no número ou no potencial da população de células-tronco tecido-específicas no órgão de Corti.

Embora haja relatos de quantidades baixas/indetectáveis de células progenitoras na orelha interna mamífera adulta, outras linhas de investigação sugerem que compartimentos de células-tronco podem persistir no interior da cóclea madura. A proteína filamentar intermediária nestina é expressa em tecidos em proliferação e é largamente considerada como um marcador de células mitoticamente ativas e células-tronco neurais.[97-100] Como tal, a nestina é comumente usada para identificar células com características de células-tronco em tecidos em desenvolvimento e adultos.[97] Diversos estudos descreveram a existência de células, expressando nestina na orelha interna de camundongo; entretanto, sua presença e localização diferem entre os relatos.[101-103] No primeiro relatório, expressão de nestina foi observada em células de suporte abaixo das células ciliadas internas e externas na cóclea murina imatura, em adição a alguma expressão branda nas células ciliadas externas; entretanto, no camundongo adulto jovem, a expressão de nestina era regulada para baixo e localizada apenas em algumas células abaixo da camada de células ciliadas externas.[101] Em outro estudo, a expressão de nestina foi observada em células de suporte próximo à camada de células ciliadas internas, com alguma expressão branda em algumas células ciliadas internas e externas na cóclea imatura.[102] Na orelha interna matura, a expressão de nestina foi observada limitada a apenas o gânglio espiral. Mais recentemente, a expressão de nestina foi observada em células de suporte laterais à região de células ciliadas externas.[103] Esta expressão foi observada em toda a cóclea em camundongos recém-nascidos; entretanto, o número de células expressando nestina diminuiu, à medida que a cóclea amadureceu. De interesse é que os autores descreveram que pareceu haver um aumento no número de células expressando nestina após trauma acústico.[103] Coletivamente, a presença de células expressando nestina na orelha interna murina levanta a possibilidade da persistência de uma população de células semelhantes a células-tronco no interior da cóclea de mamíferos. Estudos adicionais explorando sua presença exata, localização e função global serão essenciais para se compreender qualquer potencial terapêutico que elas possam possuir.

Mais recentemente, Lgr5, um gene-alvo de Wnt emergiu como outra área de interesse para regeneração de células ciliadas.[40,104,105] Lgr5 é um marcador de células-tronco encontrado em múltiplos tecidos adultos em proliferação.[196-109] Durante o desenvolvimento embrionário, o Lgr5 é expressado em células ciliadas e células de suporte nascentes, sendo posteriormente regulado para baixo, à medida que as células amadurecem, com expressão limitada à terceira fileira de células de Deiters no órgão de Corti maduro.[104] A análise destas células por outros investigadores revelou que elas dão origem a linhagens de células ciliadas *in vivo* e *in vitro*.[40] Neste estudo, células, expressando Lgr5, foram isoladas e cultivadas *in vitro* e mostraram autorrenovação e diferenciação em células, expressando o marcador de célula ciliada miosina VIIa. *In vivo*, estas células foram capazes de dar origem a células ciliadas. Em concordância com o relato precedente, a expressão de Lgr5 foi regulada para baixo na terceira fileira de células de Deiters; entretanto, células pilares internas também pareceram reter esta expressão. Análises adicionais revelaram que estas células que expressam Lgr5 proliferam e geram células ciliadas sob certas condições experimentais em camundongos neonatais.[105] Evidências de que estas células são capazes de reentrar no ciclo celular e proliferar oferecem a vantagem de que estas células poderiam repovoar com células ciliadas e células de suporte a cóclea mamífera danificada. Permanece não claro neste ponto quanto tempo a população de células-tronco cocleares expressando Lgr5 persiste na idade adulta. Como com relação à expressão de nestina, são necessárias investigações adicionais destas células para determinar seu potencial terapêutico como um meio para regenerar células ciliadas cocleares.

Em resumo, a presença de células-tronco endógenas na orelha interna mamífera representa a possibilidade de terapia local dirigida para recrutar e direcionar estas células para repovoar o órgão de Corti com células ciliadas cocleares funcionais, depois que a população nativa de células ciliadas foi perdida ou danificada. Alguns estudos sobre o tópico relataram que, com o tempo, o número e/ou viabilidade de células-tronco multipotentes na cóclea diminui.[96,101-104] Consequentemente, existe a possibilidade de que na época em que estas células são necessárias na maioria dos pacientes com causas adquiridas de perda auditiva elas não mais existam. Por conseguinte, está justificada mais pesquisa para determinar a função, localização e persistência na idade adulta das células-tronco cocleares para melhor definir seu potencial como base para uma nova abordagem terapêutica para perda auditiva.

■ Conclusão

Os últimos 30 anos de pesquisa trouxeram uma melhor compreensão dos mecanismos subjacentes ao desenvolvimento da orelha interna, regeneração de células ciliadas cocleares nas aves, diferenciação de células-tronco pluripotentes, transplantação celular, a presença de células-tronco endógenas e a aplicação terapêutica potencial em transferência de genes e farmacoterapias para perda auditiva. Embora muito se tenha aprendido sobre o uso de células-tronco exógenas, células-tronco da orelha interna, transferência genética e farmacoterapias para a substituição de células danificadas, estas abordagens para o tratamento de perda auditiva estão ainda em fases experimentais. Há muitos componentes intrincados, e, portanto, dificuldades envolvidas no processo de regeneração de nervo auditivo e células ciliadas cocleares. Nesses termos, é possível que uma combinação das abordagens aqui descritas ou outras ainda não evidentes venham a oferecer novos tratamentos clinicamente significativos para a perda auditiva no futuro. Embora não haja experiências clínicas neste campo até hoje em adultos com perda auditiva, várias descobertas recentes usando cultura celular e modelos animais dão esperança de que os otorrinolaringologistas terão novas opções para o tratamento de perda auditiva sensorineural no futuro.

■ Desafios da Terapia Regenerativa

- Desafios enfrentados por todas as abordagens
  - Identificar o método mais seguro e mais eficiente de acesso à cóclea.
  - Repovoar a cóclea com uma quantidade adequada de células.
  - Evitar gerar células ciliadas fora do órgão de Corti.
  - Manutenção das células neogeradas.
  - Restabelecimento dos circuitos neuronais.
- Tratamento genético e farmacoterapias
  - Geração de células ciliadas de substituição sem comprometer significativamente a população de células de suporte.
  - Assegurar que o tratamento não comprometa a citoarquitetura do órgão de Corti.
  - Proliferação celular não regulada acarreta o risco de formação de tumores.
- Células-tronco exógenas
  - Determinar a cronologia da transplantação em relação ao dano para sucesso ideal.
  - Adequada migração, integração e diferenciação terminal das células transplantadas para o órgão de Corti, como células ciliadas.
  - Rejeição imune das células transplantadas.
- Células-tronco endógenas
  - Identificar se células-tronco cocleares endógenas persistem na idade adulta e mantêm potência para se tornarem células ciliadas.
  - Determinar a organização espacial e temporal das células-tronco adultas na cóclea.
  - Identificar um método para permitir que células-tronco cocleares, se presentes, entrem em ciclo celular, proliferem e substituam células ciliadas perdidas.

■ Pontos-Chave

- Múltiplas abordagens como as seguintes estão sendo adotadas na busca por tratamentos regenerativos para a perda auditiva sensorineural:
  - Transferência genética.
  - Farmacoterapias.
  - Administração exógena de células-tronco.
  - Promoção de células-tronco endógenas.
- Todas as abordagens ainda estão em fases experimentais sem experiências clínicas até agora em adultos.
- Cada abordagem tem suas próprias vantagens e desvantagens.
- Uma combinação destas abordagens pode ser necessária para o tratamento bem-sucedido da perda auditiva sensorineural no futuro.

Agradecimentos

Samuel Gubbels recebe suporte (prêmio KL2 e Type I pilot) do programa *Clinical and Translational Science Award* (CTSA), previamente através da bolsa *National Center for Research Resources* (NCRR) 1UL1RR025011, e atualmente pela bolsa *National Center for Advancing Translational Sciences* (NCATS) 9U54¨TR000021. O conteúdo é unicamente responsabilidade dos autores e não representa necessariamente a visão oficial dos NIH. SG também recebe suporte de NIH/NIDCD 1 R03DC012432-01, 1 R01DC13912-01, bem como P30 HD003352.

Referências Bibliográficas

1. Lin FR, Thorpe R, Gordon-Salant S, Ferrucci L. Hearing loss prevalence and risk factors among older adults in the United States. J Gerontol A Biol Sci Med Sci 2011;66(5):582–590
2. Dillon CF, Gu Q, Hoffman HJ, Ko CW. Vision, hearing, balance, and sensory impairment in Americans aged 70 years and over: United States, 1999-2006. NCHS Data Brief 2010;31(31):1–8
3. Arlinger S. Negative consequences of uncorrected hearing loss—a review. Int J Audiol 2003;42(Suppl 2):S17–S20
4. National Institute on Deafness and Other Communication Disorders. Quick Statistics. 2010. http://www.nidcd.nih.gov/health/statistics/Pages/quick.aspx. Accessed December 16, 2013
5. Davis AC. Hearing disorders in the population: first phase findings of the MRC National Study of Hearing. In: Lutman ME, Haggard MP, eds. Hearing Science and Hearing Disorders. New York, NY: Academic Press 1983;35-60
6. Morrison SJ, Spradling AC. Stem cells and niches: mechanisms that promote stem cell maintenance throughout life. Cell 2008;132(4):598–611
7. Watt FM, Lo Celso C, Silva-Vargas V. Epidermal stem cells: an update. Curr Opin Genet Dev 2006;16(5):518–524
8. Miura H, Kusakabe Y, Harada S. Cell lineage and differentiation in taste buds. Arch Histol Cytol 2006;69(4):209–225
9. Altman J. Autoradiographic and histological studies of postnatal neurogenesis. IV. Cell proliferation and migration in the anterior forebrain, with special reference to persisting neurogenesis in the olfactory bulb. J Comp Neurol 1969;137(4):433–457
10. Lois C, Alvarez-Buylla A. Long-distance neuronal migration in the adult mammalian brain. Science 1994;264(5162):1145–1148
11. Kornack DR, Rakic P. The generation, migration, and differentiation of olfactory neurons in the adult primate brain. Proc Natl Acad Sci USA 2001;98(8):4752–4757
12. Corwin JT, Cotanche DA. Regeneration of sensory hair cells after acoustic trauma. Science 1988;240(4860):1772–1774
13. Ryals BM, Rubel EW. Hair cell regeneration after acoustic trauma in adult Coturnix quail. Science 1988;240(4860):1774–1776
14. Smolders JW. Functional recovery in the avian ear after hair cell regeneration. Audiol Neurootol 1999;4(6):286–302
15. Warchol ME, Lambert PR, Goldstein BJ, Forge A, Corwin JT. Regenerative proliferation in inner ear sensory epithelia from adult guinea pigs and humans. Science 1993;259(5101):1619–1622
16. Forge A, Li L, Corwin JT, Nevill G. Ultrastructural evidence for hair cell regeneration in the mammalian inner ear. Science 1993;259(5101):1616–1619
17. Groves AK. The challenge of hair cell regeneration. Exp Biol Med (Maywood) 2010;235(4):434–446
18. Bhave SA, Stone JS, Rubel EW, Coltrera MD. Cell cycle progression in gentamicin-damaged avian cochleas. J Neurosci 1995;15(6):4618–4628
19. Duncan LJ, Mangiardi DA, Matsui JI, Anderson JK, McLaughlin-Williamson K, Cotanche DA. Differential expression of unconventional myosins in apoptotic and regenerating chick hair cells confirms two regeneration mechanisms. J Comp Neurol 2006;499(5):691–701
20. Stone JS, Choi YS, Woolley SM, Yamashita H, Rubel EW. Progenitor cell cycling during hair cell regeneration in the vestibular and auditory epithelia of the chick. J Neurocytol 1999;28(10-11):863–876
21. Roberson DW, Alosi JA, Cotanche DA. Direct transdifferentiation gives rise to the earliest new hair cells in regenerating avian auditory epithelium. J Neurosci Res 2004;78(4):461–471
22. Adler HJ, Raphael Y. New hair cells arise from supporting cell conversion in the acoustically damaged chick inner ear. Neurosci Lett 1996;205(1):17–20
23. Duckert LG, Rubel EW. Ultrastructural observations on regenerating hair cells in the chick basilar papilla. Hear Res 1990;48(1-2):161–182
24. Duckert LG, Rubel EW. Morphological correlates of functional recovery in the chicken inner ear after gentamycin treatment. J Comp Neurol 1993;331(1):75–96
25. Warchol ME. Cell density and N-cadherin interactions regulate cell proliferation in the sensory epithelia of the inner ear. J Neurosci 2002;22(7):2607–2616
26. Beresford WA. Direct transdifferentiation: can cells change their phenotype without dividing? Cell Differ Dev 1990;29(2):81–93
27. Colvin JS, Bohne BA, Harding GW, McEwen DG, Ornitz DM. Skeletal overgrowth and deafness in mice lacking fibroblast growth factor receptor 3. Nat Genet 1996;12(4):390–397
28. Fritzsch B, Beisel KW, Hansen LA. The molecular basis of neurosensory cell formation in ear development: a blueprint for hair cell and sensory neuron regeneration? BioEssays 2006;28(12):1181–1193
29. Chen P, Johnson JE, Zoghbi HY, Segil N. The role of Math1 in inner ear development: Uncoupling the establishment of the sensory primordium from hair cell fate determination. Development 2002;129(10):2495–2505
30. Lumpkin EA, Collisson T, Parab P, et al. Math1-driven GFP expression in the developing nervous system of transgenic mice. Gene Expr Patterns 2003;3(4):389–395
31. Woods C, Montcouquiol M, Kelley MW. Math1 regulates development of the sensory epithelium in the mammalian cochlea. Nat Neurosci 2004;7(12):1310–1318
32. Bermingham NA, Hassan BA, Price SD, et al. Math1: an essential gene for the generation of inner ear hair cells. Science 1999;284(5421):1837–1841
33. Zheng JL, Gao WQ. Overexpression of Math1 induces robust production of extra hair cells in postnatal rat inner ears. Nat Neurosci 2000;3(6):580–586
34. Cafaro J, Lee GS, Stone JS. *Atoh1* expression defines activated progenitors and differentiating hair cells during avian hair cell regeneration. Dev Dyn 2007;236(1):156–170
35. Kawamoto K, Ishimoto S, Minoda R, Brough DE, Raphael Y. Math1 gene transfer generates new cochlear hair cells in mature guinea pigs in vivo. J Neurosci 2003;23(11):4395–4400
36. Izumikawa M, Minoda R, Kawamoto K, et al. Auditory hair cell replacement and hearing improvement by *Atoh1* gene therapy in deaf mammals. Nat Med 2005;11(3):271–276
37. Gubbels SP, Woessner DW, Mitchell JC, Ricci AJ, Brigande JV. Functional auditory hair cells produced in the mammalian cochlea by in utero gene transfer. Nature 2008;455(7212):537–541
38. Chai R, Kuo B, Wang T, et al. Wnt signaling induces proliferation of sensory precursors in the postnatal mouse cochlea. Proc Natl Acad Sci USA 2012;109(21):8167–8172
39. Doetzlhofer A, White P, Lee YS, Groves A, Segil N. Prospective identification and purification of hair cell and supporting cell progenitors from the embryonic cochlea. Brain Res 2006;1091(1):282–288
40. Shi F, Kempfle JS, Edge AS. Wnt-responsive Lgr5-expressing stem cells are hair cell progenitors in the cochlea. J Neurosci 2012;32(28):9639–9648
41. White PM, Doetzlhofer A, Lee YS, Groves AK, Segil N. Mammalian cochlear supporting cells can divide and trans-differentiate into hair cells. Nature 2006;441(7096):984–987

42. Savary E, Hugnot JP, Chassigneux Y, et al. Distinct population of hair cell progenitors can be isolated from the postnatal mouse cochlea using side population analysis. Stem Cells 2007;25(2):332–339
43. Sinkkonen ST, Chai R, Jan TA, et al. Intrinsic regenerative potential of murine cochlear supporting cells. Sci Rep 2011;1:26
44. Lee YS, Liu F, Segil N. A morphogenetic wave of p27Kip1 transcription directs cell cycle exit during organ of Corti development. Development 2006;133(15):2817–2826
45. Ruben RJ. Development of the inner ear of the mouse: a radioautographic study of terminal mitoses. Acta Otolaryngol 1967;(Suppl 220):1–44
46. Chen P, Segil N. p27(Kip1) links cell proliferation to morphogenesis in the developing organ of Corti. Development 1999;126(8):1581–1590
47. Löwenheim H, Furness DN, Kil J, et al. Gene disruption of p27(Kip1) allows cell proliferation in the postnatal and adult organ of corti. Proc Natl Acad Sci USA 1999;96(7):4084–4088
48. Chen P, Zindy F, Abdala C, et al. Progressive hearing loss in mice lacking the cyclin-dependent kinase inhibitor Ink4d. Nat Cell Biol 2003;5(5):422–426
49. Kanzaki S, Beyer LA, Swiderski DL, et al. p27(Kip1) deficiency causes organ of Corti pathology and hearing loss. Hear Res 2006;214(1-2):28–36
50. Chen ZY. Cell cycle, differentiation and regeneration: where to begin? Cell Cycle 2006;5(22):2609–2612
51. Huang M, Sage C, Tang Y, et al. Overlapping and distinct pRb pathways in the mammalian auditory and vestibular organs. Cell Cycle 2011;10(2):337–351
52. Sage C, Huang M, Vollrath MA, et al. Essential role of retinoblastoma protein in mammalian hair cell development and hearing. Proc Natl Acad Sci USA 2006;103(19):7345–7350
53. Sage C, Huang M, Karimi K, et al. Proliferation of functional hair cells in vivo in the absence of the retinoblastoma protein. Science 2005;307(5712):1114–1118
54. Yu Y, Weber T, Yamashita T, et al. In vivo proliferation of post-mitotic cochlear supporting cells by acute ablation of the retinoblastoma protein in neonatal mice. J Neurosci 2010;30(17):5927–5936
55. Kimble J, Simpson P. The LIN-12/Notch signaling pathway and its regulation. Annu Rev Cell Dev Biol 1997;13:333–361
56. Louvi A, Artavanis-Tsakonas S. Notch signalling in vertebrate neural development. Nat Rev Neurosci 2006;7(2):93–102
57. Lanford PJ, Lan Y, Jiang R, et al. Notch signalling pathway mediates hair cell development in mammalian cochlea. Nat Genet 1999;21(3):289–292
58. Eddison M, Le Roux I, Lewis J. Notch signaling in the development of the inner ear: lessons from Drosophila. Proc Natl Acad Sci USA 2000;97(22):11692–11699
59. Lewis J. Rules for the production of sensory cells. Ciba Found Symp 1991;160:25–39, discussion 40–53
60. Kiernan AE. Notch signaling during cell fate determination in the inner ear. Semin Cell Dev Biol 2013;24(5):470–479
61. Zine A, Aubert A, Qiu J, et al. Hes1 and Hes5 activities are required for the normal development of the hair cells in the mammalian inner ear. J Neurosci 2001;21(13):4712–4720
62. Li S, Mark S, Radde-Gallwitz K, Schlisner R, Chin MT, Chen P. Hey2 functions in parallel with Hes1 and Hes5 for mammalian auditory sensory organ development. BMC Dev Biol 2008;8:20
63. Lanford PJ, Shailam R, Norton CR, Gridley T, Kelley MW. Expression of Math1 and HES5 in the cochleae of wildtype and Jag2 mutant mice. J Assoc Res Otolaryngol 2000;1(2):161–171
64. Stone JS, Rubel EW. Delta1 expression during avian hair cell regeneration. Development 1999;126(5):961–973
65. Brooker R, Hozumi K, Lewis J. Notch ligands with contrasting functions: Jagged1 and Delta1 in the mouse inner ear. Development 2006;133(7):1277–1286
66. Kiernan AE, Cordes R, Kopan R, Gossler A, Gridley T. The Notch ligands DLL1 and JAG2 act synergistically to regulate hair cell development in the mammalian inner ear. Development 2005;132(19):4353–4362
67. Doetzlhofer A, Basch ML, Ohyama T, Gessler M, Groves AK, Segil N. Hey2 regulation by FGF provides a Notch-independent mechanism for maintaining pillar cell fate in the organ of Corti. Dev Cell 2009;16(1):58–69
68. Hayashi T, Kokubo H, Hartman BH, Ray CA, Reh TA, Bermingham-McDonogh O. Hesr1 and Hesr2 may act as early effectors of Notch signaling in the developing cochlea. Dev Biol 2008;316(1):87–99
69. Takebayashi S, Yamamoto N, Yabe D, et al. Multiple roles of Notch signaling in cochlear development. Dev Biol 2007;307(1):165–178
70. Yamamoto N, Tanigaki K, Tsuji M, Yabe D, Ito J, Honjo T. Inhibition of Notch/RBP-J signaling induces hair cell formation in neonate mouse cochleas. J Mol Med (Berl) 2006;84(1):37–45
71. Hori R, Nakagawa T, Sakamoto T, Matsuoka Y, Takebayashi S, Ito J. Pharmacological inhibition of Notch signaling in the mature guinea pig cochlea. Neuroreport 2007;18(18):1911–1914
72. Mizutari K, Fujioka M, Hosoya M, et al. Notch inhibition induces cochlear hair cell regeneration and recovery of hearing after acoustic trauma. Neuron 2013;77(1):58–69
73. Picanço-Castro V, Moreira LF, Kashima S. Covas DT. Can pluripotent stem cells be used in cell-based therapy? Cell Reprogram 2014;16(2):98–107
74. Pan CK, Heilweil G, Lanza R, Schwartz SD. Embryonic stem cells as a treatment for macular degeneration. Expert Opin Biol Ther 2013;13(8):1125–1133
75. Ronaghi M, Nasr M, Ealy M, et al. Inner ear hair cell-like cells from human embryonic stem cells. Stem Cells Dev 2014;23(11):1275–1284
76. Chen W, Jongkamonwiwat N, Abbas L, et al. Restoration of auditory evoked responses by human ES-cell-derived otic progenitors. Nature 2012;490(7419):278–282
77. Oshima K, Shin K, Diensthuber M, Peng AW, Ricci AJ, Heller S. Mechanosensitive hair cell-like cells from embryonic and induced pluripotent stem cells. Cell 2010;141(4):704–716
78. Koehler KR, Mikosz AM, Molosh AI, Patel D, Hashino E. Generation of inner ear sensory epithelia from pluripotent stem cells in 3D culture. Nature 2013;500(7461):217–221
79. Ito J, Kojima K, Kawaguchi S. Survival of neural stem cells in the cochlea. Acta Otolaryngol 2001;121(2):140–142
80. Tateya I, Nakagawa T, Iguchi F, et al. Fate of neural stem cells grafted into injured inner ears of mice. Neuroreport 2003;14(13):1677–1681
81. Parker MA, Corliss DA, Gray B, et al. Neural stem cells injected into the sound-damaged cochlea migrate throughout the cochlea and express markers of hair cells, supporting cells, and spiral ganglion cells. Hear Res 2007;232(1-2):29–43
82. Coleman B, Hardman J, Coco A, et al. Fate of embryonic stem cells transplanted into the deafened mammalian cochlea. Cell Transplant 2006;15(5):369–380
83. Hildebrand MS, Dahl HH, Hardman J, Coleman B, Shepherd RK, de Silva MG. Survival of partially differentiated mouse embryonic stem cells in the scala media of the guinea pig cochlea. J Assoc Res Otolaryngol 2005;6(4):341–354
84. Hu Z, Wei D, Johansson CB, et al. Survival and neural differentiation of adult neural stem cells transplanted into the mature inner ear. Exp Cell Res 2005;302(1):40–47
85. Naito Y, Nakamura T, Nakagawa T, et al. Transplantation of bone marrow stromal cells into the cochlea of chinchillas. Neuroreport 2004;15(1):1–4
86. Sakamoto T, Nakagawa T, Endo T, et al. Fates of mouse embryonic stem cells transplanted into the inner ears of adult mice and embryonic chickens. Acta Otolaryngol Suppl 2004;(551):48–52
87. Tamura T, Nakagawa T, Iguchi F, et al. Transplantation of neural stem cells into the modiolus of mouse cochleae injured by cisplatin. Acta Otolaryngol Suppl 2004;(551):65–68
88. Han Z, Yang JM, Chi FL, et al. Survival and fate of transplanted embryonic neural stem cells by Atoh1 gene transfer in guinea pigs cochlea. Neuroreport 2010;21(7):490–496

89. Li H, Roblin G, Liu H, Heller S. Generation of hair cells by stepwise differentiation of embryonic stem cells. Proc Natl Acad Sci USA 2003;100(23):13495–13500
90. Ouji Y, Ishizaka S, Nakamura-Uchiyama F, Yoshikawa M. In vitro differentiation of mouse embryonic stem cells into inner ear hair cell-like cells using stromal cell conditioned medium. Cell Death Dis 2012;3:e314
91. Corrales CE, Pan L, Li H, Liberman MC, Heller S, Edge AS. Engraftment and differentiation of embryonic stem cell-derived neural progenitor cells in the cochlear nerve trunk: growth of processes into the organ of Corti. J Neurobiol 2006;66(13):1489–1500
92. Leblond CP, Clermont Y, Nadler NJ. The pattern of stem cell renewal in three epithelia (esophagus, intestine and testis). Proc Can Cancer Conf 1967;7:3–30
93. Shihabuddin LS, Ray J, Gage FH. Stem cell technology for basic science and clinical applications. Arch Neurol 1999;56(1):29–32
94. Weissman IL. Stem cells: units of development, units of regeneration, and units in evolution. Cell 2000;100(1):157–168
95. Li H, Liu H, Heller S. Pluripotent stem cells from the adult mouse inner ear. Nat Med 2003;9(10):1293–1299
96. Oshima K, Grimm CM, Corrales CE, et al. Differential distribution of stem cells in the auditory and vestibular organs of the inner ear. J Assoc Res Otolaryngol 2007;8(1):18–31
97. Lendahl U, Zimmerman LB, McKay RD. CNS stem cells express a new class of intermediate filament protein. Cell 1990;60(4):585–595
98. Sejersen T, Lendahl U. Transient expression of the intermediate filament nestin during skeletal muscle development. J Cell Sci 1993;106(Pt 4):1291–1300
99. Kachinsky AM, Dominov JA, Miller JB. Intermediate filaments in cardiac myogenesis: nestin in the developing mouse heart. J Histochem Cytochem 1995;43(8):843–847
100. Suzuki S, Namiki J, Shibata S, Mastuzaki Y, Okano H. The neural stem/progenitor cell marker nestin is expressed in proliferative endothelial cells, but not in mature vasculature. J Histochem Cytochem 2010;58(8):721–730
101. Lopez IA, Zhao PM, Yamaguchi M, de Vellis J, Espinosa-Jeffrey A. Stem/progenitor cells in the postnatal inner ear of the GFP-nestin transgenic mouse. Int J Dev Neurosci 2004;22(4):205–213
102. Smeti I, Savary E, Capelle V, Hugnot JP, Uziel A, Zine A. Expression of candidate markers for stem/progenitor cells in the inner ears of developing and adult GFAP and nestin promoter-GFP transgenic mice. Gene Expr Patterns 2011;11(1-2):22–32
103. Watanabe R, Morell MH, Miller JM, et al. Nestin-expressing cells in the developing, mature and noise-exposed cochlear epithelium. Mol Cell Neurosci 2012;49(2):104–109
104. Chai R, Xia A, Wang T, et al. Dynamic expression of Lgr5, a Wnt target gene, in the developing and mature mouse cochlea. J Assoc Res Otolaryngol 2011;12(4):455–469
105. Shi F, Hu L, Edge AS. Generation of hair cells in neonatal mice by b-catenin overexpression in Lgr5-positive cochlear progenitors. Proc Natl Acad Sci USA 2013;110(34):13851–13856
106. Barker N, van Es JH, Kuipers J, et al. Identification of stem cells in small intestine and colon by marker gene Lgr5. Nature 2007;449(7165):1003–1007
107. Barker N, Huch M, Kujala P, et al. Lgr5(+ve) stem cells drive self-renewal in the stomach and build long-lived gastric units in vitro. Cell Stem Cell 2010;6(1):25–36
108. Jaks V, Barker N, Kasper M, et al. Lgr5 marks cycling, yet long-lived, hair follicle stem cells. Nat Genet 2008;40(11):1291–1299
109. Ootani A, Li X, Sangiorgi E, et al. Sustained in vitro intestinal epithelial culture within a Wnt-dependent stem cell niche. Nat Med 2009;15(6):701–706

8 Próteses auditivas: Considerações na População Geriátrica

Amanda Kantor ▪ Erica Miele ▪ John Luckhurst
Mary Hawkshaw ▪ Robert T. Sataloff

■ Introdução

A perda auditiva é o déficit sensorial mais comum no idoso.[1] A perda auditiva pode prejudicar a comunicação, assim criando solidão, isolamento, dependência, frustração e até mesmo distúrbios da comunicação.[1] Quando deixada sem tratamento, a perda auditiva pode prejudicar substancialmente a qualidade de vida.Os termos *Reabilitação audiológica, reabilitação auditiva* e *reabilitação aural* são muitas vezes utilizados intercambiavelmente para descrever o processo de tratamento planejado para indivíduos que sofrem déficits na comunicação, conforme descrito por Weinstein.[2] As capacidades funcionais devem ser avaliadas em uma base individual em razão da ampla variação na caracterização dos idosos. A idade cronológica não é um preditor confiável do estado físico, social ou mental; portanto, é importante compreender como os indivíduos veem a si mesmos. O impacto da perda auditiva varia conforme o grau de perda e a personalidade e nível de atividade do indivíduo. Os efeitos da perda auditiva não podem ser restringidos à doença, isoladamente, porque a mecânica da orelha não pode ser isolada dos aspectos sociais da audição. Os efeitos da perda auditiva sobre a personalidade são, em grande parte, dependentes das características do indivíduo, incluindo recursos mentais, espirituais, sociais e econômicos. Estes componentes determinam a reação da pessoa à perda auditiva e o nível de desvantagem (*handicap*) que ela gera. A reabilitação no idoso deve incluir uma abordagem abrangente à avaliação e uma intervenção multidimensional. A finalidade da reabilitação nos idosos, independentemente da gravidade ou tipo de comprometimento, é assistir na recuperação de habilidades físicas, psicológicas ou sociais perdidas.

O sistema auditivo inteiro sofre alterações consideráveis, à medida que o processo de envelhecimento progride. Condições específicas podem afetar o tipo de reabilitação aural a fornecer. Por exemplo, os idosos desenvolvem alterações na orelha externa e meato acústico externo decorrentes do adelgaçamento do epitélio, atrofia do tecido subcutâneo e declínio nas capacidades secretórias das glândulas. Eis porque certos tipos de próteses auditivas e testes audiológicos podem não ser apropriados, em razão de alterações na estrutura da orelha. Embora doenças das orelhas externa e média sejam monitoradas pelo médico, o audiologista deve ser conhecedor dessas questões. É importante considerar alterações relacionadas com a idade no cérebro, ao determinar o tipo de reabilitação auditiva na população idosa. O envelhecimento é associado a perdas progressivas na função em múltiplos sistemas, incluindo sensibilidade, cognição, controle de memória e afeto. Modificações relacionadas com a idade no Sistema Nervoso Central são associadas a declínios na capacidade de realizar tarefas selecionadas cognitivas e sensitivomotoras; capacidade funcional diminuída e alterações no controle da marcha, aprendizado e memória.[3]

Perdas auditivas podem ser graves em idosos, quer por causas associadas ao envelhecimento ou decorrentes de outras etiologias. Perdas mais severas a profundas podem estar associadas a uma mudança na personalidade e no estilo de vida por causa dos desafios que o ato de escutar apresenta. Indivíduos idosos com perda auditiva também acham especialmente difícil ouvir na presença de múltiplos falantes ou ruído de fundo, porque a sua capacidade de detectar sinais no meio do ruído diminui com a idade. Demasiado frequentemente, o idoso começa a acreditar que a incapacidade para ouvir e compreender uma conversa é decorrente da deterioração do cérebro (comprometimento intelectual). Família, amigos e os estereótipos da população idosa podem reforçar esta crença. As pessoas podem ignorar a pessoa com deficiência auditiva nas conversas em grupo e pressupor que a pessoa não sabe o que está acontecendo. Os estereótipos do envelhecimento, como alentecimentos físico e mental, solapam anda mais a autoconfiança enfraquecida da pessoa idosa e aceleram o seu afastamento da sociedade. O isolamento causado pela perda auditiva pode contribuir para retardar a busca de atenção médica pelo idoso para lidar com a sua deficiência de audição.

Existe uma relação importante entre audição e fala. A orelha é sensível a uma certa faixa de frequências, e a fala se situa dentro dessa faixa. A fala pode ser dividida em dois tipos de sons: vogais e consoantes. Aproximadamente, as vogais se situam nas frequências abaixo de 1.500 Hz, e as consoantes acima de 1.500 Hz. As vogais são sons relativamente potentes, enquanto as consoantes são sons mais fracos e frequentemente são eliminados na fala diária ou não são pronunciados claramente. Em essência, os sons de baixa frequência da fala fornecem ao ouvinte um senso de volume, enquanto os sons de mais alta frequência da fala fornecem significado e clareza. Mais comumente, os idosos experimentam uma configuração de perda auditiva que reflete audição de baixa frequência relativamente boa e audição pior em altas frequências. Perdas auditivas sensorineurais causam muitas vezes deterioração da capacidade de uma pessoa para compreender a fala. A capacidade de reconhecimento de fala pode ser correlacionada com o processo de envelhecimento.[4] Em alguns casos, a compreensão diminuída da fala é decorrente de perdas auditivas periféricas. Este tipo de perda tipicamente se apresenta com a capacidade de ouvir a fala, mas não a de compreendê-la. Uma segunda causa de dificuldade para compreender a fala são os distúrbios do processamento auditivo central, tais que alterações nas vias auditivas do tronco encefálico ou partes do córtex auditivo degradam o sinal da fala.[5] Indivíduos com perda auditiva podem pedir às pessoas para falarem mais alto em uma tentativa de alcançar melhor clareza da fala. Infelizmente, "mais alto" (mais intenso) nem sempre é a solução. A intensidade pode, na realidade, reduzir a capacidade de discriminação, em razão da distorção do sinal da fala. Distorções ocorrem mais frequentemente em pessoas com perdas auditivas de alta frequência, porque a intensidade global também amplifica os sons de baixa frequência, como as vogais, que as pessoas frequentemente ouvem a um volume (intensidade) normal ou próximo do normal. Falar em uma voz mais intensa cria vogais superdominantes com consoantes relativamente mais fracas e não melhora a clareza da fala. Estes fatores precisam ser avaliados e são críticos para a seleção adequada da prótese auditiva.

Antes que uma prótese auditiva seja recomendada, é necessário determinar se o paciente será suficientemente ajudado por ela, para justificar a sua aquisição. Próteses auditivas geralmente não são cobertas pelo Medicare; entretanto, Medicaid ou planos privados de seguros-saúde podem cobrir o custo de próteses auditivas total ou parcialmente. Independentemente do tipo de seguro, os pacientes devem receber os mesmos serviços, o custo dos serviços deve ser justo, e devem ser usados os códigos nacionais de procedimento para solicitar reembolso. É importante ajudar o paciente idoso a equacionar o que o seu seguro específico cobrirá, se algo, antes de prosseguir com a aquisição de uma prótese auditiva. Para os pacientes que serviram nas Forças Armadas, é aconselhável obter amplificação através da *Veteran's Administration,* porque próteses auditivas e outros aparelhos de assistência são inteiramente cobertos pelos benefícios para os veteranos. Tanto fatores econômicos quanto a perda auditiva individual devem ser levados em consideração. Isto é particularmente importante em uma deficiência sensorineural em que o problema é mais de discriminação que de amplificação. Tipicamente, a perda auditiva sensorineural de altas frequências é atribuída à presbiacusia – perda auditiva relacionada com a idade, que é associada ao processo degenerativo coclear do envelhecimento. Humes *et al.* relataram que a perda auditiva dos idosos é maior na região de frequências (≥ 2.000 Hz) para as quais a amplitude da fala é a mais baixa.[6]

Além da presbiacusia, há também causas médicas de perda auditiva, incluindo infecções, doenças autoimunes, efeitos de medicação e muitas outras condições. Estas causas devem sempre ser avaliadas por um médico, e as causas médicas de comprometimento da audição em geral devem ser tratadas em conjunto com a reabilitação auditiva e amplificação para cada paciente. Um paciente que estiver sendo considerado para uma prótese auditiva deve passar primeiro por uma avaliação otológica.

■ Considerações sobre Próteses Auditivas

Próteses auditivas, aparelhos de assistência à audição e aparelhos implantáveis podem ser úteis para idosos com perda auditiva e problemas de comunicação. Uma prótese auditiva é um sistema de amplificação pessoal portátil utilizado para compensar uma perda de audição. Quase todos os pacientes com audição prejudicada são candidatos a uma prótese auditiva, embora alguns venham a ser mais beneficiados pelo seu uso do que outros. Qualquer paciente que esteja motivado a usar uma prótese auditiva merece uma avaliação completa e uma experiência com um aparelho apropriado. Os aparelhos de assistência à audição incluem telefones amplificados, amplificadores de televisão e outros, como ferramentas que podem aumentar a intensidade do sinal para o ouvinte. Aparelhos implantáveis podem incluir próteses auditivas ancorados no osso, implantes cocleares e o implante auditivo de tronco encefálico. Próteses auditivas são apropriadas para a vasta maioria dos pacientes, e este capítulo não examinará implantes cocleares ou implantes de tronco encefálico.

De acordo com Kochkin, a idade média dos novos usuários de próteses auditivas é de 71,1 anos.[2] Dos 34 milhões de pessoas com perda auditiva nos Estados Unidos, só 25% usam instrumentos de audição, o que sugere que mais de 25 milhões de pessoas estão vivendo com perda auditiva não tratada/não assistida.[8] Apesar dos avanços recentes em tecnologia e miniaturização das próteses auditivas, persistem algumas atitudes negativas. Antes de se adaptar uma prótese auditiva em um idoso, vários fatores devem ser considerados, como comunicação, fatores físicos, psicológicos e sociológicos. Algumas das questões que os idosos enfrentam quando consideram o uso de próteses auditivas incluem as seguintes:

1. Experiência com próteses auditivas.
2. Considerações financeiras.
3. Atitudes em relação ao uso de próteses auditivas.
4. Grau da perda auditiva.
5. Falta de necessidade.
6. Questões visuais/de destreza manual.
7. Recomendações de profissionais.
8. Recomendações da família e amigos.
9. Estigma.
10. Confiança.
11. Falta de conhecimento.

O audiologista é responsável por informar os pacientes completamente sobre o processo inteiro e por apresentar expectativas realísticas, aconselhamento e suporte antes de adaptar uma prótese auditiva.

■ Avaliação Pré-Adaptação

O audiologista deve realizar testes para determinar se uma perda auditiva está presente e, se assim for, a natureza da perda auditiva. Medidas dos limiares utilizadas em conjunção com otoscopia e testes de imitância podem ajudar a determinar as necessidades de tratamento clínico ou cirúrgico. Se uma condição requerer atenção médica imediata, o paciente deve ser encaminhado ao profissional médico apropriado. Independentemente de qualquer grau ou natureza de comprometimento, a liberação médica para o uso de prótese auditiva deve sempre ser obtida. Se nenhuma condição medicamente tratável estiver presente, a gravidade de comprometimento da audição, simetria, configuração, tipo de perda auditiva e percepção da fala devem ser documentados. Uma vez que eventuais contraindicações médicas sejam excluídas e o paciente seja determinado como um candidato à amplificação, o audiologista deve discutir por completo a natureza da perda auditiva, suas consequências e expectativas realísticas, e deve avaliar fatores pessoais e o nível de motivação do paciente para usar amplificação.

O paciente deve receber uma explicação clara do problema de audição e por que ele ou ela tem dificuldade de ouvir ou compreender a fala. Os pacientes devem compreender a diferença entre dificuldade de audição e dificuldade de compreensão e como a amplificação afeta a ambas. Os problemas que poderiam facilmente levar o paciente a desenvolver frustração e alterações comportamentais devem ser explicados claramente, de modo que estes problemas possam ser enfrentados direta e inteligentemente. O objetivo da reabilitação aural é prevenir ou mitigar alterações psicossociais e comprometimentos de qualidade de vida que podem resultar da perda auditiva.

Ajustamento psicológico para cada paciente envolve dar ao paciente uma percepção mais completa dos "problemas de personalidade" que já estão em evidência ou tendem a se desenvolver com um resultado de perda auditiva. A terapia não deve usar uma técnica predeterminada, mas deve ser desenhada para satisfazer às necessidades do indivíduo específico com audição prejudicada. Frequentemente, é aconselhável realizar a reabilitação aural não apenas no paciente, mas também no cônjuge ou na família do paciente, porque é impossível separar os problemas individuais da pessoa dos problemas da família. O paciente deve ser encorajado a se associar a amigos e não se tornar isolado por causa de dificuldades de comunicação. Deve ser reforçado nos indivíduos o conceito de que usar a audição residual efetivamente lhes permite aproveitar a vida e interagir de modo usual com apenas modificações menores. O uso de questionários pode ser muito útil durante a avaliação pré-adaptação. O *Hearing Handicap Inventory for the Elderly Screening Version*, descrito por Weinstein (HHIE-S) (Inventário de Deficiência de Audição do Idoso Versão de Triagem), é uma boa ferramenta para determinar a percepção dos pacientes sobre sua perda auditiva.[2] O HHIE-S é um questionário com 10 itens desenvolvidos para avaliar como um indivíduo percebe os efeitos sociais e emocionais da perda auditiva. Um escore HHIE-S mais alto sugere um maior efeito gerador de desvantagem de uma deficiência auditiva.[2] A informação obtida deste questionário pode ajudar o audiologista a ajustar estratégias de aconselhamento e intervenção.

Conforme discutido previamente, problemas de discriminação da fala experimentados pelos idosos têm muitas vezes uma base auditiva central ou cognitiva. Uma vez que este problema tenha sido identificado, parte da seleção do candidato à amplificação deve incluir uma bateria de testes que pelo menos faça uma triagem quanto a um distúrbio do processamento auditivo central (CAPD). Uma relação entre perda auditiva sensorineural e comprometimento cognitivo também foi identificada.[9] Pode ser difícil separar efeitos cognitivos e auditivos centrais de efeitos periféricos no idoso. Dados recentes sugerem que a disfunção auditiva central pode ser uma manifestação inicial de comprometimento cognitivo mais geral, e por essa razão pode ser um fator contributivo para mau desempenho de idosos.[10]

■ Fatores Físicos

No idoso, a condição da visão, destreza manual, variáveis da orelha/meato acústico e o estado de saúde global devem influenciar no processo de decisão quanto à protetização auditiva.[2] Distúrbios da visão podem ditar a escolha do *design* e estilo da prótese auditiva e do tipo de processamento de sinal. Problemas otológicos, como acúmulo excessivo de cerume, infecções ativas, estenose do meato acústico externo, ou crescimentos incomuns (como exostoses), podem inibir a inserção de uma prótese auditiva ou limitar a eficácia de um estilo específico de aparelho de prótese auditiva. Pacientes com uma tendência a acúmulo excessivo de cerume devem ser apresentados a opções para controlar o cerume de tal modo que ele não afete o desempenho do aparelho de audição. O acúmulo de cerume no interior de uma prótese auditiva pode prejudicar a qualidade global do som. Problemas agudos da orelha média, como supuração ou efusão, também podem contraindicar o uso de próteses auditivas até que o problema seja resolvido. Uma otite externa aguda impedirá o uso de uma prótese auditiva até que a infecção seja resolvida, conforme determinado pelo seu médico. Em todos os casos de doença clínica suspeitada, os pacientes devem ser instados a procurar intervenção médica.

As próteses auditivas atuais são consideravelmente menores do que as próteses de tecnologia mais antiga. Próteses menores podem impor uma dificuldade a muitos idosos que podem sofrer de má acuidade visual, destreza manual reduzida, sensibilidade tátil diminuída ou coordenação motora fina reduzida.[2] Muitas próteses auditivas no estado-da-arte são digitais e adaptam seus *settings* automaticamente para melhor audição em vários ambientes. Esta característica pode ser útil, especialmente em pacientes com problemas de destreza, porque ela contorna a necessidade de controle manual da prótese. Adicionalmente, a característica adaptativa pode tornar as próteses mais úteis para pacientes com problemas cognitivos ou de memória. Ao selecionar uma prótese auditiva, uma avaliação destes fatores pode ser útil. Por exemplo, os pacientes idosos que podem experimentar redução da mobilidade e da sensibilidade tátil e tremores podem ter excepcional dificuldade para trocar as pequenas baterias da prótese; as baterias geralmente devem ser trocadas semanalmente. Se as baterias forem deixadas sem troca, a própria prótese auditiva não apresenta mais qualquer utilidade e provavelmente assentará na orelha como um tampão auricular em vez de um aparelho de assistência. Adicionalmente, dificuldades visuais que ocorrem na população idosa podem criar mais uma barreira para o cuidado adequado dos aparelhos de amplificação. É crucial dar a um membro da família ou cuidador a responsabilidade de cuidar da prótese, no que se refere a trocar as baterias, bem como limpeza geral. A destreza manual pode ser medida, utilizando-se o Teste de Prancha de Cavilhas de Nove Buracos, que se destina a avaliar coordenação motora final e destreza digital. Coordenação visuomotora e reconhecimento pelo toque podem afetar o uso bem-sucedido da amplificação e também devem ser avaliados.

■ Aclimatação

O conceito de aclimatação deve ser discutido e tratado com o paciente como parte do aconselhamento. É crítico conceder um tempo longo para a aclimatação auditiva e cognitiva à prótese auditiva, especialmente no caso de privação auditiva global, ou mudança de um arranjo monaural para binaural. Arlinger *et al.* relataram que a aclimatação a próteses auditivas é associada a uma melhora no desempenho auditivo com a passagem do tempo, e a aclimatação frequentemente resulta em uma melhora de 3 a 5% na capacidade de reconhecimento de fala.[11] Fatores que influenciam a aclimatação incluem passagem do tempo, idade do paciente, grau/configuração da perda auditiva, experiência prévia, efeitos de treinamento e a quantidade de audibilidade que ele restaura. Especificamente, os resultados mostraram um importante efeito da aclimatação em um grupo de indivíduos idosos que foram adaptadores monauralmente com um algoritmo linear.[12] Embora o processamento linear seja menos comum nas adaptações de próteses auditivas atualmente, isto traz novamente a questão de se uma adaptação monaural é mais apropriada na população idosa.

■ Arranjo de Prótese Auditiva: Monaural *versus* Binaural

No caso de uma perda auditiva bilateral, escolher investir em um *versus* duas próteses auditivas é uma decisão que deve ser considerada por completo. Em geral, a amplificação binaural é associada a uma maior compreensão da fala, melhor audição direcional, melhor organização espacial e redundância de sinal.[13] Embora muitos audiologistas considerarem ser a amplificação binaural a opção preferível no caso de perdas auditivas bilaterais, há evidências variáveis sobre o sucesso em adaptações de próteses auditivas monaural *versus* binaural.[12]

É aceito de modo geral que uma adaptação binaural fornecerá uma maior localização e percepção de fala no silêncio e no ruído. A maioria dos estudos indica que adaptações binaurais ajudam a melhorar o *squelch* binaural, efeitos de sombra da cabeça e redundância binaural.[14] A amplificação binaural também pode evitar a privação auditiva, um fenômeno descrito como uma diminuição ao longo do tempo do desempenho auditivo associada à disponibilidade reduzida de informação acústica.[11]

No caso de pacientes idosos, no entanto, esta abordagem pode nem sempre ser ideal. Contrariamente a estes achados, outros estudos sugeriram que adaptações binaurais podem, na realidade, ser mais deletérias para o usuário idoso. Em alguns casos, distúrbios do processamento auditivo podem-se apresentar com interferência binaural, tornando a percepção de fala binaural pior do que as capacidades da melhor orelha.[15] Adicionalmente, foi observado que indivíduos idosos frequentemente exibem inteligibilidade reduzida da fala quando adaptados binauralmente em oposição a monauralmente. Isto é chamado Efeito de Interferência Binaural. A não ser que seja determinado, durante a avaliação, que o paciente exibe interferência binaural, uma adaptação binaural ainda deve ser considerada, uma vez que a maioria dos pacientes se beneficiará de amplificação binaural. Relatos subjetivos ou tarefas de audição dicóticas são mais úteis para determinar este problema do que testes de fala audiométicos típicos, que têm valor diagnóstico limitado. Pode levar 6-12 semanas para um idoso se aclimatar à amplificação binaural, especialmente se uma orelha não tiver sido protetizada durante um demorado período de tempo.[2]

Cox et al. observaram que parâmetros específicos de perda auditiva (gravidade, configuração) foram mais preditores de uma preferência monaural versus binaural.[16] Os investigadores observaram que pacientes que preferiram uma adaptação monaural atribuíram isto ao conforto e qualidade. Pacientes que preferiram uma adaptação binaural atribuíram isto à restauração do equilíbrio, clareza dos sons e conforto. Quase todos os fabricantes de próteses auditivas e audiologistas recomendam um período de experiência com as próteses auditivas, permitindo flexibilidade para o paciente e o audiologista em determinar o arranjo de adaptação que forneça o maior benefício. Audiologistas e otologistas devem permanecer alertas para a interferência binaural em idosos, não devendo hesitar em recomendar a não utilização de uma das próteses auditivas, caso a amplificação binaural não forneça o resultado esperado.

■ Tecnologia das Próteses Auditivas

As antigas tecnologias de próteses auditivas fizeram muito pouco para melhorar a capacidade de compreensão de uma pessoa, mas melhorou a capacidade de ouvir, aumentando o volume dos sons. A tecnologia recente de próteses auditivas é adequada para perdas sensorineurais com índices de reconhecimento da fala mais baixos, melhorando a quantidade de benefícios que os indivíduos podem obter das próteses auditivas, embora não necessariamente melhorando na verdade a capacidade de discriminação. Adicionalmente aos avanços em tecnologia, há também bastante um bocado de flexibilidade quanto à estética. Muitas companhias oferecem múltiplas opções de cor, de tal modo que o paciente pode escolher se quer que a sua prótese combine com o tom da sua pele ou o cabelo. Tecnologias modernas e opções de cores tornaram as próteses auditivas mais atraentes.

Uma das coisas mais importantes que uma prótese auditiva pode fazer pelas pessoas com perda auditiva é que ela permite ao indivíduo ouvir sons com maior facilidade, reduzindo a "carga" de escutar. Embora o indivíduo possa não necessariamente ser capaz de compreender mais com uma prótese auditiva do que sem ela, a prótese pode aliviar tensões, fadiga e algumas das complicações de uma deficiência de audição.

Próteses Auditivas Vendidas em Balcão

Sistemas de amplificação estão frequentemente disponíveis em balcão a um preço consideravelmente reduzido em comparação àqueles fornecidos por um profissional licenciado. Embora estes possam parecer atraentes em razão do seu custo reduzido e acessibilidade, estes aparelhos devem ser usados com cautela. Esta opção pode ser benéfica para um número selecionado de pacientes idosos que se apresentam com uma perda auditiva relativamente plana e necessitam apenas de algum ganho adicional para clareza da fala. Neste caso, um sistema de amplificação vendido em balcão pode fornecer o benefício necessário a um custo mais baixo. Embora um amplificador básico possa funcionar para uma pequena porcentagem de pacientes idosos, eles frequentemente não levam em consideração necessidades individuais de frequência e ganho e, muitas vezes, produzirão mais distorção e desconforto em vez de oferecerem qualquer benefício identificável. Pacientes nestes casos podem terminar por utilizar um aparelho que é inapropriado para suas necessidades audiológicas. Para alguns, o mau desempenho experimentado com estes aparelhos pode dissuadi-los por completo de tentarem outra amplificação. Outro resultado infeliz pode ser que o paciente, muitas vezes, despende custos desnecessários antes de decidir adquirir próteses de um profissional licenciado.

Próteses Utilizadas no Corpo

Dada a microtecnologia de hoje em dia, as próteses corporais não são mais fornecidas. As próteses corporais são instrumentos grandes, de alta potência, utilizadas no corpo e conectadas à orelha por um molde auricular. Próteses corporais oferecem uma larga faixa de amplificação e são muitas vezes utilizadas por pacientes com disacusias severas a profundas (**Fig. 8.1**). O microfone, o amplificador e a bateria são localizados na caixa, que é utilizada sobre o corpo ou transportada em um dos bolsos. O receptor é conectado aos amplificadores por um fio longo e fixado diretamente no molde auricular – uma peça sob medida destinada a coletar sons para o interior da orelha. Esta separação de receptor e microfone ajuda a eliminar o *feedback* acústico em instrumentos de alta amplificação. As próteses corporais podem ser adaptadas para perdas de 40 a 110 dB NA. Dado que a tecnologia mais nova também seja capaz de se adaptar a uma larga gama de perdas auditivas, as próteses corporais agora são obsoletas. Adicionalmente, a tecnologia mais nova contém numerosos algoritmos digitais de supressão de *feedback*, eliminando o problema de *feedback* nos pacientes com importantes necessidades de amplificação.

Retroauriculares (RA/BTE)

As próteses retroauriculares (RA/BTE) são atualmente a melhor escolha para perdas auditivas severas a profundas. Todos os componentes necessários do sistema de amplificação, inclusive a bateria, são contidos em uma caixa única que se assenta atrás da orelha. O som amplificado é, então, levado à orelha por um tubo plástico afixado a um molde auricular sob medida. Este desenho fornece separação ade-

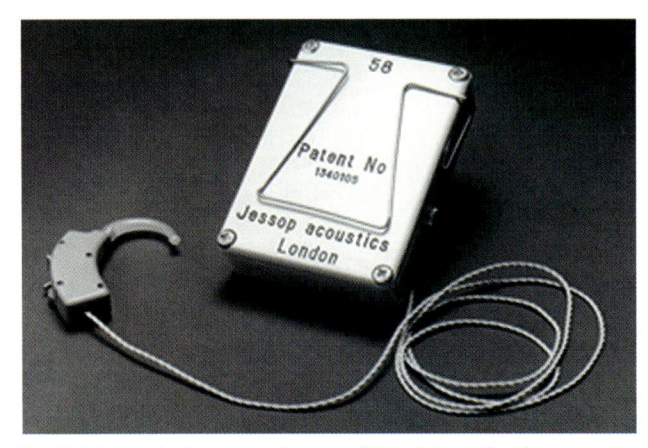

Fig. 8.1 Exemplo de uma prótese auditiva típica utilizada no corpo.

quada do microfone e receptor para reduzir o *feedback* acústico, que pode ser comum em perdas severas. Estas próteses auditivas podem ser adaptadas em perdas leves a profundas, tornando-as muito flexíveis.

Intra-Auricular (IA/ITE)

Antigamente, as próteses auditivas intra-auriculares (IA/ITE) (**Fig. 8.2a**) eram as mais largamente fornecidas. Nestes tipos de instrumentos, o sistema inteiro da prótese auditiva está na realidade abrigado no interior da cápsula do molde da orelha. As próteses podem ajudar em vários casos de perda auditiva, tipicamente em qualquer ponto na faixa de 25 a 80 dB NA. Adicionalmente, várias modificações podem ser feitas para acomodar diferentes graus e configurações de perda auditiva. Há vários estilos de instrumentos IA/ITE disponíveis: cápsula total (**Fig. 8.2a**); meia cápsula (**Fig. 8.2b**); intracanal (IC/ITC) (**Fig. 8.2c**); e completamente no canal (CIC) (**Fig. 8.2b**), listados do maior para o menor, respectivamente. Um inconveniente dos menores estilos IA/ITE é que eles não conseguem fornecer adequadamente tanta amplificação quanto as cápsulas maiores, tornando-os inapropriados para perdas auditivas mais graves. Em geral, quanto maior a prótese, maior a faixa de adaptação. Para aqueles com problemas de destreza e cognitivos, um estilo IA/ITE maior frequentemente é preferível pela facilidade de inserção e manipulação. Por outro lado, as baterias tendem a ser maiores nas próteses maiores, e por essa razão a manutenção de baterias é mais fácil, e a vida da bateria pode ser mais longa.

Próteses Auditivas com Receptor no Canal (RIC)

As próteses auditivas com receptor no canal (RIC) (**Fig. 8.2d**; **Fig. 8.3**) são um estilo mais recente que parece muito semelhante às próteses de adaptação aberta ou RA/BTE de tubo fino. A diferença é que o alto-falante da prótese auditiva é abrigada no interior do meato acústico externo. A proximidade da prótese auditiva e do alto-falante da membrana timpânica oferece uma qualidade de som mais nítida. Adicionalmente, o pequeno aparelho que é assentado atrás da orelha torna o aparelho mais atraente cosmeticamente em comparação a outros estilos. Próteses auditivas RIC são populares por causa do seu tamanho pequeno, aparência discreta e capacidade de minimizar o efeito de oclusão. Minimizar a oclusão cria uma qualidade de som mais natural para o paciente. As próteses também se adaptam a perdas auditivas de leves a severas. A popularidade destas próteses de adaptação aberta é atribuível em grande parte aos sistemas de supressão de *feedback*.[17] Dado o pequeno tamanho destes instrumentos, os pacientes idosos com problemas de destreza podem ter dificuldade para manipular estas próteses, particularmente na inserção e remoção das mesmas.

Lyric

O Lyric (Phonak, Zurique, Suíça) (**Fig. 8.4**) é um aparelho de audição de uso contínuo para perdas auditivas modera-

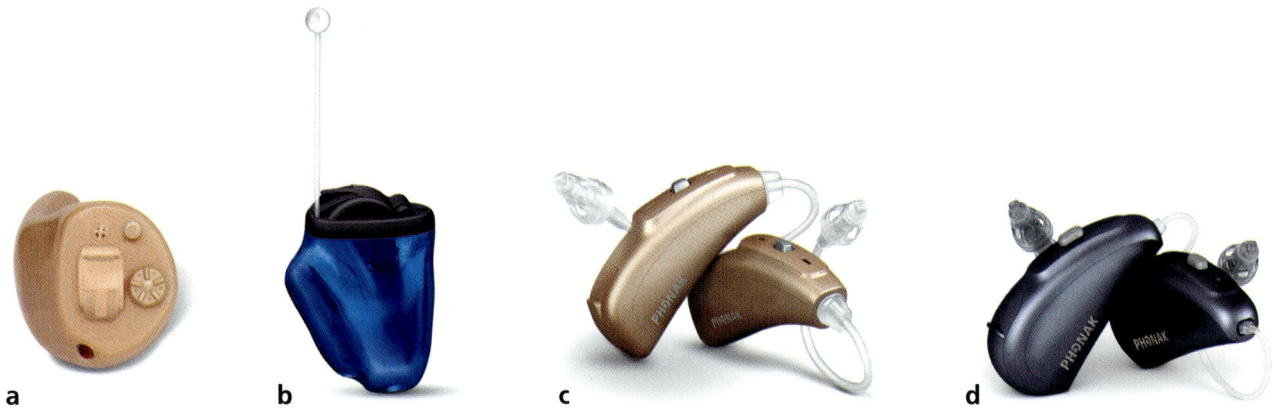

Fig. 8.2 (**a**) Próteses auditivas de cápsula completa sob medida na orelha (IA/ITE); modelos menores são tipicamente chamados próteses de meia-cápsula (HS) ou intracanal (IC/ITC). (**b**) Prótese auditiva sob medida completamente no canal (CIC). (**c**) Próteses auditivas retroauriculares (RA/BTE); estas próteses são acopladas a moldes de orelha sob medida. (**d**) Um exemplo de prótese auditiva de receptor no canal (RIC); também podem ser chamadas próteses auditivas micro RA/BTE. (Republicada de Phonak com permissão.)

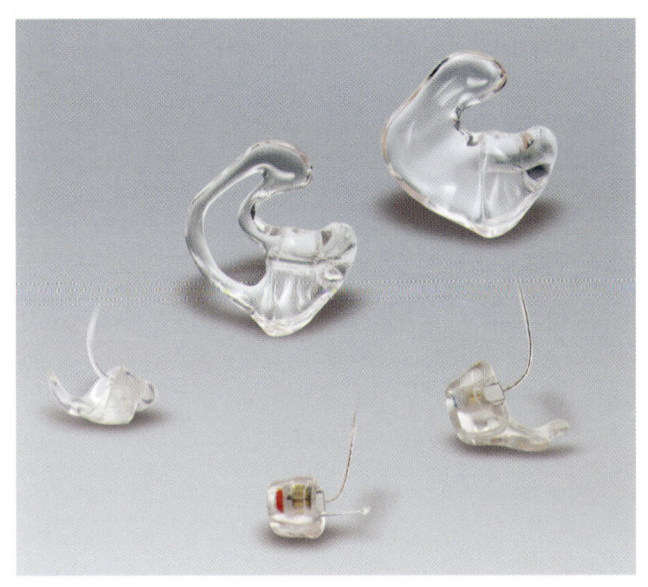

Fig. 8.3 Exemplos de vários moldes de orelha utilizados para acoplamento com próteses auditivas retroauriculares (RA/BTE) ou receptor-no-canal (RIC). Tamanho e estilo variam dependendo de fatores individuais, como grau de perda auditiva ou anatomia do meato acústico externo. (Republicada de Siemens Hearing USA; com permissão.)

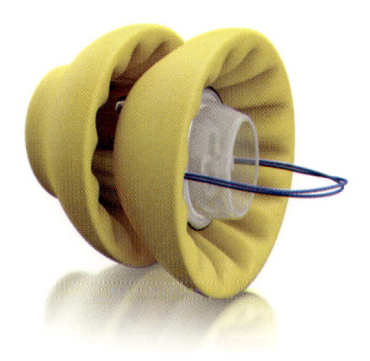

Fig. 8.4 Um exemplo da única prótese auditiva de uso prolongado disponível, conhecido como Lyric (Phonak). (Republicada de Phonak; com permissão.)

das a severas. Um audiologista ou otologista especialmente treinado insere a prótese completamente no meato acústico externo a apenas 3 ou 4 mm de distância da membrana timpânica. O paciente raramente toca na prótese, e ela pode permanecer na orelha durante até 4 meses por vez, já que não é afetada pelo contato com água. Usuários podem ligar e desligar o aparelho e elevar o volume utilizando um ímã externo. Uma vantagem desta prótese é ausência de manuseio e troca de baterias, o que pode ser particularmente útil naqueles com problemas cognitivos e de destreza. Entretanto, a prótese é mais adequada para aqueles com perdas auditivas leves e é suscetível a danos em razão de cerume ou umidade, dada a sua inserção profunda no meato acústico externo.

■ Orientação para o Uso da Prótese Auditiva

Depois que a prótese foi adaptada, o audiologista deve educar o paciente sobre as partes da prótese auditiva, e se possível, os parceiros de comunicação frequentes do paciente devem ser orientados também. Os pacientes devem compreender as características da prótese auditiva, o seu uso global (incluindo, mas não se limitando à remoção, botão de programa, controle de volume) e manutenção geral e cuidado. Cognição, memória e fatores físicos devem ser mantidos em mente ao orientar uma pessoa idosa sobre uma prótese auditiva. O idoso pode necessitar de mais reforço e de reforços diferentes. O clínico deve falar em ritmo lento para assegurar a compreensão adequada da fala; entretanto, aconselhamos que o clínico não adote um tom exagerado, porque isto pode ser erroneamente entendido como condescendência.

Smith e West discutiram a importância do reforço positivo quando trabalhando com pacientes idosos protetizados.[18] Eles também salientaram enfatizar a autoeficácia, mesmo que isso signifique apresentar informação de uma maneira muito simples. O audiologista deve estar preparado com auxílios para melhorar a visão, como uma lupa para assegurar que o paciente consiga ver pequenos componentes da prótese auditiva. Também pode ser útil apontar marcos táteis, como o prendedor na porta de bateria. Tempo suficiente deve ser gasto assegurando que o paciente seja capaz de inserir/remover a prótese auditiva, trocar as baterias e efetuar a manutenção básica. Expectativas realísticas e uma programação de uso devem ser revistas com o paciente neste agendamento também.

■ Processo Pós-Adaptação

Após a adaptação inicial, o paciente deve retornar para um agendamento pós-adaptação a fim de assegurar que as próteses auditivas estejam sendo utilizadas corretamente. É possível que o clínico possa ter que rever os mesmos procedimentos que foram discutidos no encontro de adaptação. Questionários pós-adaptação podem ajudar a determinar os benefícios segundo a perspectiva do paciente. Se o paciente estiver insatisfeito com a prótese auditiva a esta altura, o audiologista deve determinar o porquê. Há muitos ajustes que podem ser feitos nos circuitos da prótese auditiva. O audiologista deve estar preparado para aconselhar o paciente e a família conforme necessário; modificar as próteses, mudar o número de próteses utilizadas, repetir o aconselhamento e aplicar qualquer estratégia de intervenção necessária para ajudar os pacientes idosos a utilizar as próteses auditivas de uma maneira bem-sucedida.

■ Sumário

Selecionar amplificação para qualquer paciente exige consideração individualizada cuidadosa de numerosos fatores subjetivos. Estas considerações se tornam especialmente cruciais quando adaptadas à população idosa. Déficits sensoriais, bem como alterações da cognição, memória e fatores motores exigem cuidados extras da parte do audiologista, bem como da família e dos cuidadores, durante todo o processo de adaptação e depois dele. Aconselhamento em particular se torna especialmente importante porque há vários efeitos psicológicos decorrentes da perda auditiva envolvidos, além do próprio déficit de audição. Um plano de reabilitação aural individualizado deve ser criado para assegurar que todas as necessidades de cada indivíduo sejam atendidas.

■ Referências Bibliográficas

1. Ciorba A, Bianchini C, Pelucchi S, Pastore A. The impact of hearing loss on the quality of life of elderly adults. Clin Interv Aging 2012;7:159–163
2. Weinstein B. Geriatric Audiology. 2nd ed. New York, NY: Thieme; 2013
3. Wong TP. Aging of the cerebral cortex. McGill J Med 2002; 6:104–113
4. Erber NP. Use of hearing aids by older people: influence of non-auditory factors (vision, manual dexterity). Int J Audiol 2003;42(Suppl 2):S21–S25
5. George ELJ, Zekveld AA, Kramer SE, Goverts ST, Festen JM, Houtgast T. Auditory and nonauditory factors affecting speech reception in noise by older listeners. J Acoust Soc Am 2007;121(4):2362–2375
6. Humes LE, Burk MH, Strauser LE, Kinney DL. Development and efficacy of a frequent-word auditory training protocol for older adults with impaired hearing. Ear Hear 2009;30(5):613–627
7. Kochkin S. MarkeTrak VIII: The key influencing factors in hearing aid purchase intent. Hearing Review 2012;19(3):12–25
8. Kochkin S. MarkeTrak VIII: 25 year trends in the hearing health market. The Hearing Review 2009;16(11):12–31
9. Lin FR. Hearing loss and cognition among older adults in the United States. J Gerontol A Biol Sci Med Sci 2011;66(10):1131–1136
10. Gates GA, Feeney MP, Mills D. Cross-sectional age-changes of hearing in the elderly. Ear Hear 2008;29(6):865–874
11. Arlinger S, Gatehouse S, Bentler RA, et al. Report of the Eriksholm Workshop on auditory deprivation and acclimatization. Ear Hear 1996;17(3, Suppl):87S–98S
12. Cox RM, Alexander GC, Johnson J, Rivera I. Cochlear dead regions in typical hearing aid candidates: prevalence and implications for use of high-frequency speech cues. Ear Hear 2011;32(3):339–348
13. Ahlstrom JB, Horwitz AR, Dubno JR. Spatial benefit of bilateral hearing AIDS. Ear Hear 2009;30(2):203–218
14. Holmes AE. Bilateral amplification for the elderly: are two aids better than one? Int J Audiol 2003;42(Suppl 2):S63–S67
15. Jerger J, Silman S, Lew HL, Chmiel R. Case studies in binaural interference: converging evidence from behavioral and electrophysiologic measures. J Am Acad Audiol 1993;4(2):122–131
16. Cox RM, Schwartz KS, Noe CM, Alexander GC. Preference for one or two hearing AIDS among adult patients. Ear Hear 2011;32(2):181–197
17. Ricketts T, Mueller G. Today's hearing aid features: Fluff or true hearing aid benefit? Paper presented at Audiology NOW, 23rd Annual Convention of the American Academy of Audiology; Chicago, IL; April 6-9, 2011
18. Smith SL, West RL. The application of self-efficacy principles to audiologic rehabilitation: a tutorial. Am J Audiol 2006;15(1):46–56

9 Implante Coclear no Idoso

Daniel H. Coelho ▪ *Brian J. McKinnon*

■ Introdução

O implante coclear (CI) tornou-se um meio bem estabelecido de tratamento da perda auditiva sensorineural grave à profunda em crianças e adultos que não conseguem se beneficiar de uma amplificação convencional. Ele é considerado clinicamente efetivo e custo-efetivo,[1-3] sendo estimado que mais de 324.200 pacientes receberam este aparelho médico.[4] Nada obstante, embora haja evidências suportando os benefícios do CI na população em geral, permanece a preocupação de que há evidências insuficientes que suportem CI *geriátrico* como apropriado, seguro, efetivo e custo-efetivo.[5] Este capítulo apresenta uma descrição ampla dos desafios clínicos associados a CI e os potenciais benefícios para os usuários.

■ Epidemiologia

A perda auditiva é uma das incapacidades mais comuns nos idosos, o segmento com mais rápido crescimento da nossa população. A população dos EUA com idade de 65 anos e superior crescerá de 40,2 milhões em 2010 (13,5% da população) para 88,5 milhões em 2050 (20,5%). Um quinto destes 20% terão 85 anos ou mais. Estudos com base no *National Health and Nutrition Examination Survey* (NHANES) mostram que uma proporção crescente da população tem perda auditiva relacionada com a idade, atingindo mais de 80% naqueles com mais de 85 anos de idade.[6] Em até 10% dos pacientes idosos com perda auditiva, o comprometimento é tão grave que aparelhos convencionais de amplificação não produzem benefício importante.[7] Além da percepção da fala, a incapacidade de se comunicar significativamente exerce um impacto na qualidade de vida e no bem-estar global e é associada a prejuízo cognitivo, demência, alterações de personalidade, depressão e estado funcional reduzido.[8,9]

Felizmente, de forma similar ao que acontece com os pacientes mais jovens, CI comprovou ser uma intervenção extremamente efetiva em pacientes idosos e está ganhando amplamente popularidade. Vários fatores têm contribuído para o aumento rápido no número de usuários idosos de CI. O principal fator é o crescimento da população global acima da idade de 65, aumentando o número absoluto de pacientes elegíveis. Além disso, não apenas a incidência de perda auditiva aumenta com a idade, mas aqueles com perda auditiva experimentarão piora da sua audição com a passagem do tempo. A prevalência de perda auditiva aproximadamente duplica com cada década de vida.[6] Estes fatores, combinados a um aumento pequeno mas importante no conhecimento desta tecnologia, têm levado mais pacientes a optarem por CI do que em qualquer tempo anterior. De todos os pacientes que recebem CI, a coorte acima de 65 anos de idade é o segmento em crescimento mais rápido, com o maior crescimento no subgrupo acima de 80.[6]

Apesar dos muitos pacientes idosos que se beneficiaram com esta tecnologia que transforma a vida, a taxa de uso de CI em idosos que satisfazem critérios de candidatura é inferior a 5%.[6] Existem numerosos mitos e barreiras — crenças amplamente sustentadas pelo público e as comunidades médicas. Entre estas está a percepção de que CI está indicado exclusivamente nas perdas auditivas congênitas ou em crianças, CI é uma tecnologia não testada/experimental, de que os resultados são ruins em idosos, CI não é coberto pelos seguros médicos, de que a cirurgia impõe um risco inaceitavelmente alto, ou de que o aparelho é complicado demais para usar entre outros. Os padrões de encaminhamento similarmente contribuem para o gargalo de acesso a CI. Poucos médicos de atenção primária fazem triagem de perda auditiva em uma consulta de primeira vez, com ainda menos médicos avaliando a audição em visitas de acompanhamento.[10] Além disso, alguns audiologistas e otorrinolaringologistas podem ter fé bem intencionada, embora mal dirigida, em próteses auditivas convencionais, independentemente de uma potencial falta de incentivo financeiro para o encaminhamento.

■ Considerações Pré-Operatórias

Uma vez que um paciente idoso tenha sido identificado audiologicamente como um candidato para CI, o processo não difere significativamente daquele para os candidatos mais jovens. Uma história completa deve ser obtida, com particular atenção à duração da perda auditiva, especialmente nas perdas auditivas severas a profundas. Como nos pacientes mais jovens, os resultados de desempenho com fala são estritamente relacionados com a duração da surdez e são críticos ao aconselhar pacientes e sua família quanto a expectativas razoáveis. Avaliações cognitivas, embora não sejam uma prática comum, podem ajudar a dirigir a avaliação e aconselhamento, quando apropriado.[11] Similarmente, à medida que variadas etiologias podem ter um risco mais alto de ossificação labiríntica (pós-meningite, pós-traumática, ototóxica etc.), isto, também, pode influenciar a escolha do método de imagem pré-operatório e os resultados esperados de desempenho. Desempenho e expectativas quanto à fala devem ser manejados de acordo, caso uma implantação traumática ou incompleta seja uma possibilidade.

Atenção cuidadosa deve ser prestada às comorbidades médicas. Embora a própria idade não seja um fator de risco conhecido para complicações perioperatórias, a probabilidade de doença cardiopulmonar coexistente aumenta com a idade. Otimização médica e liberação pelo médico de atenção primária do paciente, cardiologista, pneumologista e prestadores de assistência podem ser extremamente úteis para assegurar um procedimento e recuperação bem-sucedidos. Muitos pacientes idosos podem estar em uso de aspirina, clopidogrel, varfarina ou outra terapia anticoagulante. A colaboração com o médico que as prescreveu pode ajudar a fazer uma ponte para período perioperatório, levando a uma transição oportuna de volta para a anticoagulação terapêutica.

■ Considerações Intraoperatórias

Há uma percepção disseminada, mas errônea, entre os profissionais de saúde e os consumidores de que a idade é um fator de risco importante para a anestesia geral e para complicações anestésicas e cirúrgicas. A literatura atual sugere que as comorbidades e a graduação da *American Society of Anesthesiologists* (ASA) do estado físico são mais importantes que a idade como fatores prognósticos de resultados anestésicos adversos. Condições coexistentes da idade avançada que potencialmente têm um impacto sobre o risco da anestesia incluem insuficiência cardiopulmonar, disfunção endócrina, estado nutricional e questões farmacocinéticas.[12]

Coelho *et al.* reviram 70 pacientes acima da idade de 70 anos que receberam CI e observaram que a anestesia geral é bem tolerada, sem riscos significativos na maioria dos pacientes.[13] Na sua revisão de 50 pacientes de 80 anos ou mais, Carlson *et al.* não encontraram taxas mais altas de complicações cirúrgicas, quando comparados a pacientes mais jovens de CI, embora tenham encontrado um risco pequeno, mas estatisticamente significativo, mais alto de complicações cardiovasculares e taxa de admissão no hospital para esta população.[14] Nada obstante, de grande importância para pacientes e médicos, não houve nenhuma mortalidade associada a este procedimento eletivo. Isto não é surpreendente: diferentemente de outras cirurgias não eletivas às quais os pacientes idosos frequentemente devem ser submetidos, CI frequentemente requer apenas 1 a 2 horas para ser realizado ~1,5 a 2,5 horas de anestesia geral. Além disso, a incisão pequena e mínima perda sanguínea não resultam em desequilíbrio importante, hematológico ou hídrico.

Outros estudos concordaram em que a idade isoladamente não constitui um fator de risco independente em populações geriátricas, particularmente nos procedimentos não emergenciais ou ambulatoriais em populações geriátricas. Lau e Brooks demonstraram que a própria idade não é um preditor confiável de admissão hospitalar imprevista após colecistectomia laparoscópica.[15] Ao comparar idade e estado ASA, Trus *et al.* e Matin *et al.* independentemente observaram ausência de contribuição aumentada da idade para o risco em pacientes acima de 65 anos que se submeteram à cirurgia laparoscópica de refluxo e urológica, respectivamente.[16,17]

Embora a "melhor técnica anestésica" ainda esteja por ser definida em pacientes com doença cardiovascular, estabilidade hemodinâmica e rapidez de recuperação são influenciadas pela escolha do anestésico. Kirkbride *et al.* mostraram manutenção melhorada da pressão arterial intraoperatória em pacientes externos idosos induzidos com o agente por inalação sevoflurano em altas doses, em comparação àqueles designados aleatoriamente para indução com propofol intravenoso.[18] Em adição aos efeitos depressores miocárdicos dos agentes anestésicos, atelectasia, associada à ventilação mecânica, e carga de volume, decorrente da administração de líquidos intravenosos, contribuem para complicações cardíacas e pulmonares, incluindo insuficiência cardíaca congestiva, instabilidade hemodinâmica e insuficiência pulmonar. Complicações cardiopulmonares podem ser reduzidas, minimizando-se a administração de líquido intraoperatório e a duração e quantidade de anestésico utilizada. Pacientes idosos requerem até 30% menos de concentração alveolar mínima de anestésico inalatório quando comparados a adultos jovens.[19] O uso de monitores de índice biespectral (BIS) pode ajudar na titulação de anestésico e melhorar a recuperação precoce.[20]

■ Considerações Pós-Operatórias

As complicações cirúrgicas associadas ao CI não são mais frequentes no idoso. Especificamente, os idosos não têm uma incidência mais alta de necrose de retalho, posicionamento inadequado de eletrodo, infecção, estimulação ou lesão de nervo facial, ou liquorreia. Além disso, não foi relatada morte perioperatória.[14,21,22] Dor pós-operatória importante e náuseas raramente ocorrem, e os pacientes frequentemente retornam à sua rotina normal dentro de dias. De fato, náusea e vômito são menos comuns em idosos do que em pacientes mais jovens.[23]

Retenção urinária pós-operatória foi relatada em pacientes com e sem hipertrofia prostática benigna (BPH). Em contraposição, muitos pacientes de CI com uma história de BPH não experimentam retenção urinária pós-operatória.[13] O tipo de anestesia administrado (incluindo analgesia e sedação) pode desempenhar um papel importante no desenvolvimento de retenção urinária pós-operatória. Distúrbios do equilíbrio simpático/parassimpático resultam em capacidade aumentada da bexiga e velocidade diminuída de contração da bexiga. Similarmente, opioides relaxam o músculo detrusor e aumentam a capacidade vesical. Outros efeitos indiretos da anestesia contribuem para retenção, incluindo administração excessiva de volume intravenoso, sedação, levando à percepção diminuída do enchimento da bexiga, e posicionamento ou situações pós-operatórios.[25] Uma vez que a retenção urinária seja uma complicação rara da anestesia geral, os autores não introduzem rotineiramente um cateter de Foley.

Ao revermos a literatura publicada sobre resultados cirúrgicos em idosos receptores de CI idosos, nenhum estudo relatou uma frequência mais alta de falhas do aparelho (*hard* ou *soft* dura ou mole), infecção ou extrusão. Entretanto, certas situações a longo prazo na população geriátrica devem ser consideradas. Nos implantes não fixados em uma escavação óssea ou com suturas fixando ao osso, a bolsa do temporal serve como uma barreira importante à extrusão ou migração anterior. Grande cuidado deve ser tomado para se evitar lacerar o periósteo temporal ou criar uma bolsa subperióstica excessivamente grande – ambas as quais são mais prováveis na população idosa – e podem resultar em migração pós-operatória do receptor-estimulador. Além disso, à medida que os pacientes envelhecem, e certamente durante períodos de má saúde, a massa magra corporal diminui.[25] Por essa razão, o ímã da bobina externa pode-se tornar forte demais, resultando em necrose de pressão inadvertida. Uma inspeção estreita em cada sessão de programação pode ajudar a identificar este problema e prevenir lesões adicionais.

■ Resultados Pós-Operatórios, Audiológicos e de Qualidade de Vida

Quanto à reabilitação pós-operatória, os usuários de implante coclear geriátricos e mais jovens compartilham similaridades em termos dos intervalos de tempo entre a cirurgia e a ativação, o número de sessões inicial e de acompanhamento, e das estratégias de programação usadas. Parece não haver diferenças evidentes nos fatores usados para guiar a reabilitação de implante coclear adulto geriátrico e mais jovem, com os testes de percepção da fala sendo os mais importantes. Barreiras descritas para usuários de implante coclear geriátrico recebendo reabilitação incluem reembolso pelos serviços, tempo limitado para serviços de reabilitação e transporte.[11]

Uma excelente revisão[26] resume e detalha os achados atuais audiológicos e de qualidade de vida (QOL) pós-operatórios. Há diversas medidas e instrumentos usados para avaliar os resultados audiológicos e de QOL alcançados pelos usuários geriátricos de implante coclear, cuja complexidade está além do escopo deste capítulo. As várias medidas e instrumentos tornam difícil e ocasionalmente impraticável a comparação de diferentes estudos. Adultos mais jovens podem ter critérios de candidatos menos restritivos, e os critérios de candidato a implante coclear podem variar de país para país; muitos testes de resultados audiológicos e de QOL são específicos de uma língua, sistema de saúde ou país. Embora a maioria dos testes de resultados seja padronizada, nem todos os instrumentos de resultados de QOL o são, agravando a dificuldade. Finalmente, houve avanços substanciais na tecnologia disponível com o tempo, com melhora concomitante dos resultados dos CIs, complicando ainda mais a avaliação do desempenho a longo prazo, bem como a comparação dos resultados de usuários de implante coclear atuais a resultados de usuários de implante coclear do passado.

Entretanto, há tendências constantes sendo identificadas.[26] Usuários geriátricos de implantes cocleares apreciam a percepção melhorada da fala e têm resultados de percepção da fala no silêncio que são comparáveis aos de usuários mais jovens de implantes cocleares. Usuários de implante coclear pós-lingual mais jovens têm melhor percepção da fala no ruído do que usuários de implante coclear geriátricos, o que pode refletir uma duração mais longa de perda auditiva e pior percepção pré-operatória da fala no último grupo. Pacientes geriátricos tendem a ter uma velocidade um pouco mais lenta de ganho de percepção da fala. Entretanto, há evidências de uma forte correlação entre a duração do uso diário de implante coclear e o desempenho em percepção da fala. Quando a percepção da fala pré-operatória foi levada em conta, a idade não foi preditiva do resultado pós-operatório de percepção da fala.

Curiosamente, usuários de implante coclear geriátrico unilateral relatam um benefício de percepção de fala semelhante aos usuários de implante coclear unilateral mais jovens, porém um menor benefício de percepção de fala foi descrito pelos usuários geriátricos de implante coclear bilateral em relação aos usuários geriátricos de implante coclear unilateral ou usuários de implante coclear bilateral mais jovens.[26] Embora muitos usuários de implante coclear geriátrico relatassem dificuldades continuadas em conversas ao telefone e em conversas no ruído e em grupos, ganhos maiores em percepção da fala foram observados naqueles que relatam atividade social aumentada. As conquistas em percepção de fala parecem estáveis a longo prazo, e a percepção da fala pode continuar a melhorar.[26,27]

No agregado, os resultados de QOL dos usuários geriátricos de implante coclear, como percepção de fala, espelham aqueles dos usuários de implante coclear mais jovens, embora instrumentos validados não tenham sido usados em muitos estudos.[26] Maiores resultados de QOL foram vistos com maiores escores de percepção da fala. Usuários geriátricos de implante coclear mostram maior confiança e participação em contextos sociais do que mostravam pré-operatoriamente. Os escores de QOL em saúde física e suporte social em geral não foram melhorados. Globalmente, os usuários geriátricos de implante coclear e suas famílias relataram altos níveis de satisfação e benefícios de audição.

Embora haja benefício em tomar os dados em agregado, como foi feito aqui, é valioso dar uma olhada mais estreita em um nível mais detalhado antes de deixar este tópico. Os estudos que mostram diferenças sutis, mas significativas, devem ser examinados de perto, porque eles podem fornecer uma percepção da fisiologia do envelhecimento normal. Primeiro, alguns estudos mostram que o desempenho é de fato ligeiramente pior (mas ainda excelente) nos indivíduos idosos. Segundo, nem todos os implantados são iguais, e mesmo quando se controla quanto à duração da surdez, a coorte acima da idade de 70 anos pode não apresentar um desempenho tão bom quanto àqueles abaixo da idade de 70 anos.[28] Terceiro, a curva de aprendizado dos indivíduos idosos pode ser diferente, levando anos para alcançar níveis de reconhecimento da fala atingidos após apenas 1 ano por adultos pareados mais jovens.[29] Quarto, o reconhecimento da fala em ruído de fundo pode ser prejudicado substancialmente em idoso – uma limitação que, diferentemente da audição no silêncio, não melhora com o tempo.[30] Quinto, similarmente a alguns estudos em crianças, mas diferente de adultos pareados, o lado pode desempenhar um papel nos resultados, com implantação no lado direito, resultando em percepção melhorada da fala.[31]

A avaliação econômica da eficácia sugere, adicionalmente, que CI geriátrico se compara favoravelmente a CI pediátrico e adulto, apesar da expectativa de vida mais curta,[32] e que as taxas de uso a longo prazo e não uso se comparam favoravelmente a usuários crianças e adultos.[33–35] Nada obstante, problemas de financiamento e reembolso são particularmente relevantes nesta população de pacientes. Um estudo financiado pela *RAND Corporation* reviu pagamentos recebidos por implantes cocleares por prestadores e instituições nos Estados Unidos e constatou deficiências substanciais em reembolso.[36] Com Medicare unicamente, o estudo determinou que em média um hospital enfrentava uma perda de $5.000 a $10.000 em cada paciente do Medicare implantado, tornando o fornecimento de CI a candidatos geriátricos economicamente tênue.[37] Adicionalmente, o Medicare usa critérios de candidatos que são significativamente mais restritivos do que os propostos pela *Food and Drug Administration*.[38] Esses vieses de seleção provavelmente enviesam os dados de resultados, sub-representando o benefício verdadeiro para os pacientes idosos com perda auditiva moderada à grave. Tomados juntos, a falta de reembolso adequado e os critérios restritivos para os candidatos fazem com que se corra o risco de reduzir o acesso à CI para muitos pacientes geriátricos que poderiam se beneficiar. Tentativas de melhorar os níveis de reembolso por implantes cocleares estão sendo impedidas pela tendência a controlar os custos da assistência à saúde no contexto da era atual econômica e política, e a implementação da legislação de reforma da assistência à saúde, a Lei de Proteção do Paciente e Assistência Custeável.[39]

■ Conclusão

Uma questão importante a considerar é não apenas o que o paciente geriátrico pode nos ensinar sobre CI, mas também o que o CI pode nos ensinar sobre o paciente geriátrico. As respostas podem residir dentro do que já é conhecido sobre CI. Implantes cocleares foram estudados suficientemente na população geriátrica para concluirmos que os pacientes geriátricos com perda auditiva grave à profunda alcançam benefício substancial e inquestionável do CI em comparação a nenhuma intervenção ou próteses auditivas convencionais. No total, muitos estudos mostram que o benefício para indivíduos idosos (variavelmente definidos, mas em geral com mais de 65 anos) é comparável àquele para controles adultos pareados mais jovens.

Embora candidatos e usuários geriátricos de CI enfrentem muitos empecilhos, há evidências crescentes que suportam CI geriátrico como apropriado, seguro, efetivo e custo-efetivo. Apesar das evidências, o acesso a CI e serviços de implante coclear permanecerá restringido em razão de critérios restritivos para os candidatos e reembolso inadequado. Esforços devem ser envidados para resolver estes impedimentos de tal modo que CI possa estar disponível para qualquer paciente geriátrico com probabilidade de se beneficiar com esta notável tecnologia.

■ Referências Bibliográficas

1. Bond M, Elston J, Mealing S, et al. Effectiveness of multi-channel unilateral cochlear implants for profoundly deaf children: a systematic review. Clin Otolaryngol 2009;34(3):199–211
2. Bond M, Mealing S, Anderson R, et al. The effectiveness and cost-effectiveness of cochlear implants for severe to profound deafness in children and adults: a systematic review and economic model. Health Technol Assess 2009;13(44):1–330
3. Bond M, Elston J, Mealing S, et al. Systematic reviews of the effectiveness and cost-effectiveness of multi-channel unilateral cochlear implants for adults. Clin Otolaryngol 2010;35(2):87–96
4. National Institute on Deafness and Other Communication Disorders. Cochlear implants. http://www.nidcd.nih.gov/health/hearing/pages/coch.aspx. Accessed February 21, 2014
5. Centers for Medicare and Medicaid Services. Effectiveness of Cochlear Implants in Adults with Sensorineural Hearing Loss. http://www.cms.gov/medicare-coverage-database/details/technology

-assessments-details.aspx?TAId=80&bc= AAAQAAAAAAAA&. Accessed February 21, 2014

6. Lin FR. Hearing loss and cognition among older adults in the United States. J Gerontol A Biol Sci Med Sci 2011;66(10):1131–1136

7. Havlik RJ. Aging in the eighties, impaired senses for sound and light in persons age 65 years and over. Adv Data 1986;125:1–7

8. Mulrow CD, Aguilar C, Endicott JE, et al. Association between hearing impairment and the quality of life of elderly individuals. J Am Geriatr Soc 1990;38(1):45–50

9. Cacciatore F, Napoli C, Abete P, Marciano E, Triassi M, Rengo F. Quality of life determinants and hearing function in an elderly population. Osservatorio Geriatrico Campano Study Group. Gerontology 1999;45(6):323–328

10. Yueh B, Shapiro N, MacLean CH, Shekelle PG. Screening and management of adult hearing loss in primary care: scientific review. JAMA 2003;289(15):1976–1985

11. Rossi-Katz J, Arehart KH. Survey of audiologic service provision to older adults with cochlear implants. Am J Audiol 2011;20(2):84–89

12. Beliveau MM, Multach M. Perioperative care for the elderly patient. Med Clin North Am 2003;87(1):273–289

13. Coelho DH, Yeh J, Kim JT, Lalwani AK. Cochlear implantation is associated with minimal anesthetic risk in the elderly. Laryngoscope 2009;119(2):355–358

14. Carlson ML, Breen JT, Gifford RH, et al. Cochlear implantation in the octogenarian and nonagenarian. Otol Neurotol 2010;31(8):1343–1349

15. Lau H, Brooks DC. Predictive factors for unanticipated admissions after ambulatory laparoscopic cholecystectomy. Arch Surg 2001;136(10):1150–1153

16. Trus TL, Laycock WS, Wo JM, et al. Laparoscopic antireflux surgery in the elderly. Am J Gastroenterol 1998;93(3):351–353

17. Matin SF, Abreu S, Ramani A, et al. Evaluation of age and comorbidity as risk factors after laparoscopic urological surgery. J Urol 2003;170(4 Pt 1):1115–1120

18. Kirkbride DA, Parker JL, Williams GD, Buggy DJ. Induction of anesthesia in the elderly ambulatory patient: a double-blinded comparison of propofol and sevoflurane. Anesth Analg 2001;93(5):1185–1187

19. Gold MI, Abello D, Herrington C. Minimum alveolar concentration of desflurane in patients older than 65 yr. Anesthesiology 1993;79(4):710–714

20. Wong J, Song D, Blanshard H, Grady D, Chung F. Titration of isoflurane using BIS index improves early recovery of elderly patients undergoing orthopedic surgeries. Can J Anaesth 2002;49(1):13–18

21. Chatelin V, Kim EJ, Driscoll C, et al. Cochlear implant outcomes in the elderly. Otol Neurotol 2004;25(3):298–301

22. Alice B, Silvia M, Laura G, Patrizia T, Roberto B. Cochlear implantation in the elderly: surgical and hearing outcomes. BMC Surg 2013;13(Suppl 2):S1

23. Sinclair DR, Chung F, Mezei G. Can postoperative nausea and vomiting be predicted? Anesthesiology 1999;91(1):109–118

24. Pertek JP, Haberer JP. [Effects of anesthesia on postoperative micturition and urinary retention]. Ann Fr Anesth Reanim 1995;14(4):340–351

25. Reife CM. Involuntary weight loss. Med Clin North Am 1995;79(2):299–313

26. Clark JH, Yeagle J, Arbaje AI, Lin FR, Niparko JK, Francis HW. Cochlear implant rehabilitation in older adults: literature review and proposal of a conceptual framework. J Am Geriatr Soc 2012;60(10):1936–1945

27. Dillon MT, Buss E, Adunka MC, et al. Long-term speech perception in elderly cochlear implant users. JAMA Otolaryngol Head Neck Surg 2013;139(3):279–283

28. Lin FR, Chien WW, Li L, Clarrett DM, Niparko JK, Francis HW. Cochlear implantation in older adults. Medicine (Baltimore) 2012;91(5):229–241

29. Herzog M, Schön F, Müller J, Knaus C, Scholtz L, Helms J. Long term results after cochlear implantation in elderly patients [in German]. Laryngorhinootologie 2003;82(7):490–493

30. Lenarz M, Sönmez H, Joseph G, Büchner A, Lenarz T. Cochlear implant performance in geriatric patients. Laryngoscope 2012;122(6):1361–1365

31. Budenz CL, Cosetti MK, Coelho DH, et al. The effects of cochlear implantation on speech perception in older adults. J Am Geriatr Soc 2011;59(3):446–453

32. Francis HW, Chee N, Yeagle J, Cheng A, Niparko JK. Impact of cochlear implants on the functional health status of older adults. Laryngoscope 2002;112(8 Pt 1):1482–1488

33. Choi JS, Contrera KJ, Betz JF, Blake CR, Niparko JK. Long-term use of cochlear implants in older adults: results from a large consecutive case series. Otol Neurotol 2014;35(5):815–820

34. Contrera KJ, Choi JS, Blake CR, Betz JF, Niparko JK, Lin FR. Rates of long-term cochlear implant use in children. Otol Neurotol 2014;35(3):426–430

35. Bhatt YM, Green KM, Mawman DJ, et al. Device nonuse among adult cochlear implant recipients. Otol Neurotol 2005;26(2):183–187

36. Garber S, Ridgely MS, Bradley M, Chin KW. Payment under public and private insurance and access to cochlear implants. Arch Otolaryngol Head Neck Surg 2002;128(10):1145–1152

37. McKinnon BJ. Cochlear implant programs: balancing clinical and financial sustainability. Laryngoscope 2013;123(1):233–238

38. Centers for Medicare and Medicaid Services. Medicare Benefit Policy Manual. Decision Memo for Cochlear Implantation (CAG-00107N). 4 April 2005. https://www.cms.gov/medicare-coverage-database/details/nca-decision-memo.aspx?NCAId=134&ver=15&NcaName=Cochlear+Implantation&NCDId=245&ncdver=1&IsPopup=y&bc=AAAAAAAAEAAA&. Accessed February 21, 2014

39. Pensak ML. Healthcare transformation: implications for implantation. Curr Opin Otolaryngol Head Neck Surg 2009;17(5):333

10 Zumbido Idiopático Subjetivo na População Geriátrica

Paul F. Shea ▪ *Brian J. McKinnon*

■ Introdução

Zumbido é a percepção de som na ausência de um estímulo externo; o zumbido pode ser perturbador e incômodo, contribuindo para interrupção do sono, ansiedade e depressão.[1] Foi relatado que 16% da população em geral experimentou zumbido em alguma extensão.[1] Cerca de 25 a 30% daqueles que relatam zumbido procuram ajuda médica: ~2 a 4% de todos aqueles com zumbido relatam ser incapazes de levar uma vida normal por causa do seu zumbido.[1] Aproximadamente um quarto dos pacientes geriátricos relata zumbido, um achado que se tem mantido estável há algum tempo; o grau de desconforto e o impacto negativo são mais altos do que em pacientes mais jovens, e a gravidade percebida aumenta com início mais tardio do zumbido.[2-5]

O zumbido pode ser dividido em duas amplas categorias, objetivo e subjetivo. Zumbidos objetivos podem ser ouvido por ambos, o paciente e o examinador. Ele é menos comum que zumbido subjetivo e pode ser causado pelos chamados somatossons. Zumbidos subjetivos são percebidos apenas pelo paciente e podem ser idiopáticos ou secundários a outras afecções. O zumbido é comumente associado à perda auditiva, traumatismo craniano, ototoxicidade e outras condições.[1] Quando um diagnóstico para o qual o zumbido pode ser secundário pode ser identificado, como doença de Ménière, otite média ou impactação de cerume, o tratamento da condição pode prover a melhora do zumbido.[6,7] Uma porcentagem importante dos pacientes de zumbido com audição normal tem anormalidades da função das células ciliadas externas que podem ser medidas pelas emissões otoacústicas, bem como atividade central anormal, que podem ser medidas pelas respostas auditivas do tronco encefálico,[8,9] sendo estes casos, portanto, não estritamente idiopáticos. Assim um esforço deve ser feito para identificar quaisquer condições subjacentes antes de se fazer o diagnóstico de zumbido idiopático. Esta revisão discute o zumbido idiopático subjetivo que é incômodo e que persiste mais de 6 meses no paciente geriátrico.

■ Avaliação

A avaliação do paciente geriátrico com zumbido não difere significativamente daquela de outros pacientes com perda auditiva ou zumbido. Realizam-se uma anamnese e exame físico otorrinolaringológicos completos.[6,10] No paciente geriátrico, atenção deve ser dada à história médica da família (particularmente histórico de perda auditiva), exposição passada e presente a ruído (tanto recreacional quanto relacionado com o trabalho), uso de proteção auditiva, medicações passadas e atuais, cirurgias prévias e uso anterior de prótese auditiva. Não se deve pressupor que pacientes geriátricos são inativos e livres de exposição continuada ao ruído. Uma história de artrite, traumatismo craniano, ou tabagismo, é associada a um risco aumentado de desenvolvimento de zumbido.[11] A queixa concomitante de ansiedade e insônia é também comum nesta população.[12,13]

Uma dificuldade na avaliação do paciente com zumbido geriátrico é a falta de um instrumento aceito de modo geral para documentar ou descrever a natureza, gravidade ou qualidade do zumbido. Escores de escala análoga visual podem ser usados para avaliar a intensidade, frequência e incômodo gerado pelo zumbido. Questionários como o *Tinnitus Handicap Inventory* e o *Tinnitus Reaction* podem ajudar a graduar a gravidade do zumbido.[1,14] O *Tinnitus Functional Index* tem a vantagem de ser capaz de graduar a gravidade do zumbido e medir a efetividade de intervenções sobre o zumbido.[1,15]

O exame físico deve incluir uma otoscopia meticulosa (idealmente com magnificação) e testes audiométricos. A auscultação deve ser efetuada em queixas de zumbido pulsátil. Os testes audiométricos não devem ser limitados à audiometria e timpanometria de rotina; testes de emissões otoacústicas e resposta auditiva do tronco encefálico podem ajudar a identificar causas possíveis, mesmo naqueles com audiometria de rotina normal.[6,8,9] Testes de laboratório, como estudos autoimunes, testes para causas infecciosas (p. ex., doença de Lyme, sífilis), estudos tireoidianos, hematócrito, bioquímica sanguínea, lipidograma e outros devem ser considerados com base no nível de suspeita criado pela história e exame físico.[6,16]

Exames de imagem não são realizados rotineiramente em pacientes idosos com perda auditiva ou zumbido simétrico, nem naqueles com zumbido simétrico não perturbador sem perda auditiva. Os exames de imagem devem ser considerados em pacientes com perda auditiva e zumbido assimétricos, zumbido assimétrico sem perda auditiva e zumbido pulsátil.[6,10] Um excelente algoritmo para a avaliação de zumbido pulsátil é o descrito por Mattox e Hudgins.[17]

■ Tratamento

Apesar da imensa quantidade de literatura sobre o tratamento do zumbido, há uma escassez de estudos de suficiente qualidade que permitam recomendações específicas a respeito de tratamento.[1] Muito pouco da literatura é específico do tratamento de zumbido no paciente geriátrico, e os estudos que existem são de qualidade insuficiente para dirigir recomendações específicas para a idade.

Atualmente não há nenhuma droga aprovada pela *Food and Drug Administration* (FDA) para o tratamento do zumbido, e as condutas farmacológicas baseadas em evidência são limitadas ao tratamento de comorbidades, como depressão, ansiedade e insônia.[18] Muitas medicações recomendadas para ajudar no tratamento de zumbido (antidepressivos, anticonvulsivantes, ansiolíticos e preparações herbáceas) podem ser inapropriadas ou inseguras para o paciente geriátrico, e algumas podem exacerbar o zumbido.[1,19] Medicações intratimpânicas estudadas em experiências controladas randomizadas não mostraram benefício; no caso da lidocaína, nenhuma experiência controlada randomizada foi efetuada,[1,18] nenhuma conclusão pode ser tirada quanto à eficácia ou segurança. Novas terapias, como a acupuntura,[20,21] são promissoras para a população adulta com zumbido e aguardam estudos na população geriátrica com zumbido, embora benefícios não tenham sido estabelecidos para a hipnose.[22-24]

Uma vez que os implantes cocleares não estejam atualmente aprovados pelo FDA para o tratamento de zumbido, este capítulo não revê implantação coclear para tratamento de zumbido no paciente geriátrico. Entretanto, deve ser notado que o zumbido pode ser aliviado em pacientes geriátricos que recebem implantes cocleares unilateral e bilateral para perdas auditivas severas a profundas.[25,26]

Com a escassez de evidências que suportem a segurança ou eficácia do tratamento farmacológico do zumbido, terapias alternativas devem ser consideradas. Em 2009, o UK *Department of Health* emitiu a *Provision of Services for Adults with Tinnitus*.[27] As recomendações incluíram fornecer aos pacientes com zumbido informação/educação, próteses auditivas, suporte psicológico, terapia de relaxamento, terapia comportamental cognitiva (CBT), tratamento do sono, terapia de enriquecimento sonoro e terapias de habituação.[27,28] Estas diretrizes não foram específicas para a população geriátrica e não forneceram recomendações específicas para avaliar benefícios terapêuticos.[28] Entretanto, as diretrizes sugerem uma abordagem sistemática e ordenada no manejo do paciente com zumbido. Das terapias recomendadas pelas diretrizes, o aconselhamento educacional e CBT parecem encerrar promessa significativa de benefício.

O tratamento audiológico progressivo do zumbido (PATM) é uma forma de aconselhamento educacional que é individualizado para satisfazer as necessidades dos pacientes, sendo modelado estritamente, conforme programas semelhantes aos utilizados no manejo da dor crônica.[29] O programa muda a responsabilidade do tratamento do zumbido do prestador para o paciente. Isto é realizado ajudando os pacientes a compreender o que é o zumbido, participar na tomada de decisões, desenvolver e cumprir o plano de cuidados, aprender a controlar o impacto do zumbido na sua vida diária e monitorar o seu próprio progresso. O plano de cuidados pode ser modificado, conforme necessário. Embora não existam pesquisas específicas sobre o zumbido em Geriatria, um componente da PATM, CBT, foi estudado em pacientes geriátricos com zumbido.

CBT pode ser combinada à PATM ou pode ser aplicada como uma terapia isolada.[1,29,30] Descrita como uma abordagem de tratamento psicológico relativamente breve dirigida para identificação e modificação de comportamentos mal adaptativos e cognição por meio de mudança de comportamento e reestruturação cognitiva, CBT tem como objetivo reduzir a angústia psicológica associada ao zumbido, não sendo "dirigida" para a intensidade do zumbido.[30] CBT pode ser aplicada como terapia individual e de grupo, e parece reduzir substancialmente o desconforto relatado pelos pacientes de zumbido geriátrico.

Terapia de retreinamento de zumbido (TRT) e terapia sonora são comumente recomendadas em pacientes de zumbido,[1] embora faltem pesquisas específicas em pacientes geriátricos com zumbido. A TRT (que a diretriz *Provision of Services for Adults with Tinnitus* chama de terapia de habituação ou terapia de retreinamento de zumbido simplificada) e terapia sonora (também conhecida como mascaramento) foram ambas submetidas a uma revisão Cochrane.[31,32] Como muitas das terapias mencionadas previamente, a revisão Cochrane não conseguiu determinar a eficácia da terapia sonora em razão da falta de boas evidências na literatura.[31] Uma revisão Cochrane da TRT identificou uma única experiência controlada randomizada de baixa qualidade, sugerindo que a TRT é mais efetiva do que o mascaramento;[32] outro trabalho concluiu que a CBT combinada à TRT é benéfica.[33]

O zumbido frequentemente ocorre associado à perda auditiva. Próteses auditivas foram o tratamento padrão para perdas auditivas durante décadas, particularmente em pacientes geriátricos, mas são cada vez mais reconhecidos pelo seu papel no tratamento de zumbido também. Considera-se que isto ocorre por vários mecanismos. A amplificação da fala desvia a atenção ao zumbido, e a amplificação de outros sons ambientes serve para mascarar parcialmente o zumbido.[34] Também foram desenvolvidas próteses auditivas que podem aplicar ruídos de mascaramento contínuo, e outras tentam transpor o zumbido com sons de frequências diferentes. Um estudo recente demonstrou benefício a longo prazo em pacientes de zumbido com próteses auditivas de transposição de frequência linear de uma oitava (LOFT), medida por uma escala análoga visual.[35] Mais estudos são necessários para determinar que estratégias de audição e programação são mais efetivas para os pacientes gerais e geriátricos com perda auditiva e zumbido, uma vez que haja falta de evidências que suportem o uso de próteses auditivas no passado.[24]

■ Conclusão

Está bem estabelecido que os pacientes geriátricos acham o zumbido destrutivo, e com o avançar do tempo e da idade o zumbido pode-se tornar mais intrusivo, gerando uma sobrecarga ainda maior. A preocupação deve ser abordada com seriedade, e a avaliação deve ser meticulosa e completa. O cuidado ao paciente geriátrico com zumbido exige o reconhecimento de que há poucas evidências que suportem terapias clínicas ou cirúrgicas agressivas. Intervenções que fazem uso de educação, aconselhamento, próteses auditivas, CBT e terapias sonoras atualmente parecem encerrar a melhor probabilidade de proporcionar alívio.

■ Referências Bibliográficas

1. Pichora-Fuller MK, Santaguida P, Hammill A, et al. Evaluation and Treatment of Tinnitus: Comparative Effectiveness. Rockville, MD: Agency for Healthcare Research and Quality; 2013
2. Sataloff J, Sataloff RT, Lueneburg W. Tinnitus and vertigo in healthy senior citizens without a history of noise exposure. Am J Otol 1987;8(2):87–89
3. Negrila-Mezei A, Enache R, Sarafoleanu C. Tinnitus in elderly population: clinic correlations and impact upon QoL. J Med Life 2011;4(4):412–416
4. Schlee W, Kleinjung T, Hiller W, Goebel G, Kolassa IT, Langguth B. Does tinnitus distress depend on age of onset? PLoS ONE 2011;6(11):e27379
5. Song JJ, De Ridder D, Schlee W, Van de Heyning P, Vanneste S. "Distressed aging": the differences in brain activity between early- and late-onset tinnitus. Neurobiol Aging 2013;34(7):1853–1863
6. Sataloff RT. Tinnitus. In: Sataloff RT, Sataloff JT, eds. Hearing Loss. 4th ed. New York, NY: Taylor and Francis; 2005
7. Baguley D, McFerran D, Hall D. Tinnitus. Lancet 2013;382(9904):1600–1607
8. Mokrian H, Shaibanizadeh A, Farahani S, et al. Evaluation of distortion and transient evoked otoacoustic emission in tinnitus patients with normal hearing. Iran J Otorhinolaryngol 2014;26(74):19–24
9. Singh S, Munjal SK, Panda NK. Comparison of auditory electrophysiological responses in normal-hearing patients with and without tinnitus. J Laryngol Otol 2011;125(7):668–672
10. McKinnon BJ. Hearing exam. In: Kountakis SE, ed. Encyclopedia of Otolaryngology, Head and Neck Surgery. New Delhi, India: Springer; 2013
11. Nondahl DM, Cruickshanks KJ, Huang GH, et al. Generational differences in the reporting of tinnitus. Ear Hear 2012;33(5):640–644
12. Lasisi AO, Gureje O. Prevalence of insomnia and impact on quality of life among community elderly subjects with tinnitus. Ann Otol Rhinol Laryngol 2011;120(4):226–230
13. Ooms E, Vanheule S, Meganck R, Vinck B, Watelet JB, Dhooge I. Tinnitus severity and its association with cognitive and somatic anxiety: a critical study. Eur Arch Otorhinolaryngol 2012;269(11):2327–2333
14. Kamalski DM, Hoekstra CE, van Zanten BG, Grolman W, Rovers MM. Measuring disease-specific health-related quality of life to evaluate treatment outcomes in tinnitus patients: a systematic review. Otolaryngol Head Neck Surg 2010;143(2):181–185
15. Meikle MB, Henry JA, Griest SE, et al. The tinnitus functional index: development of a new clinical measure for chronic, intrusive tinnitus. Ear Hear 2012;33(2):153–176
16. Crummer RW, Hassan GA. Diagnostic approach to tinnitus. Am Fam Physician 2004;69(1):120–126
17. Mattox DE, Hudgins P. Algorithm for evaluation of pulsatile tinnitus. Acta Otolaryngol 2008;128(4):427–431
18. Langguth B, Elgoyhen AB. Current pharmacological treatments for tinnitus. Expert Opin Pharmacother 2012;13(17):2495–2509
19. American Geriatrics Society 2012 Beers Criteria Update Expert Panel. American Geriatrics Society updated Beers Criteria for potentially inappropriate medication use in older adults. J Am Geriatr Soc 2012;60(4):616–631
20. Park J, White AR, Ernst E. Efficacy of acupuncture as a treatment for tinnitus: a systematic review. Arch Otolaryngol Head Neck Surg 2000;126(4):489–492
21. Kim JI, Choi JY, Lee DH, Choi TY, Lee MS, Ernst E. Acupuncture for the treatment of tinnitus: a systematic review of randomized clinical trials. BMC Complement Altern Med 2012;12(12):97
22. Dobie RA. A review of randomized clinical trials in tinnitus. Laryngoscope 1999;109(8):1202–1211
23. Frank W, Konta B, Seiler G. Therapy of unspecific tinnitus without organic cause. GMS Health Technol Assess 2006;2:Doc17
24. Savage J, Cook S, Waddell A. Tinnitus. Clin Evid (Online) 2009;2009. pii: 0506
25. Olze H, Gräbel S, Förster U, et al. Elderly patients benefit from cochlear implantation regarding auditory rehabilitation, quality of life, tinnitus, and stress. Laryngoscope 2012;122(1):196–203
26. Olze H, Gräbel S, Haupt H, Förster U, Mazurek B. Extra benefit of a second cochlear implant with respect to health-related quality of life and tinnitus. Otol Neurotol 2012;33(7):1169–1175

27. Department of Health. Provision of Services for Adults with Tinnitus. A Good Practice Guide. London, UK: Central Office of Information; 2009

28. Hoare DJ, Gander PE, Collins L, Smith S, Hall DA. Management of tinnitus in English NHS audiology departments: an evaluation of current practice. J Eval Clin Pract 2012;18(2):326-334

29. Henry JA, Zaugg TL, Myers PJ, Kendall CJ, Turbin MB. Principles and application of educational counseling used in progressive audiologic tinnitus management. Noise Health 2009;11(42):33-48

30. Andersson G, Porsaeus D, Wiklund M, Kaldo V, Larsen HC. Treatment of tinnitus in the elderly: a controlled trial of cognitive behavior therapy. Int J Audiol 2005;44(11):671-675

31. Hobson J, Chisholm E, El Refaie A. Sound therapy (masking) in the management of tinnitus in adults. Cochrane Database Syst Rev 2012;11(11):CD006371

32. Phillips JS, McFerran D. Tinnitus Retraining Therapy (TRT) for tinnitus. Cochrane Database Syst Rev 2010;17(3):CD007330

33. Cima RF, Maes IH, Joore MA, *et al.* Specialised treatment based on cognitive behaviour therapy versus usual care for tinnitus: a randomised controlled trial. Lancet 2012;379(9830):1951-1959

34. Han BI, Lee HW, Kim TY, Lim JS, Shin KS. Tinnitus: characteristics, causes, mechanisms, and treatments. J Clin Neurol 2009;5(1):11-19

35. Peltier E, Peltier C, Tahar S, Alliot-Lugaz E, Cazals Y. Long-term tinnitus suppression with linear octave frequency transposition hearing aids. PLoS ONE 2012;7(12):e51915

11 Tontura, Desequilíbrio e Perda Vestibular Relacionada com a Idade na População Geriátrica

Yuri Agrawal ■ *Allan Rubin* ■ *Stephen J. Wetmore*

■ Introdução

Tontura e desequilíbrio são condições comuns que afetam a população idosa. Elas podem ser difíceis de tratar dado que os sintomas podem ser inespecíficos e podem representar múltiplos diagnósticos subjacentes. Este capítulo começa definindo tontura e desequilíbrio no idoso e descrevendo a *perda vestibular relacionada com a idade* (ARVL), que é de interesse particular para otorrinolaringologista geriátrico. O capítulo a seguir revê a epidemiologia da tontura, do desequilíbrio e da ARVL e discute as evidências fisiológicas e patológicas da ARVL. Finalmente, o capítulo revê a avaliação de um paciente idoso com tontura e desequilíbrio e termina com uma discussão da avaliação do risco de queda.

■ Definições de Tontura e Desequilíbrio na População Geriátrica

Tontura tem a conotação de uma percepção subjetiva de desorientação ou movimento involuntário que pode ocorrer durante os movimentos ou em repouso.[1] A tontura pode ainda ser subdividida nos subtipos de vertigem e sensação de "cabeça leve" (*lightheadedness*). Vertigem é a falsa sensação de que ou o corpo ou o ambiente está se movendo (frequentemente de modo rotatório) e pode ser um sintoma de comprometimento vestibular, visual ou neurológico, fatores psicológicos, ou o uso de múltiplas medicações (polifarmácia). A vertigem que ocorre no idoso foi denominada presbivertigem. A sensação de cabeça leve pré-sincopal é a sensação de desmaio iminente associada a uma hipoperfusão cerebral difusa transitória. Fatores causais para a sensação de cabeça leve incluem doença cardiovascular e hipotensão ortostática (p. ex., como resultado do uso de medicação em excesso ou instabilidade autonômica). Instabilidade corresponde ao desequilíbrio e tem a conotação de um senso de instabilidade postural geralmente associado ao tronco e pernas sem uma sensação na cabeça.[1] A instabilidade resulta de comprometimento neuromuscular relacionado com fraqueza muscular, perda de sensibilidade periférica ou propriocepção e/ou artrite. A instabilidade ou desequilíbrio que ocorre com o envelhecimento foi denominada presbiestasia ou presbiequilíbrio.

A tipologia da tontura e desequilíbrio está conceituada na **Fig. 11.1** como um conjunto de condições superpostas. A perda vestibular relacionada com a idade (ARVL), que pertence ao domínio da Otorrinolaringologia Geriátrica, também está representada. O Sistema Vestibular desempenha um papel importante na manutenção dos reflexos vestíbulo-oculares e vestibuloespinais (VOR e VSR). O VOR é importante para a estabilização do olhar durante os movimentos da cabeça, e o comprometimento do VOR se manifesta como tontura (*i. e.*, sensação anormal de movimento). O VSR é importante para a estabilização do tronco e membros durante os movimentos da cabeça. A disfunção do VSR manifesta-se como instabilidade postural. O VOR e VSR estão representados na **Fig. 11.1** como a superposição entre ARVL e presbivertigem e presbistasia, respectivamente. É interessante que há cada vez maior reconhecimento da importância fisiológica das projeções vestibuloautonômicas. O comprometimento vestibuloautonômico foi associado à hipotensão ortostática.[3] Assim a ARVL pode também ser um fator causal para o sintoma de cabeça leve pré-sincopal. Evidências emergentes sugerem que uma certa quantidade de ARVL está presente em indivíduos idosos, mas pode não estar se manifestando sintomaticamente como tontura ou desequilíbrio.[4,5] Isto pode ser decorrente do fato de que o nível de comprometimento vestibular não atravessou um limiar crítico, ou porque um indivíduo é capaz de compensar a ARVL. ARVL está assim representada na **Fig. 11.1** como assintomática ou "subclínica" e sintomática ou "clinica".

Como é evidente na **Fig. 11.1**, múltiplos fatores causadores foram associados à tontura e desequilíbrio na população geriátrica. É bem sabido entre os pesquisadores que estudam o envelhecimento que as condições geriátricas resultam, muitas vezes, de numerosos fatores coexistentes que podem interagir sinergicamente de forma não linear. De fato, Tinetti *et al.* descreveram a tontura como uma síndrome geriátrica em que os sintomas resultam não de entidades patológicas isoladas, mas de comprometimento acumulado em múltiplos sistemas.[6] Como corolário, os autores

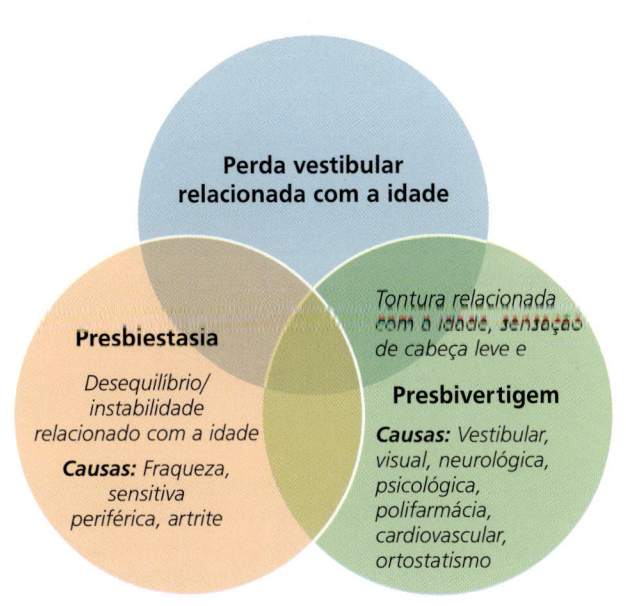

Fig. 11.1 Tipologia da tontura relacionada com a idade, desequilíbrio e perda vestibular. VOR, reflexo vestíbulo-ocular. VSR, reflexo vestibuloespinal.

sugerem que o tratamento de síndromes geriátricas exige intervenções multifatoriais, ou alternativamente um foco em melhorar os resultados funcionais independentemente da rede complexa de fatores etiológicos.

■ Epidemiologia da Tontura, Desequilíbrio e Perda Vestibular Relacionada com a Idade na População Geriátrica

Estimativas da prevalência de tontura e desequilíbrio na população geriátrica dependem grandemente das definições usadas de tontura e desequilíbrio e das populações estudadas. As definições variam como assinalamos previamente. As populações estudadas podem variar em relação às suas faixas etárias, se elas são com base na população em geral ou em uma população clínico-hospitalar, e ao tipo de clínica estudado (p. ex., atenção primária vs. tratamento de especialidade). Diversos estudos grandes com base na população em geral encontraram uma prevalência de 20 a 30% de tontura e desequilíbrio na população idosa (idade ≥ 65 anos).[7-9] A prevalência de tontura e desequilíbrio se eleva agudamente com a idade, com níveis acima de 50% na população que mora em comunidades com idade superior a 80 anos.[10] Um estudo em residentes institucionalizados em asilos observou uma prevalência de tontura e vertigem de 68%.[11] Entre pacientes se apresentando a uma clínica de atenção primária, 24% relataram tontura, e 17% identificaram tontura como sua queixa principal de apresentação.[12] Dentro da clínica de otorrinolaringologia, um estudo de 131.000 pacientes consecutivos observou que 6% dos pacientes acima da idade de 65 anos se apresentaram com vertigem ou um diagnóstico presuntivo vestibular.[13] É interessante que este levantamento em grande escala de clínica otorrinolaringológica observou que as visitas de pacientes geriátricos aumentaram de 14,3%, em 2004, para 17,9%, em 2010. Além disso, este estudo observou que os cinco diagnósticos geriátricos mais comuns foram otológicos (incluindo perda de audição, doenças da orelha externa, zumbido, otite média/distúrbios da tuba auditiva e vertigem).

Uma série de estudos que marcou época na Alemanha estimou a prevalência e incidência mais especificamente de vertigem de origem vestibular (i. e., vertigem resultando de comprometimento vestibular). Participantes morando na comunidade em uma pesquisa nacional por telefone foram indagados quanto a sintomas de tontura e vertigem. Aqueles que relataram sintomas moderados foram submetidos a uma entrevista otoneurológica detalhada, a partir da qual vertigem vestibular foi diagnosticada com base em sintomas de vertigem, vertigem posicional, ou tontura recorrente com náusea e oscilopsia ou desequilíbrio.

Digno de nota, a entrevista otoneurológica comprovou ter boa validade, baseando-se em padrão ouro de diagnóstico estabelecido em clínicas de Otoneurologia para estabelecer um diagnóstico vestibular. A prevalência durante toda a vida, prevalência de 1 ano e incidência de vertigem de origem vestibular foram observadas como sendo de 7,8, 4,9 e 1,5%, respectivamente.[14] A prevalência de 1 ano de vertigem de origem vestibular aumentou com a idade para 7,2% naqueles com idade entre 60 e 69 e 8,8% em indivíduos acima de 80. Este estudo esteve entre os primeiros a estimar a prevalência de ARVL na população.

Um estudo mais recente estimou a prevalência de comprometimento vestibular na população dos EUA, usando um teste objetivo em vez de um subjetivo (com base em autorrelato). Os dados foram extraídos do 2001-2004 *National Health and Nutrition Examination Survey* (NHANES). A função vestibular foi avaliada no NHANES pelo teste de Romberg modificado, em que o comprometimento vestibular foi inferido a partir de uma incapacidade de permanecer em pé sobre uma almofada de espuma com os olhos fechados. Trinta e cinco por cento dos adultos dos EUA com idade de 40 anos ou superior apresentaram evidências de disfunção do equilíbrio com base nesta medida postural.[4] Os riscos de disfunção do equilíbrio aumentaram significativamente com a idade, a tal ponto que 85% dos indivíduos com 80 anos e acima apresentaram evidências de disfunção do equilíbrio. Estas estimativas são consideravelmente mais altas que as prevalências de vertigem de origem vestibular mencionadas anteriormente a partir da população alemã. É possível que o sintoma de vertigem vestibular represente um componente de ARVL *clínica*, enquanto o comprometimento vestibular com base no teste de Romberg modificado represente ARVL *subclínica*.

Análises epidemiológicas de tontura, desequilíbrio e ARVL investigaram fatores de risco para estas condições. A maioria dos estudos observou uma prevalência aumentada de tontura e desequilíbrio em mulheres.[1] Vertigens de origem vestibular foram também mais prevalentes em mulheres.[15] Entretanto, a prevalência de comprometimento vestibular com base no teste de Romberg modificado objetivo não demonstrou diferença entre os sexos.[4] Achados de uma revisão das causas mais frequentemente relatadas de tontura na clínica de atenção primária estão apresentados no **Quadro 11.1**.[1] A revisão observou que as doenças vestibulares periféricas foram a causa mais comum de tontura, observada em 20 a 50% dos casos. Doenças vestibulares periféricas incluíram vertigem posicional paroxística benigna (BPPV), labirintite e neurite vestibular. Outras causas comuns de tontura foram doenças cardiovasculares, infecções sistêmicas (levando à hipotensão ortostática), doenças psiquiátricas, distúrbios metabólicos e uso de múltiplas medicações. Um levantamento epidemiológico mais recente da população idosa na Inglaterra observou que tonturas foram associadas a alterações do ritmo cardíaco, perdas auditivas, perdas visuais e baixa força de preensão, enquanto o desequilíbrio foi associado a diabetes melito, artrites, baixa força de preensão e perdas visuais.[8] Com relação às vertigens de origem vestibular, fatores de risco independentes foram depressão, zumbido e fatores de risco cardiovascular, incluindo hipertensão e dislipidemia.[14] Finalmente, fatores de risco independentes para comprometimento vestibular, conforme medido pelo teste de Romberg modificado, incluíram má condição socioeconômica e diabetes melito.[4,16]

Estudos epidemiológicos também examinaram o impacto de tontura, desequilíbrio e ARVL em diversos resultados, incluindo quedas, qualidade de vida, utilização de assistência à saúde e outros resultados econômicos. Tonturas foram associadas a um risco duplicado a triplicado de queda.[4,10] Especificamente a respeito de ARVL, o estudo do NHANES observou que indivíduos com comprometimento vestibular objetivo que também eram clinicamente sintomáticos (i. e., relatavam tontura) tiveram um aumento de 12 vezes nos riscos de queda. Em um pequeno estudo-piloto, "caidores" idosos apresentaram taxas significativamente mais altas de disfunção vestibular periférica do que "não caidores".[17] Um estudo prospectivo relatou que pacientes idosos com assimetria vestibular tiveram significativamente mais risco de experimentar um incidente de queda.[18] Além disso, diversos estudos observaram uma associação entre assimetria vestibular e risco de fratura de quadril e punho relacionadas com quedas.[19-21]

Medidas de qualidade de vida avaliam a qualidade de vida em geral (p. ex., o *Short-Form Health Survey* [SF-36]), bem como qualidade de vida relacionada com a saúde (i. e., relacionada com uma condição específica de saúde). Tontu-

Quadro 11.1 Causas mais comuns de tontura na clínica de atenção primária

Categoria	Porcentagem	Exemplos
Doença vestibular periférica	20-50	Vertigem posicional paroxística benigna (BPPV), labirintite, neurite vestibular
Doença cardiovascular	10-30	Arritmia, insuficiência cardíaca congestiva, condições vasovagais (p. ex., hipersensibilidade do seio carotídeo)
Infecção sistêmica	10-20	Infecções viral e bacteriana sistêmicas
Condições psiquiátricas	5-15	Depressão, ansiedade, hiperventilação
Distúrbios metabólicos	5-10	Hipoglicemia, hiperglicemia, distúrbio eletrolítico, tireotoxicose, anemia
Medicações	5-10	Anti-hipertensivos, medicações psicotrópicas

Dados de Sloane PD, Coeytaux RR, Beck RS, Dallara H, Dizziness: state of the science. Ann Intern Med 2001:134(9 Pt 2):823-832.

ra e vertigens de origem vestibular foram associadas a uma qualidade de vida significativamente pior, tanto no domínio físico quanto mental. Um estudo com base na população, realizado na Suécia, observou que a tontura foi um dos sintomas mais influentes, afetando a qualidade geral de vida nos indivíduos idosos.[22] As medidas mais amplamente utilizadas para a avaliação da qualidade de vida relacionada com tontura e desequilíbrio são o *Dizziness Handicap Inventory* (DHI),[23] a escala *Activities Balance Confidence* (ABC)[24] e a escala Falls Efficacy (que mede o medo de cair).[25] Dois estudos que avaliaram o DHI em pacientes apresentando-se com tontura em uma clínica de atenção primária e uma clínica especializada em tontura observaram que mais de 60% dos pacientes relataram desvantagem moderada a grave associada à sua tontura em ambos os contextos de clínicas.[26,27] Em relação à utilização de assistência à saúde e resultados econômicos, o estudo baseado na população alemã observou que as vertigens de origem vestibular apresentaram maior tendência a ser associadas a consultas médicas, licenças por doença, interrupção das atividades diárias e evitar sair de casa do que as vertigens não vestibulares.[28] Similarmente, um estudo com base na população em geral nos Estados Unidos observou que 50% dos indivíduos idosos com problemas de tontura e desequilíbrio foram atendidos por pelo menos um médico, e 35% por três ou mais médicos.[29] Um estudo longitudinal provocativo isolado observou que pacientes com desequilíbrio básico estavam em risco significativamente aumentado apenas para declínio cognitivo de início novo em comparação a controles.[30]

Os dados epidemiológicos até agora revistos sugerem que tontura, desequilíbrio e ARVL são prevalentes na população e têm importantes significados clínicos, funcionais e econômicos. Vários pontos finais merecem menção na conclusão desta seção. Primeiro, como foi salientado por numerosos autores, os objetivos das pesquisas sobre tontura e desequilíbrio na população geriátrica devem ser o desenvolvimento de diretrizes de prática baseadas em evidência para o efeito diagnóstico e tratamento destas condições.[1] Com esta finalidade, o uso de uma nomenclatura comum é um primeiro passo importante. Segundo, embora tontura e desequilíbrio sejam prevalentes na população geriátrica, eles não são universais. Como realça um estudo especificamente, nem todos os indivíduos acima da idade de 90 tinham tontura.[10] Nesses termos, tontura e desequilíbrio na população geriátrica podem ser considerados condições "concomitantes à idade" em vez de "dependentes da idade".[10] Como corolário, estas condições devem ser vistas como patológicas, e esforços devem ser feitos para tratá-las. Finalmente, segue-se que a abrangência potencial de tratar tontura e desequilíbrio na população geriátrica é enorme, provavelmente excedendo em muito a capacidade dos geriatras e otologistas.[11] Assim poderia ser necessário treinar outros tipos de profissionais de saúde, como enfermeiros e fisioterapeutas, para maior assistência no tratamento destas condições.

■ Evidências Fisiológica e Patológica da Perda Vestibular Relacionada com a Idade

Conforme descrito anteriormente, há evidências epidemiológicas de que ARVL é prevalente na população geriátrica. O Sistema Vestibular consiste em cinco órgãos: três canais semicirculares (anterior, ou superior, posterior e horizontal, ou lateral), e dois órgãos otolíticos, o sáculo e o utrículo (**Fig. 11.2**). Os canais semicirculares detectam rotações angulares da cabeça ao longo dos planos dos canais, enquanto os órgãos otolíticos detectam translações lineares da cabeça, bem como orientação da cabeça em relação à gravidade. O neuroepitélio sacular é orientado em uma direção vertical e detecta preferencialmente movimentos lineares verticais da cabeça, enquanto o neuroepitélio utricular é orientado horizontalmente e detecta preferencialmente movimentos horizontais da cabeça.

Nos últimos anos, foram desenvolvidos numerosos testes fisiológicos vestibulares que permitem a localização de disfunções nos cinco órgãos do sistema vestibular. Os testes vestibulares mais amplamente utilizados são os testes calóricos e em cadeira rotacional, que avaliam a função do canal semicircular horizontal.[31] Recentemente, técnicas de vídeo-oculografia tornaram possível a realização de testes vestíbulo-oculares angulares quantitativos (AVOR) durante impulsos aplicados na cabeça para avaliar a função de cada um dos seis canais semicirculares.[32,33] Os testes de potencial miogênico evocado vestibular (VEMP) estão ganhando crescente popularidade como medidas da função dos órgãos otolíticos. O VEMP cervical evocado por sons (cVEMP) é um produto do reflexo saculocólico e é considerado como uma reflexão específica da função sacular.[34] O VEMP ocular evocado por vibrações (oVEMP) foi sugerido para medir seletivamente a função utricular.[35]

Vários estudos clássicos descreveram um declínio na função do canal semicircular horizontal com a idade. Peterka *et al.* testaram mais de 200 sujeitos sadios através de uma larga faixa de idade (7-81 anos) e observaram oscilação postural aumentada e ganho diminuído do VOR à rotação sinusoidal com a idade.[36] Entretanto, não foram observadas mudanças nas respostas calóricas com a idade. Paige similarmente observou respostas declinantes de VOR com a idade a rotações sinusoidais de alta amplitude e alta velocidade em 81 pacientes com idades entre 18 e 89.[37] O autor concluiu que "o envelhecimento acarreta uma perda vestibular periférica bilateral progressiva". Baloh *et al.* completaram um dos únicos estudos longitudinais de função vestibular em 57 indivíduos idosos normais que foram acompanhados anualmente durante 5 anos.[38] Eles observaram uma diminuição significativa durante os 5 anos no ganho do VOR a estímulos sinusoidais, novamente apenas nas velocidades mais altas. Curiosamente, nenhum dos indivíduos

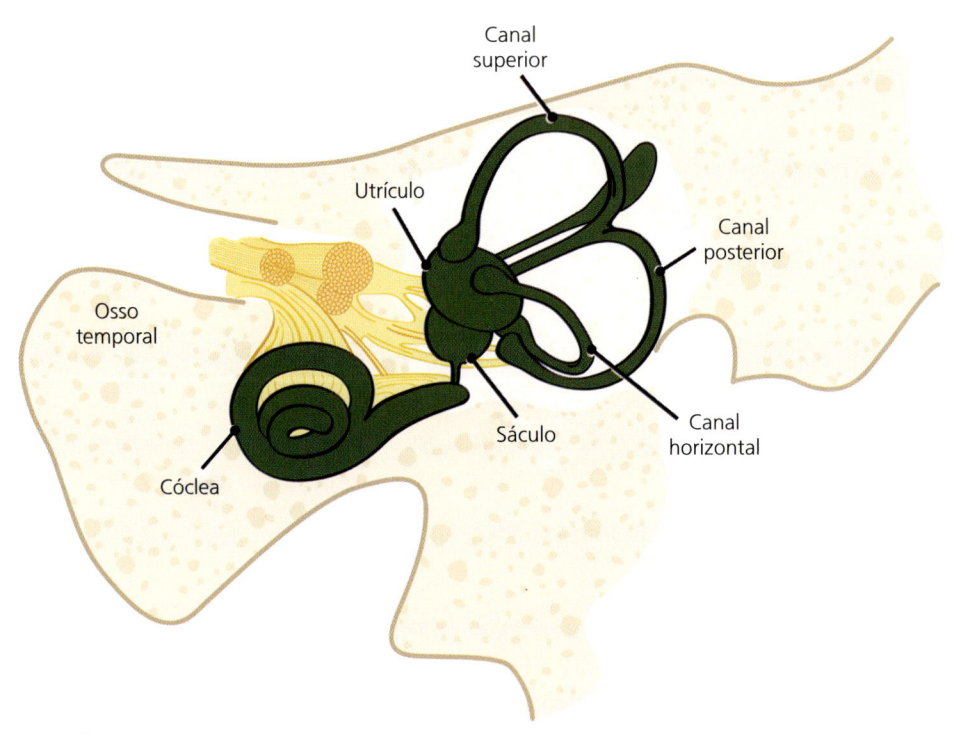

Fig. 11.2 Anatomia da orelha interna.

idosos relatou sintomas de tontura ou desequilíbrio. É possível que um limiar de ARVL deva ser ultrapassado para que a doença passe de subclínica à clínica.

Adicionalmente aos declínios relacionados com a idade na função dos canais semicirculares, os estudos também sugerem que a função dos otólitos diminui com a idade. Welgampola e Colebatch efetuaram testes com cVEMP em 70 adultos com idades entre 25 e 85.[39] Eles observaram amplitudes de resposta evocada por cliques reduzidas com a idade, notadamente um declínio de 25 a 30% na amplitude por década a partir da sexta década. Brantberg *et al.* mediram cVEMPS evocados por *tone burst* em 1.000 pacientes consecutivos vistos na sua clínica e observaram um declínio agudo com a idade começando a partir dos 40 anos.[40] Um estudo-piloto com 50 idosos sadios com idade de 70 anos e acima avaliou os cinco órgãos vestibulares simultaneamente para estimar que órgão, se algum, era afetado desproporcionalmente.[41] O estudo observou que 80 a 90% dos sujeitos apresentavam disfunção dos canais semicirculares, enquanto apenas 50% dos participantes apresentavam função sacular anormal, e 20% apresentavam comprometimento utricular.

Análises histopatológicas de ossos temporais humanos também demonstram os efeitos adversos da idade, demonstrando declínios na população de células ciliadas vestibulares e degeneração otoconial progressiva associadas ao envelhecimento.[42-44] É interessante que os achados de espécimes de osso temporal corroboram os dados fisiológicos citados anteriormente, demonstrando uma perda maior de células ciliadas vestibulares nas cristas ampulares dos canais semicirculares em relação às máculas otolíticas.[45]

■ Avaliação e Tratamento do Paciente Idoso com Tontura e Desequilíbrio

É crítico exercer uma abordagem sistemática na avaliação de um paciente idoso com tontura ou desequilíbrio. Alguns indivíduos idosos podem relatar principalmente vertigem, sensação de cabeça leve ou desequilíbrio, que podem sugerir a predominância de certas etiologias subjacentes. Entretanto, deve ser notado que pacientes idosos muitas vezes têm múltiplos comprometimentos concomitantes, como alterações visuais (p. ex., por presbiopia ou degeneração macular), doenças cardiovasculares (p. ex., hipertensão), fraqueza muscular e artrite, e o uso de múltiplas medicações. Embora um comprometimento particular possa predominar, é possível que este comprometimento em combinação com outro déficit crie o problema clínico (*i. e.*, o problema clínico é *multifatorial*). Por conseguinte, é crítico que os contribuintes mais comuns para tontura e desequilíbrio no idoso sejam analisados sistematicamente *todas as vezes em todos os pacientes*.

O primeiro passo na avaliação pelo otorrinolaringologista de um paciente idoso com tontura e desequilíbrio é obter uma história. Isto inclui perguntar quando os sintomas começaram, se os sintomas são progressivos, como o paciente caracterizaria mais a fundo os seus sintomas (vertigem, sensação de cabeça leve e/ou desequilíbrio), se os sintomas forem constantes *versus* episódicos (caso episódicos, se a duração for de segundos, minutos, horas ou dias), e se os episódios ocorrerem em repouso ou só durante movimento da cabeça, parado em pé ou andando. Dos diagnósticos vestibulares principais, BPPV é particularmente comum em idosos e merece menção especial. O aumento na prevalência de BPPV nos idosos pode refletir uma degeneração relacionada com a idade da membrana otoconial, levando à disseminação anormal de otocônias na endolinfa.[46] Um estudo da população alemã observou uma prevalência de 3,4% em indivíduos acima da idade de 60 e uma incidência durante toda a vida cumulativa de quase 10% pela idade de 80.[47] A BPPV responsabilizou-se por 39% dos casos de vertigem em pacientes idosos atendidos em clínicas de Otoneurologia.[48] Entretanto, pacientes idosos nem sempre experimentam a apresentação clássica da BPPV — episódios curtos de vertigem associados a mudanças na posição da cabeça. Um estudo de 100 pacientes idosos atendidos em clínicas geriátricas gerais por condições médicas crônicas observou que 9% apresentavam BPPV não reconhecida.[49] Além disso, pacientes apresentavam BPPV com risco de queda significativamente aumentado. Outro estudo observou que pacientes idosos com BPPV apresentavam maior tendência a apresentar instabilidade postural.[50] Digno de nota, esta instabilidade pôde ser melhorada por manobras de reposicionamento dos canálitos.

O passo seguinte é obter uma história médica para compreender os múltiplos fatores que possam estar contribuindo para a tontura do paciente. Especificamente, as seguintes condições devem ser observadas: (1) distúrbios oculares (p. ex., cataratas, degeneração macular ou glaucoma, (2) doenças cardiovasculares (p. ex., hipertensão, arritmias, síncope), (3) doenças musculoesqueléticas (p. ex., artrite, fraqueza), (4) perda sensitiva periférica (p. ex., neuropatia), (5) doença psiquiátrica (p. ex., depressão, ansiedade), (6) comprometimento cognitivo, e (7) condições sistêmicas (p. ex., diabetes). Se qualquer comprometimento não vestibular não reconhecido for identificado, deve ser feito um encaminhamento apropriado. O otorrinolaringologista deve também perguntar sobre perdas de audição. Evidências emergentes vêm sugerindo uma ligação entre perda auditiva, desequilíbrio e risco elevado de queda.[51]

O otorrinolaringologista deve a seguir rever as medicações do paciente. Polifarmácia (*i. e.*, o uso de quatro ou mais medicações) contribuindo para tontura é uma preocupação particular em indivíduos mais velhos. Um estudo na população adulta ambulatorial com idade de 65 ou mais observou que 44% dos homens e 57% das mulheres tomam cinco ou mais medicações.[52] Além disso, os idosos metabolizam drogas diferentemente dos adultos mais jovens e podem ficar expostos a níveis mais altos de droga com as doses usuais. Um aumento no número de medicações usadas nos idosos foi associado a um risco aumentado de alterações do equilíbrio.[53] Certas classes de medicações, incluindo anti-hipertensivos, psicotrópicos e medicações narcóticas para dor, foram associadas a um risco particularmente aumentado de tontura e quedas e foram denominadas drogas aumentadoras do risco de queda (FRIDs).[54–56] Várias ferramentas clínicas foram desenvolvidas para avaliar o uso potencialmente inapropriado de medicação em pacientes idosos. Os critérios de Beers são a ferramenta mais comumente utilizada.[57] Ela consiste em uma lista de medicações que devem ser evitadas independentemente do diagnóstico, e uma segunda lista de medicações que devem ser evitadas, considerando-se o diagnóstico. Ferramentas adicionais foram desenvolvidas, incluindo os critérios da *Screening Tool of Older People's potentially inappropriate Prescriptions* (STOPP), que enumeram medicações a serem evitadas por sistema de órgãos, e os critérios da *Screening Tool to Alert doctors to Right Treatments* (START) que lista medicações que devem ser recomendadas em pacientes idosos de acordo com a condição na ausência de quaisquer contraindicações.[57]

No que concerne ao exame físico, recomendamos triagem para hipotensão ortostática (uma redução da pressão arterial sistólica de, pelo menos, 20 mmHg ou uma redução da pressão diastólica de, pelo menos, 10 mmHg em até 3 minutos na posição em pé). Evidências de ortostatismo poderiam indicar uma dose excessiva de medicações anti-hipertensivas (entre outras condições) e levar ao encaminhamento para o médico de atenção primária ou cardiologista. Movimentos oculares devem ser avaliados, particularmente os movimentos cardeais de rastreio ocular, sacadas e convergência. Déficits podem indicar doença do tronco encefálico ou cerebelar e devem provocar um encaminhamento a um neurologista. A função cerebelar deve também ser avaliada com manobras, como o teste da dismetria (dedo-nariz-dedo), disdiadococinesia e o teste do quatro (calcanhar na canela). Déficits em qualquer um destes testes podem indicar uma disfunção cerebelar e devem provocar encaminhamento a um neurologista.

Os testes vestibulares clínicos devem incluir uma avaliação do nistagmo espontâneo (o que indicaria assimetria vestibular), do nistagmo pós-agitação da cabeça (o que indicaria uma assimetria vestibular latente) e o teste do impulso horizontal da cabeça (HIT) (que avalia a função do canal semicircular horizontal). Um estudo mostrou que 50% dos idosos com idade de 70 e acima apresentavam um HIT anormal.[58] Os testes clínicos devem também incluir o teste de Dix-Hallpike para avaliação da BPPV, que, conforme mencionado previamente, é muito comum em indivíduos idosos, sendo tratável. O teste de Romberg deve ser efetuado com olhos fechados sobre espuma para avaliar o equilíbrio em pé na ausência de visão e informação proprioceptiva (tal que o paciente está confiando apenas na informação vestibular). A marcha do paciente deve também ser observada, para avaliar estabilidade e a necessidade potencial de fisioterapia e/ou um aparelho assistivo. O teste *up and go* de tempo marcado (TUG) é uma medida eficiente e reprodutiva do risco de queda. O paciente é solicitado a ficar de pé a partir de uma posição sentada, andar 3 m, voltar-se e retornar a sentado. Idosos que levam mais de 14 segundos para completar o TUG estão em risco significativamente aumentado de cair.[59]

No presente, os sustentáculos do tratamento do paciente idoso com tontura ou desequilíbrio observados na clínica de Otorrinolaringologia são o controle da polifarmácia, identificação dos contribuintes não vestibulares e encaminhamentos apropriados, tratamento da perda auditiva, modificação da segurança domiciliar (incluindo instalação de luzes noturnas e corrimões, remoção de tapetes enrugados e criação de passagens desimpedidas dentro da casa), uso de aparelhos assistivos (bengala e andador) e programas de exercício (p. ex., tai chi ou mesmo caminhada leve). Para pacientes mais idosos com evidências de comprometimento vestibular, a reabilitação vestibular é o tratamento principal. Reabilitação vestibular é um programa em que os pacientes aprendem a compensar a sua perda vestibular, utilizando indicações visuais ou proprioceptivas sob a direção de um fisioterapeuta.[60,61] Estudos demonstraram que a reabilitação vestibular é tão efetiva em pacientes idosos quanto em pacientes mais jovens.[62] Uma experiência controlada randomizada administrou reabilitação vestibular a um grupo de pacientes idosos com tontura crônica atendidos em clínica de atenção primária.[63] O estudo observou que a reabilitação vestibular reduziu significativamente os sintomas de tontura e melhorou a estabilidade postural e a qualidade de vida relacionada com a tontura. Esta experiência está entre as primeiras a administrar reabilitação vestibular em pacientes de atenção primária que não tinham um diagnóstico vestibular específico (exceto, talvez, ARVL). Pesquisas adicionais são necessárias para estabelecer a cronologia apropriada para reabilitação vestibular. Evidências de que a função vestibular começa a declinar na meia-idade sugerem o benefício potencial dos exercícios vestibulares antes da instalação de perda vestibular importante.[11] Este fenômeno foi chamado pré-reabilitação, ou "prehab".[2] Estudos mais recentes investigaram o benefício de próteses de *biofeedback* no tratamento do comprometimento vestibular. As próteses consistem em aparelhos *vestidos* no corpo que aplicam *feedback* sensitivo (p. ex., vibrotátil, auditivo) aos pacientes para orientar o tronco durante movimento.[64-68] Os relatos iniciais são promissores no sentido de que as próteses efetivamente melhoram a tontura e o desequilíbrio. Adicionalmente, a prótese vestibular implantável multicanal representa uma nova tecnologia potencial para o tratamento da ARVL que está aguardando experiências em humanos.[69]

Finalmente, terapias farmacológicas para tontura devem ser usadas judiciosa e parcimoniosamente em idosos. As medicações mais comumente usadas para tratar a tontura são os supressores vestibulares, que incluem anti-histamínicos (p. ex., meclizina), anticolinérgicos (p. ex., escopolamina) e benzodiazepinas (p. ex., lorazepam).[70] Supressores vestibulares podem ser efetivos para reduzir sintomas de vertigem e cinetose. Entretanto, foi mostrado que eles amortecem o sinal de erro que dirige a compensação vestibular.[71] Como tal, supressores vestibulares não são indicados no contexto de um comprometimento vestibular crônico progressivo (p. ex., ARVL) em que a compensação é crítica. Além disso, supressores vestibulares têm efeitos sedativos e são metabolizados e eliminados mais lentamente nos idosos.[72] Assim eles não são recomendados para o idoso; de fato, anti-histamínicos, anticolinérgicos e benzodiazepinas estão listados nos critérios de Beers. Intervenções que provocam o sistema vestibular e promovem compensação — como terapia vestibular — são preferíveis para tratar tontura e desequilíbrio no idoso.

■ Avaliação do Risco de Queda

A *American Geriatrics Society* (AGS) recomenda que todos os pacientes com mais de 65 anos com uma história de quedas ou uma doença do equilíbrio e marcha devem ser submetidos à avaliação de risco de quedas multifatoriais.[73] Se existir a oportunidade, otorrinolaringologistas devem considerar unir-se ou desenvolver equipes multidisciplinares que possam fornecer avaliação de risco de quedas multifatoriais aos pacientes mais velhos. Esta clínica de prevenção de quedas multifatoriais foi estabelecida na instituição do primeiro autor (YA). Todos os pacientes vistos na clínica recebem um questionário padronizado (Apêndice). O questionário foi elaborado com base nas diretrizes da AGS e com a colaboração de um grupo multidisciplinar de prestadores na instituição, incluindo geriatras, neurologistas, otorrinolaringologistas, oftalmologistas, ortopedistas, cardiologistas, fisiatras, psiquiatras e fisioterapeutas e terapeutas ocupacionais. Notadamente, o questionário quantifica a história de quedas com o uso de uma escala de graduação de gravidade de quedas desenvolvida na clínica.[74] Adicionalmente, baterias-padrão, como a *Geriatric Depression Scale*, a *Activities Balance Confidence Scale* a *Lawton Instrumental Activities of Daily Living Scale* e a *Fall Efficacy Scale,* são administradas para medir o impacto de desequilíbrio e risco de quedas no *status* funcional e qualidade de vida do paciente.[24,25,75,76]

Um exame físico padronizado foi também desenvolvido para pacientes vistos na clínica de prevenção de quedas (**Quadro 11.2**), usando medidas em amplo uso em clínica e pesquisa, como o *Balance Evaluations Systems Test* (o Mini-BEST), a *Scale for the Assessment and Rating of Ataxia*

Quadro 11.2 Exame físico padrão administrado na *Johns Hopkins Falls Prevention Clinic*: componentes de fisioterapia e terapia ocupacional

Componente da fisioterapia	Componente da terapia ocupacional
– Sinais vitais ortostáticos	– Teste sensitivo distal (picada de alfinete, propriocepção, vibração)
– Sensibilidade a contraste	– Testes de reflexos (braquiorradial, patelar, Aquiles, Babinski)
– Testes vestibulares e oculomotores com videolentes de Frenzel	– Montreal Cognitive Assessment
– Testes de força das extremidades superiores e inferiores	– Scale for the Assessment and Rating of Ataxia
– Mini-BEST (Balance Evaluation Systems Test)	– Avaliação do domicílio

(SARA) e a *Montreal Cognitive Assessment* (MOCA).[77-79] Testes vestibulares são realizados em todos os pacientes, incluindo avaliação de nistagmo espontâneo, nistagmo semiespontâneo, nistagmo pós-agitação da cabeça, supressão de VOR visual, teste de Dix–Hallpike e HIT utilizando vídeo-oculografia. Nós também avaliamos os outros contribuintes para o risco de queda, incluindo perdas visuais (especificamente perda de sensibilidade a contraste),[80-82] perdas sensitivas periféricas (particularmente perda de propriocepção articular),[83,84] fraqueza muscular (particularmente dos membros inferiores)[85,86] e declínio neurocognitivo (incluindo perda de funções cerebelar e cognitiva).[87-89] Todos os pacientes recebem aconselhamento personalizado sobre modificações no domicílio e a necessidade de aparelhos assistivos, e recebem prescrição de um programa de fisioterapia e/ou terapia ocupacional, conforme necessário. O questionário de triagem é usado para dirigir quaisquer encaminhamentos a especialidades (p. ex., para Neurologia, Otorrinolaringologia ou Oftalmologia).

Conclusão

À medida que a população envelhece, cada vez mais otorrinolaringologistas serão chamados a tratar do problema geriátrico comum de tontura. Este capítulo revê uma nomenclatura para tontura e condições de desequilíbrio no idoso e enfatiza a necessidade de uma abordagem sistemática a este problema multifatorial. Otorrinolaringologistas devem reconhecer a alta prevalência de tontura no idoso, seu impacto potencialmente profundo sobre a qualidade de vida e mesmo a duração da vida (encurtada por lesões de quedas) e a disponibilidade de tratamento para melhorar sintomas. A maioria dos pacientes com tontura pode ser ajudada, mas primeiro nós precisamos reconhecê-los e tratá-los com entusiasmo e conhecimento.

Referências Bibliográficas

1. Sloane PD, Coeytaux RR, Beck RS, Dallara J. Dizziness: state of the science. Ann Intern Med 2001;134(9 Pt 2):823–832
2. Wetmore SJ, Eibling DE, Goebel JA, et al. Challenges and opportunities in managing the dizzy older adult. Otolaryngol Head Neck Surg 2011;144(5):651–656
3. Serrador JM, Schlegel TT, Black FO, Wood SJ. Vestibular effects on cerebral blood flow. BMC Neurosci 2009;10:119
4. Agrawal Y, Carey JP, Della Santina CC, Schubert MC, Minor LB. Disorders of balance and vestibular function in US adults: data from the National Health and Nutrition Examination Survey, 2001-2004. Arch Intern Med 2009;169(10):938–944
5. Baloh RW, Ying SH, Jacobson KM. A longitudinal study of gait and balance dysfunction in normal older people. Arch Neurol 2003;60(6):835–839
6. Tinetti ME, Williams CS, Gill TM. Dizziness among older adults: a possible geriatric syndrome. Ann Intern Med 2000;132(5):337–344
7. Gopinath B, McMahon CM, Rochtchina E, Mitchell P. Dizziness and vertigo in an older population: the Blue Mountains prospective cross-sectional study. Clin Otolaryngol 2009;34(6):552–556
8. Stevens KN, Lang IA, Guralnik JM, Melzer D. Epidemiology of balance and dizziness in a national population: findings from the English Longitudinal Study of Ageing. Age Ageing 2008;37(3):300–305
9. Lin HW, Bhattacharyya N. Balance disorders in the elderly: epidemiology and functional impact. Laryngoscope 2012;122(8):1858–1861
10. Ekwall A, Lindberg A, Magnusson M. Dizzy—why not take a walk? Low level physical activity improves quality of life among elderly with dizziness. Gerontology 2009;55(6):652–659
11. Tuunainen E, Poe D, Jäntti P, et al. Presbyequilibrium in the oldest old, a combination of vestibular, oculomotor and postural deficits. Aging Clin Exp Res 2011;23(5-6):364–371
12. Kao AC, Nanda A, Williams CS, Tinetti ME. Validation of dizziness as a possible geriatric syndrome. J Am Geriatr Soc 2001;49(1):72–75
13. Creighton FX Jr, Poliashenko SM, Statham MM, Abramson P, Johns MM III. The growing geriatric otolaryngology patient population: a study of 131,700 new patient encounters. Laryngoscope 2013;123(1):97–102
14. Neuhauser HK, von Brevern M, Radtke A, et al. Epidemiology of vestibular vertigo: a neurotologic survey of the general population. Neurology 2005;65(6):898–904
15. Neuhauser HK. Epidemiology of vertigo. Curr Opin Neurol 2007;20(1):40–46
16. Agrawal Y, Carey JP, Della Santina CC, Schubert MC, Minor LB. Diabetes, vestibular dysfunction, and falls: analyses from the National Health and Nutrition Examination Survey. Otol Neurotol 2010;31(9):1445–1450
17. Liston MB, Bamiou DE, Martin F, et al. Peripheral vestibular dysfunction is prevalent in older adults experiencing multiple non-syncopal falls versus age-matched non-fallers: a pilot study. Age Ageing 2014;43(1):38–43
18. Ekvall Hansson E, Magnusson M. Vestibular asymmetry predicts falls among elderly patients with multi-sensory dizziness. BMC Geriatr 2013;13(1):77
19. Kristinsdottir EK, Jarnlo GB, Magnusson M. Asymmetric vestibular function in the elderly might be a significant contributor to hip fractures. Scand J Rehabil Med 2000;32(2):56–60

20. Kristinsdottir EK, Nordell E, Jarnlo GB, Tjäder A, Thorngren KG, Magnusson M. Observation of vestibular asymmetry in a majority of patients over 50 years with fall-related wrist fractures. Acta Otolaryngol 2001;121(4):481–485
21. Nordell E, Kristinsdottir EK, Jarnlo GB, Magnusson M, Thorngren KG. Older patients with distal forearm fracture. A challenge to future fall and fracture prevention. Aging Clin Exp Res 2005;17(2):90–95
22. Grimby A, Rosenhall U. Health-related quality of life and dizziness in old age. Gerontology 1995;41(5):286–298
23. Jacobson GP, Newman CW. The development of the Dizziness Handicap Inventory. Arch Otolaryngol Head Neck Surg 1990;116(4):424–427
24. Powell LE, Myers AM. The Activities-specific Balance Confidence (ABC) Scale. J Gerontol A Biol Sci Med Sci 1995; 50A(1):M28–M^{3}4
25. Tinetti ME, Richman D, Powell L. Falls efficacy as a measure of fear of falling. J Gerontol 1990;45(6):239–243
26. Dros J, Maarsingh OR, Beem L, et al. Impact of dizziness on everyday life in older primary care patients: a cross-sectional study. Health Qual Life Outcomes 2011;9:44
27. Ten Voorde M, van der Zaag-Loonen HJ, van Leeuwen RB. Dizziness impairs health-related quality of life. Qual Life Res 2012;21(6):961–966
28. Neuhauser HK, Radtke A, von Brevern M, Lezius F, Feldmann M, Lempert T. Burden of dizziness and vertigo in the community. Arch Intern Med 2008;168(19):2118–2124
29. Roberts DS, Lin HW, Bhattacharyya N. Health care practice patterns for balance disorders in the elderly. Laryngoscope 2013;123(10):2539–2543
30. Kerber KA, Enrietto JA, Jacobson KM, Baloh RW. Disequilibrium in older people: a prospective study. Neurology 1998;51(2):574–580
31. Proctor L, Dix R, Hughes D, Rentea R. Stimulation of the vestibular receptor by means of step temperature changes during continuous aural irrigation. Acta Otolaryngol 1975;79(5-6):425–435
32. Aw ST, Haslwanter T, Halmagyi GM, Curthoys IS, Yavor RA, Todd MJ. Three-dimensional vector analysis of the human vestibuloocular reflex in response to high-acceleration head rotations. I. Responses in normal subjects. J Neurophysiol 1996;76(6):4009–4020
33. Macdougall HG, McGarvie LA, Halmagyi GM, Curthoys IS, Weber KP. The video Head Impulse Test (vHIT) detects vertical semicircular canal dysfunction. PLoS ONE 2013;8(4):e61488
34. Welgampola MS, Colebatch JG. Characteristics and clinical applications of vestibular-evoked myogenic potentials. Neurology 2005;64(10):1682–1688
35. Welgampola MS, Migliaccio AA, Myrie OA, Minor LB, Carey JP. The human sound-evoked vestibulo-ocular reflex and its electromyographic correlate. Clin Neurophysiol 2009;120(1):158–166
36. Peterka RJ, Black FO, Schoenhoff MB. Age-related changes in human vestibulo-ocular reflexes: sinusoidal rotation and caloric tests. J Vestib Res 1990-1991;1(1):49–59
37. Paige GD. Senescence of human visual-vestibular interactions. 1. Vestibulo-ocular reflex and adaptive plasticity with aging. J Vestib Res 1992;2(2):133–151
38. Baloh RW, Enrietto J, Jacobson KM, Lin A. Age-related changes in vestibular function: a longitudinal study. Ann N Y Acad Sci 2001;942:210–219
39. Welgampola MS, Colebatch JG. Vestibulocollic reflexes: normal values and the effect of age. Clin Neurophysiol 2001;112(11):1971–1979
40. Brantberg K, Granath K, Schart N. Age-related changes in vestibular evoked myogenic potentials. Audiol Neurootol 2007;12(4):247–253
41. Agrawal Y, Zuniga MG, Davalos-Bichara M, et al. Decline in semicircular canal and otolith function with age. Otol Neurotol 2012;33(5):832–839
42. Rauch SD, Velazquez-Villaseñor L, Dimitri PS, Merchant SN. Decreasing hair cell counts in aging humans. Ann N Y Acad Sci 2001;942:220–227
43. Walther LE, Westhofen M. Presbyvertigo-aging of otoconia and vestibular sensory cells. J Vestib Res 2007;17(2-3):89–92
44. Merchant SN, Velázquez-Villaseñor L, Tsuji K, Glynn RJ, Wall C III, Rauch SD. Temporal bone studies of the human peripheral vestibular system. Normative vestibular hair cell data. Ann Otol Rhinol Laryngol Suppl 2000;181:3–13
45. Rosenhall U. Degenerative patterns in the aging human vestibular neuro-epithelia. Acta Otolaryngol 1973;76(2):208–220
46. Ishiyama G. Imbalance and vertigo: the aging human vestibular periphery. Semin Neurol 2009;29(5):491–499
47. von Brevern M, Radtke A, Lezius F, et al. Epidemiology of benign paroxysmal positional vertigo: a population based study. J Neurol Neurosurg Psychiatry 2007;78(7):710–715
48. Katsarkas A. Dizziness in aging: a retrospective study of 1194 cases. Otolaryngol Head Neck Surg 1994;110(3):296–301
49. Oghalai JS, Manolidis S, Barth JL, Stewart MG, Jenkins HA. Unrecognized benign paroxysmal positional vertigo in elderly patients. Otolaryngol Head Neck Surg 2000;122(5):630–634
50. Blatt PJ, Georgakakis GA, Herdman SJ, Clendaniel RA, Tusa RJ. The effect of the canalith repositioning maneuver on resolving postural instability in patients with benign paroxysmal positional vertigo. Am J Otol 2000;21(3):356–363
51. Lin FR, Ferrucci L. Hearing loss and falls among older adults in the United States. Arch Intern Med 2012;172(4):369–371
52. Kaufman DW, Kelly JP, Rosenberg L, Anderson TE, Mitchell AA. Recent patterns of medication use in the ambulatory adult population of the United States: the Slone survey. JAMA 2002;287(3):337–344
53. Agostini JV, Han L, Tinetti ME. The relationship between number of medications and weight loss or impaired balance in older adults. J Am Geriatr Soc 2004;52(10):1719–1723
54. Hajjar ER, Cafiero AC, Hanlon JT. Polypharmacy in elderly patients. Am J Geriatr Pharmacother 2007;5(4):345–351
55. van der Velde N, Stricker BH, Pols HA, van der Cammen TJ. Withdrawal of fall-risk-increasing drugs in older persons: effect on mobility test outcomes. Drugs Aging 2007;24(8):691–699
56. Woolcott JC, Richardson KJ, Wiens MO, et al. Meta-analysis of the impact of 9 medication classes on falls in elderly persons. Arch Intern Med 2009;169(21):1952–1960
57. Ryan C, O'Mahony D, Kennedy J, Weedle P, Byrne S. Potentially inappropriate prescribing in an Irish elderly population in primary care. Br J Clin Pharmacol 2009;68(6):936–947
58. Davalos-Bichara M, Agrawal Y. Normative results of healthy older adults on standard clinical vestibular tests. Otol Neurotol 2014;35(2):297–300
59. Alrwaily M, Whitney SL. Vestibular rehabilitation of older adults with dizziness. Otolaryngol Clin North Am 2011;44(2):473–496, x
60. Brown KE, Whitney SL, Wrisley DM, Furman JM. Physical therapy outcomes for persons with bilateral vestibular loss. Laryngoscope 2001;111(10):1812–1817
61. Krebs DE, Gill-Body KM, Riley PO, Parker SW. Double-blind, placebo-controlled trial of rehabilitation for bilateral vestibular hypofunction: preliminary report. Otolaryngol Head Neck Surg 1993;109(4):735–741
62. Whitney SL, Wrisley DM, Marchetti GF, Furman JM. The effect of age on vestibular rehabilitation outcomes. Laryngoscope 2002;112(10):1785–1790
63. Yardley L, Donovan-Hall M, Smith HE, Walsh BM, Mullee M, Bronstein AM. Effectiveness of primary care-based vestibular rehabilitation for chronic dizziness. Ann Intern Med 2004;141(8):598–605
64. Kentala E, Vivas J, Wall C III. Reduction of postural sway by use of a vibrotactile balance prosthesis prototype in subjects with vestibular deficits. Ann Otol Rhinol Laryngol 2003;112(5):404–409
65. Wall C III, Kentala E. Control of sway using vibrotactile feedback of body tilt in patients with moderate and severe postural control deficits. J Vestib Res 2005;15(5-6):313–325
66. Goebel JA, Sinks BC, Parker BE Jr, Richardson NT, Olowin AB, Cholewiak RW. Effectiveness of head-mounted vibrotactile

stimulation in subjects with bilateral vestibular loss: a phase 1 clinical trial. Otol Neurotol 2009;30(2):210–216
67. Hegeman J, Honegger F, Kupper M, Allum JH. The balance control of bilateral peripheral vestibular loss subjects and its improvement with auditory prosthetic feedback. J Vestib Res 2005;15(2):109–117
68. Basta D, Rossi-Izquierdo M, Soto-Varela A, et al. Efficacy of a vibrotactile neurofeedback training in stance and gait conditions for the treatment of balance deficits: a double-blind, placebo-controlled multicenter study. Otol Neurotol 2011;32(9):1492–1499
69. Della Santina CC, Migliaccio AA, Hayden R, et al. Current and future management of bilateral loss of vestibular sensation—an update on the Johns Hopkins Multichannel Vestibular Prosthesis Project. Cochlear Implants Int 2010;11(Suppl 2):2–11
70. Weerts AP, De Meyer G, Pauwels G, et al. Pharmaceutical countermeasures have opposite effects on the utricles and semicircular canals in man. Audiol Neurootol 2012;17(4):235–242
71. Zee DS. Perspectives on the pharmacotherapy of vertigo. Arch Otolaryngol 1985;111(9):609–612
72. Hain TC, Yacovino D. Pharmacologic treatment of persons with dizziness. Neurol Clin 2005;23(3):831–853, vii
73. Guideline for the prevention of falls in older persons. American Geriatrics Society, British Geriatrics Society, and American Academy of Orthopaedic Surgeons Panel on Falls Prevention. J Am Geriatr Soc 2001;49(5):664–672
74. Davalos-Bichara M, Lin FR, Carey JP, et al. Development and validation of a falls-grading scale. J Geriatr Phys Ther 2013;36(2):63–67
75. Yesavage JA, Brink TL, Rose TL, et al. Development and validation of a geriatric depression screening scale: a preliminary report. J Psychiatr Res 1982-1983;17(1):37–49
76. Lawton MP, Brody EM. Assessment of older people: self-maintaining and instrumental activities of daily living. Gerontologist 1969;9(3):179–186
77. Franchignoni F, Horak F, Godi M, Nardone A, Giordano A. Using psychometric techniques to improve the Balance Evaluation Systems Test: the mini-BESTest. J Rehabil Med 2010;42(4):323–331
78. Nasreddine ZS, Phillips NA, Bédirian V, et al. The Montreal Cognitive Assessment, MoCA: a brief screening tool for mild cognitive impairment. J Am Geriatr Soc 2005;53(4):695–699
79. Schmitz-Hübsch T, du Montcel ST, Baliko L, et al. Scale for the assessment and rating of ataxia: development of a new clinical scale [published correction available in Neurology 2006;67(2):299. Note: Fancellu, Roberto added]. Neurology 2006;66(11):1717–1720
80. Lord SR, Dayhew J. Visual risk factors for falls in older people. J Am Geriatr Soc 2001;49(5):508–515
81. Lord SR, Dayhew J, Howland A. Multifocal glasses impair edge contrast sensitivity and depth perception and increase the risk of falls in older people. J Am Geriatr Soc 2002;50(11):1760–1766
82. Lord SR, Smith ST, Menant JC. Vision and falls in older people: risk factors and intervention strategies. Clin Geriatr Med 2010;26(4):569–581
83. Lord SR, Clark RD, Webster IW. Physiological factors associated with falls in an elderly population. J Am Geriatr Soc 1991;39(12):1194–1200
84. Lord SR, Ward JA, Williams P, Anstey KJ. Physiological factors associated with falls in older community-dwelling women. J Am Geriatr Soc 1994;42(10):1110–1117
85. Lord SR, McLean D, Stathers G. Physiological factors associated with injurious falls in older people living in the community. Gerontology 1992;38(6):338–346
86. Lord SR, Sambrook PN, Gilbert C, et al. Postural stability, falls and fractures in the elderly: results from the Dubbo Osteoporosis Epidemiology Study. Med J Aust 1994;160(11):684–685, 688–691
87. Holtzer R, Wang C, Lipton R, Verghese J. The protective effects of executive functions and episodic memory on gait speed decline in aging defined in the context of cognitive reserve. J Am Geriatr Soc 2012;60(11):2093–2098
88. Verghese J, Lipton RB, Hall CB, Kuslansky G, Katz MJ, Buschke H. Abnormality of gait as a predictor of non-Alzheimer's dementia. N Engl J Med 2002;347(22):1761–1768
89. Verghese J, Robbins M, Holtzer R, et al. Gait dysfunction in mild cognitive impairment syndromes. J Am Geriatr Soc 2008;56(7):1244–1251

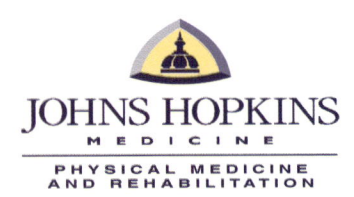

QUESTIONÁRIO DA CLÍNICA DE PREVENÇÃO DE QUEDAS
The Johns Hopkins Hospital
600 North Wolfe Street, Meyer 1130 Baltimore, MD 212877142
Appointments: (410) 6143234/Fax: (410) 6140503

Agradecemos por marcar uma consulta na nossa clínica.

Favor completar este questionário antes de vir para a sua consulta. Ele é confidencial e fará parte do seu prontuário. Ele é composto por perguntas sobre os seus problemas atuais e sua história médica passada. Este formulário nos dará uma melhor compreensão do seu problema, e nos permitirá despender mais tempo avaliando o seu problema e discutindo planos de tratamento.

Quando você vier para sua primeira consulta, por favor traga este formulário completado juntamente com outras informações médicas que você ou seu médico considere necessário. Caso você tenha quaisquer perguntas, por favor não hesite em fazer contato conosco através do número no topo desta página.

Muito obrigado. Aguardamos sua visita.

Johns Hopkins Falls Prevention Team

Nome _____ Data _____

Data nasc. _____ Idade_____ Sexo: ☐ M ☐ F

Raça: ☐ Negro ou Afro-americano ☐ Índio americano ou nativo do Alasca ☐ Asiático
☐ Nativo havaiano ou insular do Pacífico ☐ Branco

Você é hispânico ou latino: ☐ Sim ☐ Não

Informação de Contato:
Telefone residencial: _____ Telefone do trabalho: _____
Email _____
Endereço: _____
Eu moro com: ☐ Sozinho ☐ Cônjuge ☐ Família
☐ Outro, favor descrever: _____

Quem encaminhou você a nós (nome, endereço, telefone)? _____

_____

Quem é o seu médico de atenção primária? _____

Há outros médicos envolvidos na sua assistência? Favor listá-los abaixo:

Nome	Especialidade	Telefone

1. História Patológica Pregressa

Alguma vez lhe foi dito que você tem ou teve qualquer um dos problemas seguintes (assinalar todos os que se apliquem):

Cardiovascular
☐ Hipertensão arterial
☐ Dor torácica/angina
☐ Ataque cardíaco
☐ Febre reumática
☐ Coágulos sanguíneos/flebite
☐ Colesterol alto

Gastrointestinal
☐ Úlceras
☐ Refluxo
☐ Hepatite

☐ Tubo de alimentação (PEG)

Respiratório/Pulmão
☐ Enfisema
☐ Asma
☐ Bronquite crônica
☐ Alergias/febre do feno
☐ Traqueostomia

Renal
☐ Insuficiência renal
☐ Hemodiálise
☐ Cálculos renais

Neurológico
☐ Derrame cerebral/AVE
☐ Hiperatividade
☐ Dificuldade de aprendizado
☐ Problemas de atenção
☐ Traumatismo craniano
☐ Depressão/ansiedade
☐ Problema de saúde mental
☐ Doença de Parkinson
☐ Convulsões

Endócrino
☐ Diabetes
☐ Doença da tireoide
☐ Osteoporose
☐ Doença reumatológica
☐ Dificuldades de audição
☐ Problemas de visão
☐ Feridas
☐ Anemia
☐ Câncer onde:

Favor descrever outros problemas de saúde que você tem: _____
_____
_____
_____

2. Medicações

Alergias: _____

Medicações Atuais: Favor listar todas as medicações que você está tomando atualmente (incluindo injeções e adesivos na pele), e, quando possível, favor informar a posologia:
_____
_____

3. Fez quaisquer radiografias, ressonância ou tomografia do cérebro, pescoço ou coluna?

☐ Não ☐ Raios X ☐ MRI ☐ TC ☐ Pescoço ☐ Costas ☐ Cérebro

Listar e/ou explicar: _____
_____

4. Sobre sua vida

Qual é o seu grau de escolaridade mais alto?
☐ Escola secundária ☐ Certificado técnico ☐ Graduação ☐ Mestre ☐ Doutor

Qual é seu estado conjugal?
☐ Casado ☐ Solteiro ☐ Divorciado ☐ Viúvo ☐ Separado ☐ Outro

Se você tem filhos, quantos e com que idade?
_____

Você atualmente mora em um(a): ☐ Casa ☐ Apartamento ☐ Instituição de repouso
☐ Outro _____

Há degraus para entrar na casa/apartamento? ☐ Sim ☐ Não
Se sim, quantos?_____

Há degraus no interior da casa/apartamento? ☐ Sim ☐ Não
Se sim, quantos? _____

Há acesso por elevador para outros níveis da sua casa/ou ao seu apartamento?
☐ Sim ☐ Não

Sua casa ou apartamento é acessível por cadeira de rodas?
☐ Sim ☐ Não

Você fuma? (favor incluir cigarros, charutos ou cachimbos) ☐ Sim ☐ Não

Se sim, quantos maços por dia? _____ Durante quantos anos? _____

Se não, já fumou anteriormente? ☐ Sim ☐ Não
Maços por dia? _____ Durante quantos anos?_____

Você é capaz de andar: ☐ Independentemente ☐ Uso um aparelho assistivo. Favor escolher abaixo:
☐ Bengala ☐ Andador ou Rolador ☐ Cadeira de rodas
Outro aparelho, descrever _____

5. Sobre como você está se alimentando

Escolha a melhor resposta para como você se sentiu durante a semana passada:

1. Você está basicamente satisfeito com sua vida?	☐ Sim	☐ Não
2. Você abandonou muitas das suas atividades e interesses?	☐ Sim	☐ Não
3. Você acha que sua vida é vazia?	☐ Sim	☐ Não
4. Você frequentemente fica chateado?	☐ Sim	☐ Não
5. Você está de bom humor a maior parte do tempo?	☐ Sim	☐ Não
6. Você receia que alguma coisa ruim aconteça com você?	☐ Sim	☐ Não
7. Você se sente feliz a maior parte do tempo?	☐ Sim	☐ Não
8. Você frequentemente se sente desamparado?	☐ Sim	☐ Não
9. Você prefere ficar em casa, em vez de sair e fazer coisas novas?	☐ Sim	☐ Não
10. Você acha que você tem mais problemas de memória do que a maioria das pessoas?	☐ Sim	☐ Não
11. Você acha que é maravilhoso estar vivo agora?	☐ Sim	☐ Não
12. Você se sente bastante sem valor do jeito que você é agora?	☐ Sim	☐ Não
13, Você se sente cheio de energia?	☐ Sim	☐ Não
14. Você acha que sua situação é sem esperança?	☐ Sim	☐ Não
15. Você pensa que a maioria das pessoas está melhor do que você está?	☐ Sim	☐ Não

6. Sobre suas quedas

Escala de Graduação de Quedas de Hopkins

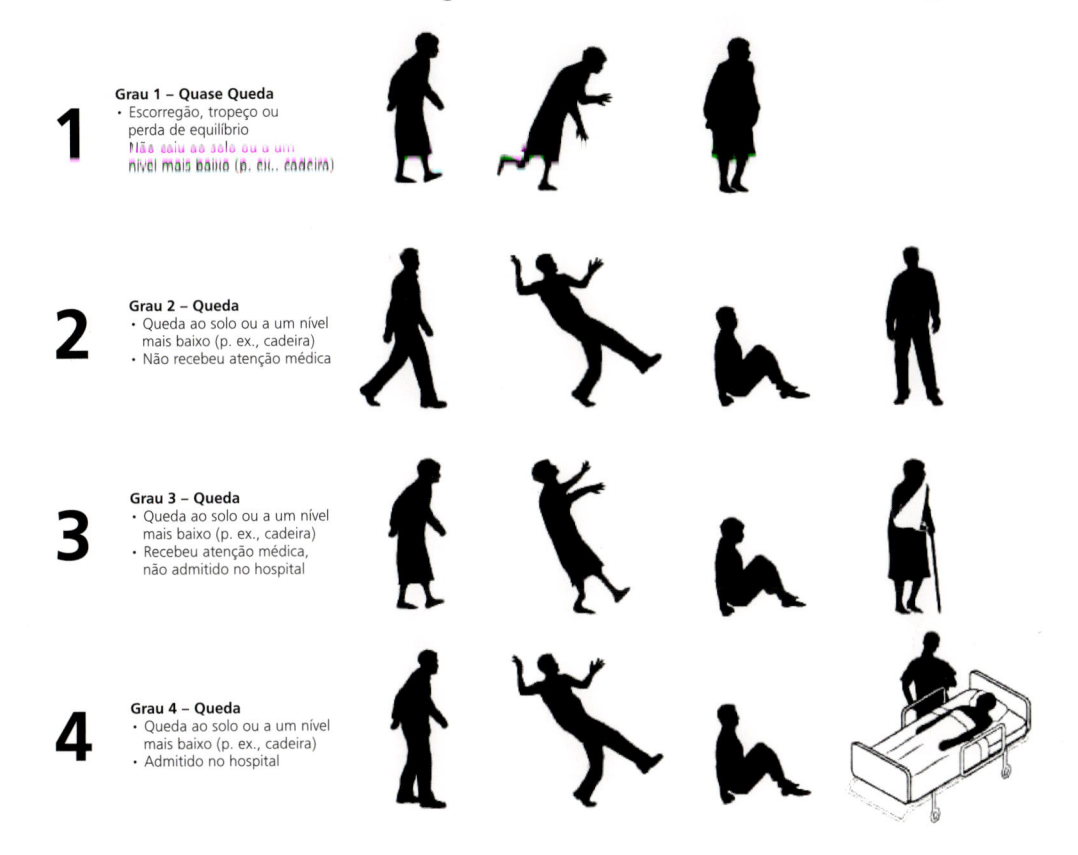

1 — **Grau 1 – Quase Queda**
- Escorregão, tropeço ou perda de equilíbrio
- Não caiu ao solo ou a um nível mais baixo (p. ex., cadeira)

2 — **Grau 2 – Queda**
- Queda ao solo ou a um nível mais baixo (p. ex., cadeira)
- Não recebeu atenção médica

3 — **Grau 3 – Queda**
- Queda ao solo ou a um nível mais baixo (p. ex., cadeira)
- Recebeu atenção médica, não admitido no hospital

4 — **Grau 4 – Queda**
- Queda ao solo ou a um nível mais baixo (p. ex., cadeira)
- Admitido no hospital

Usando a figura acima, diga-nos quantas quedas você teve:

	Número no ano passado	Número nos últimos 5 anos
1. Quase quedas		
2. Quedas que não necessitaram de assistência médica		
3. Quedas que necessitaram de assistência médica, mas não de admissão hospitalar		
4. Quedas que necessitaram de admissão hospitalar		

Se você sofreu uma queda nos últimos 5 anos, favor responder às perguntas seguintes, caso contrário passar para a seção 4.

Qualquer das suas quedas resultou em:

1. **Pequena lesão** — Tratada em casa, resultou em dor, equimose ou arranhão. Usou gelo, ferida foi limpa em casa: ☐ Sim ☐ Não

2. **Lesão moderada** — Necessitou de avaliação médica, resultando em levar pontos ou outro tipo de fechamento, imobilização. Foi diagnosticada distensão muscular ou de tendão: ☐ Sim ☐ Não

3. **Lesão grande** — Necessitou de uma visita prolongada ao hospital e resultou em cirurgia, aparelho de gesso, lesão da cabeça (fratura de crânio, sangramento cerebral) ou lesão interna: ☐ Sim ☐ Não

Por favor pense na pior queda que você teve. Depois de cair:

1. Você necessitou de assistência médica? ☐ Sim ☐ Não
2. Você chamou seu médico? ☐ Sim ☐ Não
3. Você foi para o consultório do seu médico? ☐ Sim ☐ Não
4. Você foi para o departamento de emergência? ☐ Sim ☐ Não
5. Você foi submetido à cirurgia? ☐ Sim ☐ Não
6, Você teve um osso quebrado, necessitando de cirurgia? ☐ Sim ☐ Não
7. Você foi admitido no hospital? ☐ Sim ☐ Não
8. Você ficou na unidade de terapia intensiva do hospital? ☐ Sim ☐ Não
9. Você recebeu outro tratamento que você ache importante? ☐ Sim ☐ Não
Por favor, descreva o problema: _____

As perguntas a seguir são sobre as circunstâncias durante as quais a queda ocorreu. Durante a queda você estava/você fez:

1. Mudando de posição (deitado para sentado, ou sentado para em pé) ☐ Sim ☐ Não
2. Movendo-se da cama para uma cadeira, ou o contrário ☐ Sim ☐ Não
3. Movendo-se de um aposento para outro dentro da casa ☐ Sim ☐ Não
4. Subindo ou descendo a escada ☐ Sim ☐ Não
5. Indo de um aposento para outro no escuro ☐ Sim ☐ Não
6. Tomando banho de chuveiro ☐ Sim ☐ Não
7. Movendo-se fora da casa ☐ Sim ☐ Não
8. Fazendo uso de álcool ☐ Sim ☐ Não
9. Usando óculos bifocais ou multifocais ☐ Sim ☐ Não
10. Tendo sintomas (falta de ar, desfalecendo, dor no pé etc.) ☐ Sim ☐ Não
11. Sobre uma superfície escorregadia (chovendo, nevando, líquido no chão etc.) ☐ Sim ☐ Não
12. Tropeçou em um objeto ☐ Sim ☐ Não
13. Queda durante o dia ☐ Sim ☐ Não
14. Queda durante a noite ☐ Sim ☐ Não
15. Sozinho ☐ Sim ☐ Não
16. Com alguém no mesmo aposento ☐ Sim ☐ Não
17. Sendo ajudado por alguém (suportando ou assistindo de alguma maneira) ☐ Sim ☐ Não
18. Houve quaisquer outras circunstâncias importantes no momento da queda ☐ Sim ☐ Não

Favor descrever as circunstâncias: _____
_____

7. QUESTIONÁRIO DE TRIAGEM

Pergunta	Não	Sim	Se sim, favor explicar
7a. Você tem tonturas (incluindo desequilíbrio, vertigem, sensação de aposento rodando, sensação de cabeça leve)? Se sim, responder às seguintes perguntas:			
7b. Sua tontura inclui desequilíbrio?			
7c. Sua tontura inclui sensação de aposento rodando ou vertigem?			
7d. Sua tontura tem ficado pior?			
7e. Rolar na cama ou entrar ou sair da cama fazem você ficar tonto?			
7f. Sua tontura dura segundos?			
7g. Sua tontura dura minutos a horas?			
7h. Sua visão salta ou se turva enquanto está andando			
7i. Você sente tontura com sons intensos?			
7j. Você sente tontura ao espirrar, tossir, fazer esforços?			
7k. Você fica tonto/sensação de cabeça leve quando se levanta rapidamente?			
7l. Sua tontura é desencadeada por certos alimentos/bebidas?			
7m. Você tem uma história familiar de tontura ou vertigem?			
7n. Você perdeu a consciência quando estava tonto?			
7o. Você tem perda de audição ou zumbido nos seus ouvidos?			

7p. Você tem cefaleias, pressão na cabeça, pressão nos seios da face, alterações visuais, sensibilidade à luz, sensibilidade a sons, ou náusea?			
7q. Você tem dificuldades com a memória, atenção, tomada de decisões, *i. e.*, alterações cognitivas?			
7r. Alterações emocionais, subitamente cair no sono fazem você cair?			
7s. Você tem fala arrastada ou dificuldade de deglutição?			
7t. Você tem tremor nas mãos ou mudança recente na caligrafia?			
7u. Você tem problemas de intestino ou bexiga ou disfunção erétil?			
7v. Você tem fraqueza, adormecimento, formigamento ou dor correndo abaixo pelas suas pernas? É recente ou crônico?			
7w. Você tem palpitações no coração ou um ritmo cardíaco anormal?			
7x. Você tem falta de ar ao andar?			
7y. Você teve uma alteração recente na sua visão?			
7z. Você teve uma mudança recente nos seus óculos?			
7aa. Você vê dupla imagem?			
7bb. Você tem lombalgia?			
7cc. Você tem dor no quadril?			
7dd. Você tem dor no joelho?			

8. MEDO DE CAIR (Falls Efficacy Scale International)

Para cada atividade abaixo, favor marcar de 1-4 para mostrar quão preocupado você é com relação à possibilidade de queda ao fazer cada atividade. Favor responder pensando em como você frequentemente realiza a atividade. Se você atualmente não desempenha a atividade (por exemplo: se uma outra pessoa fizer compras para você, favor responder para mostrar se você pensa que deveria estar preocupado com queda, *SE* você fizesse a atividade.

	Você efetua esta atividade?	Absolutamente não preocupado 1	Um pouco preocupado 2	Regularmente preocupado 3	Muito preocupado 4
1. Limpar a casa (p. ex., varrer, passar aspirador, poeira)	☐ Sim ☐ Não				
2. Vestir-se ou despir-se	☐ Sim ☐ Não				
3. Preparar refeições simples	☐ Sim ☐ Não				
4. Tomar banho de banheira ou chuveiro	☐ Sim ☐ Não				
5. Fazer compras	☐ Sim ☐ Não				
6. Sentar e levantar de uma cadeira	☐ Sim ☐ Não				
7. Subir ou descer escadas	☐ Sim ☐ Não				
8. Caminhar na vizinhança	☐ Sim ☐ Não				
9. Apanhar alguma coisa acima da cabeça ou no solo	☐ Sim ☐ Não				
10. Responder ao telefone antes que pare de tocar	☐ Sim ☐ Não				
11. Caminhar sobre superfície escorregadia (p. ex., molhada ou gelada)	☐ Sim ☐ Não				
12. Visitar um amigo ou parente	☐ Sim ☐ Não				
13. Caminhar em um lugar com multidões	☐ Sim ☐ Não				
14. Caminhar sobre uma superfície desigual (p. ex., chão rochoso, pavimentação mal conservada)	☐ Sim ☐ Não				
15. Caminhar ladeira acima ou abaixo	☐ Sim ☐ Não				
16. Ir a um evento social (p. ex., serviço religioso, reunião de família ou clube)	☐ Sim ☐ Não				

9. ESCALA DE LAWTON — ATIVIDADES INSTRUMENTAIS DA VIDA DIÁRIA

Você é capaz de efetuar as seguintes atividades? Para cada atividade, circular a descrição de item que mais estritamente se assemelhe ao seu nível funcional (ou 0 ou 1).

9a. Uso de telefone

- 9ai. Opera telefone por iniciativa própria, procura e digita os números: ☐ 1
- 9aii. Digita alguns números bem conhecidos: ☐ 1
- 9aiii. Responde ao telefone, mas não digita: ☐ 1
- 9aiv. Não usa telefone absolutamente: ☐ 0

9b. Compras

- 9bi. Cuida de todas as necessidades de compras independentemente: ☐ 1
- 9bii. Compra independentemente pequenas aquisições: ☐ 0
- 9biii. Necessita ser acompanhado em qualquer saída de compra: ☐ 0
- 9biv. Completamente incapaz para compras: ☐ 0

9c. Preparo de alimento

- 9ci. Planeja, prepara e serve refeições adequadas independentemente: ☐ 1
- 9cii. Prepara refeições adequadas se receber suprimento dos ingredientes: ☐ 0
- 9ciii. Aquece, serve e prepara refeições ou prepara refeições mas não mantém uma dieta adequada: ☐ 0
- 9civ. Necessita que as refeições sejam preparadas e servidas: ☐ 0

9d. Cuidado da casa

- 9di. Mantém a casa sozinho ou com assistência ocasional (p. ex., "ajuda doméstica de trabalho pesado"): ☐ 1
- 9dii. Efetua tarefas diárias leves, como lavar pratos e arrumar camas: ☐ 1
- 9diii. Efetua tarefas diárias leves, mas não pode manter um nível aceitável de limpeza: ☐ 1
- 9div. Necessita de ajuda para todas as tarefas de manutenção da casa: ☐ 1
- 9dv. Não participa em quaisquer tarefas de cuidado da casa: ☐ 0

9e. Lavanderia

9ei. Faz a lavanderia pessoal completamente: ☐ 1

9cii. Lava itens pequenos, enxagua meias etc.: ☐ 1

9ciii. Toda lavanderia precisa ser feita por outros: ☐ 0

9f. Modo de transporte

9fi. Viaja independentemente em transporte público ou dirige veículo próprio: ☐ 1

9fii. Arranja viagem própria via táxi, mas caso contrário não usa transporte público: ☐ 1

9fiii. Viaja em transporte público quando acompanhado por outra pessoa: ☐ 1

9fiv. Viagem limitada a táxi ou automóvel com assistência de outra pessoa: ☐ 0

9fv. Não viaja absolutamente: ☐ 0

9g. Responsabilidade pela própria medicação

9 gi. É responsável por tomar medicação em doses corretas nas horas corretas: ☐ 1

9 gii. Assume responsabilidade, se a medicação for preparada com antecipação em posologia separada: ☐ 0

9 giii. Não é capaz de fazer a dispensação da própria medicação: ☐ 0

9h. Capacidade de manejar finanças

9hi. Maneja assuntos financeiros independentemente (faz orçamentos, escreve cheques, paga aluguel e contas, vai a bancos), cobra e acompanha rendimentos: ☐ 1

9hii. Administra compras do dia a dia, mas necessita de ajuda com *banking*, compras maiores etc.: ☐ 1

9hiii. Incapaz de manejar dinheiro: ☐ 0

10. Escala de Confiança no Equilíbrio de Atividade-Específicas (ABC)

Instruções aos Participantes:

Para cada uma das seguintes, favor indicar o seu nível de confiança ao realizar a atividade sem perder o seu equilíbrio ou ficar sem firmeza, a partir da escolha de um dos pontos de porcentagem na escala de 0 a 100%. Se você atualmente não faz a atividade em questão, experimente e imagine quão confiante você estaria se tivesse que fazer a atividade. Se você normalmente usa um auxílio à marcha para fazer a atividade ou se segurar em alguém, avalie sua confiança como se você estivesse usando estes suportes. Se você tiver alguma dúvida sobre como responder a quaisquer destes itens, favor perguntar ao administrador.

Para cada uma das seguintes atividades, favor indicar o seu nível de autoconfiança escolhendo um número correspondente da seguinte escala de graduação:

0%   10   20   30   40   50   60   70   80   90   100%

sem confiança   **completamente confiante**

Quão confiante você é em que não perderá seu equilíbrio ou ficará sem firmeza quando você ...

  1. ...caminha pela casa? ___%

  2. ...sobe ou desce escadas? ___%

  3. ...se inclina e pega um chinelo da frente de um armário do *closet*? ___%

  4. ...pega uma lata pequena de uma prateleira ao nível dos olhos? ___%

  5. ...fica nas pontas dos dedos dos pés e procura alguma coisa acima da sua cabeça? ___%

  6. ...sobe em uma cadeira e pega alguma coisa? ___%

  7. ...varre o chão? ___%

  8. ...caminha fora da casa até um carro estacionado junto ao meio-fio? ___%

  9. ...entra ou sai de um carro? ___%

10. ...caminha por um estacionamento até o centro comercial? ___%

11. ...caminha subindo ou descendo uma rampa? ___%

12. ...caminha em uma loja cheia de gente onde as pessoas passam andando rapidamente por você? ___%

13. ...você sofre encontrões das pessoas, enquanto você caminha através das lojas? ___%

14. ...pisa entrando ou saindo de uma escada rolante, enquanto você está segurando um corrimão? ___%

15. ...dá um passo entrando ou saindo de uma escada rolante, enquanto vai segurando pacotes de tal modo que você não pode segurar no corrimão? ___%

16. ...vai caminhando pelo lado de fora de uma calçada cheia de gelo? ___%

12 Doenças Nasossinusais no Idoso

David R. Edelstein

■ Introdução

À medida que a população nos Estados Unidos envelhece, o número de pacientes com doenças e queixas nasais e sinusais se multiplica. Entre 2000 e 2030, a porcentagem de pessoas acima da idade de 65 aumentará de 12,4% da população para 19,6%.[1] Este é um aumento dramático no número de idosos, e os médicos devem começar a pensar diferentemente neste grupo, uma vez que ele tenha seus próprios problemas e desafios únicos. Este aumento continuará durante nossas vidas, dado que o grupo etário de 65 a 85 tem uma projeção de aumentar em 135% entre 2000 e 2050.[2] Em 1960, apenas 9% da população dos EUA estava acima da idade de 65 anos, enquanto hoje estão 13%.[3] Otorrinolaringologistas estarão tratando muitos dos idosos, com base na alta prevalência de rinite, febre do feno, asma, sinusite crônica e perda auditiva neste grupo etário.

Muitos médicos têm dificuldade ao pensar sobre o envelhecimento do nariz e seios paranasais. Nós fomos treinados para apreciar o crescimento da face média no feto e o desenvolvimento do nariz e a dentição na infância e adolescência. Houve pouca educação formal, no entanto, sobre a senescência da face média, a pele do nariz e as estruturas internas. A maior parte da literatura sobre doença nasossinusal foi com base em adultos entre as idades de 25 e 45 anos, com pouca atenção dada ao envelhecimento estas estruturas acima da idade de 65.[4] Alguns dos problemas, sobre os quais os idosos se queixam, são alterações normais do nariz e trato respiratório. O fato de alguns dos sintomas nasais não representarem doença deve ser explicado ao paciente idoso, cujos sintomas devem ser tratados na dependência do nível de ansiedade do paciente e da gravidade do problema. Muitos pacientes idosos preocupam-se com a possibilidade dos seus sintomas, como rinorreia excessiva, representem os sinais de problemas mais graves, e ficam felizes em ouvir que seus problemas são uma variação do normal e consequentemente não requerem nenhuma terapia. Outros pacientes necessitam de medicações ou *sprays,* mas os efeitos colaterais dos tratamentos devem ser cuidadosamente revisados para que não se originem novos problemas e complicações. O nariz e os seios são frequentemente aceitos como eles são, até que se tornam disfuncionais, mas eles representam um órgão respiratório e neurológico coordenado que é afetado pela idade avançada, outras doenças do envelhecimento e medicações comumente utilizadas pelos idosos. A grande vantagem dos prontuários médicos eletrônicos é a capacidade de checar que as medicações dadas para alívio sintomático não interajam com outras drogas essenciais prescritas para o paciente idoso, como medicações cardiológicas e antilipêmicos. Quando há interações ou dúvidas, os idosos precisam compreender as escolhas de tratamento, e os seus médicos de atenção primária devem estar envolvidos no processo de decisão.

Os nossos vieses ao tratar dos idosos se estendem também às nossas árvores de decisão cirúrgicas. À medida que a duração de vida se estende de 85 a 90 anos, os 20 a 25 anos acima da idade de 65 representarão muitas oportunidades para se examinar o nariz e os seios e para considerar opções cirúrgicas. Se um quarto da população logo estiver acima da idade de 60, como podemos ignorar as questões cirúrgicas que podem afetar este grupo? A metodologia para tratamento cirúrgico deve ser modificada em relação àquela do adulto médio e expandida para incluir os problemas pré-operatórios e pós-operatórios especiais enfrentados pelo paciente cirúrgico idoso. Por exemplo, medicações pré-operatórias devem ser revistas para evitar crises diabéticas no dia da cirurgia ou episódios hipertensivos. Similarmente, a prevenção de complicações deve ser incluída no planejamento cirúrgico e nos cuidados pós-operatórios. Quão frequentemente nós vemos que os pacientes pós-operatoriamente podem variar com base na sua fragilidade, suporte familial e capacidade de tratar o seu nariz e utilizar medicações no pós-operatório.

A maneira como tratamos os idosos e os seus narizes e seios paranasais em envelhecimento determinará quão bem eles viverão, dado que sinusite crônica é um dos fatores negativos críticos que afetam a qualidade de vida.[4] O cuidado do nariz e seios paranasais geriátricos é melhorado se o paciente, a família e o médico compreenderem as diferenças entre o nariz e seios paranasais normais e anormais. O objetivo de tratamento é ajudar os pacientes a compreenderem seus problemas, reconhecerem suas opções de terapia, se elas existirem, apreciarem quaisquer questões associadas às opções, baseando-se na sua idade ou situação de enfermidade, e tomarem decisões inteligentes clínicas e cirúrgicas. Este capítulo é a respeito destes desafios.

■ Crescimento, Desenvolvimento e Anatomia do Envelhecimento

O nariz é um órgão essencial da respiração durante nossa vida inteira. Ao nascer, somos respiradores nasais obrigatórios e morreremos de asfixia, se tivermos atresia bilateral das coanas e bloqueio ao nascimento. O nariz é muito dinâmico e deve funcionar desde o momento do nascimento, quando ele é aspirado para remoção do mecônio, e ficará exposto a muitos estímulos nocivos até da morte. Ele é um veículo através do qual mais de 12.000 L de ar passam por dia.[5] Sua finalidade não é apenas a de passar o ar, mas também aquecer, umidificar e limpar as partículas e bactérias do ar antes que ele atinja os pulmões. Ele serve para prover resistência de um tipo de pressão positiva expiratória final para manter os pulmões expandidos. Ele também proporciona um mecanismo para olfação. Os seios paranasais reduzem o peso da face leve e fixam os dentes, essenciais para nutrição adequada. A face média serve como um amortecedor para proteger contra trauma o Sistema Nervoso Central e os olhos.

O nariz se desenvolve precocemente durante o desenvolvimento fetal (entre as semanas 4 e 8) a partir dos placoides nasais laterais. O desenvolvimento simultâneo dos ossos faciais e do crânio determina o formato do nariz. Entre as semanas 11 e 12, desenvolve-se o infundíbulo etmoidal inicial, e as paredes laterais do nariz crescem medialmente, cedendo espaço para os seios paranasais em desenvolvimento. Por volta das 15 a 16 semanas de desenvolvimento fetal, as três conchas primordiais se formarão. As cartilagens nasais eventualmente se entrelaçarão, levando ao desenvolvimento do vestíbulo e válvula nasal. A parede nasal lateral está completa por volta da 24ª semana. O restante da face média segue se desenvolvendo, com importante interação entre o alvéolo superior inicial e os botões dentários. Pequenas alterações neste desenvolvimento fetal inicial não apenas alteram a aparência do nariz na infância e adolescência, como também armam o palco para as mudanças que ocorrem no nariz e seios paranasais geriátricos.

Crescimento é diferente de desenvolvimento. Crescimento é o que acontece ao nariz na infância e adolescência. As estruturas básicas estão assentadas, mas o nariz, face média, seios e dentes se desenvolvem em estruturas adultas na idade de 18 anos. As cartilagens nasais desenvolvem-se durante a infância, e a sua aparência muda, à medida que os ossos nasais crescem, e a dentição é trocada. As relações das cartilagens nasais constituem a válvula nasal, que é a área limitadora das taxas para respiração nasal e fluxo de ar. À medida que as crianças crescem, a área de secção transversa do nariz aumenta, e o tamanho da via aérea aumenta.[6,7] Os ossos nasais continuam a se desenvolver até que a face esteja madura e podem acentuar qualquer predisposição genética a deformidades, como a giba ou pendência nasal.

A função nasal é afetada pelas estruturas nasais e pelo envelhecimento. Muitos pesquisadores de plástica facial mais antigos acharam que o nariz se alonga com a idade e assim cai depois da idade de 65.[8,9] Alguns destes projetos estudaram narizes étnicos, e outros utilizaram dissecções em cadáver.[10] A literatura cirúrgica oral inclui estudos importantes, mostrando como o alvéolo se adelgaça e reduz seu suporte ósseo da face média durante o envelhecimento.[11–13] Esta perda de suporte mediofacial poderia explicar a queda do nariz, porque não há alteração na cartilagem nasal com o envelhecimento.[14] "Envelhecimento Normal do Nariz em Adultos" é um amplo estudo que pôs em questão o ensinamento tradicional de que o próprio nariz muda, mas observou que havia uma mudança nas cefalometrias facial e nasal com o envelhecimento decorrentes de mais alterações nas estruturas circundantes e menos de uma fraqueza óssea ou de cartilagem conforme o pensamento tradicional.[15] As alterações da face média e nariz podem também ocorrer com a perda de resistência à tração da pele no envelhecimento, dando a aparência de significativa deformidade nasal com o envelhecimento.[16] A suposição de que todos os pacientes idosos têm nariz com queda recente, necessitando, assim, de reconstrução nasal provavelmente, é falsa, devendo o nariz ser analisado no contexto de todas as estruturas faciais e dentárias circundantes.

Com o envelhecimento, várias alterações da pele ocorrem, especialmente na face e nariz, uma vez que a face seja a parte mais exposta do corpo ao sol e ao tempo. Portanto, ela tende a mostrar mais alterações com a idade em razão de uma variedade de fatores. As alterações ocorrem na epiderme, na derme, nos apêndices da pele e no tecido subcutâneo. A epiderme apresenta uma redução da espessura e uma redução no número de melanócitos com a idade. Isto ajuda a adelgaçar a pele que recobre o nariz e realça qualquer trauma ou imperfeição do crescimento. Também expõe os contornos das cartilagens nasais. A derme apresenta redução no número de fibroblastos, mastócitos e capilares. Isto reduzirá a resistência da pele sobre e em torno do nariz. A redução nos apêndices cutâneos, como as glândulas exócrinas e folículos pilosos, adelgaçará ainda mais a pele nasal. As linhas de tensão da pele são intensificadas com a idade, o que pode reduzir os movimentos naturais do nariz e afetar a válvula nasal.

■ Fisiologia Nasal no Idoso

O nariz normal apresenta várias funções, incluindo respiração, limpeza nasal, ressonância sonora, resistência da via aérea para o trato respiratório inferior e regulação de temperatura do ar inalado. A maioria dos estudos sobre fisiologia nasal foi realizada em crianças ou em adultos jovens sadios. Por exemplo, estudos sobre fluxo aéreo no adulto jovem demonstram que o maior fluxo é anterior à concha inferior e ao longo do meato médio.[17] A resistência no nariz ocorre na área da válvula nasal, com a intersecção do vestíbulo nasal, cartilagem lateral superior e porção anterior da cabeça da concha inferior. Esta proporção e configuração têm que operar durante toda uma vida. Entretanto, as alterações na pele do nariz e lábio e a regressão dos dentes e alvéolo podem mudar o modo como o ar flui dentro do nariz do idoso. O músculo dilatador alar também pode ser reduzido com a idade ou por trauma na idade adulta. Colapso valvular passivo decorrente da inspiração máxima pode mudar a pressão transmural e ser afetado por doenças neuromusculares ou pela fraqueza muscular que ocorre com o envelhecimento, do mesmo modo que é afetado pelas paralisias faciais na idade adulta jovem.

O interior do nariz é revestido por mucosa respiratória, exceto na válvula nasal anterior, onde a mucosa é escamosa juncional. Esta mucosa responde a uma variedade de estímulos, incluindo temperatura, umidade, emoção, hormônios e medicação. Similarmente, os vasos de capacitância no septo nasal e nas conchas inferiores também são variáveis. Esta alteração de capacitância na válvula nasal é a base da aplicação do princípio de Poiseuille no nariz. Este princípio afirma que a pressão cai em um fluido ou ar fluindo através de um tubo cilíndrico, neste caso o nariz anterior. A alteração na pressão é inversamente relacionada com o raio do espaço à quarta potência.[18] Portanto, qualquer pequena alteração na válvula nasal, resultando de um aumento ou diminuição no tecido mucoso ou erétil, ou qualquer alteração no controle muscular das asas, alterará o fluxo aéreo em um grau significativo. Assim pequenas alterações na mucosa por medicação ou fraqueza muscular decorrentes da doença neuromuscular ou medicação podem afetar negativamente o fluxo de ar. Em idosos normais, no entanto, geralmente não há alteração na resistência do nariz e nenhuma alteração significativa do fluxo aéreo com idade avançada.[15] Além disso, pacientes idosos normais têm o potencial de um aumento no fluxo aéreo nasal para se contrapor à doença do trato respiratório inferior.

Comparado ao nariz, o trato respiratório inferior mostra alterações importantes no idoso. A capacidade vital forçada, volume expiratório final forçado, capacidade residual funcional, pO_2 arterial e perfusão pioram progressivamente com envelhecimento. A alça de fluxo-volume produzida nos testes de função pulmonar altera-se com envelhecimento. O volume expiratório forçado em 1 segundo (FEV_1) é o volume que foi exalado ao término do primeiro segundo de expiração forçada. Os idosos, se eles forem fracos ou enfermos, não são capazes de edificar pressão suficiente, e isto reduzirá o FEV_1. O efeito líquido do envelhecimento é aumentar o trabalho necessário para respirar e diminuir a complacência pulmonar.[19] As diferenças no envelhecimento no trato respiratório inferior podem ser julgadas pelas alterações nos efeitos da asma em uma população mais jovem *versus* mais velha. Madeo *et al.* explicaram como a asma no idoso leva a mais hospitalizações; ela é estimulada por mais fatores, como refluxo, infecção e medicação; frequentemente necessita de terapia contínua e não sintomática; e tem uma mortalidade mais alta que em adultos mais jovens. Os autores sustentam que isto pode ser tornado pior por uma aderência mais baixa aos protocolos de tratamento pelo paciente idoso com asma.[20] Não está claro como o trato respiratório superior afeta a capacidade pulmonar, mas qualquer limitação no nariz será refletida em problemas do trato respiratório inferior, e os pacientes idosos com asma se queixam amargamente de que o seu nariz está obstruído.

O nariz é também um veículo importante de limpeza. O nariz captará quaisquer bactérias e vírus ou fungos no ar e os transportará até a nasofaringe ou estômago onde eles são destruídos. O nariz é um ambiente contaminado, mas os seios paranasais são estéreis. Há muitos fatores que ajudam o nariz a remover partículas da corrente de ar, incluindo o tamanho das partículas, taxa de fluxo aéreo, turbulência do fluxo de ar, o revestimento mucoso do nariz e a limpeza mucociliar pelos cílios nasais. Muitas das medicações prescritas para pacientes idosos secam o nariz e reduzem a camada de sol ou gel do muco. Isto pode afetar o movimento de partículas através do nariz. Nada obstante, a frequência do batimento ciliar, que é um motor principal para o fluxo mucociliar, não muda com o envelhecimento normal do nariz.[15] Isto salienta a natureza dinâmica do revestimento nasal, mesmo com o envelhecimento.

À medida que a fisiologia normal do nariz muda com o envelhecimento, os sintomas nasais dos idosos variarão. O **Quadro 12.1** mostra que a probabilidade de apresentar os vários sintomas varia em cada década da idade dos 20 aos 90 anos. Por exemplo, ao envelhecermos, há um aumento de 1,35% no gotejamento pós-nasal a cada década. Os outros sintomas comuns que aumentam com a idade são rinorreia, esternutações, tosse, distúrbios do olfato e rinite gustativa.[15] A esternutação é o mecanismo de defesa em que o nariz confia para remover elementos nocivos. Pode-se pensar nele como a tosse do nariz, e os espirros podem atin-

Quadro 12.1 Sintomas por idade: significância estatística e razão de probabilidade (*odds ratios*)

P do sintoma	Valor	Odds ratio
Gotejamento pós-nasal	0,0065	1,35
Rinorreia	0,0049	1,57
Esternutações	0,0041	1,40
Tosse	0,0492	1,49
Distúrbios do olfato	0,0001	1,61
Rinite gustativa	0,0022	1,64

Reproduzido com permissão de Edelstein D. Aging of the normal nose in adults. Laryngoscope 1996;106(Suppl 81):1-25.

gir velocidades de 100 km por hora no seu máximo. A rinite gustativa é um tipo de rinite vasomotora que se torna mais frequente com a idade, e que se manifesta como a ocorrência de coriza durante a alimentação. Em geral está é uma disfunção autonômica em que o cérebro detecta o alimento e procura ativar as glândulas salivares, mas erradamente estimula as glândulas de Bowman e glândulas mucosserosas do nariz em seu lugar.

■ Distúrbios do Olfato

O sentido do olfato é importante na nossa vida cotidiana, conforme representado pelo desenvolvimento das indústrias de perfumes e desodorantes. O olfato é utilizado como um mecanismo protetor para evitar ambientes nocivos, alimento deteriorado, gases tóxicos e roupa suja. O nariz é essencial para o sentido normal do olfato, porque o epitélio olfatório cresce na sua raiz na lâmina cribriforme e ao longo do septo superior. De todos os nervos cranianos, o nervo olfativo é o primeiro e o mais primitivo. O número de odores que os seres humanos são capazes de detectar foi estimado em ~10.000. O sentido da olfação é essencial para o sentido do paladar, uma vez que o paladar seja percebido por outros nervos cranianos na boca e na língua, detectando somente os elementos amargo, doce, salgado e azedo.

Todos os quatro sentidos são reduzidos com o envelhecimento, mas nenhuma perda parece causar tanta ansiedade quanto a perda do sentido do olfato e paladar. Foi estimado que nós perdemos 1% do olfato a cada ano que envelhecemos acima da idade de 60 anos.[21] Isto significa que se a expectativa média de vida for de 85 anos, a maioria dos idosos terá perdido pelo menos 25% do seu sentido do olfato no último ano de vida. A pesquisa *National Interview* observou que 40% de todos os pacientes com olfato reduzido estão acima da idade de 65.[22] Murphy *et al.* observaram que 62,5% dos idosos acima da idade de 80 anos tinham algum comprometimento do sentido do olfato, conforme definido por testes olfativos clínicos.[23]

Há uma variedade de razões para o sentido do olfato reduzido nos idosos.[24] Primeira, receptores olfatórios podem ser reduzidos como resultado do envelhecimento e de todas as infecções e traumas que a porção superior do nariz pode experimentar até a idade adulta avançada. Segunda, o bulbo olfatório é uma extensão do cérebro, e assim pode experimentar problemas similares encontrados em outras partes do cérebro em razão da desmielinização durante o envelhecimento ou dos efeitos da doença de Alzheimer ou outras demências. Terceira, muitas das doenças, afetando os idosos, podem também afetar o sentido do olfato, incluindo diabetes, hipotireoidismo, doença hepática e insuficiência renal. Quarta, medicações e tabagismo apresentam um efeito profundo sobre a natureza do epitélio e neuroepitélio respiratório. Quinta, problemas nutricionais e desnutrição no idoso podem afetar o seu sentido do olfato. De fato, a velocidade de desnutrição no idoso pode ser subestimada, em parte porque nós frequentemente desprezamos pensar nos riscos da má-absorção de nutrientes associada a doenças intestinais inflamatórias, ao uso de inibidores de bomba de prótons e a gastrites. A desnutrição pode ser maior no idoso que vive confinado em casa ou que tem dificuldade para cuidar de si mesmo, e pode estar presente mesmo em residentes de instituições de repouso e centros de reabilitação, conforme evidenciado pela redução do peso e da força nos idosos (**Quadro 12.2**).[23]

Os neurônios olfatórios se reproduzem em um ciclo de 1 a 2 meses. Esta degeneração pode ser aumentada na presença de outras doenças neurológicas, como as doenças de Alzheimer e de Parkinson. Em alguns pacientes mais velhos, perturbações olfatórias importantes podem ser o primeiro sinal de déficits intracranianos e neurológicos.[26] Alterações neurais ocorrem no córtex olfatório anterior e hipocampo em pacientes idosos normais.[27] Estudos de ressonância magnética dos idosos também mostram perda de volume cerebral relacionada com a perda olfatória.[28] Serby sugeriu os testes olfatórios como um possível método para determinar se parentes de pacientes com doença de Alzheimer estão afetados pela doença.[29]

O estudo de distúrbios olfatórios no idoso não é difícil para o otorrinolaringologista médio. Uma história detalhada é essencial e deve incluir uma descrição cuidadosa do sentido do olfato do paciente, começando os seus odores de todos os dias e trabalhando para uma discussão de odores mais complexos. Uma questão simples é se eles são capazes de sentir o paladar e o aroma do seu café pela manhã ou da casca de uma laranja. Odores que são derivados de ou produzem óleos podem ser mais estimulantes para o epitélio olfatório. Café, alho, gengibre, laranja, limão, lima e toranja são alguns alimentos comuns na casa e na cozinha que produzirão um senso de olfato com mais longa duração. Uma incapacidade de perceber estes itens é um sinal importante de possíveis problemas olfatórios. Em pacientes com olfato flutuante, os detalhes de quando e como eles percebem os odores podem ajudar a determinar a origem e significado do problema. Isto inclui uma flutuação durante as estações, a qual pode ser decorrente do calor seco atacando o epitélio olfatório ou decorrente da inflamação por alergias estacionais. Uma boa história também incluirá exposição prévia a toxinas, fumo, trauma, cirurgia nasal/sinusal e ocupação.

Um exame do nariz e seios paranasais é importante para o exame das alterações olfatórias. Isto inclui analisar os padrões de fluxo de ar adjacentes aos meatos inferior e médio, uma vez que o olfato seja diretamente relacionado com o fluxo de ar no nariz. A condição do complexo ostiomeatal também dará alguma ideia da presença de infecções ou irritações como fonte da alteração do olfato. A presença de pólipos poderia significar que pode haver um excesso de células inflamatórias, fungos, bactérias ou muco, que podem afetar o teto do nariz. O exame da nasofaringe tam-

Quadro 12.2 Causas de distúrbios olfatórios no paciente idoso

Neurológicas		
Doença de Alzheimer	Doença de Parkinson	Sífilis
Meningite	Epilepsia do lobo temporal	Ataque isquêmico transitório
Doença de Paget	Enxaqueca	Esclerose lateral amiotrófica
Hidrocefalia	Esclerose múltipla	Miastenia grave
Endócrinas/metabólicas		
Hipotireoidismo	Pan-hipopituitarismo	Síndrome de Cushing
Diabetes melito	Doença de Addison	Síndrome de Sjögren
Infecções		
Rinite viral	Infecção respiratória superior	Rinossinusite
Infecção fúngica	Síndrome de imunodeficiência adquirida	Bronquiectasia
Gripe	Riquétsias	Doença de Lyme
Nutricionais		
Alcoolismo	Insuficiência renal crônica	Cirrose hepática
Deficiência vitamínica	Deficiência de zinco	Desnutrição de proteína
Gota	Doença de Whipple	Nutrição parenteral total
Psiquiátrica		
Esquizofrenia	Depressão	Anorexia nervosa
Histeria	Ansiedade grave	Transtorno afetivo estacional
Exposição industrial		
Acetona	Formaldeído	Chumbo
Níquel	Potássio	Carvão
Solvente de tinta	Farinha de trigo	Mercúrio
Pimenta	Gases nitrosos	Cimento
Medicação		
Codeína	Morfina	Cimetidina
Tiouracil	Sais de ouro	Tetraciclina
Macrolídeos	Neomicina	Atorvastatina cálcica
Esteroides suprarrenais	Antivirais	Cardiovasculares/anti-hipertensivos
Mentol	Cocaína	Anfetamina
Intervenções clínicas/cirúrgicas		
Laringectomia total	Rinoplastia	Tireoidectomia
Quimioterapia	Craniotomia	Adrenalectomia
Hemodiálise	Vacina de gripe	Cirurgia sinusal
Radioterapia	Gastrectomia	Ooforectomia
Neoplasmas		
Estesioneuroblastoma	Adenocarcinoma nasal	Tumor do lobo temporal
Glioma de lobo frontal	Meningioma	Aneurismas
Tumores hipofisários	Cariofaringioma	Tumor do corpo caloso

Adaptado com permissão de Murphy C, Doty RL, Duncan HJ. Clinical Disorders of olfaction. In: Doty RL, ed. Handbook of Olfaction and Gustation, 2nd ed. New York, NY: Marcel Dekker; 2003:461–478.

bém pode ser útil, revelando infecções, drenagem esfenoidal ou refluxo esofágico excessivo, que podem ressecar o nariz e levar à hiposmia. A tomografia computadorizada pode ser utilizada com prudência, se houver uma suspeita de infecção crônica e uma possível falta de medicações apropriadas. O uso de imagem de ressonância magnética deve ser limitado e coordenado com o internista ou neurologista se parecer indicado um estudo de doença de Alzheimer ou outras doenças neurológicas. A probabilidade de encontrar um tumor olfatório é extremamente pequena.

O *University of Pennsylvania Smell Identification Test* (UPSIT) pode ser usado para identificar perturbações do olfato e para avaliar a eficácia de qualquer terapia. Este teste inclui 40 odorantes para arranhar e cheirar. A maioria dos odorantes se relaciona com o odor, mas há pelo menos seis que são estimulantes do trigêmeo, para revelar se o paciente é um simulador ou se o paciente tem um problema neurológico global, afetando mais de um nervo craniano. Dados normativos são fornecidos com o teste para mulheres e homens com base na sua idade. As mulheres têm um sentido do olfato ligeiramente melhor em todas as idades, mesmo na idade avançada. Os testes podem ser feitos com uma ou ambas as narinas abertas, mas são mais bem realizados com ambas as narinas abertas. Se o paciente apresentar alguma congestão nasal, um descongestionante nasal tópico pode ser usado antes do teste, uma vez que o teste se destina a avaliar a integridade do órgão neural e não a natureza da via aérea nasal.

O tratamento das perturbações do olfato é muito limitado em comparação a sua alta prevalência no idoso. O tratamento da anosmia é semelhante ao tratamento da rinite crônica. A marca típica deste tratamento são *sprays* esteroides tópicos utilizados pela manhã e à noite bilateralmente, com o objetivo de abrir as vias aéreas nasais. Adicionalmente, esteroides orais podem ser um tratamento efetivo, uma vez que eles reduzem a inflamação no nariz, seios paranasais e cérebro. O efeito específico sobre o epitélio olfatório é o de adelgaçar a mucosa. O uso a longo prazo de esteroides orais pode ter efeitos colaterais importantes sobre as emoções, condição psicológica e o estômago, que podem ser problemáticos no idoso. Se houver sinais de infecção crônica, antibióticos devem, então, ser utilizados. Uma vez que o sentido do olfato seja importante para o sentido do paladar, o paciente deve ser aconselhado a usar aditivos sem sal para realçar os odores e temperos, reduzindo ao mesmo tempo os efeitos colaterais da ingestão excessiva de sal.

■ Rinite no Idoso

Há muitas formas de rinite no idoso. Algumas delas são variações normais de rinite que afetam cada grupo etário. Algumas das formas comuns de rinite variam em suas apresentações no idoso. Há também formas especiais de rinite que são mais comuns no idoso, como a rinite gustativa e a rinite vasomotora. De todas as queixas comuns do idoso, a coriza fica no alto da lista. Muitos pacientes geriátricos se queixam de que eles andam o tempo todo com um lenço na mão, o que interrompe sua alimentação e atividades sociais. O paciente idoso pode também se queixar de gotejamento pós-nasal, tosse crônica e esternutações, que são variações da queixa de rinorreia. Além disso, muitos pacientes têm problemas respiratórios superiores em conjunção com sua asma. Alguns pacientes idosos têm obstrução nasal e dispneia, que eles podem confundir com insuficiência cardíaca congestiva ou doença brônquica. Alguns pacientes idosos têm rinorreia a partir de exposições ocupacionais anteriores em fábricas ou a partir de tabagismo de longa duração.

A forma mais comum de rinite em todos os grupos etários é a rinite alérgica. Entre 15 e 42% da população em geral tem alguma forma de rinite alérgica. Foi estimado que ~3 a 12% da população geriátrica tem rinite alérgica.[30] Alergias e febre do feno são decorrentes de hipersensibilidade tipo 1 e são mediadas por imunoglobulina E (IgE). Alérgenos externos são apreendidos no nariz pelo seu fluxo de entrada turbulento e ficam depositados na mucosa nasal, que é rica em mastócitos. Os mediadores dos mastócitos incluem histamina, leucotrienos, bradicininas, serotonina e prostaglandinas, que são a seguir expelidos para o nariz. Há uma resposta de fase inicial e uma de fase tardia, o que às vezes torna difícil determinar o que causa a resposta alérgica no nariz e vias aéreas superiores.[31] Embora haja uma diminuição relacionada com a idade na IgE sérica total, os níveis de IgE específicos permanecem os mesmos em todas as idades, inclusive no idoso.[30] Existem outras alterações imunes relacionadas com o envelhecimento, como uma redução na IgG4, e com a involução tímica a função das células tende a declinar.[32] Além disso pode haver uma diminuição na produção de citocinas associada à idade avançada que afeta as células T auxiliares. Isto pode ligar a resposta alérgica à medida que a pessoa envelheça, mesmo apesar de alguns adultos pensarem que eles já "passaram dos anos da alergia".

O diagnóstico de rinite alérgica é realizado pela história e por testes alérgicos, sejam testes cutâneos ou testes de radioalergossorvente sanguíneos (RASTs). Muitos pacientes idosos vivem em casas antigas e são expostos a alérgenos de coleções de livros, papéis e mobília antiga. Muitos pacientes idosos têm animais de estimação, que vivem e dormem com eles e têm o potencial de causar alergias importantes. Uma boa história incluirá estes fatores ambientais. Alguns pacientes idosos não tolerarão os testes cutâneos habituais em razão de uma da sensibilidade da pele, temor de uma reação, impossibilidade de suspender medicações que possam afetar o teste e o desejo de evitar prurido na pele, que pode impedir uma boa noite de sono. Felizmente RASTs sanguíneos ou RASTs sanguíneos modificados podem propiciar uma boa apreciação se alergias importantes mediadas por IgE estiverem causando os sintomas nasais. O tratamento de rinite alérgica no idoso inclui anti-histamínicos, antileucotrienos, *sprays* de esteroides nasais e *sprays* de anti-histamínicos. O segredo do sucesso ao tratar alergias no idoso é utilizar medicações apenas quando necessárias (p. ex., durante a estação das alergias), para capacitar os pacientes a evitar alérgenos conhecidos (p. ex., sugerindo uso de capas contra poeira de ácaro em travesseiros e colchões), e para advogar uso prudente dos *sprays* nasais tópicos em conjunção com cremes hidrofílicos ou *sprays* nasais de soro fisiológico para limitar efeitos colaterais, como dor ou manchas de sangue. A imunoterapia é uma opção científica, mas é frequentemente evitada pela maioria dos idosos que não têm tempo, força ou mobilidade para a aplicação semanal de injeções. Esteroides orais podem ser utilizados nas crises alérgicas ou em complicações, mas seu uso deve ser limitado em razão dos seus efeitos colaterais psiquiátricos, emocionais e gastrointestinais.

O tipo mais comum de rinite não alérgica é a vasomotora, que é uma disfunção autonômica. Ela é uma disfunção combinada parassimpática e simpática, que é capaz de causas simultaneamente rinorreia e congestão nasal. Este tipo de rinite é não eosinofílica e pode ser causada por mecanismos reflexos neurogênicos. Uma variação desta é a rinite gustativa, que é desencadeada pelo ato de se alimentar ou de pensar em se alimentar. Em pessoas mais jovens, ela é causada pela capsaicina nos alimentos condimentados, o que causa uma resposta parassimpática. No paciente idoso, a temperatura do alimento, óleo e outros estímulos relacionados com a alimentação podem "ligar" as secreções nasais sem aviso. O melhor método para tratar a rinite vasomotora é o uso do brometo de ipratrópio em *spray* nasal, que é um agente anticolinérgico tópico livremente solúvel em água. Ele pode ser utilizado várias vezes ao dia quando o paciente está se alimentando ou se apresenta com desconforto, mas seu uso deve ser limitado, para manter seu efeito máximo. Recomenda-se começar com a mais baixa de duas concentrações na maioria dos pacientes idosos. Descongestionantes sistêmicos podem ser utilizados, mas de forma limitada, em razão dos seus efeitos α-adrenérgicos sobre a pressão arterial, sua capacidade de ressecar o nariz, causando atrofia, e seu efeito negativo sobre o sono.

Medicações também podem causar rinite no paciente geriátrico. O paciente idoso frequentemente toma várias medicações por dia. Muitas das medicações comumente usadas pelo paciente idoso podem causar rinite, incluindo analgésicos, inibidores da enzima conversora de angiotensina, diuréticos e drogas antilipêmicas. A maioria dos antidepressivos e antipsicóticos também causa uma rinorreia transparente. O mecanismo da rinite induzida pela medicação geralmente é desconhecido, mas com medicações cardíacas ela pode ser devida a alterações nos tônus simpático e parassimpático. Por exemplo, α- e β-bloqueadores inibem tônus simpático, o que pode causar vasodilatação e rinorreia. O tratamento da rinite induzida pela medicação é reconhecer o efeito colateral e retirar a medicação ofensora se possível (**Quadro 12.3**).[33]

Outra forma de rinite maldefinida no idoso é rinite atrófica. Ela pode ser causada por ressecamento nasal, atrofia glandular, perda de vasos nas conchas, remoção mucoci-

Quadro 12.3 Drogas associadas a rinites induzidas por medicações

Tipo	Drogas
Analgésicos	Aspirina e drogas anti-inflamatórias não esteroides
Anti-hipertensivos	Inibidores da enzima conversora de angiotensina: enalapril, captopril
	Antagonista do receptor à angiotensina II: eprosartana
	Bloqueadores da angiotensina: doxazosina, indoramina, fenoxibenzamina, prazosina, tansulosina, terazosina, carvedilol, propranolol, pindolol
	Anti-hipertensivos de ação central: clonidina, metildopa, reserpina
	Diuréticos: amilorida, clorotiazida, hidroclorotiazida
	Bloqueadores adrenérgicos pós-ganglionares: guanetidina
	Vasodilatador: hidralazina
Antidepressivos	Alprazolam e citalopram
Antipsicóticos	Tioridazina, amitriptilina, perfenazina, clorpromazina, risperidona
Hipnóticos	Clormetiazol
Drogas redutoras de lipídios	Niacina
Inibidores de fosfodiesterase tipo 5	Sildenafil, tadalafil, vardenafil
Diversas	Gabapentina, pergolida, cocaína

Adaptado com permissão de Nocon CC, Pinto JM. Clinical presentation and management of geriatric rhinitis. Aging Health 2009;5(4):569-583.

liar reduzida e alterações diretas no revestimento respiratório do nariz. A combinação de desidratação com as alterações precedentes poderia levar ao espessamento do muco e congestão nasal. Uma forma secundária de rinite atrófica pode ocorrer após cirurgia nasal excessiva, que resulta em uma remoção do revestimento respiratório do nariz ou das conchas. Radioterapia, asbestose, doenças granulomatosas e sarcoidose podem também causar uma forma de rinite atrófica que afeta os idosos. O tratamento da rinite atrófica consiste em umidificar o nariz através de géis tópicos à base de água, soro fisiológico tópico nasal, *sprays* de gel de soro fisiológico tópicos, umidificação e hidratação.

■ Sinusite no Paciente Idoso

Sinusites e rinites infecciosas são tão comuns nos idosos quanto em qualquer outro grupo etário. Seus diagnósticos são frequentemente despercebidos, em razão da alta prevalência de outras formas de rinites não infecciosas. Elas estão entre as formas mais comuns de queixas crônicas no grupo etário geriátrico.[34] Infecções nos seios paranasais resultam de alterações anatômicas, violando os princípios de Proetz, infecções bacterianas ou fúngicas dos seios paranasais, deficiências imunológicas, doenças das mucosas e discinesias ciliares. Secreções espessadas a partir de rinite atrófica ou medicações anti-hipertensivas ou cardiológicas poderiam também causar estase no complexo osteomeatal, o que poderia predispor o paciente a sinusites. Sinusites maxilares podem ser causadas por dentes maxilares infectados, falhas em enxertos ósseos, ou implantes dentários mal posicionados. Os sintomas de sinusite no idoso incluem rinorreia purulenta, dor facial, cefaleias, gotejamento pós-nasal, anosmia e tosse. Estes sintomas podem-se superpor à rinite normal do envelhecimento e não serem reconhecidos pelo paciente e o médico de atenção primária.

O paciente geriátrico pode sofrer de infecções agudas, infecções recorrentes e infecções crônicas. As infecções virais mais comuns que causam sinusite incluem infecções por rinovírus e coronavírus, que podem afetar todos os grupos etários. A sinusite bacteriana aguda mais comum é causada por *Streptococcus pneumoniae* e *Hsemophilus influenzae* tipo B. No futuro, o uso de vacinas contra estas duas bactérias reduzirá dramaticamente sua prevalência, mas teremos que esperar pelo menos outros 40 anos para as vacinas as reduzirem nos idosos, uma vez que as vacinas não foram introduzidas até os anos 1990. Os tipos mais comuns de sinusite adquirida nosocomial são causados por *Staphylococcus aureus*, *Pseudomonas aeruginosa* e anaeróbios. É possível que o uso excessivo de antibióticos e irrigações contaminadas possam ser a fonte destes organismos mais crônicos. Os tipos mais comuns de sinusite crônica são causadas por *Staphylococcus* coagulase-negativos, *Pseudomonas*, outras formas de bacilos Gram-negativos e outras formas de *Staphylococcus aureus*. Foi estimado que mais de 40% da população é portadora de alguma forma de *Staphylococcus* na porção anterior do nariz.

Biofilmes podem contribuir para as falhas de tratamento da sinusite crônica em adultos. Os biofilmes bacterianos surgem quando agregados de bactérias formam uma matriz, que se adere a uma superfície, como o revestimento mucoso dos seios paranasais ou das fossas nasais. Mudanças fenotípicas das formas bacterianas podem tornar as bactérias mais difíceis de remover. Não está claro se os idosos têm uma probabilidade maior ou menor de desenvolver biofilmes. Entretanto, os idosos frequentemente frequentam hospitais com maior frequência do que os adultos mais jovens, e podem, assim, ter sido expostos a sondas nasogástricas, infecções nosocomiais em unidades de terapia intensiva e tubos de intubação. *Staphylococcus* e *Pseudomonas* são comuns nestes contextos e podem facilmente formar os biofilmes.[35]

A sinusite fúngica é outra forma comum de sinusite crônica. Existem sinusites fúngicas invasivas, raras e sinusites fúngicas oportunistas, mais comuns. A forma secundária é causada por espécies de *Aspergillus* e *Alternaria*. Culturas de fungos são muito difíceis, podendo levar até 6 semanas. Culturas comuns não revelam fungos, mas colorações de prata e ácido periódico schiff são capazes de evidenciar fungos. Ocasionalmente, biópsias do revestimento sinusal podem revelar fungos ou bolas fúngicas. As sinusites fúngicas podem ser alérgicas e não alérgicas. Sua aparência à tomografia computadorizada (CT) é frequentemente a de um seio opacificado com uma hiperatenuação central e possível formação de mucocele. Sinusites fúngicas agressivas podem apresentar erosão das margens ósseas dos seios paranasais e expansão da lâmina papirácea. Quaisquer destes achados agressivos no paciente geriátrico constituem uma indicação imediata de tratamento cirúrgico.

■ Epistaxe no Paciente Idoso

A epistaxe é um problema muito assustador para o idoso por várias razões. Primeiramente, a maioria dos pacientes não sabe como cuidar de um sangramento nasal. Em segundo lugar, a mucosa respiratória do nariz é mais friável no idoso e pode sangrar mais facilmente do que no adulto mais jovem. Em terceiro lugar, o idoso pode ser portador de hipertensão arterial, que aumentará o sangramento. Em quarto lugar, o paciente pode estar em uso de medicações como ácido acetil-salicílico ou anticoagulante, que aumentarão dramaticamente o sangramento. Esta constelação de problemas faz da epistaxe uma preocupação importante no idoso e um desafio para o paciente e o médico.

Epistaxes são mais comuns durante certas épocas do ano. Março, agosto e novembro (no hemisfério norte) são os epicentros estacionais de epistaxe. Isto é decorrente das alterações extremas do tempo, que podem fazer os vasos anteriores no septo se expandirem quando passam de um ambiente quente para um frio. Se houver qualquer irritação da mucosa septal anterior ou se o paciente assoar com força o nariz, os vasos podem ficar ingurgitados e sangrar. Uma vez que rinites alérgicas sejam comuns nos idosos, os pacientes em média podem assoar o nariz com maior frequência, irritando estes vasos. No inverno também pode ocorrer ressecamento da porção anterior do nariz, o que levará facilmente a sangramentos. Qualquer ato de esfregar o nariz em razão de qualquer forma de rinite geriátrica também aumentará o risco de trauma à mucosa anterior, causando sangramento adicional. Com a temperatura mudando cedo pela manhã, antes do nascer do sol, o nariz tem naturalmente que se aquecer e umidificar, o que aumenta a probabilidade de que a combinação de temperatura e desidratação durante a noite possa causar um sangramento matinal.

O tratamento do sangramento nasal no idoso é semelhante ao tratamento da epistaxe em adultos mais jovens, com algumas pequenas modificações. Primeiramente, o paciente deve comprimir o nariz na área do septo anterior durante pelo menos 5 a 8 minutos. O tempo de sangramento de Lee–White no adulto médio é de 5 a 8 minutos. A maioria dos idosos necessita que se mostre o local correto para a compressão e também compreender que quando o nariz está sangrando 5 a 8 minutos parece um tempo muito longo. O paciente deve ser incentivado a se sentar, de modo a não aumentar a pressão arterial, e a se sentar ereto verticalmente, para evitar o desconforto de engolir o sangue e secreções. A maioria dos pacientes é impaciente e corre para o banheiro ou se deita sem tocar no seu nariz, o que pode aumentar o sangramento e o pânico do paciente. Se o paciente estiver em uso diário de ácido acetilsalicílico (81 mg), isto pode duplicar o tempo de sangramento normal para 10 a 16 minutos, o que pode parecer uma eternidade para o idoso aterrorizado.

Há diversas outras manobras que os pacientes idosos devem ser encorajados a fazer se o sangramento continuar. Primeiramente, eles devem aplicar algum tipo de pomada sobre o septo, para reduzir o ressecamento próximo ao local do sangramento. Em segundo lugar, se eles não forem portadores de arritmia cardíaca, podem aplicar uma pequena dose de um *spray* vasoconstritor no nariz, o que pode retardar o sangramento por tempo suficiente para que a compressão local faça efeito. Em terceiro lugar, eles podem aplicar algum tipo de tecido embebido em pomada na porção anterior do nariz para aumentar a pressão sobre o septo, se eles não tiverem a força para fazê-lo por si mesmos. Este tecido deve ser mantido por mais de 30 minutos, para reduzir a chance de se remover o coágulo recém-formado, reiniciando o sangramento.

Pacientes com sangramento recorrente devem ser encaminhados para a Emergência. Na sala de emergência, um tamponamento nasal ou um tampão nasal pré-montado pode ser introduzido em um ou ambos os lados do nariz. Isto cessará rapidamente o sangramento e dará ao médico emergencista tempo suficientemente longo para checar uma deficiência da coagulação, anemia, infecção e hipertensão descontrolada. Se houver um sangramento posterior, poderá, então, ser inserido um tampão posterior ou um duplo balão. A introdução de tampões posteriores é difícil no paciente mais jovem e pode ser muito traumatizante e doloroso para o idoso. Géis hidrofílicos no tampão e *sprays* anestésicos locais devem ser usados. Os procedimentos devem ser explicados ao paciente antes de serem executados, e a família deve ser encorajada a ajudar o paciente a lidar com o desconforto inicial. Todo paciente com um tampão posterior ou um balão na nasofaringe posterior deve ser internado e colocado em um leito monitorizado para evitar hipoxigenação decorrente de reflexos nasofaríngeos.

Se o paciente vier ao consultório, o nariz pode facilmente ser examinado, uma vez que o sangramento tenha sido controlado. Se o local do sangramento for identificado, então uma cauterização com nitrato de prata pode ser realizada. No idoso, a mucosa nasal anterior pode ser muito delgada, e cauterizações bilaterais devem ser evitadas, para que não se forme uma perfuração septal. Se houver um sangramento mais agressivo, então pode ser utilizado um cautério elétrico, mas anestesia tópica por *spray* ou local injetável será necessária. Deve-se checar a nasofaringe posterior quanto a tumor ou úlcera e checadas as artérias esfenopalatinas posteriores quanto a sangramento em todos os pacientes com epistaxe. Frequentemente, pode-se introduzir um fibroscópio de pequeno calibre por um lado para examinar ambas as artérias esfenopalatinas e ambos os lados da nasofaringe. Isto reduzirá o desconforto em um idoso que provavelmente já está desconfortável pela manipulação nasal anterior e o estresse do sangramento.

Embora a maioria dos tampões posteriores seja mantida no paciente adulto mais jovem por 48 a 72 horas, o paciente idoso pode não os tolerar por essa duração nem ter a reserva cardíaca ou respiratória para merecê-lo. Os idosos estão em maior risco de um evento cardíaco ou parada respiratória em razão da oxigenação reduzida. Alguns otorrinolaringologistas recomendariam levar o paciente para o centro cirúrgico a fim de evitar tampões posteriores no idoso. Eles acreditam que é mais fácil controlar o sangramento com menos estresse cardíaco e os riscos dos tampões posteriores. A literatura pode mesmo concordar com este plano para pacientes mais jovens. Pacientes devem ser competentes para assinar o seu próprio consentimento, ou a família deve ser engajada cedo no processo, de modo a poderem compreender a possível necessidade de controle cirúrgico do sangramento.

Mesmo quando o sangramento para, o paciente idoso está em risco de sangramento recorrente. Isto deve ser cuidadosa e explicitamente revisado. Estes pacientes devem utilizar um umidificador no quarto durante um período prolongado de tempo. Eles devem também utilizar uma pomada no nariz, preferivelmente uma hidrofílica à noite, de modo a não a inalarem por erro e desenvolverem uma pneumonia lipóidea ou tosse inexplicada crônica. Pacientes devem ser examinados em 1 a 2 semanas para assegurar que eles estão obedecendo às recomendações, para responder a dúvidas e para recauterizar, se necessário. Uma vez um paciente idoso tenha sangramento, há um risco maior de novos sangramentos, que a maioria dos pacientes e famílias necessitam apreciar.

■ Exame do Nariz e Seios Paranasais nos Idosos

Todos os exames de pacientes idosos devem começar com observação de como eles respiram. O som da sua voz — anasalada ou clara — dará ao médico observador um sinal precoce das queixas nasais principais. Fungar e tossir também sugerem excesso de muco no nariz ou na porção superior da garganta. Se o paciente estiver carregando um lenço de tecido ou papel-lenço também indicará possível infecção ou rinorreia.

Embora os pacientes em envelhecimento necessitem dos mesmos exames que os adultos mais jovens, instrumentos de tamanhos diferentes podem ser necessários. Se o paciente estiver em uso de anticoagulantes ou ácido acetilsalicílico por longo prazo, o nariz deve ser analisado cuidadosamente. A maioria dos pacientes idosos tolerará espéculos de tamanho pediátrico. Embora os endoscópios rígidos sejam frequentemente utilizados em adultos mais jovens, o paciente idoso pode achá-los irritativos, e eles podem induzir pequenas quantidades de sangramento. Um endoscópio flexível dará informações semelhantes e permitirá o exame das fossas nasais, óstios dos seios paranasais, nasofaringe e laringe ao mesmo tempo. Os múltiplos endoscópios fibroscópicos menores pediátricos e de bebê podem ser usados atraumaticamente e, muitas vezes, sem qualquer irritação da mucosa. Se for necessária medicação, então pequenas quantidades de agentes vasoconstritores e anestésicos locais podem ser utilizados. O uso de cocaína líquida deve ser evitado em razão de interações de drogas, toxicidade cardíaca e seus efeitos negativos nos pacientes com arritmias e hipertensão, condições que são comuns nos idosos. Se tiver havido sangramento no passado, então uma pomada poderá ser aplicada no septo nasal antes do exame para evitar adicionais complicações ou dor.

O exame pós-operatório e desbridamento dos seios nasais podem exigir uma mudança na metodologia para se obter sucesso no idoso. Após a cirurgia sinusal, os óstios dos seios paranasais devem ser mantidos abertos, e os seios limpados de quaisquer secreções retidas, coágulos ou alterações polipoides. Os idosos devem ser informados antes da cirurgia de que eles necessitarão de um a quatro desbridamentos sinusais nasais. O cirurgião deve deixar claro que eles sentirão algum desconforto, e que o procedimento pode levar mais tempo se eles precisarem fazer várias interrupções. Além de agentes vasoconstritores e anestésicos locais, o cirurgião pode utilizar soro fisiológico nasal, soro fisiológico infundido com antibiótico e outros emolientes para aplicar em *spray* dentro do nariz, com o objetivo de reduzir o ressecamento ou irritações. Caso o material colhido dos seios paranasais durante a cirurgia para culturas fúngicas ou bacterianas tenha sido positivo, então *sprays* locais com agentes antifúngicos e antibióticos devem ser aplicados no momento do desbridamento. Qualquer uso de irrigações deverá ser explicado ou demonstrado aos idosos, que podem não se lembrar das instruções quando forem para casa. Instruções escritas com diagramas são essenciais, dependendo da competência do paciente, sua memória e o envolvimento da família.

Culturas do nariz e dos seios paranasais podem ser necessárias no paciente com infecção. *Swabs* anteriores são de fácil realização, mas culturas sinusais são uma dificuldade no paciente idoso. Aspiração com um aspirador curvo estéril pode ser efetuada atraumaticamente a partir dos seios etmoidais e maxilares. Se uma cultura dirigida endoscopicamente tiver de ser colhida, então devem ser empregados endoscópios pediátricos de 2 mm. Isto pode ser efetuado nos seios esfenoidais e frontais cirurgicamente abertos com ampla preparação e *spray* anestésico. O paciente deve estar deitado em uma posição tolerável, que é frequentemente é a de inclinação de 30°. Adultos mais jovens podem ser colocados em posição supina, mas os idosos podem ser portadores de doenças degenerativas da coluna ou refluxo importante, o que limitará o seu posicionamento ideal.

TCs do nariz e seios paranasais frequentemente são necessárias. Deve haver atenção ao número de radiografias que os pacientes fazem e os *rads* que eles receberam no ano precedente. Muitos pacientes idosos têm outras doenças, como malignidades, doença pulmonar, ou doença intestinal inflamatória, que podem exigir imagem por TC frequentemente. Por essa razão, a TC dos seios paranasais deve ficar reservada para as vezes em que o diagnóstico está em questão, quando há uma complicação iminente, tal como amaurose ou um abscesso cerebral, ou quando há uma necessidades de planejamento pré-cirúrgico direcionado pela TC. Uma tentativa deve ser feita para realizar TCs com radiação limitada, o que deve ser feito em conjunção com o radiologista. A TC não deve substituir o bom julgamento médico ou ser utilizada rotineiramente para documentar sinusites que poderiam ser documentadas clinicamente.

■ Terapia Clínica

Otorrinolaringologistas são conhecidos por usarem medicações e *sprays* para o tratamento de doenças nasais e sinusais. Um dos grandes desafios para o médico é como prescrever múltiplas medicações para o idoso sem interações ou efeitos colaterais.[36,37] Portanto, o tratamento da sinusite no idoso é problemático, porque envolve prescrever simultaneamente várias medicações diferentes para reduzir os sintomas da sinusite. O tratamento das doenças nasossinusais é dividido em cinco grupos gerais. O primeiro são medicações, que reduzem as secreções nasais e os sintomas alérgicos. O segundo são *sprays* nasais, que são com base em esteroides, anti-histamínicos ou mucolíticos. O terceiro são os antibióticos. O quarto são os esteroides. O quinto são as medicações inalatórias.

Descongestionantes são prescritos comumente para reduzir secreções excessivas do nariz. Seu benefício é que eles podem ser administrados em doses pequenas e podem ser de ação longa, Para o paciente geriátrico, seu uso é problemático, no entanto, uma vez que ele elevam a pressão arterial, aumentam a frequência cardíaca, o que pode induzir arritmias, e ressecam a garganta, o que pode causar tosse ou pré-asma e podem causar privação de sono. Anti-histamínicos são prescritos comumente para rinites alérgicas, mas têm muitos efeitos colaterais. Eles podem causar alguma desidratação e tornar o paciente idoso excessivamente sedado. Muitos dos anti-histamínicos mais recentes são medicações para 24 horas, o que os torna difíceis de dividir ou reduzir. Como uma regra prática, a maioria dos pacientes geriátricos não deve utilizar medicações compostas por várias substâncias, pois estas podem apresentar múltiplos efeitos colaterais. É melhor utilizar uma medicação por pílula e utilizar apenas o mínimo necessário para reduzir os sintomas. Isto também tornará mais fácil para o paciente compreender qual medicamento aliviará um sintoma específico e quando tomar.

Os *sprays* esteroides são essenciais para reduzir inflamações causadas por uma variedade de causas, incluindo alergias, mudanças de tempo e infecção. Há diferentes esteroides em cada um dos *sprays,* com diferentes conservantes e formatos de *spray.* Alguns pacientes idosos acham alguns dos odores, especialmente os florais, nocivos ou irritantes. Pacientes idosos necessitam que seja demonstrada a melhor forma de utilização dos *sprays* apontando o jato para longe do septo, na direção de cada orelha e abaixar a face quando o fizerem, para obter melhor penetração profunda na direção da parede lateral do nariz. Alguns frascos de *spray* podem ser mais fáceis de usar do que outros, dependendo do fato de o paciente apresentar artrite nas mãos. Por exemplo, alguns frascos de *spray* utilizam uma combinação diferente de polegar e dedo, e outros utilizam uma técnica de espremer com a mão. O médico deve explicar ao paciente quanto à destreza manual antes de receitar múltiplos *sprays,* que podem ser caros e de difícil introdução no nariz. Experimentar um frasco de amostra de *spray* no consultório melhorará a obediência e reduzirá aquisição de medicações que o idoso pode achar difíceis de custear e difíceis de manipular.

Antibióticos são a marca característica do tratamento de infecções bacterianas do nariz e seios paranasais. Muitos dos antibióticos têm interações potenciais com outras drogas, conforme mostrado no **Quadro 12.4.**[38] O idoso deve utilizar antibióticos por um prazo mais curto e em dose mais baixa, a fim de evitar complicações. Se as medicações não estiverem funcionando dentro de 72 horas, então pode-se considerar a mudança do antibiótico. A vantagem dos prontuários médicos eletrônicos é que as terapias previamente bem-sucedidas e falhas com antibióticos e os seus efeitos colaterais podem ser mais facilmente identificados e revisados. Alguns médicos preferem utilizar antibióticos por um prazo mais longo, de 3 a 4 semanas, em adultos jovens, um protocolo de tratamento que é frequentemente evitado no idoso, que pode achar as medicações por prazo mais longo irritantes para o seu estômago. Por outro lado, as medicações mais fortes podem colocar o paciente idoso em maior risco de desidratação.

Esteroides reduzem inflamação e são o tratamento básico das infecções fúngicas dos seios paranasais. Eles também podem causar gastrite e refluxo intenso. Alguns idosos também podem desenvolver psicose por esteroides, com euforia ou depressão. Estas medicações não devem ser evitadas, mas os efeitos colaterais devem ser cuidadosamente discutidos e compreendidos pelo paciente idoso antes da sua utilização. Agentes antifúngicos sistêmicos podem ser utilizados, se houver culturas demonstrando o tipo de fungo ou se a suspeita de fungo for alta. Antibióticos inalados e agentes antifúngicos aerossolizados também estão disponíveis. Muitos pacientes idosos acham os aparelhos difíceis de usar e irritantes para o nariz. Tal como outras medicações, o formato de medicação única para as medicações aerossolizadas ajudará o paciente idoso a evitar medicações que os irritam, enquanto identificam as drogas que podem ajudá-los. Se aerossóis em combinação forem usados, o paciente pode querer parar com todos eles, o que pode limitar a escolha de terapia clínica pelo médico.

As irrigações *Neti pot* e soro fisiológico são prescritas comumente para o tratamento de doenças nasais e sinusais. O paciente idoso pode apresentar ressecamento nasal em razão de uma redução natural nas glândulas seromucosas e do uso de outras medicações cardiológicas e anti-hipertensivas. As irrigações salinas ajudam a limpar o nariz e fornecem a umidade necessária. Mostrar aos pacientes como usar os frascos antes que eles deixem o consultório do médico melhorará a obediência e o uso apropriado. Existem, no entanto, diversas desvantagens nas irrigações salinas que o paciente e o médico precisam apreciar. Primeiramente, os frascos devem ser mantidos limpos diariamente e não devem ser guardados no banheiro, de modo a reduzir a contaminação bacteriana. Em segundo lugar, as irrigações devem ser feitas delicadamente, porque a congestão das orelhas médias por refluxo ascendente pela tuba auditiva é comum e pode reduzir a audição do idoso, que pode já estar usando uma prótese auditiva. Em terceiro lugar, a água utilizada deve ser destilada, porque a água da torneira pode

Quadro 12.4 Antibióticos com interações com drogas comumente usadas pelos idosos

Antibiótico	Drogas com interação	Efeitos
Macrolídeos	Digoxina	Aumenta efeitos
	Teofilina	Náusea, convulsões, apneia
	Viagra	Aumenta efeitos
	Lipitor	Aumenta efeitos
	Dilantin	Aumenta efeitos
	Varfarina	Aumenta PT e sangramento
	Carbamazepina	Nistagmo, ataxia, náusea
	Esteroides	Aumenta efeitos
Clindamicina	Eritromicina	Aumenta efeitos
	Diazepam	Prolonga paralisia
Ampicilina	Alopurinol	Aumenta chance de erupção cutânea
Tetraciclinas	Digoxina	Aumenta nível, toxicidade durante meses
	Antiácidos	Diminui absorção
	Barbitúricos	Diminui níveis
	Varfarina	Aumenta chance de sangramento
TMP/SMX	Diuréticos	Aumenta potássio e diminui sódio
	Digoxina	Aumenta níveis
	Ciclosporina	Diminui níveis, aumenta Cr
	Varfarina	Aumenta chance de sangramento
	Metotrexato	Aumenta supressão da medula óssea
	Fenobarbital	Diminui absorção de sulfa
Fluoroquinolonas	Insulina	Alteração dos níveis de glicemia
	Carafate	Diminui absorção
	Antiácidos e vitaminas	Diminui níveis
	Drogas anti-inflamatórias não esteroides	Aumenta níveis no sistema nervoso central e convulsões
	Varfarina	Aumenta chance de sangramento
	Antiarrítmicos	Aumenta intervalo Q-T
	Cafeína	Aumenta níveis
	Dilantin	Altera níveis
Aminoglicosídeos	Furosemida	Aumenta oto e nefrotoxicidade
	Cisplatina	Aumenta oto e nefrotoxicidade
	Bloqueadores neuromusculares	Apneia
Flagil	Álcool	Rubor e diarreia
	Varfarina	Aumenta chance de sangramento

Adaptado com permissão de Fairbanks DNF. Pocket Guide to Antimicrobial Therapy in Otolaryngology-Head and Neck Surgery 13th ed. AAO-HNS; 2007:77-80.

conter uma variedade de metais pesados ou pequenas quantidades de outros contaminantes. Em quarto lugar, o paciente deve ser instruído quanto ao uso dos pacotes salinos ou como misturar suas próprias combinações de sal e bicarbonato para fornecer a adequada osmolaridade e pH para o líquido de irrigação.

■ Terapia Cirúrgica

As indicações de cirurgia nasossinusal no idoso são as mesmas que em adultos mais jovens, com algumas modificações. As indicações absolutas incluem complicações iminentes, como cegueira ou abscesso cerebral, cefaleias incessantes por doenças nos seios frontal ou esfenoidal, tosse grave por esfenoidite crônica e sinusites, resultando de problemas dentários complexos que podem pôr em risco implantes dentários. As indicações relativas são as mesmas que em adultos jovens, e a necessidade de cirurgia dependerá da capacidade do paciente de tolerar a terapia clínica. Alguns pacientes geriátricos têm múltiplas alergias a antibióticos, que limitam as opções disponíveis para tratar uma infecção. Alguns não podem utilizar *sprays* com sulfitos ou com certos conservantes. Outros não são capazes de tolerar os sintomas das infecções sinusais ou tiveram múltiplas pneumonias por suas infecções. O que deve ser evitado é pensar que rinorreia ou anosmia relacionadas com a idade melhorarão com cirurgia sinusal ou nasal.

A abordagem aos pacientes geriátricos é diferente daquela para adultos jovens, necessitando de cirurgia nasal ou sinusal. Primeiramente, as indicações devem ser claramente delineadas para os pacientes a fim de superar o medo, que os poderia levar a evitar tratamento necessário. Em segundo lugar, o cirurgião deve apresentar a mesma discussão dentro da abrangência das diretrizes do *Health Insurance Portability and Accountability Act*, 1996 (HIPAA) com quaisquer prestadores de assistência a fim de que os prestadores de assistência compreendam e sejam capazes de discutir a situação com os pacientes e os ajudar com tratamento pós-operatório. Isto pode significar que os pacientes tenham que ir e voltar ao hospital para a cirurgia e ao consultório do médico para o necessário tratamento pós-operatório. Este "contrato" pós-operatório com os pacientes e as famílias deve incluir uma revisão razoável das necessidades de tempo durante o primeiro ano pós-operatório, quando recorrências são mais frequentes e devem ser evitadas. Em terceiro lugar, o cirurgião deve triangular com o médico de atenção primária para assegurar que todos os testes pré-operatórios e protocolos de tratamento sejam cumpridos. Isto pode incluir mudanças no horário de medicações e interrupção do uso de anticoagulantes por alguns dias pré-operatoriamente ou admitir o paciente no hospital para uma mudança na anticoagulação. Se houver um marca-passo, e o uso de um cautério for possível, então o eletrofisiologista deve fazer parte da discussão, ou o cautério bipolar apropriado deverá estar disponível. Em quarto lugar, quaisquer problemas oftalmológicos e alterações da visão devem ser documentados, e um plano pós-operatório deve ser pré-realizado. Os riscos da cirurgia devem ser balanceados com os benefícios do sucesso e registrados no prontuário como parte da avaliação do risco.

Em quinto lugar, não considere a anestesia assunto resolvido. O paciente pode querer conversar com o anestesiologista antecipadamente, particularmente se tiver havido quaisquer experiências anteriores de anestesia que ele deva conhecer para planejar. Em razão de voz fraca ou pneumonia ou refluxo antecedente, a escolha de intubação ou o uso de máscara laríngea (LMA) deve ser predeterminado. Em geral, a cirurgia nasal e sinusal no paciente idoso pode ser realizada com maior segurança sob uma anestesia geral leve (nível 1) do que local com sedação. Os pacientes que recebem anestesia local podem ficar mais desconfortáveis, ser incapazes de tolerar suas próprias secreções ou pequenos sangramentos, e necessitar que o procedimento seja interrompido várias vezes em razão de variações na pressão arterial.

Uma questão essencial é se podemos efetuar cirurgia nasal e sinusal com segurança no paciente geriátrico. A resposta global é sim, com algumas limitações. Durante os últimos 15 anos houve seis trabalhos e apresentações que lidaram com esta questão. Jiang e Hsu, em 2001, avaliaram 171 pacientes geriátricos submetidos a cirurgias para sinusites crônicas. Eles observaram que houve bons resultados em todos os grupos etários, mas um número mais alto de pequenas complicações operatórias.[39] Catalano *et al.* em 2004 avaliaram um grupo de 100 pacientes geriátricos (média de idade 74,5) submetidos a técnicas cirúrgicas sinusais minimamente invasivas, com 84%, descrevendo um aumento significativo nos padrões de qualidade de vida. A única complicação foi epistaxe em 2%.[40] Edelstein e Jackman, em 2003, avaliaram um grupo de 63 pacientes idosos entre as idades de 65 e 89 que tinham se apresentado com queixas e sintomas semelhantes a adultos jovens, todos os quais se submeteram à cirurgia nasal e sinusal. Notavelmente, a maioria dos pacientes necessitou de correção septal nasal para acesso aos seus seios paranasais e tiveram uma maior prevalência de cirurgia do seio esfenoidal do que os controles. A taxa de complicação ficou inalterada, e houve diferenças insignificantes nos grupos cirúrgicos mais jovens *versus* idosos.[41]

Ramadan e VanMetre, em 2004, também fizeram a pergunta se as taxas de complicação foram mais altas no grupo mais jovem *versus* o grupo geriátrico. Os autores compararam 46 pacientes acima da idade de 65 a um grupo controle de 522 abaixo de 65. A taxa de complicações foi mais alta no grupo dos idosos com uma taxa de 22% *versus* 13% no grupo-controle mais jovem. Também encontraram um maior número de cirurgias frontais e esfenoidais em razão de um maior número de infecções crônicas, comprometendo os seios paranasais, que ocorreram próximas do cérebro e tiveram que ser ser operadas em razão da falha da terapia clínica. Houve uma alta prevalência de sangramento no grupo dos idosos, de 6,5% *versus* o grupo mais jovem com 3,4%. O grupo dos idosos também apresentou mais equimoses periorbitárias pós-operatórias, especialmente em casos de revisão.[42] Colclasure *et al.*, em 2004, avaliaram 56 pacientes acima da idade de 61 anos. Seis pacientes foram submetidos apenas a cirurgias sinusais endoscópicas, e todos tiveram resultados de qualidade de vida melhorados no *Sino-Nasal Outcome Test* (SNOT-20). As piores complicações foram crostas pós-operatórias, e não houve grandes complicações e nenhuma revisão dentro do primeiro ano pós-operatório.[43] Busaha e Hossain, em 2004, avaliaram 40 pacientes geriátricos submetidos a cirurgias septais e de redução das conchas nasais. Metade dos pacientes foi submetida à anestesia geral e metade a cirurgias com sedação leve, sem qualquer problema. Utilizando os escores *Short Form Health Survey* (SF-12), os autores observaram uma tendência de melhora após a cirurgia para melhorar a respiração nasal. Eles encontraram melhora no gotejamento pós-nasal, rinorreia e congestão, mas não em dor nasal ou sinusal ou cefaleias. Eles assinalam que houve uma redução importante nas medicações nasais pós-operatoriamente, o que era um dos objetivos da cirurgia. O estudo excluiu pacientes com sinusites crônicas.[44]

Halmos *et al.* recentemente publicaram sobre a comorbidade, complicações e sobrevida de malignidades nasossinusais comparando os adultos com menos de 70 anos ao grupo acima da idade de 70. Como previsto, as comorbidades foram maiores no grupo mais velho, mas surpreendentemente, não houve diferença importante nas taxas de complicações. O único preditor de complicações foi a duração da cirurgia, fato semelhante ao que ocorre em outras cirurgias no idoso. Os idosos não mostraram alteração na sobrevida com base no tipo celular, mas isto pode ter sido decorrente dos números mais baixos de pacientes. Os autores realçaram que a avaliação pré-operatória e a seleção cuidadosa de pacientes levaram a estes excelentes resultados em pacientes geriátricos com tumores nasais.[45]

Técnicas mais recentes como sinusoplastia com balão têm lugar em todo tratamento sinusal, mas apresentam dificuldades especiais ao paciente idoso. A sinusoplastia com balão pode ser realizada em centro cirúrgico, como parte do plano cirúrgico; entretanto, ela pode impor muitos problemas ao paciente idoso se efetuada no contexto de consultório. Primeiramente, pode haver necessidade de monitorização cardíaca. Em segundo lugar, há necessidade de maiores quantidades de anestésicos, que podem apresentar efeitos cardíacos adversos e dar aos pacientes uma sensação de que eles não podem engolir. Em terceiro lugar, pequenas quantidades de sangramento podem terminar o procedimento prematuramente. Entretanto, a sinusoplastia pode abrir os seios sem manipulação importante e ajudar o cirurgião a evitar um retorno à sala de cirurgias, o que o paciente idoso pode querer evitar por uma variedade de razões. Uma vez que os seios paranasais com balão sejam abertos, culturas focalizadas podem ser colhidas, e os seios podem ser adicionalmente examinados quanto a outras doenças.

O tratamento cirúrgico do nariz e seios exige algumas pequenas alterações na árvore decisória e mapeamento cirúrgico dos pacientes geriátricos em comparação a adultos jovens. Em primeiro lugar, a cirurgia deve ser cuidadosamente mapeada antecipadamente, e possíveis áreas críticas devem ser notadas, especialmente em relação à órbita e base do crânio. Em segundo lugar, deve haver uma atenção extra quanto ao fato de se o paciente sofreu trauma precedente próximo ao olho, o que predisporia o paciente a equimose periorbitária ou edema. Em terceiro lugar, a área próxima aos seios etmoidais anteriores e concha inferior anterior deve ser manipulada cuidadosamente se para evitar distúrbios lacrimais, uma vez que o idoso já apresente uma prevalência ligeiramente mais alta de epífora. Em quarto lugar, uma vez que os idosos possam apresentar um processo de cura mais lento, a remoção de qualquer mucosa respiratória deve ser limitada, o que também limitará a formação de crostas e sinéquias. Em quinto lugar, deve haver remoção limitada de qualquer tecido das conchas, uma vez que o nariz geriátrico possa apresentar ressecamento por uma variedade de causas. A redução por radiofrequência retrairá as conchas hipertróficas sem tocar na mucosa. Em sexto lugar, embora haja uma insistência para se evitar cirurgia septal no idoso, visando minimizar o tempo despendido sob anestesia geral, os esporões septais devem ser removidos, uma vez que a maioria dos pacientes geriátricos não tolerará a limpeza e cuidado necessários nos seios se o nariz doer pelo uso de endoscópios. Em sétimo lugar, o cirurgião deve considerar os marcos anatômicos ósseos e os riscos negativos de violar a lâmina cribriforme no paciente idoso, que pode não se recuperar com facilidade da neurocirurgia adicional. Em oitavo lugar, limitar o uso de agentes vasoconstritores e restringir o uso de mechas de cocaína, se o paciente for portador de cardiopatia. Em nono lugar, estar preparado para complicações pós-operatórias, acompanhando o paciente mais estritamente, pensando em usar tamponamentos de pequenas dimensões ou mechas, se houver algum sangramento, e checando o paciente mais frequentemente na sala de recuperação até que ele ou ela esteja acordado e pronto para deixar o hospital ou o centro cirúrgico (**Quadro 12.5**).

Cirurgias sinusais para sinusites crônicas podem ser realizadas efetivamente com bons resultados no paciente geriátrico. Cirurgias nasais e sinusais podem ter excelentes resultados, desde que os princípios originais de Proetz, sobre os quais toda a cirurgia nasal e sinusal é baseada, sejam obedecidos.[46] Os pacientes devem ser adequadamente preparados para a cirurgia e o período pós-operatório imediato, particularmente se eles estiverem indo para casa.

Quadro 12.5 Pontos-chave na tomada de decisão cirúrgica no paciente idoso

1. Compreender as indicações absolutas e relativas da cirurgia
2. Discutir a cirurgia com os médicos que assistem o paciente
3. Triangular com o médico de atenção primária a necessária avaliação pré-operatória e quaisquer alterações e necessidades de assistência pré- e pós-operatória
4. Documentar quaisquer problemas oftalmológicos pré-operatoriamente e envolver o oftalmologista intra e pós-operatoriamente, conforme necessário
5. Não dar a anestesia como assunto resolvido; planejar antecipadamente com o anestesiologista
6. Mapear a cirurgia antecipadamente e compreender as armadilhas
7. Evitar ductos nasolacrimais, base do crânio e remoção excessiva de mucosa nasal, das conchas ou sinusal
8. Considerar reparo septal para respiração e para preparar para tratamento pós-operatório
9. Limitar agentes vasoconstritores
10. Preparar para complicações e considerar a tolerância do paciente para cirurgia ou manipulação adicional
11. Descrever o "contrato" pós-operatório com os pacientes e os cuidadores
12. Ver o paciente tão frequentemente quanto necessário para exame, tratamento, discussão de problemas e para responder a perguntas

Eles precisam também compreender a necessidade de obedecer estritamente à limpeza dos seios, incluindo desbridamento. Cada paciente necessita compreender o "contrato" cirúrgico e a necessidade de cumprir as instruções, tomar as medicações pós-operatórias e fazer planos para retornar ao consultório, conforme necessário. As expectativas do paciente, a família e o cirurgião precisam estar alinhadas. É necessário que o médico de atenção primária do paciente compreenda as indicações e esteja "a bordo" para ajudar com a avaliação pré-operatória para anestesia e com quaisquer alterações nos protocolos de medicação do paciente antes e depois da cirurgia. Isto reduzirá a ansiedade antes do tratamento e permitirá com que se esteja pronto para quaisquer irregularidades da cura pós-operatória.

■ Conclusão

À medida que a população envelhece, o número de pacientes acima da idade de 65 anos com queixas rinológicas aumentará dramaticamente. Os médicos devem diferenciar o desenvolvimento no período fetal de crescimento na infância do nariz adulto normal. Também há necessidade de que eles apreciem as transformações que ocorrem no nariz na senescência. A maioria dos otorrinolaringologistas trata o paciente geriátrico e está bem equipada para compreender a perda de audição do envelhecimento e a disfonia ou a disfagia do idoso, mas não está equipada para avaliar os problemas de enfrentar o envelhecimento do nariz e seios. Nossos tratamentos médicos e árvores de decisão cirúrgicas devem ser modificados, e nossos preconceitos ao lidar com os idosos mudados, para se adaptarem a um acúmulo em expansão de pacientes geriátricos.

■ Referências Bibliográficas

1. U.S. Census Bureau. International database. Table 094. Midyear population, by age and sex, 2003
2. Kinsella K, Velkoff V; U.S. Census Bureau. An Aging World: 2001. Washington, DC: U.S. Government Printing Office; 2001. Series P95
3. U.S. Census Bureau. Briefs. Table 4: Age and Sex Composition. Washington, DC: U.S. Government Printing Office; 2011
4. Pallanch JF, McCaffrey TV, Kern EB. Normal nasal resistance. Otolaryngol Head Neck Surg 1985;93(6):778–785
5. Metson RB, Gliklich RE. Clinical outcomes in patients with chronic sinusitis. Laryngoscope 2000;110(3 Pt 3):24–28
6. Cole P. The Respiratory Role of the Upper Airways. St. Louis, MO: Mosby–Yearbook; 1993:3
7. Vig PS, Zajac DJ. Age and gender effects on nasal respiratory function in normal subjects. Cleft Palate Craniofac J 1993;30(3):279–284
8. Friedman O. Changes associated with the aging face. Facial Plast Surg Clin North Am 2005;13(3):371–380
9. Quatela VC, Pearson JM. Management of the aging nose. In: Sclafani AP, ed. Management of the Aging Face Facial Plast Surg 2009;(25):215–221
10. Glanville EV. Nasal shape, prognathism and adaption in man. Am J Phys Anthropol 1969;30(1):29–37
11. Brodie AG. Facial patterns, a theme on variation. Angle Orthod 1946;16:75–87
12. Farkas LG, Posnick JC, Hreczko TM. Growth patterns of the face: a morphometric study. Cleft Palate Craniofac J 1992;29(4):308–315
13. Enlow DH. A morphogenetic analysis of facial growth. Am J Orthod 1966;52(4):283–299
14. Vetter U, Heit W, Helbing G, Heinze E, Pirsig W. Growth of the human septal cartilage: cell density and colony formation of septal chondrocytes. Laryngoscope 1984;94(9):1226–1229
15. Edelstein DR. Aging of the normal nose in adults. Laryngoscope 1996;106(9 Pt 2, Suppl 81):1–25
16. West MD. The cellular and molecular biology of skin aging. Arch Dermatol 1994;130(1):87–95
17. Cole P. Upper respiratory airflow. In: Proctor DF, Andersen I, eds. The Nose: Upper Airway Physiology and the Atmospheric Environment. Amsterdam, Netherlands: Elsevier Biomedical Press; 1982:171
18. Swift DL. Physical principles of airflow and transport phenomena influencing air modifications. In: Proctor DF, Andersen I, eds. The Nose: Upper Airway Physiology and the Atmospheric Environment. Amsterdam, Netherlands: Elsevier Biomedical Press; 1982:340–341
19. Bosisio E, Scoccimarro A, Rizzi M, Raguso A, Sergi M. Mean transit time, forced expiratory volume and age in healthy male smokers and non-smokers. Respiration 1986;49(1):23–26
20. Madeo J, Li Z, Frieri M. Asthma in the geriatric population. Allergy Asthma Proc 2013;34(5):427–433
21. Doty RL, Shaman P, Applebaum SL, Giberson R, Siksorski L, Rosenberg L. Smell identification ability: changes with age. Science 1984;226(4681):1441–1443
22. Hoffman HJ, Ishii EK, MacTurk RH. Age-related changes in the prevalence of smell/taste problems among the United States adult population. Results of the 1994 disability supplement to the National Health Interview Survey (NHIS). Ann N Y Acad Sci 1998;855:716–722

23. Murphy C, Schubert CR, Cruickshanks KJ, Klein BE, Klein R, Nondahl DM. Prevalence of olfactory impairment in older adults. JAMA 2002;288(18):2307–2312
24. Spielman AI. Chemosensory function and dysfunction. Crit Rev Oral Biol Med 1998;9(3):267–291
25. Murphy C, Doty RL, Duncan HJ. Clinical disorders of olfaction. In: Doty RL, ed. Handbook of Olfaction and Gustation. 2nd ed. New York, NY: Marcel Dekker; 2003:461–478
26. Smutzer GS, Doty RL, Arnold SE, Trojanowski JQ. Olfactory system neuropathology in Alzheimer's disease, Parkinson's disease and schizophrenia. In: Doty RL, ed. Handbook of Olfaction and Gustation. 2nd ed. New York, NY: Marcel Dekker; 2003:503–525
27. Price JL, Davis PB, Morris JC, White DL. The distribution of tangles, plaques and related immunohistochemical markers in healthy aging and Alzheimer's disease. Neurobiol Aging 1991;12(4):295–312
28. Cerf-Ducastel B, Murphy C. FMRI brain activation in response to odors is reduced in primary olfactory areas of elderly subjects. Brain Res 2003;986(1-2):39–53
29. Serby M, Mohan C, Aryan M, Williams L, Mohs RC, Davis KL. Olfactory identification deficits in relatives of Alzheimer's disease patients. Biol Psychiatry 1996;39(5):375–377
30. Busse PJ, Kilaru K. Complexities of diagnosis and treatment of allergic respiratory disease in the elderly. Drugs Aging 2009;26(1):1–22
31. Pinto JM, Jeswani S. Rhinitis in the geriatric population. Allergy Asthma Clin Immunol 2010;6(1):10
32. Chadwick SJ. Allergic rhinitis in the elderly. In: Calhoun KH, Eibling DE, eds. Geriatric Otolaryngology. New York, NY: Taylor and Francis; 2006:225–238
33. Nocon CC, Pinto JM. Clinical presentation and management of geriatric rhinitis. Aging Health 2009;5(4):569–583
34. Chronic conditions: A challenge for the 21st century. National Academy on an Aging Society 1999;(1):1–6
35. Leibovitz A, Baumoehl Y, Steinberg D, Segal R. Biodynamics of biofilm formation on nasogastric tubes in elderly patients. Isr Med Assoc J 2005;7(7):428–430
36. Beers MH. Explicit criteria for determining potentially inappropriate medication use by the elderly. An update. Arch Intern Med 1997;157(14):1531–1536
37. Budnitz DS, Lovegrove MC, Shehab N, Richards CL. Emergency hospitalizations for adverse drug events in older Americans. N Engl J Med 2011;365(21):2002–2012
38. Fairbanks DNF. Pocket Guide to Antimicrobial Therapy in Otolaryngology–Head and Neck Surgery. 13th ed. Alexandria, VA: AAO-HNS; 2007:77–80
39. Jiang RS, Hsu CY. Endoscopic sinus surgery for the treatment of chronic sinusitis in geriatric patients. Ear Nose Throat J 2001;80(4):230–232
40. Catalano PJ, Setliff RC, Catalano LA. Minimally invasive sinus surgery in the geriatric patient. Operative Techniques in Otolaryngology HNS 2001;12(2):85–90
41. Edelstein DR, Jackman A. Geriatric endoscopic sinus surgery in the geriatric population. Presented at the eastern section of the Triological Society; Boston, MA; January 25, 2003
42. Ramadan HH, VanMetre R. Endoscopic sinus surgery in geriatric population. Am J Rhinol 2004;18(2):125–127
43. Colclasure JC, Gross CW, Kountakis SE. Endoscopic sinus surgery in patients older than sixty. Otolaryngol Head Neck Surg 2004;131(6):946–949
44. Busaba NY, Hossain M. Clinical outcomes of septoplasty and inferior turbinate reduction in the geriatric veterans' population. Am J Rhinol 2004;18(6):343–347
45. Halmos GB, Peters TTA, Roodenburg JLN, van Dijk BA, van der Laan BF. Comorbidity, complications, and survival of sinonasal malignancies in young and elderly treated by surgery. Otolaryngol Head Neck Surg 2013;148(5):860–866
46. Proetz AW. Essays on the Applied Physiology of the Nose. 2nd ed. St. Louis, MO: Annals Publishing; 1953

13 Paladar e Olfato no Idoso

Richard L. Doty ▪ Hussam F. Tallab

■ Introdução

Está bem estabelecido que as funções do paladar e olfato declinam com a idade em uma grande proporção da população.[1,2] Esses decréscimos não são isentos de consequências. Por exemplo, em um estudo de 750 pacientes consecutivos que se apresentaram no nosso Centro de Olfato e Paladar com queixas de distúrbios quimiossensoriais, 68% experimentavam qualidade de vida diminuída, 46% relatavam alterações no apetite ou no peso corporal, e 56% observavam influências adversas sobre a vida diária ou o bem-estar psicológico.[3] Em outro estudo com mais de 400 pacientes, muitos dos quais eram idosos, pelo menos um evento perigoso, como deixar de detectar fogo ou vazamento de gás, foi descrito por 45,2% daqueles com anosmia, 34,1 daqueles com hiposmia grave, 32,8% daqueles com hiposmia moderada, 24,2% daqueles com hiposmia branda, e 19% daqueles com função olfatória normal.

Este capítulo apresenta uma visão geral das alterações funcionais e fisiopatológicas nos sentidos do paladar e olfato que são associados ao envelhecimento. O objetivo é fornecer ao clínico uma compreensão básica destas alterações e informação de valor para tratar e aconselhar os pacientes idosos que se apresentarem com aberrações destes sentidos. Embora a disfunção do olfato possa ser um sinal precoce de diversas doenças relacionadas com a idade, mais notavelmente as doenças de Alzheimer e de Parkinson esporádica, sugerimos ao leitor outras fontes para revisões mais detalhadas sobre estes tópicos.[5,6]

■ Anatomia Básica dos Sistemas do Paladar e do Olfato

Sistema do Paladar Oral

As substâncias que penetram na cavidade oral são sentidas pelos receptores do paladar no interior de botões gustativos com formato caliciforme, que consistem em receptores, células de suporte e células basais (**Fig. 13.1**). Esses botões, que são em torno de 8.000 nos humanos, estão embutidos nas papilas fungiformes, foliadas e circunvaladas da língua (**Fig. 13.2**), bem como no interior da mucosa do palato mole, epiglote, esôfago rostral e superfície laríngea da epiglote, e se espalham caudalmente em torno das pregas ariepiglóticas, atingindo densidade máxima na face do lado laríngeo do tubérculo aritenóideo. Algumas sensações gustativas, como doce, amargo e picante (umami), são dependentes de proteínas receptoras acopladas a G-proteínas localizadas em microvilos de células receptoras dentro dos botões. É interessante que essas proteínas são bastante ubíquas em todo o corpo, sendo encontradas nos revestimentos da laringe, epiglote, estômago, pâncreas e cólon. No tubo digestório, elas influenciam a absorção química, digestório, liberação de insulina e o metabolismo dos alimentos e bebidas deglutidos.[7]

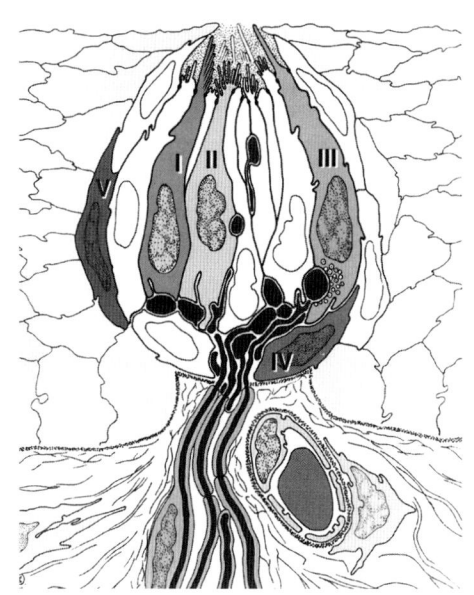

Fig. 13.1 Desenho idealizado de um corte longitudinal de um botão gustativo de mamífero. Células dos tipos I, II e III são alongadas. Estas células possuem diferentes tipos de microvilos no interior da fosseta gustativa e podem alcançar o poro gustativo. As células do Tipo IV são células basais, e as do tipo V são células marginais. Sinapses classicamente definidas ocorrem apenas entre células do tipo III e fibras nervosas. Muitos dos nervos gustativos possuem bainhas de mielina. (Reimpressa com permissão de Witt M, Reutter K, Miller IJ, Jr. Morphology of the peripheral taste system. In: Doty RL, ed. Handbook of Olfaction and Gustation. New York, NY: Marcel Dekker; 2003:651–677.)

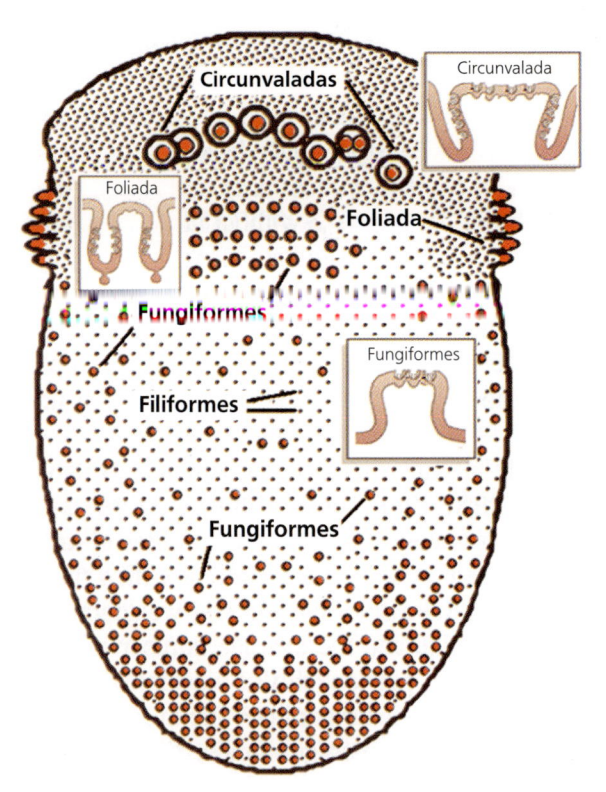

Fig. 13.2 Representação esquemática da língua demonstrando a distribuição relativa das quatro classes principais de papilas linguais, três das quais possuem botões gustativos (indentações nas imagens de detalhe representam botões gustativos). Botões gustativos são particularmente abundantes nos lados das papilas foliadas e circunvaladas. As glândulas de Ebner secretam seus materiais para o interior dos vales entre as últimas papilas. As papilas fungiformes podem variar consideravelmente em tamanho e são mais densas nas regiões anterolaterais da língua.

Diversos mecanismos estão envolvidos na transdução do paladar, dependendo da substância de teste e suas sensações qualitativas associadas.[8,9] Os receptores gustativos envolvidos em sensações doces, amargas e picantes pertencem a famílias distintas de genes dos receptores de G-proteínas. A família de genes associados a sensações doces e picantes compreende três genes de receptores *(TAS1R-TAS1R3)*, enquanto a família de genes de receptores amargos compreende mais de 60 genes de receptores *(TAS2R1-TAS2R60)*, embora alguns não sejam encontrados em humanos ou sejam pseudogenes. Em contraste, as sensações salgadas e azedas não são mediadas por receptores relacionados com G-proteínas. Gostos salgados, como o produzido pelo cloreto de sódio, exigem dissociação do sal em íons Na^+ e cloreto (Cl^-). A difusão dos íons Na^+ através de poros de membrana especializados nas células receptoras induz despolarização celular e liberação de transmissor. Gostos azedos, como o induzido por ácido clorídrico, são produzidos de forma similar, por meio de prótons (H^+).

As projeções neurais do sistema do paladar periférico humano se encontram demonstradas na **Fig. 13.3**. Os botões gustativos na porção anterior da língua são inervados pelo ramo da corda do tímpano do nervo craniano (CN) VII, que se funde com fibras do nervo lingual. Os botões gustativos no palato também são inervados pelo CN VII, com conexões através do gânglio geniculado. Os botões gustativos nas papilas foliadas e circunvaladas recebem sua inervação do nervo glossofaríngeo (CN IX), enquanto aqueles localizados na laringe e esôfago são inervados pelo nervo vago (CN IX). Em todos os casos, os aferentes dos botões gustativos penetram no tronco encefálicos e fazem sinapse com o núcleo do trato solitário (NTS), uma estrutura que se estende desde a medula rostrolateral em direção caudal ao longo da margem ventral dos núcleos vestibulares. As fibras fazem sinapse de uma maneira ordenada, de rostral a caudal, aquelas do CN VII sendo rostrais

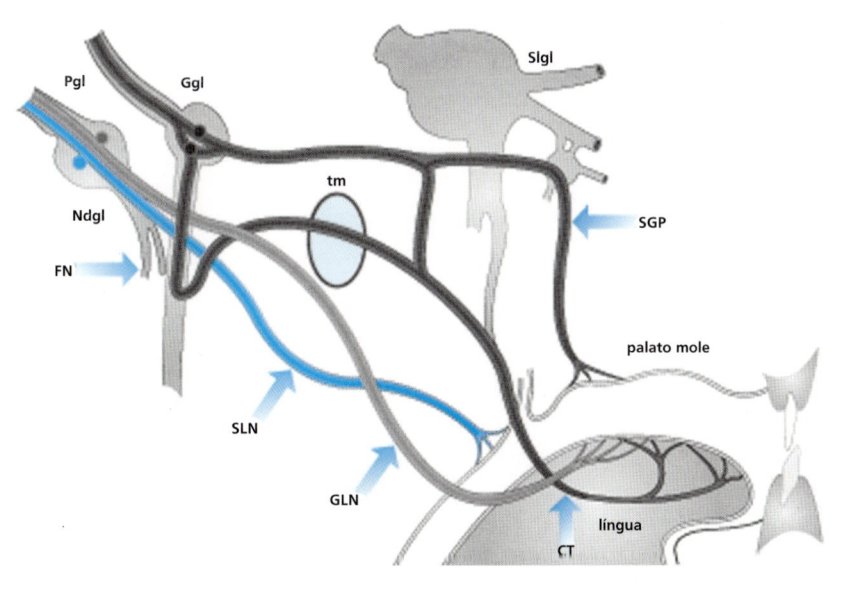

Fig. 13.3 Trajeto dos nervos gustativos periféricos. FN, nervo facial; Ggl, gânglio geniculado; Ndgl, gânglio nodoso; Pgl, gânglio petroso; SGP, nervo petroso maior superficial; tm, membrana timpânica; Slgl, gânglio semilunar. SLN, nervo laríngeo superior; GLN, nervo glossofaríngeo; CT, corda do tímpano. (Reimpressa com permissão de Welge-Luessen A. Management of Smell and Taste Disorders. New York, NY: Thieme; 2013.)

àquelas do CN IX, que por, sua vez, são rostrais àquelas do CN X.

Os neurônios de segunda ordem no interior do NTS ascendem ipsolateralmente para a divisão parvicelular do núcleo ventroposteromedial do tálamo através do trato tegmentar central.[10] A partir deste núcleo, são feitas projeções para o córtex primário do paladar, um conjunto de estruturas localizado na junção da ínsula anterior com o opérculo interno. Projeções adicionais são feitas a seguir para outras estruturas, mais notavelmente o córtex orbitofrontal, em que ocorrem interações com neurônios oriundos dos sistemas visual, somatossensorial e olfatório.

Sistema Olfatório

Diferentemente do sistema do paladar, os estímulos principais deste sistema são vapores. Os odorantes entram por difusão ou inalação e se dissolvem no muco que existe sobrejacente ao neuroepitélio olfatório. Este epitélio colunar pseudoestratificado reveste a lâmina cribriforme, setores do septo nasal superior e ambas as conchas, superior e média. Como os receptores envolvidos nas sensações de paladar doces, amargas e picantes, os receptores olfatórios são receptores acoplados a G-proteínas. Eles estão embutidos nas membranas ciliares de 6 a 10 milhões de células receptoras bipolares, localizadas no neuroepitélio (**Fig. 13.4**).[11] Aproximadamente 400 diferentes proteínas receptoras são expressadas nos humanos. Curiosamente, cada célula receptora expressa apenas um tipo de proteína receptora. Diversamente do muco no interior do epitélio nasal, o da região olfatória é produzido pelas glândulas de Bowman especializadas. Estas secreções são repletas de numerosos tipos de enzimas que degradam xenobióticos e odorantes.[12] Outros tipos celulares encontrados no epitélio especializado são: (1) células de suporte, que, entre outras coisas, isolam as células receptoras olfatórias umas das outras; (2) células microvilosas, que provavelmente secretam óxido nítrico e desempenham um papel antibacteriano; e (3) células-tronco basais. Estas últimas células se diferenciam em outros tipos de células, substituindo-as quando elas sofrem dano ou morte por xenobióticos, envelhecimento ou outros processos.[13] Infelizmente, a restauração de células receptoras após danos é frequentemente incompleta ou inexistente.

Os axônios das células receptoras olfatórias coalescem no interior da lâmina própria em múltiplos feixes, chamados filos olfatórios. Cada filo contém fascículos embainhados por células gliais com propriedades semelhantes a astrócitos e mesaxônios de células de Schwann.[11] Os axônios das células receptoras correm no interior dos filos através dos forames da lâmina cribriforme para fazerem sinapse no interior do bulbo olfatório, uma projeção do prosencéfalo constituída por neurônios, fibras nervosas, micróglia, astrócitos e vasos sanguíneos (**Fig. 13.5**). Considerável processamento neural ocorre nesta estrutura. Os axônios das células receptoras penetram em estruturas semelhantes

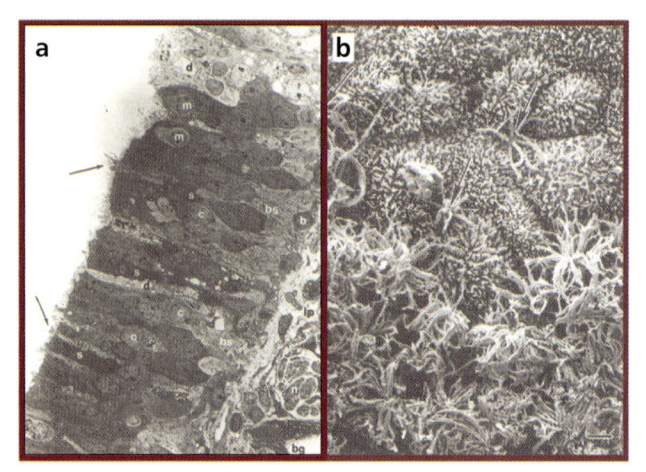

Fig. 13.4 (**a**) Corte transversal do epitélio olfatório humano. Quatro tipos principais de células podem ser discernidos: células receptoras bipolares (setas apontam grandes cílios desnudados nos botões dendríticos); c, corpo celular; m, célula microvilosa; s, células sustentaculares; b, células basais. bg, glândula de Bowman; lp, lâmina própria; n, coleção de axônios com uma célula embainhada; d, célula degenerando; bs, célula basal sofrendo mitose. (Foto cortesia do Dr. David Moran, Longmont, Colorado.) (**b**) Uma zona de transição entre o epitélio olfatório humano (*embaixo*) e o epitélio respiratório (*em cima*). Setas significam dois exemplos de dendritos de célula receptora olfatória com cílios que foram seccionados. Barra = 5 mm. (Utilizada com permissão de Menco BPM, Morrison EE. Morphology of the mammalian olfactory epithelium: form, fine structure, function, and pathology. In: Doty RL, ed. Handbook of Olfaction and Gustation. New York, NY: Marcel Dekker; 2003:17–49.)

a esferas, chamadas glomérulos, onde fazem sinapse com dendritos dos neurônios principais de projeção do bulbo, as células mitrais e tufadas. Os axônios das células secretam o transmissor aminoácido excitatório glutamato, que ativa receptores N-metil-D-aspartato (NMDA) e não NMDA nos dendritos dos neurônios mitrais, tufados e outros de segunda ordem.[14] Algumas células intrínsecas do bulbo olfatório, chamadas células periglomerulares, influenciam a atividade neural entre os glomérulos e são em grande parte dopaminérgicas. Estas células servem para modificar os sinais que chegam e, quando ocorre estimulação excessiva, suprimem a atividade no nervo olfatório e das células mitrais/tufadas, diminuindo, de fato, o volume de emissão no bulbo olfatório.[15] As células que expressam ácido gama-aminobutírico (GABA), localizadas no cerne do bulbo, são chamadas células granulares e estendem processos para camadas bulbares mais periféricas, modulando a atividade no bulbo olfatório em alguns casos, de acordo com as necessidades do corpo, como fome ou excitação.[16] É interessante que estas células, bem como várias células próximas aos glomérulos, chamadas células periglomerulares, podem ser repovoadas por neuroblastos que migram da zona subventricular do cérebro através da corrente migratória rostral anterior.[17] Há alguma controvérsia quanto ao grau em que isto acontece em humanos.[18]

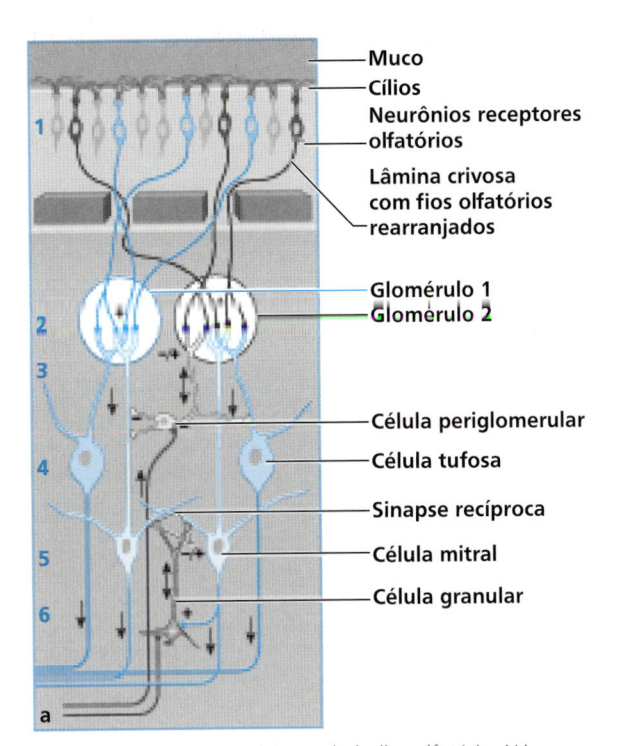

Fig. 13.5 Esquema da organização do bulbo olfatório. Números arábicos indicam a estrutura cortical: 1, camada de fibras nervosas; 2, camada glomerular; 3, camada plexiforme externa; 4, camada de células mitrais/tufadas; 5, camada plexiforme interna; 6, camada de células granulares. Codificação glomerular: Axônios de células receptoras, expressando o mesmo receptor olfatório, projetam-se apenas para alguns glomérulos análogos (p. ex., neurônios receptores olfatórios "azuis" convergem para glomérulos "azuis"). Fibras eferentes (bulbófugas, azuis) projetam-se de células mitrais/tufadas para estruturas olfatórias secundárias; fibras aferentes (centrófugas, cinzento) projetam-se ou de células mitrais contralaterais ou de núcleos centrais ipsolaterais e fazem sinapse com células glomerulares ou granulares, respectivamente. (Reimpressa com permissão de Welge-Luessen A. Management of Smell and Taste Disorders. New York, NY: Thieme; 2013.)

Os axônios das células mitrais e tufadas saem do bulbo via trato olfatório para fazer sinapse no lobo temporal ipsolateral. As principais projeções incluem aquelas para o núcleo olfatório anterior (AON), o córtex piriforme, o córtex peritonsilóideo, e o córtex entorrinal rostral (**Fig. 13.6**). Algumas conexões terciárias ao hemisfério oposto ocorrem através do AON e da comissura anterior.

■ Alterações Relacionadas com a Idade na Percepção de Paladar e Olfato

A maioria dos pacientes que se queixam de perda de paladar tem, de fato, função olfatória alterada que altera marcadamente os sabores. Isto acontece porque sensações de sabor, como chocolate, menta, pizza, maçã, morango e assim por diante, são dependentes da estimulação dos receptores olfatórios através da parte posterior da nasofaringe (chamada via retronasal). O bloqueio do nariz durante a alimentação, por exemplo, diminui grandemente ou elimina a sensação de sabor, uma vez que o movimento ativo de ar na direção da nasofaringe a partir da cavidade oral seja significativamente impedido.

Esta seção do capítulo lida especificamente com déficits relacionados com a idade observados na percepção de gosto e cheiro, processos fisiológicos que contribuem para esses déficits, e medicações associadas a alterações na quimiossensibilidade no idoso.

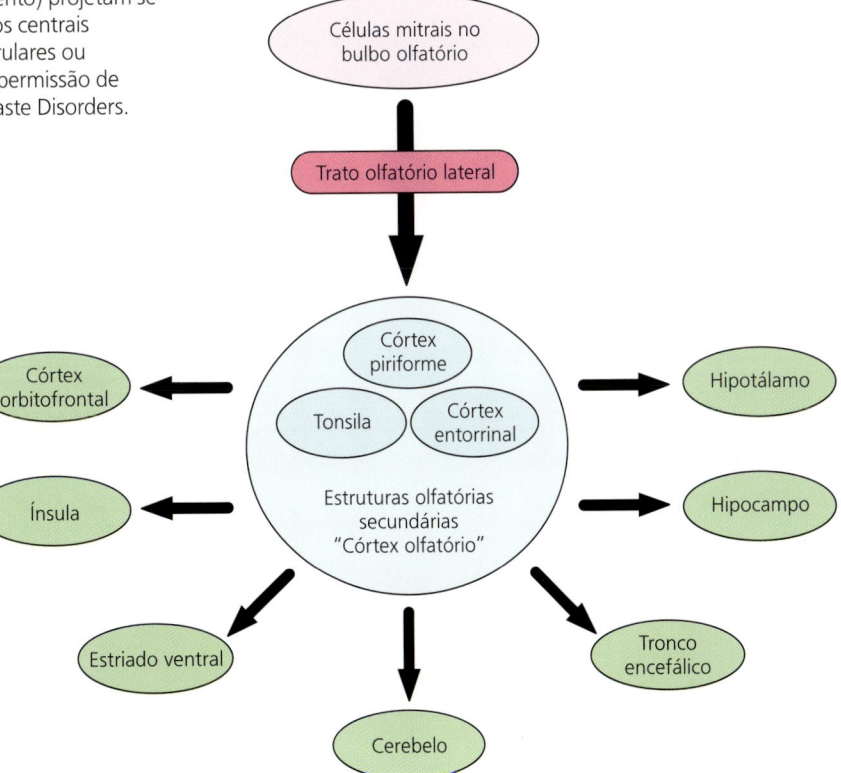

Fig. 13.6 Desenho esquemático simplificado das vias olfatórias bulbófugas essenciais, derivando das células mitrais do bulbo olfatório. O trato olfatório lateral carrega conexões diretas a estruturas olfatórias secundárias ("córtex olfatório") antes que estruturas olfatórias terciárias sejam atingidas. Projeções contralaterais e outros aferentes ao bulbo olfatório não estão indicados. (Reimpressa com permissão de Welge-Luessen A. Management of Smell and Taste Disorders. New York, NY: Thieme; 2013.)

Sistema do Paladar Oral

Decréscimos relacionados com a idade na capacidade de detectar baixas concentrações de substâncias de gosto, conforme medido por limiares de paladar, estão bem documentados para estímulos elétricos e químicos. Por exemplo, uma metanálise recente identificou 69 estudos que tinham descrito declínios relacionados com a idade na função do paladar, com a maioria refletindo limiares olfatórios elevados.[19] Déficits limiares foram encontrados para todas as quatro qualidades principais de gosto e incluem cafeína, ácido cítrico, ácido clorídrico, sulfato de magnésio, feniltiocarbamida (PTC), propiltiouracil (PROP), quinina, cloreto de sódio, sacarose, ácido tartárico e um grande número de aminoácidos.[20-34] Entretanto, a magnitude dos efeitos varia de estímulo para estímulo, e, em geral, os efeitos da idade parecem ser maiores para palatantes amargos e menores para os palatantes doces.[35-37] Poucos estudos avaliaram quando ocorre a progressão relacionada com a idade na disfunção. Uma exceção é um estudo recente que obteve limiares eletrogustométricos de 461 sujeitos, variando em idade de 15 a 94 anos.[22] Estes investigadores concluíram que a perda de paladar tipicamente ocorreu depois da idade de 60 anos, embora em algumas regiões da língua o déficit tenha aparecido uma década mais tarde.

Deve-se notar que a detecção de déficits relacionados com a idade depende não apenas das regiões orais que são avaliadas, mas também do tipo de teste que é realizado. Em geral, os déficits são mais acentuados quando os testes envolvem regiões pequenas e não grandes regiões da língua. Uma prova (*swishing*) de boca inteira de palatantes estimula múltiplos nervos e é menos sensível a déficits sutis. Um exemplo do declínio relacionado com a idade na sensibilidade das regiões de olfato da língua ao NaCl é mostrado na **Fig. 13.7**.[32]

Percepção supraliminar de palatantes é também alterada pela idade. Assim, embora pessoas jovens experimentem um aumento importante na intensidade de um estímulo de gosto, à medida que sua concentração é aumentada, algumas pessoas mais velhas experimentam uma percepção mais amortecida com a intensidade aumentada. Em um estudo, a inclinação da curva relacionando estimativas de magnitude de intensidade com concentrações de palatantes foi diminuída em adultos mais velhos em relação a adultos mais jovens por um fator médio de 1,76 para compostos de gosto amargo e 2,06 para compostos de gosto doce.[38] Contudo, em uma metanálise recente de déficits liminares e supraliminares em coortes mais velhas, apenas 64% (16/25) dos estudos supraliminares relataram um déficit significativo relacionado com a idade, em comparação a 87%

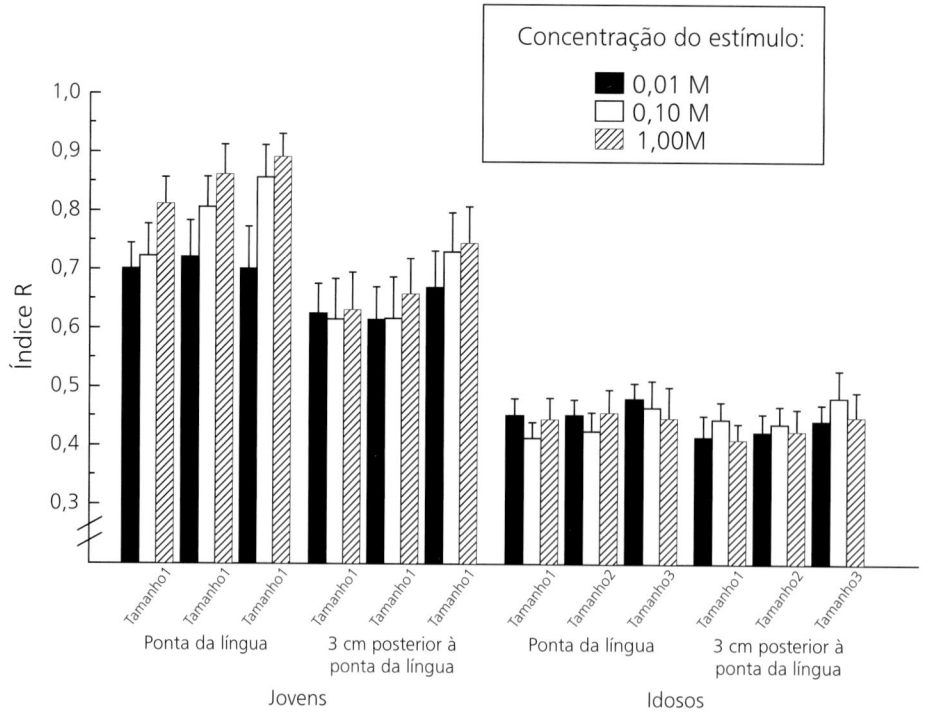

Fig. 13.7 A idade diminui marcadamente a sensibilidade regional ao cloreto de sódio (NaCl). Valores de sensibilidade média (± SEM) obtidos em 12 sujeitos jovens e 12 idosos para NaCl apresentado em duas regiões da língua para três áreas de estimulação (12,5, 25 e 50 mm^2) e três concentrações de estímulo de NaCl (0,01 M, 0,10 M e 1 M). Notar que a sensibilidade dos sujeitos idosos foi próxima do acaso (0,5) em todas as regiões de língua e em todas as áreas de estímulo avaliadas. Diferentemente do que ocorre nos sujeitos jovens, maior sensibilidade não observada na ponta da língua em relação a um local mais posterior na língua. (Reproduzido de Matsuda T, Doty RL. Regional taste sensitivity to NaCl: relationship to subject age, tongue locus and área of stimulation. Chem Senses 1995;20:283-290.)

(20/23) dos estudos liminares.[19] Admitindo que estas sejam proporções precisas, esta diferença poderia refletir mais poupança de função supraliminar ou uma sensibilidade maior dos testes liminares a alterações relacionadas com a idade na função do paladar.

Deve ser enfatizado que, em média, as alterações relacionadas com a idade na função do paladar não são as mesmas em homens e mulheres. Em geral, as mulheres idosas não exibem uma diminuição tão grande na função do paladar quanto os homens idosos; como no caso da olfação, seu declínio relacionado com a idade ocorre um pouco mais tardiamente na vida do que aquele que ocorre em homens. Este fenômeno pode refletir uma continuação das diferenças entre os sexos que aparecem precocemente na vida[39] — uma diferença entre os sexos que pode ser discernida utilizando-se uma variedade de procedimentos de teste, incluindo testes de limiares de detecção,[25,28] testes de limiar de reconhecimento,[30,40] testes de escalação supraliminares[41,42] e testes elétricos de limiar de paladar.[43]

Embora, conforme descrito mais tarde neste capítulo, a maior parte da mudança seja na capacidade de sentir gosto seja dependente de alterações na fisiologia do sistema do paladar, diversos fatores podem confundir as medidas de paladar, incluindo história prévia de tabagismo e higiene oral. Conforme assinalado por Bartoshuk et al.,[44] em alguns casos diminuições relacionadas com a idade na sensibilidade do paladar em baixas concentrações podem refletir um paladar de fundo "mascarador" ou disgeusia branda que resulta em má discriminação entre o controle com água e o palatante. Este conceito é suportado por observações de que a melhora da higiene oral resulta em uma redução dos limiares gustativos.[45,46] Por exemplo, Langan e Yearick observaram que pessoas idosas que receberam terapia de higiene oral profissional três vezes por semana durante 5 semanas experimentaram uma redução dos limiares para sacarose e cloreto de sódio em relação a um grupo controle que foi similarmente visitado por uma higienista oral que apenas inspecionava e limpava os dentes.[46]

Sistema Olfatório

Grandes decréscimos relacionados com a idade na capacidade de perceber odores estão bem documentados.[47-57] Um exemplo das alterações relacionadas com a idade na capacidade de identificar odores está apresentado na **Fig. 13.8**.[53] Note-se que as mulheres, em média, superam os homens em todas as idades e que os homens mostram um declínio mais precoce da função do que as mulheres. É importante que o declínio relacionado com a idade na sensibilidade a odores também ocorre para voláteis que chegam à região olfatória a partir da nasofaringe (i. e., vapores de alimentos ingeridos e bebidas).[58] Uma vez que a intensidade da percepção de odor retronasal seja influenciada pelos movimentos da boca que ocorrem durante a deglutição,[59] algumas diminuições rela-

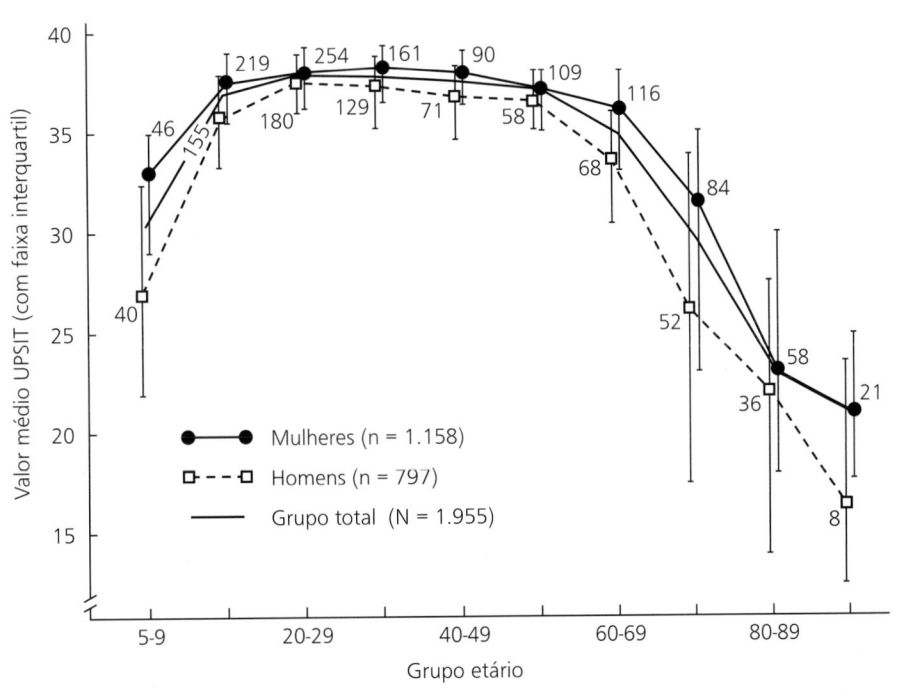

Fig. 13.8 Escores no Teste de Identificação de Odor da Universidade da Pennsylvania (UPSIT), um teste de identificação de odores com 40 itens autoadministrado, em função da idade e sexo do sujeito. Os números de cada ponto de dados indicam tamanhos de amostra. Notar que mulheres identificam melhor os odorantes do que homens em todas as idades. (Utilizada com permissão de Doty RL, Shaman P, Applebaum SL, Giberson R, Sikorsky L, Rosenberg, L. Smell identification ability: Changes with age. Science 1984;226:1441–1443. Copyright 1984 American Association for the Advancement of Science.)

cionadas com a idade nas sensações de sabor podem refletir menores números de moléculas atingindo a região receptora como resultado de diminuições na velocidade e magnitude da mastigação e deglutição. Declínios relacionados com a idade também estão presentes na responsividade da mucosa nasal a substâncias que produzem irritação e outras sensações nasais via terminações nervosas do nervo trigêmeo (CN V).[60]

Em geral, os indivíduos que exibem sensibilidade comparativamente baixa a um odorante exibem baixa sensibilidade a outros, enquanto aqueles que evidenciam sensibilidade comparativamente alta a um odorante tipicamente evidenciam alta sensibilidade a outros. Essas observações sugerem que existe um fator de "acuidade olfatória geral", análogo ao fator de inteligência geral derivado de itens de testes de inteligência.[61,62]

■ Base Fisiológica dos Déficits Quimiossensoriais Relacionados com a Idade

Em ambos os sistemas do paladar e do olfato, frequentemente ocorrem alterações relacionadas com a idade no número de elementos receptores funcionais.

Sistema do Paladar Oral

Intuitivamente seria previsível um declínio relacionado com a idade na função do paladar, refletindo um declínio relacionado com a idade no número de botões gustativos e células gustativas. Em geral, os limiares de detecção e a intensidade percebida dos palatantes apresentados a pequenas áreas da língua anterior são proporcionais ao número e densidade de papilas fungiformes e botões gustativos nas regiões estimuladas.[63-68] O número de sensações de estímulo derivado das estimulações de papilas individuais correlaciona-se com o número de botões gustativos presentes nas papilas, conforme determinado em necrópsia.[69]

Declínios no número de botões gustativos com a idade dependem das regiões específicas avaliadas da língua. Declínios relacionados com a idade nos números de botões gustativos foram descritos na *epiglote* e nas papilas *circunvaladas*.[70] Por exemplo, Mochizuki relatou os seguintes números dessas papilas: de 0 a 20 anos, 242 botões gustativos; de 21 a 60 anos, 196 botões gustativos: e de 61 a 90 anos, 116 botões gustativos.[71] Esses declínios não são aparentes nos números de botões gustativos das regiões anterior e medial das línguas de roedores, macacos e humanos.[72-75] Por exemplo, Arvidson encontrou ausência de diferenças por idade ou sexo nos números de botões gustativos em 182 papilas *fungiformes* coletadas em necrópsia de 22 pessoas, variando em idade de 2 a 90 anos.[76] Embora o número de botões gustativos em uma única papila variasse de 0 a 27, 63% das papilas não tinham botões gustativos absolutamente, 26% tinham 1 a 3 botões, e as restantes tinham 4 ou mais botões. Entre os indivíduos, o número médio de botões gustativos por papila variou de 0 a 9. Miller observou ausência de relação estatisticamente significativa entre idade e densidades de botões gustativos e, seja na ponta ou na região média de línguas de adultos jovens, embora os tamanhos da amostra tenham sido pequenos para adultos jovens (22-36 anos, $n = 5$), adultos de meia-idade (50-63 anos, $n = 7$), e adultos idosos (70-90 anos, $n = 6$).[75] Acentuada variabilidade foi observada em todas as idades — variabilidade que provavelmente obscureceu quaisquer alterações relacionadas com a idade. Mistretta e Oakley observaram que a porcentagem média de papilas *fungiformes* contendo botões gustativos em 344 ratos Fischer de idade de 4 a 6 meses, 20 a 24 meses, e 30 a 37 meses foi de 99,6, 99,3 e 94,7%, respectivamente.[74]

McBride e Mistretta[77] observaram respostas neurais diminuídas a alguns sais, ácidos e açúcares em registros neurofisiológicos dos nervos corda do tímpano de ratos mais velhos, mesmo apesar de não encontrarem evidência de uma diminuição nos números de botões de paladar.[74] Possíveis explicações deste fenômeno incluem alterações no epitélio que poderiam dificultar o movimento dos palatantes para o interior dos poros de paladar, diminuições na reatividade intrínseca das células receptoras de paladar, responsividade reduzida dos nervos gustativos, e inervação neural reduzida nos botões gustativos por fibras de paladar. É importante que os botões gustativos funcionem em um meio complexo, em que eles são banhados com outros produtos secretórios, como as secreções das glândulas de Ebner em torno das papilas foliadas, que podem elas próprias sofrer alterações relacionadas com a idade.

Relativamente pouco é conhecido sobre alterações nas vias gustativas do Sistema Nervoso Central que podem ser influenciadas pelo envelhecimento. Um estudo de ressonância magnética funcional (fMRI) relatou que, em relação a adultos jovens, adultos mais velhos exibiram, especialmente quando com fome, uma ativação positiva mais frequente e constante em regiões do cérebro associadas ao processamento gustatório e de recompensa, como a tonsila, núcleo caudado e córtex orbitofrontal. Entretanto, os dois grupos tiveram limiares de detecção psicofísica equivalentes para ácido cítrico, sacarose, NaCl e cafeína.

Distorções do paladar (disgeusias) ou alucinações do paladar (fantogeusias) não são incomuns no idoso. Felizmente, a maioria dessas afecções, que podem ser muito debilitadoras, se resolve com o tempo, embora em alguns casos essa resolução possa levar anos.[78] Várias disgeusias e outros problemas relacionados com o paladar do idoso podem ser relacionados com suas medicações, e a polifarmácia pode ser um determinante importante. De acordo com o *Physician's Desk Referente* (PDR), numerosas medicações comumente prescritas para os idosos são associadas a efeitos colaterais relacionados com o paladar, conforme refletido por termos, como *perda de paladar, gosto alterado, ageusia, perda de gosto, disgeusia, gosto ruim, hipogeusia, gosto amargo, gosto metálico, gosto desagradável* e *gosto salgado*.[79] As principais medicações ofensoras incluem anti-microbianos, antifúngicos, anti-hipertensivos, antihiperlipidêmicos e antidepressivos.[80] Cerca de 70% das drogas antilipêmicas listadas no PDR são associadas a efeitos colaterais no paladar, incluindo atorvastatina cálcica, fluvastatina, pravastatina, lovastatina e sinvastatina. Mais de um terço dos anti-hipertensivos foi descrito como tendo efeitos colaterais no paladar, incluindo bloqueadores dos canais de cálcio, diuréticos (p. ex., amilorida) e inibidores da enzima conversora de angiotensina (ACE). O captopril é mais frequentemente associado do que qualquer outro inibidor de ACE com queixas de ageusia, gosto metálico e distorção do paladar.[81,82] Esta droga pode fazer alimentos de gosto doce terem sabor salgado, e pode produzir sensações crônicas amargas ou salgadas, presumivelmente alterando diretamente os canais iônicos.[83] A descontinuação da droga frequentemente reverte a perturbação do paladar dentro de alguns meses, embora, em alguns casos raros, as disgeusias não regridam mesmo após muitos meses.

Sistema Olfatório

Alterações relacionadas com a idade na natureza e integridade do epitélio olfatório humano estão bem documentadas e incluem um declínio no número de células receptoras, adelgaçamento do epitélio como um todo, e alterações na distribuição zonal dos núcleos de diversos tipos de células dentro do epitélio. Bolsões de epitélio respiratório comumente penetram em regiões previamente ocupadas por epitélio olfatório, resultando em um aspecto focal, semelhante a uma gaze, na região.[84-87]

Essas alterações parecem resultar de uma combinação de fatores ambientais e fisiológicos. Em roedores, danos epiteliais podem ser induzidos por exposições a toxinas transportadas pelo ar, como 3-metilindol, que imitam em certo grau as consequências patológicas do envelhecimento.[88,89] Curiosamente, ratos criados em um ambiente livre de patógenos não mostram as alterações relacionadas com a idade vistas em ratos criados em um ambiente normal de laboratório.[90] Admite-se que indução cumulativa de alterações do epitélio olfatório ocorreu em muitas pessoas mais velhas por exposições a xenobióticos ambientais como vírus, bactérias e elementos de poluição atmosférica. É digno de nota que declínios relacionados com a idade ocorrem na expressão epitelial de enzimas metabolizadoras de xenobióticos em fases I e II, incluindo glutatião, carnosinase, S-transferases, proteína de choque térmico 70 e isoforma de citocromo P-450, potencialmente predispondo os epitélios mais antigos ao dano ambiental.[91-93]

Há evidências de que fatores ambientais provavelmente varrem os fatores genéticos relacionados com a idade na determinação da função olfatória no idoso.[94]

Alterações relacionadas com a idade também ocorrem ao nível do bulbo olfatório e em algumas estruturas cerebrais superiores. O tamanho do bulbo olfatório declina com a idade nos humanos e outros animais,[95-97] refletindo em algum grau uma falta de fatores tróficos dos epitélios olfatórios danificados.[98-102] É interessante que os bulbos olfatórios de mais de 40% das pessoas *não demenciadas* com 50 anos de idade ou mais exibem emaranhados neurofibrilares (NFTs).

Em uma série de estudos elegantes, Hinds *et al.* apresentam evidência de que grande parte das alterações relacionadas com a idade no volume do bulbo olfatório é provavelmente secundária à perda de fator trófico das células receptoras danificadas. Em um estudo, esses volumes foram avaliados concomitantemente com alterações no epitélio olfatório.[104] Um declínio nos tamanhos dos corpos das células mitrais foi precedido por um declínio nos números de células receptoras no epitélio septal.

■ Sumário e Conclusões

É evidente que alterações quimiossensoriais são muito comuns na população idosa e podem exercer impacto importante na qualidade de vida, nutrição e segurança de um paciente, nas saúdes psicológica e física. Apesar de avanços na compreensão das perturbações quimiossensoriais relacionadas com a idade, as bases estruturais e funcionais de muitas dessas perturbações são múltiplas, interatuantes e complexas. Entre as doenças que são comuns em populações idosas estão distorções do paladar e olfato. Felizmente, muitas dessas distorções se resolvem espontaneamente, embora a resolução possa, em alguns casos, levar muitos meses.[78] Embora não considerado nesta revisão, é importante que o clínico esteja consciente de que a disfunção olfatória pode ser um sinal precoce "pré-clínico" de doenças relacionadas com a idade, como a doença de Alzheimer e a doença de Parkinson esporádica.[5,6]

■ Referências Bibliográficas

1. Doty RL, Kamath V. The influences of age on olfaction: a review. Front Psychol 2014;5:20 doi: 10.3389/fpsyg.2014.00020
2. Methven L, Allen VJ, Withers CA, Gosney MA. Ageing and taste. Proc Nutr Soc 2012;71(4):556–565
3. Deems DA, Doty RL, Settle RG, et al. Smell and taste disorders: a study of 750 patients from the University of Pennsylvania Smell and Taste Center. Arch Otolaryngol Head Neck Surg 991;117(5):519–528
4. Santos DV, Reiter ER, DiNardo LJ, Costanzo RM. Hazardous events associated with impaired olfactory function. Arch Otolaryngol Head Neck Surg 2004;130(3):317–319
5. Doty RL. Olfaction in Parkinson's disease and related disorders. Neurobiol Dis 2012;46(3):527–552
6. Doty RL. Olfactory dysfunction in Parkinson disease. Nat Rev Neurol 2012;8(6):329–339
7. Breer H, Eberle J, Frick C, Haid D, Widmayer P. Gastrointestinal chemosensation: chemosensory cells in the alimentary tract. Histochem Cell Biol 2012;138(1):13–24

8. Gilbertson TA, Damak S, Margolskee RF. The molecular physiology of taste transduction. Curr Opin Neurobiol 2000;10(4):519–527

9. Alloway KD, Pritchard TC. Medical Neuroscience. Raleigh, NC: Hayes Barton; 2007

10. Pritchard TC. The primate gustatory system. In: Getchell TV, Doty RL, Bartoshuk LM, Snow JB Jr., eds. Smell and Taste in Health and Disease. New York, NY: Raven; 1991:109–125

11. Menco BP. Ultrastructural aspects of olfactory signaling. Chem Senses 1997;22(3):295–311

12. Ding X, Dahl AR. Olfactory mucosa: composition, enzymatic localization, and metabolism. In: Doty RL, ed. Handbook of Olfaction and Gustation. New York, NY: Marcel Dekker; 2003:51–73

13. Mackay-Sim A. Neurogenesis in the adult olfactory neuroepithelium. In: Doty RL, ed. Handbook of Olfaction and Gustation. New York, NY: Marcel Dekker; 2003:93–113

14. Berkowicz DA, Trombley PQ, Shepherd GM. Evidence for glutamate as the olfactory receptor cell neurotransmitter. J Neurophysiol 1994;71(6):2557–2561

15. Wilson DA, Sullivan RM. Sensory physiology of central olfactory pathways. In: Doty RL, ed. Handbook of Olfaction and Gustation. New York, NY: Marcel Dekker; 2003:181–201

16. Chen WR, Xiong W, Shepherd GM. Analysis of relations between NMDA receptors and GABA release at olfactory bulb reciprocal synapses. Neuron 2000;25(3):625–633

17. Whitman MC, Greer CA. Adult neurogenesis and the olfactory system. Prog Neurobiol 2009;89(2):162–175

18. Wang C, Liu F, Liu YY, et al. Identification and characterization of neuroblasts in the subventricular zone and rostral migratory stream of the adult human brain. Cell Res 2011;21(11):1534–1550

19. Methven L, Allen VJ, Withers CA, Gosney MA. Ageing and taste. Proc Nutr Soc 2012;71(4):556–565

20. Kleinschmidt EG, Henning L. Threshold for electric stimulation of taste in diabetes mellitus [in German]. Z Gesamte Inn Med 1981;36(12):407–411

21. Le Floch JP, Le Lièvre G, Verroust J, Philippon C, Peynegre R, Perlemuter L. Factors related to the electric taste threshold in type 1 diabetic patients. Diabet Med 1990;7(6):526–531

22. Nakazato M, Endo S, Yoshimura I, Tomita H. Influence of aging on electrogustometry thresholds. Acta Otolaryngol Suppl 2002;122(546):16–26

23. Mavi A, Ceyhan O. Bitter taste thresholds, numbers and diameters of circumvallate papillae and their relation with age in a Turkish population. Gerodontology 1999;16(2):119–122

24. Ahne G, Erras A, Hummel T, Kobal G. Assessment of gustatory function by means of tasting tablets. Laryngoscope 2000;110(8):1396–1401

25. Baker KA, Didcock EA, Kemm JR, Patrick JM. Effect of age, sex and illness on salt taste detection thresholds. Age Ageing 1983;12(2):159–165

26. Drewnowski A, Henderson SA, Hann CS, Barratt-Fornell A, Ruffin M. Age and food preferences influence dietary intakes of breast care patients. Health Psychol 1999;18(6):570–578

27. Gudziol H, Hummel T. Normative values for the assessment of gustatory function using liquid tastants. Acta Otolaryngol 2007;127(6):658–661

28. Nilsson B. Taste acuity of the human palate. III. Studies with taste solutions on subjects in different age groups. Acta Odontol Scand 1979;37(4):235–252

29. Murphy C, Gilmore MM. Quality-specific effects of aging on the human taste system. Percept Psychophys 1989;45(2):121–128

30. Fikentscher R, Roseburg B, Spinar H, Bruchmüller W. Loss of taste in the elderly: sex differences. Clin Otolaryngol Allied Sci 1977;2(3):183–189

31. Koertvelyessy TA, Crawford MH, Hutchinson J. PTC taste threshold distributions and age in Mennonite populations. Hum Biol 1982;54(3):635–646

32. Matsuda T, Doty RL. Regional taste sensitivity to NaCl: relationship to subject age, tongue locus and area of stimulation. Chem Senses 1995;20(3):283–290

33. Mojet J, Christ-Hazelhof E, Heidema J. Taste perception with age: generic or specific losses in threshold sensitivity to the five basic tastes? Chem Senses 2001;26(7):845–860

34. Weiffenbach JM. Taste and smell perception in aging. Gerodontology 1984;3(2):137–146

35. Gilmore MM, Murphy C. Aging is associated with increased Weber ratios for caffeine, but not for sucrose. Percept Psychophys 1989;46(6):555–559

36. Cowart BJ. Relationships between taste and smell across the adult life span. Ann N Y Acad Sci 1989;561:39–55

37. Schiffman SS, Gatlin LA, Frey AE, Heiman SA, Stagner WC, Cooper DC. Taste perception of bitter compounds in young and elderly persons: relation to lipophilicity of bitter compounds. Neurobiol Aging 1994;15(6):743–750

38. Schiffman SS, Lindley MG, Clark TB, Makino C. Molecular mechanism of sweet taste: relationship of hydrogen bonding to taste sensitivity for both young and elderly. Neurobiol Aging 1981;2(3):173–185

39. Doty RL. Gender and reproductive state correlates of taste perception in humans. In: McGill TE, Dewsbury DA, Sachs BD, eds. Sex and Behavior: Status and Prospectus. New York, NY: Plenum; 1978:337–362

40. Lassila V, Sointu M, Räihä I, Lehtonen A. Taste thresholds in the elderly. Proc Finn Dent Soc 1988;84(5-6):305–310

41. Weisfuse D, Catalanotto FA, Kamen S. Gender differences in suprathreshold taste scaling ability in an older population. Spec Care Dentist 1986;6(1):25–28

42. Sorter A, Kim J, Jackman AH, Tourbier I, Kahl A, Doty RL. Accuracy of Self-Report in Detecting Taste Dysfunction. Laryngoscope 2008;118:611–617

43. Coats AC. Effects of age, sex, and smoking on electrical taste threshold. Ann Otol Rhinol Laryngol 1974;83(3):365–369

44. Bartoshuk LM, Rifkin B, Marks LE, Bars P. Taste and aging. J Gerontol 1986;41(1):51–57

45. Hyde RJ, Feller RP. Age and sex effects on taste of sucrose, NaCl, citric acid and caffeine. Neurobiol Aging 1981;2(4):315–318

46. Langan MJ, Yearick ES. The effects of improved oral hygiene on taste perception and nutrition of the elderly. J Gerontol 1976;31(4):413–418

47. Doty RL. Influence of age and age-related diseases on olfactory function. Ann N Y Acad Sci 1989;561:76–86

48. Yousem DM, Maldjian JA, Hummel T, et al. The effect of age on odor-stimulated functional MR imaging. AJNR Am J Neuroradiol 1999;20(4):600–608

49. Wysocki CJ, Pelchat ML. The effects of aging on the human sense of smell and its relationship to food choice. Crit Rev Food Sci Nutr 1993;33(1):63–82

50. Ship JA, Weiffenbach JM. Age, gender, medical treatment, and medication effects on smell identification. J Gerontol 1993;48(1):M26–M^{3}2

51. Murphy C, Schubert CR, Cruickshanks KJ, Klein BE, Klein R, Nondahl DM. Prevalence of olfactory impairment in older adults. JAMA 2002;288(18):2307–2312

52. Choudhury ES, Moberg P, Doty RL. Influences of age and sex on a microencapsulated odor memory test. Chem Senses 2003;28(9):799–805

53. Doty RL, Shaman P, Applebaum SL, Giberson R, Siksorski L, Rosenberg L. Smell identification ability: changes with age. Science 1984;226(4681):1441–1443

54. Schiffman SS. Taste and smell losses with age. Bol Asoc Med P R 1991;83(9):411–414

55. Rawson NE. Olfactory loss in aging. Sci SAGE KE 2006;2006(5):pe6

56. van Thriel C, Schäper M, Kiesswetter E, et al. From chemosensory thresholds to whole body exposures-experimental approaches evaluating chemosensory effects of chemicals. Int Arch Occup Environ Health 2006;79(4):308–321

57. Deems DA, Doty RL. Age-related changes in the phenyl ethyl alcohol odor detection threshold. Trans Pa Acad Ophthalmol Otolaryngol 1987;39(1):646–650

58. Stevens JC, Cain WS. Aging and the perception of nasal irritation. Physiol Behav 1986;37(2):323–328

59. Burdach KJ, Doty RL. The effects of mouth movements, swallowing, and spitting on retronasal odor perception. Physiol Behav 1987;41(4):353–356

60. Stevens JC, Plantinga A, Cain WS. Reduction of odor and nasal pungency associated with aging. Neurobiol Aging 1982;3(2):125–132

61. Doty RL, Smith R, McKeown DA, Raj J. Tests of human olfactory function: principal components analysis suggests that most measure a common source of variance. Percept Psychophys 1994;56(6):701–707

62. Yoshida M. Correlation analysis of detection threshold data for "standard test" odors. Bull Fac Sci Eng Cho Univ 1984;27:343–353

63. Smith DV. Taste intensity as a function of area and concentration: differentiation between compounds. J Exp Psychol 1971;87(2):163–171

64. Doty RL, Bagla R, Morgenson M, Mirza N. NaCl thresholds: relationship to anterior tongue locus, area of stimulation, and number of fungiform papillae. Physiol Behav 2001;72(3):373–378

65. Miller SL, Mirza N, Doty RL. Electrogustometric thresholds: relationship to anterior tongue locus, area of stimulation, and number of fungiform papillae. Physiol Behav 2002;75(5):753–757

66. Zuniga JR, Davis SH, Englehardt RA, Miller IJ Jr, Schiffman SS, Phillips C. Taste performance on the anterior human tongue varies with fungiform taste bud density. Chem Senses 1993;18.449–460

67. Miller IJJ Jr, Reedy FE Jr. Variations in human taste bud density and taste intensity perception. Physiol Behav 1990;47(6):1213–1219

68. Segovia C, Hutchinson I, Laing DG, Jinks AL. A quantitative study of fungiform papillae and taste pore density in adults and children. Brain Res Dev Brain Res 2002;138(2):135–146

69. Arvidson K, Friberg U. Human taste: response and taste bud number in fungiform papillae. Science 1980;209(4458):807–808

70. Arey LB, Tremaine MJ, Monzingo FL. The numerical and topographical relations of taste buds to human circumvallate papillae throughout the life span. Anat Rec 1935;64:9–25

71. Mochizuki Y. Studies on the papilla foliate of Japanese. 2. The number of taste buds. Okajimas Folia Anat Jpn 1939;18:355–369

72. Mistretta CM, Baum BJ. Quantitative study of taste buds in fungiform and circumvallate papillae of young and aged rats. J Anat 1984;138(Pt 2):323–332

73. Bradley RM, Stedman HM, Mistretta CM. Age does not affect numbers of taste buds and papillae in adult rhesus monkeys. Anat Rec 1985;212(3):246–249

74. Mistretta CM, Oakley IA. Quantitative anatomical study of taste buds in fungiform papillae of young and old Fischer rats. J Gerontol 1986;41(3):315–318

75. Miller IJ Jr. Human taste bud density across adult age groups. J Gerontol 1988;43(1):B26–B30

76. Arvidson K. Location and variation in number of taste buds in human fungiform papillae. Scand J Dent Res 1979;87(6):435–442

77. McBride MR, Mistretta CM. Taste responses from the chorda tympani nerve in young and old Fischer rats. J Gerontol 1986;41(3):306–314

78. Deems DA, Yen DM, Kreshak A, Doty RL. Spontaneous resolution of dysgeusia. Arch Otolaryngol Head Neck Surg 1996;122(9):961–963

79. Physician's Desk Reference. Philadelphia, PA: Thomson Reuters; 2009

80. Doty RL, Shah M, Bromley SM. Drug-induced taste disorders. Drug Saf 2008;31(3):199–215

81. Grosskopf I, Rabinovitz M, Garty M, Rosenfeld JB. Persistent captopril-associated taste alteration. Clin Pharm 1984;3(3):235

82. McNeil JJ, Anderson A, Christophidis N, Jarrott B, Louis WJ. Taste loss associated with captopril treatment. Br Med J 1979;2(6204):1555–1556

83. Zervakis J, Graham BG, Schiffman SS. Taste effects of lingual application of cardiovascular medications. Physiol Behav 2000;68(3):405–413

84. Morrison EE, Costanzo RM. Morphology of the human olfactory epithelium. J Comp Neurol 1990;297(1):1–13

85. Naessen R. An enquiry on the morphological characteristics and possible changes with age in the olfactory region of man. Acta Otolaryngol 1971;71(1):49–62

86. Nakashima T, Kimmelman CP, Snow JB Jr. Structure of human fetal and adult olfactory neuroepithelium. Arch Otolaryngol 1984;110(10):641–646

87. Paik SI, Lehman MN, Seiden AM, Duncan HJ, Smith DV. Human olfactory biopsy. The influence of age and receptor distribution. Arch Otolaryngol Head Neck Surg 1992;118(7):731–738

88. Peele DB, Allison SD, Bolon B, Prah JD, Jensen KF, Morgan KT. Functional deficits produced by 3-methylindole-induced olfactory mucosal damage revealed by a simple olfactory learning task. Toxicol Appl Pharmacol 1991;107(2):191–202

89. Gaskell BA, Hext PM, Pigott GH, Doe JE, Hodge MC. Olfactory and hepatic changes following a single inhalation exposure of 3-trifluoromethyl pyridine in rats: concentration and temporal aspects. Toxicology 1990;62(1):35–51

90. Loo AT, Youngentob SL, Kent PF, Schwob JE. The aging olfactory epithelium: neurogenesis, response to damage, and odorant-induced activity. Int J Dev Neurosci 1996;14(7-8):881–900

91. Krishna NS, Getchell TV, Dhooper N, Awasthi YC, Getchell ML. Age- and gender-related trends in the expression of glutathione S-transferases in human nasal mucosa. Ann Otol Rhinol Laryngol 1995;104(10 Pt 1):812–822

92. Kirstein CL, Coopersmith R, Bridges RJ, Leon M. Glutathione levels in olfactory and non-olfactory neural structures of rats. Brain Res 1991;543(2):341–346

93. Getchell TV, Krishna NS, Dhooper N, Sparks DL, Getchell ML. Human olfactory receptor neurons express heat shock protein 70: age-related trends. Ann Otol Rhinol Laryngol 1995;104(1):47–56

94. Doty RL, Petersen I, Mensah N, Christensen K. Genetic and environmental influences on odor identification ability in the very old. Psychol Aging 2011;26(4):864–871
95. Bhatnagar KP, Kennedy RC, Baron G, Greenberg RA. Number of mitral cells and the bulb volume in the aging human olfactory bulb: a quantitative morphological study. Anat Rec 1987;218(1):73–87
96. Sama-ul-Haq, Tahir M, Lone KP. Age and gender-related differences in mitral cells of olfactory bulb. J Coll Physicians Surg Pak 2008;18(11):669–673
97. Yousem DM, Geckle RJ, Bilker WB, Doty RL. Olfactory bulb and tract and temporal lobe volumes. Normative data across decades. Ann N Y Acad Sci 1998;855:546–555
98. Liss L, Gomez F. The nature of senile changes of the human olfactory bulb and tract. AMA Arch Otolaryngol 1958;67(2):167–171
99. Meurman OH. Experimental studies of the effect of pathological changes in the nasal mucous membrane on the olfactory bulb. Acta Otolaryngol 1950;38(6):477–483
100. Smith CG. The change in volume of the olfactory and accessory olfactory bulbs of the albino rat during postnatal life. J Comp Neurol 1935;61:477–508
101. Holt CM. Studies on the olfactory bulbs of the albino rat, I: Experiments to determine the effect of a defective diet and of exercise upon the weight of the olfactory bulbs. J Comp Neurol 1917;27:201–234
102. Frühwald V. Die Folgen des einseitigen Nasenverschlusses auf die Riechschleimhaut und auf den Bulbus und Tractus olfactorius. Archiv fur Ohren-, Nasen- und Kehlkopfheilkunde 1935;139:153–173
103. Kishikawa M, Iseki M, Nishimura M, Sekine I, Fujii H. A histopathological study on senile changes in the human olfactory bulb. Acta Pathol Jpn 1990;40(4):255–260
104. Hinds JW, McNelly NA. Aging in the rat olfactory system: correlation of changes in the olfactory epithelium and olfactory bulb. J Comp Neurol 1981;203(3):441–453

14 Alergias a Inalantes e Asma na População Geriátrica

Karen H. Calhoun

■ Introdução

Diz a tradição que os idosos apresentam uma menor tendência a sofrer de alergias, mas estudos recentes mostram que muitas pessoas idosas sofrem de doença alérgica e/ou asma.[1] Uma vez que há uma falta geral de percepção de que a atopia geriátrica ocorre, ela é frequentemente excluída do diagnóstico diferencial em pacientes idosos que se apresentam com congestão nasal, gotejamento pós-nasal, rinorreia, tosse, sibilância ou dispneia.

No paciente geriátrico, numerosas causas outras que não atopia podem estar presentes, causando congestão nasal ou tosse. Algumas destas incluem rinite vasomotora ou rinite gustativa, doença pulmonar obstrutiva crônica (COPD) e bronquite, todas as quais são comuns na população geriátrica. Acrescente-se a isto as múltiplas comorbidades frequentemente presentes, e a falta de conhecimento geral de que alergias ocorrem em pacientes idosos, e não é de surpreender que os clínicos muitas vezes falhem em considerar a atopia geriátrica. A desatenção para com esta importante entidade priva os idosos de tratamento apropriado, alívio de sintomas e, em última análise, de melhora na qualidade de vida.[2]

■ Por Que Supor que Alergias São Incomuns no Idoso?

Imunossenescência é definida como envelhecimento do sistema imune. Isto afeta ambos os Sistemas Imunológico, inato e adaptativo, com uma diminuição geral na imunocompetência. Consequente a esta imunocompetência diminuída, há um aumento nas doenças crônicas e infecciosas entre os idosos.[3,4] Há função diminuída das células B e T, com uma redução na diversidade entre ambas as populações.[1] Com o envelhecimento, a resposta a muitas vacinas é menos robusta. Por exemplo, a administração de uma vacina de gripe em adultos jovens causa uma resposta em 70 a 90% das pessoas, enquanto uma vacinação semelhante em idosos resulta em uma resposta de apenas 17 a 35%.[1,5]

Os níveis mais baixos de vitamina D encontrados em muitos idosos também dificultam uma resposta imune vigorosa.[1] A vitamina D promove a função das células apresentadoras de antígeno (APCs) e células T. Uma deficiência de vitamina D pode dificultar a indução de células T reguladoras (Treg) e o desenvolvimento de tolerância, que é uma parte crucial da resposta à imunoterapia de alergia.

A consideração coletiva destes fatos pode ajudar a explicar por que muitos clínicos admitem que alergia e asma são raras no idoso.

■ Incidência de Alergias no Idoso

Alergias afetam ~20% da população mundialmente. A suposição geral é de que isto é proporcionalmente mais alto em pacientes mais jovens, com um declínio constante e lento, à medida que os pacientes envelhecem.

Diversos estudos demonstraram uma redução relacionada com a idade nas taxas de imunoglobulina E (IgE) total e específica.[1,6] Testes de punctura na pele (SPT) foram positivos em 28,4% dos pacientes encaminhados a uma unidade de alergia na Itália, mas esta foi uma população selecionada de pessoas idosas que apresentavam sintomas de alergia.[7] Karablut et al. analisaram pacientes geriátricos com sintomas de rinossinusite alérgica (AR) comparados a um grupo-controle jovem. A taxa de positividade do SPT foi de ~50% no grupo dos idosos e ~75% no grupo-controle mais jovem.[8]

Há, no entanto, dados sugerindo que as alergias não diminuem substancialmente com o envelhecimento. DiLorenzo et al. não encontraram alterações na IgE sérica ou citocinas de células T auxiliares tipo 2 (Th2) com o envelhecimento.[9] Um levantamento de 109 pacientes de asilos geriátricos (idade média de 77 anos) testados por entrevista, SPT e IgE sérica total e específica (sIgE) relatou um SPT e/ou IgE positivos em ~40% daqueles testados.[10] Um estudo de grande amostra na Suíça, utilizando testes *in vitro*, mostrou que a incidência de atopia em homens abaixo *versus* acima de 60 anos como sendo ~36 *versus* 26% e em mulheres 31 *versus* 18%.[11] Outro pesquisador observou que alergias graves são piores, à medida que o tempo de remoção mucociliar nasal se alonga, o que tipicamente acontece com envelhecimento.[12]

Podemos concluir com precisão que alergias existem entre aqueles acima da idade de 65 anos em números que são clinicamente significativos. Se houver, de fato, uma incidência mais baixa de alergias a inalantes nos idosos em comparação aos jovens, isto pode significar que alergias ocorrem em maior porcentagem da população jovem e diminuem nessa mesma população com a passagem do tempo. Quando a pessoa que hoje tem 70 anos estava com 10 anos, no entanto, a incidência global de alergias era substancialmente mais baixa do que é hoje naqueles que estão com 10 anos. Talvez a incidência reduzida de alergia nos dias de hoje no paciente idoso represente a taxa constante de alergia em uma coorte em envelhecimento, em vez de uma redução da alergia durante a vida dessa pessoa. Só estudos longitudinais futuros distinguirão entre estas duas possibilidades.

Incidência de Asma

A incidência global de asma em indivíduos acima da idade de 65 anos é frequentemente citada como sendo de 6 a 10%.[1] Um estudo no Texas sobre os idosos relatou uma incidência de 6,3% de asma, com outros 9% tendo "asma provável".[13] Um estudo coreano com mais de 2.000 pessoas observou uma incidência de asma (baseando-se em um questionário e desafio com metacolina), variando de 2% naqueles com menos de 40, a 12,7% naqueles com 65 anos ou mais velhos.[14] No grande estudo suíço supramencionado, um pouco mais de 8% daqueles abaixo de 60 tinham asma, em comparação a ~7% naqueles acima de 60.[11]

Os pacientes mais velhos são mais propensos a ter sibilância, fôlego curto (*shortness of breath* – SOB) e tosse do que os grupos etários mais jovens. Estes sintomas de apresentação podem ser presumidos como indicando condições conhecidas como mais comuns no grupo etário idoso (COPD, bronquite, insuficiência cardíaca congestiva) sem investigar a possibilidade de um componente reversível. Isto pode levar a grandes dificuldades clínicas. É digno de nota que as mortes por asma em pacientes mais jovens estão diminuindo, enquanto a mortalidade pela asma está aumentando em pacientes mais velhos. Parte deste problema pode em primeiro lugar se originar de um diagnóstico inacurado no idoso. Hospens *et al.* notaram que, em pacientes geriátricos com problemas respiratórios, a presença de hiper-reatividade das vias aéreas foi associada à redução mais rápida na função pulmonar e exacerbações significativamente piores.[15] A espirometria é precisa no idoso[11] e pode ser utilizada no contexto de consultório para distinguir confiavelmente a doença pulmonar obstrutiva reversível da irreversível. Esta útil ferramenta ajuda a prevenir erros de diagnóstico e o consequente tratamento inapropriado de um problema respiratório, como COPD, quando, na realidade, trata-se de asma.

Uma grande e importante porcentagem da asma nos idosos tem gatilhos alérgicos.[16] King *et al.* descreveram significativamente mais alergias a inalantes em pacientes idosos com asma, em comparação àqueles sem asma (risco relativo 13).[16] Em Baltimore, Huss *et al.* observaram que, de 80 pacientes asmáticos acima da idade de 65 anos, 75% tinham pelo menos um SPT positivo.[17] Ariano *et al.* documentaram que, em pacientes com asma, 72% tinham pelo menos um SPT positivo.[18] Jackola *et al.* demonstraram uma diferença relacionada com a idade na incidência de alergia a *ragweed* (ambrósia americana) em pacientes asmáticos.[19] Parameswaran *et al.* relataram que uma história de atopia foi um preditor muito forte de asma no idoso.[20]

■ Como Alergia e Asma São Mais Bem Diagnosticados na População Geriátrica?

Como a maioria das coisas em medicina, o diagnóstico começa com uma história e exame físico completos. A história pode conter indícios, como sazonalidade (sintomas piores na primavera sugerem alergias a pólens de árvore), localização (sintomas ocorrendo em um porão bolorento podem ser decorrentes de fungos), ou proximidade (visitando um amigo que tem um gato sempre resulta em sibilância). Escores de sintomas diários e registros de uso de medicação podem ser utilizados para estimar a gravidade da doença alérgica. Ao exame físico, pode haver "olheiras alérgicas" (círculos escuros embaixo dos olhos decorrentes da congestão venosa) ou um sulco alérgico no nariz (ruga horizontal imediatamente acima das cartilagens laterais inferiores, devidas ao ato de esfregar o nariz com a mão para cima), ou mesmo sibilância do tipo *chiadeira* franca. O exame do nariz com espéculo ou endoscópio muitas vezes revela uma mucosa edematosa, que é tipicamente de cor azulada clara.

O diagnóstico é confirmado com testes alérgicos, testes *in vitro* (medindo níveis de IgE antígeno-específica no soro), ou testes cutâneos (aplicando-se pequenas quantidades de potencial alergênico na pele para estimulação da liberação de histamina). Os testes cutâneos podem ser epicutâneos (SPT) ou testes diluicionais intradérmicos (IDT).

A SPT é efetuada com antígeno concentrado (frequentemente 1:20 em peso para volume (w:v) ou equivalente. Uma vez que o IDT insere o antígeno mais profundamente na pele, onde há mais células reativas, são utilizadas soluções mais diluídas de antígeno. O IDT clássico utiliza injeções seriadas de cada antígeno, variando de concentrações muito diluídas (diluição nº 6, ou 1:312.550) a mais concentradas (diluição nº 2, ou 1:500). Controles positivo, com histamina, e negativo, com soro fisiológico, são utilizados em ambos os tipos de teste, com um controle negativo de glicerina às vezes também sendo usado. Há também métodos para combinar as duas técnicas, como nos testes quantitativos modificados.

Outros testes utilizados principalmente em pesquisa incluem a provocação nasal (insuflação de alérgeno no interior do nariz, enquanto se mede a via aérea nasal antes e depois, utilizando rinometria acústica) e provocação conjuntival (aplicando o alérgeno diretamente na conjuntiva).

Um confundidor final no diagnóstico de alergias a inalantes é a rinite alérgica local (LAR).[22,23] Esta é uma condição em que sintomas alérgicos estão presentes, talvez mesmo uma resposta a anti-histamínicos, mas os testes cutâneos e sanguíneos são negativos. Em alguns destes pacientes, sIgE está presente nas secreções e mesmo biópsia de mucosa lavados ou biópsia de tecidos. Rondón *et al.* relataram a presença de sIgE em ~40% dos pacientes que tinham previamente recebido um diagnóstico não alérgico.[24,25]

■ Como o Envelhecimento Afeta os Testes de Alergia?

Embora a mecânica dos testes *in vitro* fique inalterada pela idade, esta investigação é amplamente vista como menos sensível do que os testes cutâneos. Alterações cutâneas relacionadas com o envelhecimento, como a resposta histamínica da pele, declinam, com atrofia da epiderme e derme e uma diminuição no colágeno e celularidade. Dano solar pode causar resultados falso-negativos nos testes cutâneos.[26-28] Alguns sugerem que estas alterações cutâneas relacionadas com a idade geralmente aumentam a probabilidade de testes falso-negativos, e sugerem mesmo que nós podemos necessitar de critérios diferentes para a interpretação de testes cutâneos em pacientes geriátricos.

Uma alternativa possível é realizar o IDT a seguir a um SPT negativo no paciente idoso. Um estudo mais antigo por Nelson *et al.* examina a questão de se um SPT negativo em pacientes mais velhos com uma história alérgica positiva deve ser seguido por IDT.[29] Neste relato, os pacientes foram divididos em quatro grupos baseando-se na história, resultados de SPT e resultados de IDT. O grupo 1 tinha uma história positiva, SPT negativo e IDT positivo. O grupo 2 teve história positiva e SPT positivo. O grupo 3 teve uma história positiva e SPT e IDT negativos. O grupo 4 teve história alérgica negativa e SPT negativo. Quando eles definiram AR como a presença de uma resposta positiva à provocação nasal *e* com sintomas atuais, a incidência de AR foi de 46% no grupo 2 e zero nos outros três grupos. Em outras palavras, neste estudo, achar um IDT positivo após SPT negativo não identificou rinite alérgica crônica.

■ Quem Deve Ser Testado, e Como?

Qualquer paciente, idoso ou jovem, com asma sintomática, rinite ou conjuntivite deve ser considerado para testes de alergia. Além disso, os pacientes com sinusopatia suficientemente grave para justificar uma cirurgia sinusal endoscópica (ESS) devem ser testados quanto à alergia se esses testes não tiverem sido realizados nos últimos 5 anos. Testes alérgicos cutâneos são mais sensíveis e, portanto, preferíveis em relação aos testes *in vitro* quando prático e seguro. Ao efetuar testes de alergia *in vitro*, é boa prática também obter uma medida da IgE sérica total. Testes *in vitro* são reservados para as situações específicas listadas no **Quadro 14.1**.

Se os testes *in vitro* forem negativos, e a IgE total estiver elevada, testes *in vitro* adicionais podem ser esclarecedores, uma vez que uma atopia clinicamente importante seja provável. Se os testes *in vitro* forem negativos, e a IgE total estiver na faixa normal, os testes podem parar nesse ponto ou continuar para testes cutâneos, dependendo do grau em que os sintomas potencialmente alérgicos afetem o paciente.

■ Resolução de Problemas nos Testes Cutâneos

Medicações anti-histamínicas devem ser suspensas ~10 dias antes da realização dos testes alérgicos cutâneos para permitir estimulação de uma resposta histamínica adequada.

Em alguns pacientes que têm dificuldade para descontinuar anti-histamínicos, um breve curso de esteroide oral quando os anti-histamínicos forem retirados pode ajudar a controlar sintomas graves antes do teste. Esteroides orais não interferem com os testes cutâneos de alergia. Inibidores de monoamina oxidase e antidepressivos tricíclicos devem ser interrompidos ~5 dias antes da testagem.

Betabloqueadores são restringidos por 2 a 3 dias antes do teste, se permitido pelo médico que os prescreveu. Em um paciente em uso de betabloqueador cardiosseletivo que não pode ser parado por 2 a 3 dias para permitir o teste cutâneo, um teste cutâneo lento e cauteloso é geralmente seguro. Uma vez que o risco de uma reação sistêmica seja relacionado com a carga alérgica aplicada, os testes são apli-

Quadro 14.1 Indicações para testes de alergia *in vitro* em vez de testes cutâneos

Comorbidades que põem o paciente em alto risco de instabilidade cardiovascular — poderiam aumentar a morbidade/mortalidade se uma reação sistêmica ocorresse
Paciente em uso de um betabloqueador, incluindo colírio β-bloqueador — se epinefrina for necessária para uma reação sistêmica, o efeito α sem oposição poderia ser difícil de manejar
Asma mal controlada — coloca o paciente em risco mais alto de desenvolvimento de uma reação sistêmica
Anti-histamínicos não podem ser suspensos (urticária grave etc.) — suprimem respostas de placa de urticária na pele
Dermografismo ou outra dermatite disseminada — torna difícil a interpretação precisa do tamanho de pápula
Teste cutâneo negativo com imunoglobulina E (IgE) sérica total elevada — sugere a existência de atopia
Gravidez — risco remoto de comprometimento fetal se ocorrer reação sistêmica grave

cados lentamente. Se ocorrerem grandes reações múltiplas, o restante do teste é distribuído por um ou mais dias adicionais. Múltiplos artigos recentes sugerem que o risco associado a um β-bloqueador cardiosseletivo é mais baixo que com um semelhante ao propranolol, e que o risco global de um β-bloqueador e testes cutâneos de alergia pode ter sido superestimado.[30]

Se um SPT for efetuado, e o controle de histamina (positivo) for muito pequeno, é útil aplicar os controles de IDT. Contanto que estes sejam satisfatórios, o IDT é realizado no paciente. Se o controle de soro fisiológico em SPT (negativo) for positivo, o IDT pode ser mais preciso. Quando dermatografismo está presente, é valioso verificar se ele persiste em outro dia, uma vez que seja uma resposta que pode variar com o tempo.

Que dizer do paciente que tem controles razoáveis em SPT, mas nenhuma ou mínimas respostas alérgicas, e ainda tem uma história fortemente sugestiva de alergia? É razoável oferecer o IDT a estes pacientes. Há controvérsias quanto ao fato de testes de IDT positivos com uma concentração nº 2 (~1:500w:v) indicarem uma alergia de importância clínica. A visão desta autora é que assim é se (1) um controle de glicerina nº 2 (2% glicerina) permanecer pequeno, (2) o alérgeno provocar uma pápula de ≥ 7 mm com prurido e/ou eritema na pele circundante, diferente dos outros locais de teste, e (3) os resultados coincidirem com a história clínica, como sazonalidade, localização geográfica, fatores semelhantes.

■ Como É Mais Bem Tratada Alergia Geriátrica?

Com todos os pacientes alérgicos, há três pedras angulares do tratamento de alergia: (1) evitar gatilhos, (2) medicações para controle temporário, e (3) imunoterapia para desenvolvimento de tolerância a longo prazo.

Evitar alérgenos é a melhor escolha, particularmente com os idosos. Uma vez que nada seja ingerido, não há riscos relacionados com o tratamento. Medidas como capas de colchão e travesseiro à prova de poeira de ácaro, remoção de tapetes e filtros de retenção de partículas de alta eficiência (HEPA) reduzem a exposição a alérgenos perenes. Uma vez que as casas e mobílias neste grupo etário sejam também frequentemente mais velhas, uma completa limpeza doméstica e, talvez, substituição de colchões e outro mobiliário estofado podem ser muito úteis.

Irrigação nasal com soro fisiológico usando um *netipot* ou outro aparelho constitui outro método isento de drogas para aliviar os sintomas de rinite alérgica e possivelmente desalojar alguns esporos/pólens/pelos incitadores de alergia da mucosa nasal. As únicas contraindicações a este tratamento seriam cirurgia ou trauma que poderia causar comunicação com o compartimento intracraniano (como no caso de rinoliquorreia) ou possivelmente se um paciente necessitar de uma dieta com teores muito baixos de sódio, embora se a irrigação for feita corretamente, uma quantidade mínima de água salgada é deglutida.

Ao considerar medicações para o tratamento de alergias em idosos, é preciso considerar polifarmácia, comorbidades e fragilidade geral.[1,8] As bulas de quase todas as medicações aqui mencionadas incluem alguma declaração semelhante a "números insuficientes de pacientes com mais de 65 anos foram testadas para saber se ajustamentos de dose ou outros são necessários nos pacientes deste grupo etário". A posologia como será descrita aqui é uma extrapolação da informação para pacientes de 18 a 64 anos de idade.

Sprays de esteroide nasal são geralmente uma boa escolha para os idosos, porque os seus efeitos principais são locais em vez de sistêmicos, e eles têm poucas interações preocupantes com outras medicações.[31]

Houve preocupação com o uso de esteroides nasais no idoso por causa do seu potencial de aumentar a pressão intraocular (IOP) e piorar o glaucoma. Dois estudos recentes não demonstraram aumento da IOP após o uso de esteroide nasal por curto período. Um estudo em que a IOP foi medida em pacientes com polipose nasal antes e depois de 1 mês de tratamento com irrigações intranasais de budesonida não observou aumento na IOP.[32] Em outro estudo, a IOP foi medida antes, e demonstrou-se não haver alterações após 6 semanas de *spray* de beclometasona nasal em pacientes com conhecida hipertensão ocular ou glaucoma controlado.[33] Bui *et al.* chegaram a resultados diferentes quando estudaram a IOP em pacientes com glaucoma que estavam em uso de esteroides nasais. A IOP foi medida antes que o *spray* esteroide nasal fosse descontinuado, depois às 5 semanas e outra vez 27 semanas após a cessação. Houve uma redução importante da IOP após a cessação, de suficiente magnitude para retardar tratamentos adicionais de glaucoma em muitos.[34]

A recomendação desta autora para *spray* esteroide nasal é utilizá-lo em pacientes sem nenhuma história de IOP aumentada ou glaucoma que tenham feito um exame oftalmológico dentro do último ano. Se não tiver havido nenhum exame recente, é prudente obter uma avaliação de oftalmologia, documentando a IOP antes de iniciar esteroide nasal. Quando se sabe existir elevação da IOP ou glaucoma, decisões sobre iniciar ou continuar *sprays* esteroide nasal são mais bem tomadas em consulta com o oftalmologista do paciente.

Anti-histamínicos nasais tópicos constituem outra opção de tratamento localizado, embora sejam associados a uma modesta absorção sistêmica. A azelastina e a olopatadina nasal tópica ambas carregam precauções sobre uso associado ao uso de álcool ou outros depressores do sistema nervoso central (CNS).[35,36] Além disso, infelizmente, alguns pacientes idosos têm problemas de destreza/artrite/arritmia, tornando inaladores nasais ou orais mais difíceis de usar do que comprimidos.

■ Anti-Histamínicos Orais

A natureza lipofílica dos anti-histamínicos de primeira geração facilita que atravessem a barreira hematoencefálica, causando a sonolência tipicamente associada a estas medicações. Há também evidências de problemas cognitivos relacionados com dose, quando a difenidramina é utilizada em pacientes idosos hospitalizados.[37] Estes anti-histamínicos de primeira geração devem ser utilizados com cautela nos idosos.

Uma vez que os anti-histamínicos de segunda geração não cruzem a barreira hematoencefálica eficientemente, eles são muito menos associados à sonolência e são em geral bastante bem tolerados pelos idosos.[38] Aqueles atualmente disponíveis nos Estados Unidos incluem cetirizina, desloratadina, fexofenadina, levocetirizina e loratadina.

Segue-se um sumário das contraindicações, precauções e interações de drogas listadas na bula médica de cada uma destas medicações comuns.

Cetirizina

Ajustes da dose são necessários, e precauções são recomendadas para pacientes com comprometimento renal ou hepático. Em 16 pacientes geriátricos (média de idade 77 anos) comparados a 14 adultos (média de idade 53 anos), uma única dose de 10 mg causou prolongamento de 50% da meia-vida de eliminação, e a "eliminação corporal total aparente" foi 40% mais baixa. A bula também diz que, dos pacientes em estudos clínicos, 186 tinham 65 anos ou mais, e 39 tinham 75 anos ou mais". "Não foram observadas diferenças entre estes pacientes e pacientes mais jovens, mas uma sensibilidade maior de alguns pacientes mais velhos não pode ser excluída".[39]

No Epocrates Website, "evitar ou usar alternadamente" é sugerido para cetirizina com carbinoxamina ou doxilamina, e "monitorar ou modificar tratamento" para dexmedetomidina por causa do risco de depressão do CNS.[40]

Com uma dose de 10 mg, sonolência ocorreu em 14% em comparação a 6% com placebo.[39] Isto significa que o uso associado a qualquer outra medicação que também cause sonolência deve ser cuidadosamente considerado. No Epocrates, há uma longa lista de medicações na categoria "aconselhada cautela", principalmente pelo risco de depressão do CNS e comprometimento psicomotor.[40]

Desloratadina

Ajustes na dose são recomendados, havendo comprometimento renal ou hepático. A coadministração com inibidores de P4503A4 (cetoconazol, eritromicina ou azitromicina) aumentou as concentrações plasmáticas, mas não teve nenhum efeito sobre o perfil de segurança. A coadministração com fluoxetina ou cimetidina também aumentou os níveis séricos, outra vez sem nenhum efeito sobre o perfil de segurança. Foi mencionado haver números insuficientes de pacientes geriátricos para determinar se a resposta foi diferente.[41] Epocrates não menciona interações de drogas significativas ou potencialmente significativas.[40]

Fexofenadina

Ajuste renal da dose é recomendado, mas o ajuste hepático da dose frequentemente não é necessário. Não deve ser dada com suco de fruta. Escalonamento de várias horas é recomendado se antiácidos contendo alumínio ou magnésio também forem utilizados, porque estes podem diminuir a absorção de fexofenadina. A administração com eritromicina ou cetoconazol pode aumentar os níveis séricos, mas nenhum efeito foi observado sobre o intervalo QT. A administração com nevirapina pode diminuir os níveis séricos.[42]

Levocetirizina

Ajuste renal da dose é necessário, mas nenhum ajuste é necessário em razão do comprometimento hepático. As únicas interações da medicação mencionadas na bula são com teofilina (pequena diminuição na *clearance*) e ritonavir (meia-vida aumentada e *clearance* diminuída). Sonolência com a dose de 5 mg ocorreu em 6% dos sujeitos, *versus* 2% com placebo.[43] Em pacientes normais, a levocetirizina não tem nenhum efeito sobre o intervalo QT.[44] Epocrates sugere evitar combinar levocetirizina com carbinoxamina ou doxilamina por causa de preocupações com depressão do CNS. Como com a cetirizina, há uma longa lista de medicações em "aconselhada precaução", de novo principalmente por preocupações com sedação.[40]

Loratadina

Ajustamento de doses renal e hepática é necessário. Em 12 pacientes sadios (idade 66–78), a concentração plasmática máxima foi 50% mais alta que em sujeitos jovens. A coadministração de eritromicina, cetoconazol e cimetidina causou aumentos de nível sérico, mas não alterações do intervalo QT.[45] No Epocrates Website, a ranolazina é mencionada como "evitar/usar alternativo" uma vez que a combinação poderia aumentar níveis séricos e o relacionado "risco de efeitos adversos, incluindo prolongamento do QT e arritmias cardíacas". Similarmente ao uso com amiodarona, darunavir ou dasatinib, é "aconselhada precaução pelas mesmas razões.[40]

Com estas precauções consideradas, anti-histamínicos de segunda geração são muito úteis no tratamento de sintomas alérgicos na população idosa.

Descongestionantes

Estes devem sempre ser evitados em pacientes idosos. Contraindicações e precauções listadas incluem hipertensão, arritmias, doença cardiovascular, diabetes, glaucoma, hipertireoidismo, hipertrofia prostática ou comprometimento renal. Uma vez que estas condições sejam comuns nos idosos, é mais seguro abster-se de usar esta classe de medicações na maioria dos casos.

■ Modificadores dos Leucotrienos

O montelucaste parece seguro de modo geral para uso em pacientes mais velhos. Ele não deve ser administrado com suco de *grapefruit*, porque isto pode aumentar os níveis séricos.[46,47] Modificação da dose é necessária na presença de comprometimento hepático, mas não com comprometimento renal. As medicações coadministradas que podem diminuir níveis séricos de montelucaste incluem barbitúricos, carbamazepina, rifampicina ou a combinação de medicações de fenobarbital/hiosciamina/atropina/escopolamina. Ao tratar de asma geriátrica, utilizar o montelucaste, que é um comprimido, pode ser mais fácil para alguns pacientes idosos do que manejarem o uso de inaladores.

■ Inaladores para Asma

As principais medicações para asma utilizadas hoje nos Estados Unidos são broncodilatadores de ação curta, corticosteroides inalados e combinação de corticosteroides/broncodilatadores de ação longa inalados.

Broncodilatadores de Ação Curta (Agonistas 2) (Inaladores de Resgate)

As medicações nesta classe disponíveis nos Estados Unidos incluem albuterol, metaproterenol, levalbuterol e pirbuterol. Estes são usados para tratar exacerbações da asma em regime de SOS. Eles podem aumentar a frequência cardíaca e a pressão arterial, tornando o seu uso problemático em pacientes idosos com comorbidades cardiopulmonares graves. Há também um problema potencial ao usar esta classe de inaladores quando o paciente está em uso de uma medicação betabloqueadora. Betabloqueadores cardiosseletivos, que atuam principalmente nos receptores cardíacos (β1), podem ser necessários em situações específicas (como após um infarto agudo do miocárdio), quando o benefício cuidadosamente considerado supera o risco. A coadministração com diuréticos não poupadores de potássio tem o potencial de contribuir para alterações eletrocardiográficas de hipopotassemia. Quando albuterol e digoxina são utilizados juntos, os níveis de digoxina sérica podem aumentar e devem, portanto, ser monitorados cuidadosamente. Uso dentro de 2 semanas de inibidores de monoamina oxidase ou antidepressivos tricíclicos deve ser evitado.[48]

Esta classe de medicações é também utilizada antes do exercício para a prevenção de broncospasmo induzido por exercício. À medida que mais seniores praticam atletismo competitivo, isto se tornou cada vez mais relevante.[49]

Corticosteroides Inalados

Estas são medicações "controladoras", usadas em uma base regularmente programada (frequentemente diariamente ou mais frequentemente) para diminuir a inflamação pulmonar relacionada com a asma. As disponíveis nos Estados Unidos incluem beclometasona, budesonida, ciclesonida, flunisolida, fluticasona, mometasona e triancinolona. As contraindicações ou precauções para muitas medicações nesta classe incluem glaucoma, pressão intraocular aumentada, cataratas e problemas com a densidade mineral óssea. Corticosteroides inalados não parecem aumentar a frequência de diabetes nos idosos, nem eles afetam a densidade óssea ou o risco de fratura.[50-52] Pacientes utilizando estas medicações devem ser incentivados a enxaguar, gargarejar e escovar seus dentes após usar corticosteroides inalados para diminuir o risco de candidíase orofaríngea.

Inaladores de combinação: estes combinam um corticosteroide inalado com um agonista β2 de longa ação. Os três atualmente disponíveis nos Estados Unidos são fluticasona + salmeterol, budesonida + formoterol, e mometasona + formoterol. As precauções que se aplicam aos corticosteroides inalados e β-agonistas de curta ação quando utilizados isoladamente também se aplicam a estas combinações.

■ A imunoterapia para Alergia Pode Ajudar o Paciente Geriátrico com Alergia/Asma?

A imunoterapia específica para alergia (SIT) é o único tratamento de alergia e de asma desencadeada por alergia que na realidade pode mudar a história natural destas doenças. Entretanto, quando nós sabemos que a diversidade e robustez das populações de células T declinam com envelhecimento, ainda vale a pena considerar SIT em pacientes mais velhos? Infelizmente, há poucos estudos de SIT neste grupo etário.

Um estudo espanhol, em 1993, avaliou o uso de imunoterapia subcutânea (SCIT) em 22 pacientes com mais de 60 anos, e observou reatividade da pele e hiper-reatividade brônquica melhoradas com sIgE diminuída.[53] Um estudo italiano de 2004 usou imunoterapia por injeção (SCIT) em 37 pacientes dentre 54 que estavam monossensibilizados a bétula ou ambrósia americana. Este grupo foi comparado a 33 pacientes mais jovens com uma idade média de 35 anos, também monossensibilizados a um destes pólens. Houve também um grupo de 37 pacientes com alergias semelhantes acima de 54 anos de idade que recusaram imunoterapia e assim serviram como um grupo-controle adicional. Os dois grupos de IT relataram pelo menos 50% de melhora nos sintomas após 1 a 5 anos de IT, sem diferença significativa entre os grupos mais jovens e mais velhos. Vinte e sete de 37 do grupo sem imunoterapia mais velho autorrelataram sintomas inalterados, e 10 de 37 relataram sintomas piores.[54]

Outro estudo italiano publicado, em 2008, usou imunoterapia sublingual (SLIT) em pacientes com rinite persistente, asma branda e alergia a ácaros de poeira doméstica. Quando eles compararam pacientes com idades 18 a 28 ($n = 49$) a pacientes das idades 55 a 65 ($n = 40$), as medidas de resultado clínico melhoraram em todos os grupos. Os pacientes de SLIT tiveram menos novas alergias que os grupos-controles não tratados, mas não houve efeito de idade.[55]

Uma parte crucial da resposta imune competente à imunoterapia de alergia é a indução de células Treg que expressam CD4, CD25 e foxp3 (forkhead box protein 3). Enquanto a porcentagem da população de células T que é CD4+ aumenta com o envelhecimento, este aumento é refletido em um aumento nas células CD4+25+Foxp3+Treg. Tregs indutíveis, como produzidas com SIT, declinam com o envelhecimento.[1,3] Curiosamente, o exercício regular parece "estimular maior atividade de células NK, aumentar a apresentação de antígenos, reduzir a inflamação e remover células senescentes no idoso".[56] Até que sejam completados estudos definitivos, a evidência atual favorece o uso de SIT em pacientes geriátricos com testes positivos para sIgE (na pele ou *in vitro*) e sintomas oculonasais e/ou asma.

■ Conclusões

Há uma surpreendente falta de evidências no que concerne ao diagnóstico e tratamento de alergias e asma no grupo etário geriátrico. Aguardando melhores dados no futuro, os seguintes são os pensamentos e recomendações atuais da autora:

1. Alergias e asma ocorrem com suficiente frequência em pacientes idosos para merecer um lugar regular no diagnóstico diferencial de pacientes que se apresentam com sintomas oculonasais ou respiratórios. Seu impacto sobre a qualidade de vida é suficientemente grave para tornar desafortunado perder este diagnóstico tratável.
2. Testes *in vivo* (SPT ou IDT) são preferidos aos testes *in vitro* se isto não for medicamente contraindicado. Se alergias reveladas com IDT após SPT negativo forem relevantes, permanece não esclarecido.
3. Pacientes geriátricos com COPD de início recente ou aparente piora, bronquite, e/ou tosse devem realizar dosagens de óxido nítrico fracionado exalado, espirometria (antes e depois de albuterol), ou ambos. Encontrar um componente reversível de um problema respiratório altera a conduta de tratamento, levando a resultados potencialmente melhores para estes pacientes.
4. Medidas de evitação, incluindo irrigação salina nasal, são o tratamento mais seguro para alergia em todos os grupos etários e devem ser fortemente recomendadas. Muitos pacientes geriátricos viveram na mesma casa durante décadas. Frequentemente, o mobiliário estofado e os colchões são mais velhos e podem abrigar mofo e ácaros de poeira. Para fumantes, o cheiro e resíduo de fumaça de cigarro podem permear os móveis estofados. Uma limpeza completa para diminuir o mofo, poeira de ácaro e pelos de animais tende a ser útil, mesmo para o não alérgico. Similarmente, um filtro HEPA, especialmente no dormitório, certamente não fará mal, e a melhora resultante na qualidade do ar dentro de casa poderia ser útil para pacientes alérgicos e não alérgicos igualmente.
5. As mesmas medicações úteis em grupos mais jovens são úteis nos idosos, com a exceção de anti-histamínicos de primeira geração e descongestionantes. Para as medicações disponíveis, os médicos devem estar familiarizados com as contraindicações, modificações de doses e interações com outras medicações. Uma consideração cuidadosa das escolhas terapêuticas é necessária neste grupo etário em que são comuns as comorbidades, polifarmácia e fragilidade.
6. Aguardando estudos futuros idade-específicos, a imunoterapia de alergia parece ser efetiva em pacientes idosos. Dependendo da filosofia de tratamento do médico, isto significa oferecer imunoterapia de alergia precocemente na evolução do tratamento (a preferência da autora) ou depois que todas as alterações ambientais e medicações possíveis tenham-se comprovado insuficientes para controle razoável da doença (sabedoria tradicional)
7. O diagnóstico e tratamento de alergias a inalantes e asma na população geriátrica se tornam cada vez mais relevantes à medida que aumenta o número de adultos mais velhos nos Estados Unidos. Há uma multidão de perguntas e estudos a serem efetuados neste segmento da população, tornando esta uma potencial área frutífera de pesquisa para os residentes e colegas de hoje em dia.

■ Referências Bibliográficas

1. Cardona V, Guilarte M, Luengo O, Labrador-Horrillo M, Sala-Cunill A, Garriga T. Allergic diseases in the elderly. Clin Transl Allergy 2011;1(1):11
2. Wöhrl S, Stingl G. Underestimation of allergies in elderly patients. Lancet 2004;363(9404):249
3. Castelo-Branco C, Soveral I. The immune system and aging: a review. Gynecol Endocrinol 2014;30(1):16–22
4. Jagger A, Shimojima Y, Goronzy JJ, Weyand CM. Regulatory T cells and the immune aging process: a mini-review. Gerontology 2014;60(2):130–137
5. Scichilone N, Augugliaro G, Togias A, Bellia V. Should atopy be assessed in elderly patients with respiratory symptoms

suggestive of asthma? Expert Rev Respir Med 2010;4(5):585–591
6. Mediaty A, Neuber K. Total and specific serum IgE decreases with age in patients with allergic rhinitis, asthma and insect allergy but not in patients with atopic dermatitis. Immun Ageing 2005;2(1):9
7. Ventura MT, D'Amato A, Giannini M, Carretta A, Tummolo RA, Buquicchio R. Incidence of allergic diseases in an elderly population. Immunopharmacol Immunotoxicol 2010;32(1):165–170
8. Karabulut H, Baysal S, Acar B, Babademez MA, Karasen RM. Allergic rhinitis (AR) in geriatric patients. Arch Gerontol Geriatr 2011;53(3):270–273
9. Di Lorenzo G, Pacor ML, Esposito Pellitteri M, et al. A study of age-related IgE pathophysiological changes. Mech Ageing Dev 2003;124(4):445–448
10. Bakos N, Schöll I, Szalai K, Kundi M, Untersmayr E, Jensen-Jarolim E. Risk assessment in elderly for sensitization to food and respiratory allergens. Immunol Lett 2006;107(1):15–21
11. Wüthrich B, Schmid-Grendelmeier P, Schindler C, et al. Prevalence of atopy and respiratory allergic disease in the elderly SAPALDIA population. Int Arch Allergy Immunol 2013;162(2):143–148
12. Kirtsreesakul V, Somjareonwattana P, Ruttanaphol S. The correlation between nasal symptom and mucociliary clearance in allergic rhinitis. Laryngoscope 2009;119(8):1458–1462
13. Arif AA, Rohrer JE, Delclos GL. A population-based study of asthma, quality of life, and occupation among elderly Hispanic and non-Hispanic whites: a cross-sectional investigation. BMC Public Health 2005;5:97
14. Kim Y-K, Kim S-H, Tak Y-J, et al. High prevalence of current asthma and active smoking effect among the elderly. Clin Exp Allergy 2002;32(12):1706–1712
15. Hospers JJ, Postma DS, Rijcken B, Weiss ST, Schouten JP. Histamine airway hyper-responsiveness and mortality from chronic obstructive pulmonary disease: a cohort study. Lancet 2000;356:1313–1317
16. King MJ, Bukantz SC, Phillips S, Mohapatra SS, Tamulis T, Lockey RF. Serum total IgE and specific IgE to Dermatophagoides pteronyssinus, but not eosinophil cationic protein, are more likely to be elevated in elderly asthmatic patients. Allergy Asthma Proc 2004;25(5):321–325
17. Huss K, Naumann PL, Mason PJ, et al. Asthma severity, atopic status, allergen exposure and quality of life in elderly persons. Ann Allergy Asthma Immunol 2001;86(5):524–530
18. Ariano R, Panzani RC, Augeri G. Late onset asthma clinical and immunological data: importance of allergy. J Investig Allergol Clin Immunol 1998;8(1):35–41
19. Jackola DR, Pierson-Mullany LK, Daniels LR, Corazalla E, Rosenberg A, Blumenthal MN. Robustness into advanced age of atopy-specific mechanisms in atopy-prone families. J Gerontol A Biol Sci Med Sci 2003;58(2):99–107
20. Parameswaran K, Hildreth AJ, Taylor IK, Keaney NP, Bansal SK. Predictors of asthma severity in the elderly: results of a community survey in Northeast England. J Asthma 1999;36(7):613–618
21. Krouse JH, Krouse HJ. Modulation of immune mediators with MQT-based immunotherapy. Otolaryngol Head Neck Surg 2006;134(5):746–750
22. Wise SK, Ahn CN, Schlosser RJ. Localized immunoglobulin E expression in allergic rhinitis and nasal polyposis. Curr Opin Otolaryngol Head Neck Surg 2009;17(3):216–222
23. Khan DA. Allergic rhinitis with negative skin tests: does it exist? Allergy Asthma Proc 2009;30(5):465–469
24. Rondón C, Doña I, López S, et al. Seasonal idiopathic rhinitis with local inflammatory response and specific IgE in absence of systemic response. Allergy 2008;63(10):1352–1358
25. Rondón C, Canto G, Blanca M. Local allergic rhinitis: a new entity, characterization and further studies. Curr Opin Allergy Clin Immunol 2010;10(1):1–7
26. Skassa-Brociek W, Manderscheid JC, Michel FB, Bousquet J. Skin test reactivity to histamine from infancy to old age. J Allergy Clin Immunol 1987;80(5):711–716
27. Gilchrest BA, Stoff JS, Soter NA. Chronologic aging alters the response to ultraviolet-induced inflammation in human skin. J Invest Dermatol 1982;79(1):11–15
28. Vocks E, Ständer K, Rakoski J, Ring J. Suppression of immediate-type hypersensitivity elicitation in the skin prick test by ultraviolet B irradiation. Photodermatol Photoimmunol Photomed 1999;15(6):236–240
29. Nelson HS, Oppenheimer J, Buchmeier A, Kordash TR, Freshwater LL. An assessment of the role of intradermal skin testing in the diagnosis of clinically relevant allergy to timothy grass. J Allergy Clin Immunol 1996;97(6):1193–1201
30. Fung IN, Kim HL. Skin prick testing in patients using beta-blockers: a retrospective analysis. Allergy Asthma Clin Immunol 2010;6(1):2
31. Mehle ME. Are nasal steroids safe? Curr Opin Otolaryngol Head Neck Surg 2003;11(3):201–205
32. Seiberling KA, Chang DF, Nyirady J, Park F, Church CA. Effect of intranasal budesonide irrigations on intraocular pressure. Int Forum Allergy Rhinol 2013;3(9):704–707
33. Yuen D, Buys YM, Jin YP, Alasbali T, Trope GE. Effect of beclomethasone nasal spray on intraocular pressure in ocular hypertension or controlled glaucoma. J Glaucoma 2013;22(2):84–87
34. Bui CM, Chen H, Shyr Y, Joos KM. Discontinuing nasal steroids might lower intraocular pressure in glaucoma. J Allergy Clin Immunol 2005;116(5):1042–1047
35. http://dailymed.nlm.nih.gov/dailymed/lookup.cfm?setid=4b114460-7a1c-11df-8b19-0002a5d5c51b
36. http://dailymed.nlm.nih.gov/dailymed/lookup.cfm?setid=24fb7339-f5a9-4d02-a492-43617729412b
37. Agostini JV, Leo-Summers LS, Inouye SK. Cognitive and other adverse effects of diphenhydramine use in hospitalized older patients. Arch Intern Med 2001;161(17):2091–2097
38. Kaliner MA. H1-antihistamines in the elderly. Clin Allergy Immunol 2002;17:465–481
39. http://www.fda.gov/ohrms/dockets/AC/03/briefing/3999B1_23_Zyrtec.pdf
40. www.epocrates.com
41. https://www.merck.com/product/usa/pi_circulars/c/clarinex/clarinex_pi.pdf
42. http://www.accessdata.fda.gov/drugsatfda_docs/label/2003/20872se8-003,20625se8-010_allegra_lbl.pdf
43. http://products.sanofi.us/xyzal/xyzal.pdf
44. Hulhoven R, Rosillon D, Letiexhe M, Meeus MA, Daoust A, Stockis A. Levocetirizine does not prolong the QT/QTc interval in healthy subjects: results from a thorough QT study. Eur J Clin Pharmacol 2007;63(11):1011–1017
45. http://www.fda.gov/ohrms/dockets/ac/01/briefing/3737b_12_label-claritin.pdf
46. Scichilone N, Battaglia S, Benfante A, Bellia V. Safety and efficacy of montelukast as adjunctive therapy for treatment of asthma in elderly patients. Clin Interv Aging 2013;8:1329–1337
47. Cingi C, Toros SZ, Gurbüz MK, et al. Effect of grapefruit juice on bioavailability of montelukast. Laryngoscope 2013;123(4):816–819
48. http://www.merck.com/product/usa/pi_circulars/p/proventil_hfa/proventil_hfa_pi.pdf

49. http://www.nsga.com/
50. Dendukuri N, Blais L, LeLorier J. Inhaled corticosteroids and the risk of diabetes among the elderly. Br J Clin Pharmacol 2002;54(1):59–64
51. Elmståhl S, Ekström H, Galvard H, Johnell O, Gerhardsson de Verdier M, Norjavaara E. Is there an association between inhaled corticosteroids and bone density in postmenopausal women? J Allergy Clin Immunol 2003;111(1):91–96
52. Hubbard R, Tattersfield A, Smith C, West J, Smeeth L, Fletcher A. Use of inhaled corticosteroids and the risk of fracture. Chest 2006;130(4):1082–1088
53. Armentia A, Fernández A, Tapias JA, et al. Immunotherapy with allergenic extracts in geriatric patients: evaluation of effectiveness and safety. Allergol Immunopathol (Madr) 1993;21(5):193–196
54. Asero R. Efficacy of injection immunotherapy with ragweed and birch pollen in elderly patients. Int Arch Allergy Immunol 2004;135(4):332–335
55. Marogna M, Bruno ME, Massolo A, Falagiani P. Sublingual immunotherapy for allergic respiratory disease in elderly patients: a retrospective study. Eur Ann Allergy Clin Immunol 2008;40(1):22–29
56. Bigley AB, Spielmann G, LaVoy EC, Simpson RJ. Can exercise-related improvements in immunity influence cancer prevention and prognosis in the elderly? Maturitas 2013;76(1):51–56

15 Doenças da Voz no Idoso

Robert T. Sataloff ▪ *Karen M. Kost*

■ Introdução

Os idosos diferem das crianças e adultos jovens em termos de estrutura e função laríngea e pulmonar, ambiente hormonal e outras condições do corpo, condicionamento aeróbico, suscetibilidade à lesão, função intelectual (incluindo a memória) e outros fatores. Do mesmo modo que os médicos devem compreender as funções e limitações das crianças, assim também nós devemos nos familiarizar com as necessidades especiais, limitações e desafios dos pacientes idosos que apresentam alteração vocal. Diagnósticos precisos, tratamentos clínicos, fonoterapia/treinamento da voz e, ocasionalmente, cirurgia são capazes de manter ou restaurar a estabilidade e a "juventude" vocal. Isto é importante, pois fraqueza e instabilidade da voz são interpretadas frequentemente como reflexos de instabilidade intelectual. Como resultado, a presbifonia pode comprometer a credibilidade dos mais sábios e mais experientes idosos. A perda presbifônica de volume também torna difícil para os pacientes conversarem com seus amigos idosos, muitos dos quais apresentam deficiência de audição. Isto pode levar os pacientes com vozes mais senis a se afastar socialmente, prejudicando substancialmente a qualidade de vida.

À medida que aumenta o número de indivíduos com idade 65 e maior, não causa surpresa notar um aumento no número de pacientes que procuram atendimento para disfonia. A incidência descrita de queixas vocais na população geriátrica se encontra em algum percentual entre 12 e 35%.[1,2] Vinte a trinta e cinco por cento dos pacientes usam sua voz para trabalhar,[3,4] sugerindo que a saúde vocal é uma alta prioridade dentro deste subgrupo de pacientes idosos. Em todos os pacientes geriátricos, a disfonia afeta diretamente a qualidade de vida; e ela pode prejudicar significativamente a capacidade de se comunicar, particularmente com o cônjuge com deficiência auditiva, a família e os amigos. De fato, disfonia e perda auditiva frequentemente coexistem no idoso: aqueles com perda auditiva tendem mais a apresentar disfonia do que os seus contrapartes sem perda auditiva.[5] Além disso, os idosos disfônicos sofrem de isolamento social, ansiedade e depressão, indicando uma necessidade de lidar com a disfonia e a perda auditiva ao tratar estes pacientes.[2,6]

Aqueles acima da idade de 65 anos estão sujeitos à mesma vasta variedade de diagnósticos vocais que os adultos mais jovens, incluindo lesões benignas das pregas vocais (pólipos, nódulos, cistos, papilomas), laringites inflamatórias crônicas (condições relacionadas com refluxo, doenças autoimunes, condições induzidas por medicação), laringites inflamatórias agudas (viral, fúngica e bacteriana), distúrbios de tensão muscular, doenças neurológicas (tremor essencial, Parkinson, pós-acidente vascular encefálico, disfonia espasmódica, esclerose lateral amiotrófica), paralisias das pregas vocais, malignidades vocais e atrofia das pregas vocais. A atrofia das pregas vocais é incomum em pacientes mais jovens, exceto em um contexto de doenças com atrofia muscular, paresia/paralisia, ou perda extrema de peso. Em todos os casos, a presbilaringe deve ser um diagnóstico de exclusão, após todas as outras possibilidades terem sido consideradas e eliminadas. Apesar da alta prevalência de disfonia no idoso, há relativamente poucos estudos publicados sobre o assunto; a gravidade da disfonia no paciente geriátrico é uma função não apenas do diagnóstico vocal principal, mas também de vários outros fatores, incluindo a condição funcional do paciente, morbidades coexistentes, reserva pulmonar, medicações e função cognitiva.

Em uma revisão retrospectiva de 175 pacientes idosos avaliados em uma clínica terciária de tratamento em Laringologia em Filadélfia, as queixas mais comuns foram rouquidão em 71%, incapacidade de projetar a voz ou volume reduzido em 45%, pigarro excessivo mucoespesso em 43%, fadiga vocal em 37%, tosse em 23% e dispneia em 22%.[7] Queixas menos comuns incluíram aspereza. Quebras de frequência, perda de alcance, sensação de bolo, tremor e disfagia. Muitos pacientes apresentavam mais de uma queixa. Os diagnósticos mais comumente identificados, que frequentemente coexistiam com outras condições como presbilaringe, incluíram refluxo faringolaríngeo, disfonia de tensão muscular, paresia (diagnosticada clinicamente e com EMG em muitos casos), massa em prega vocal, insuficiência glótica e varicosidades/ectasias. Como resultado da sua disfonia, mais de 50% dos pacientes neste estudo relataram um comprometimento importante na sua qualidade de vida, com implicações psicossociais potencialmente sérias.[7]

■ Anatomia e Fisiologia

Entre os períodos de adulto jovem e velhice, o Sistema Respiratório sofre marcadas transformações anatômicas e fisiológicas. Força e velocidade de contração diminuídas dos músculos respiratórios, enrijecimento do tórax e perda de elasticidade do tecido pulmonar desgastam a fonte de força da voz.[8-11] A capacidade vital pulmonar é diminuída, e o volume expiratório forçado e a velocidade de fluxo de ar declinam.[12] Estas transformações e outras resultam não apenas funções diminuídas de fonte de força, mas também em mudanças na estratégia de respiração. Algumas destas são dependentes do gênero. Por exemplo, em homens, alterações respiratórias podem estar relacionadas com a função de válvula laríngea ineficiente, que resulta das interrupções glóticas comumente notadas com envelhecimento. Em mulheres, as alterações relacionadas com a idade podem afetar mais provavelmente a função de válvula ao nível velofaríngeo, língua e lábios, e as mulheres também experimentam um declínio na agilidade laríngea.[13,14]

A própria laringe também sofre extensas alterações anatômicas e fisiológicas durante a idade adulta,[15] conforme resumido na literatura precedente.[16] As cartilagens sofrem ossificação e calcificação,[17,18] os músculos intrínsecos atrofiam,[19-21] e as articulações sofrem erosão.[22] A natureza das alterações relacionadas com a idade no epitélio das pregas vocais tem sido debatida. Diversos investigadores descrevem espessamentos; outros não encontraram evidências de alterações com o envelhecimento. Em mulheres, o epitélio pode aumentar progressivamente em espessura com o envelhecimento, particularmente após a idade de 70 anos.[23] Uma variedade de alterações na lâmina própria foi documentada, incluindo espessamento/edema da camada superficial, degeneração/atrofia das fibras elásticas e um declínio no número de miofibrilas.[23,24] Em homens também foi sugerido que o epitélio aumenta em espessura até a idade de 70 anos e a seguir diminui com a progressão do envelhecimento. Em homens idosos, a mucosa enrijece e aumenta em viscosidade em comparação a mulheres e homens mais jovens,[24] resultando em redução da facilidade de fonação.[24,25] Alterações na laringe desde a idade de adulto jovem até a idade avançada são geralmente mais extensas em homens que em mulheres, com a possível exceção da atrofia muscular, sobre a qual há pouca informação sobre diferenças entre os gêneros.[15]

Alterações microscópicas notadas na camada superficial da lâmina própria em camundongos incluem uma redução relativa no ácido hialurônico e elastina, com um aumento no colágeno. Além disso, há um aumento na densidade e proporção de fibras colágenas e reticulares, que são dispostas em feixes desorganizados espessos.[26,27] Exames histológicos de pregas vocais humanas envelhecidas demonstraram uma redução no número total de células, redução nas organelas intracelulares responsáveis pela síntese de proteína e produção reduzida de matriz extracelular (ECM) por estas células. A camada superficial da lâmina própria aumenta em espessura e é mais edematosa tanto em homens quanto em mulheres, com uma alteração nas propriedades viscoelásticas.[28,29] Alterações da articulação cricoaritenóidea incluem irregularidades de superfície e desorganização das fibras colágenas.[30] As cartilagens laríngeas se enrijecem com progressiva calcificação e/ou ossificação.

Um trabalho extenso, resumido por Thomas *et al.*, revelou alterações na musculatura da laringe envelhecida, que contribuem significativamente para a presbifonia. Diversas alterações musculares esqueléticas que ocorrem com o envelhecimento são conhecidas. Embora muitas destas também se apliquem ao músculo tireoaritenóideo (TA), há também diferenças notáveis. Sarcopenia designa a perda na massa, força e qualidade muscular muitas vezes observadas com o envelhecimento. Uma vez que a perda na massa muscular seja gradual, há pouca perda notável da função, até que a perda se estenda além dos níveis limiares. A esta altura, as capacidades funcionais declinam notavelmente. A sarcopenia é provavelmente o resultado de fatores metabólicos, neurológicos, hormonais e ambientais.

O TA se estende da cartilagem tireóidea anteriormente até o processo vocal e a fóvea oblonga da cartilagem aritenóidea. Ele é frequentemente considerado como sendo constituído por um músculo vocal medial e um mais lateralmente posicionado músculo tireomuscular. Este último provavelmente desempenha um papel no encurtamento rápido da prega vocal, enquanto o vocal está provavelmente envolvido na tensão de "sintonia fina" ao longo da margem da prega vocal e no fornecimento de resistência lateral durante o contato entre as pregas vocais. A contração do TA resulta em espessamento e enrijecimento da prega vocal, e um correspondente "afrouxamento" da lâmina própria. Em comparação aos músculos esqueléticos dos membros, o TA difere em vários pontos, incluindo o tamanho das fibras, os perfis das proteínas contráteis, o conteúdo mitocondrial e os padrões de envelhecimento. Diferenças similares também foram encontradas em outros músculos laríngeos.

O TA em humanos contém fibras tipos I, IIX e IIA, bem como "fibras híbridas". Além disso, foi sugerido que as fibras rápidas e lentas estão dispostas ao longo de um gradiente, com o aspecto medial composto por fibras lentas, e o aspecto lateral por fibras rápidas. Esta composição única, que resulta em um músculo de contração rápida, resistente à fadiga, bem adequado ao papel do TA como um músculo da respiração, proteção da via aérea e produção de voz não é usual, em comparação aos músculos esqueléticos dos membros. Níveis elevados de mitocôndrias foram demonstrados nos músculos cricoariteinóideo posterior, cricotireóideo e tireoaritienóideo, quando comparados aos músculos esqueléticos dos membros. Estas características podem aumentar a resistência à fadiga e facilitar a ação contínua requerida por estes músculos para a respiração. O TA é ricamente inervado pelos ramos laríngeo recorrente e laríngeo superior do nervo vago. As unidades motoras são pequenas, com cada neurônio motor inervando apenas algumas fibras. Informações sensitivas da laringe são recebidas por mecanorreceptores, quimiorreceptores, botões gustativos e terminações nervosas livres.

Embora a perda de massa muscular relacionada com o envelhecimento no TA humano tenha sido identificada, em 1941, e confirmada em estudos subsequentes, padrões de perda de fibras não foram definidos claramente. Em ratos idosos, uma redução na força, velocidade e resistência foi identificada. Alterações na inervação do TA com a idade também foram observadas. Embora pareça não haver perda líquida de fibras mielínicas ou não mielínicas com a idade, há um aumento em fibras com mielina anormal e mielina fina, sugerindo um processo ativo de degeneração/regeneração. No nervo laríngeo superior, há uma redução no tamanho e número de fibras mielinizadas, que se correlaciona com a redução documentada na sensibilidade laríngea com a idade. Alterações metabólicas também foram notadas no TA em envelhecimento. Mutações no DNA mitocondrial, consistindo na deleção de 4.977 pares de bases, foram identificadas, e estas são consideradas como resultando na produção aumentada de radicais livres lesivos. A expressão desta mutação parece aumentar com a idade, produzindo mitocôndrias disfuncionais que afetam negativamente as propriedades contráteis do TA. Além disso, o fluxo sanguíneo laríngeo diminui ~ 50% nos ratos idosos, com uma possível redução no oxigênio, e acúmulo de produtos de eliminação celulares. A influência de hormônios na maturação vocal, e na senescência, está amplamente reconhecida, e apreciada clinicamente. O mecanismo de ação destes hormônios, no entanto, permanece pouco compreendido.

Marcadas alterações anatômicas no trato vocal supraglótico foram descritas desde a idade adulta jovem até a idade avançada. Os ossos faciais continuam a crescer durante este período,[31,32] embora a magnitude desse crescimento (3-5%) seja relativamente modesta. Alterações nos músculos faciais incluem elasticidade reduzida, suprimento sanguíneo reduzido, atrofia e degradação de fibras colágenas.[33,34] As articulações temporomandibulares (TMJ) sofrem alterações extensas com o envelhecimento, incluindo adelgaçamento dos discos articulares, suprimento sanguíneo reduzido e remodelação regressiva do côndilo mandibular e fossa glenoide.[35-40] Entretanto, alterações relacionadas com a idade na TMJ podem ser difíceis de distinguir histologicamente de uma TMJ que esteja comprometida patologicamente.[37,39,40] A mucosa oral perde elasticidade com o envelhecimento e se adelgaça, com deterioração das fixações do epitélio e tecido conectivo ao osso.[22] Contudo, há algum desacordo sobre se estas alterações refletem envelhecimento normal ou resultam de drogas, doença ou condições patológicas.[40,44] As estruturas dentárias também são alteradas com o envelhecimento, embora a própria perda de dentes não seja uma consequência inevitável do envelhecimento.[45] Alterações no epitélio da língua incluem adelgaçamento e fissuração da superfície da língua.[46,47] Músculos faríngeos e palatais também foram descritos como sofrendo alterações degenerativas relacionadas com a idade.[48,50]

A perda da função salivar pode produzir sintomas de ressecamento oral, disfagia e desconforto oral no idoso; a suscetibilidade a infecções orais também é descrita como aumentada.[51] Foi relatado que os idosos experimentam declínios importantes na força da língua, embora a resistência permaneça relativamente inafetada.[52] As reservas de pressão da língua durante a deglutição declinam com o envelhecimento, embora as pressões máximas da língua durante a deglutição permaneçam estáveis desde a idade adulta jovem até a idade avançada.[53]

■ Alterações Acústicas na Voz no Envelhecimento

Mueller opinou que "A voz é um espelho da personalidade, e a senescência pode turvar essa imagem".[54] A voz envelhecendo é associada a uma mudança na qualidade vocal que pode ser percebida como volume reduzido, "respiração" aumentada, uma mudança no timbre, resistência diminuída e alcance vocal reduzido. Ao ouvir amostras de fala, os ouvintes são razoavelmente acurados em distinguir entre os grupos etários jovem, de meia-idade e idoso. As vozes idosas são associadas a uma perda de alcance e descritas com adjetivos indesejáveis, como "rouca", "áspera", "respirada", "sem firmeza, "trêmula" e "instável". Os idosos são um grupo heterogêneo; e muitas destas características não são unicamente resultado de envelhecimento, mas em vez disso do mau condicionamento físico que resulta em músculos respiratórios e abdominais fracos e, em última análise, um suporte vocal inadequado. Vários estudos demonstraram que os ouvintes conseguem geralmente diferenciar entre falantes jovens e velhos. O envelhecimento afeta a frequência, intensidade e qualidade vocais, embora os efeitos sejam altamente variáveis entre a população em envelhecimento.[55]

A frequência fundamental da fala muda com a idade, com diferentes padrões de mudança notados em homens e mulheres. Em homens, a frequência fundamental da fala cai por volta da quinta década e a seguir se eleva, talvez em razão da atrofia dos músculos das pregas vocais ou de alterações hormonais. Em mulheres, a frequência fundamental da fala permanece bastante constante ou baixa ligeiramente até a menopausa, depois da qual ocorre abaixamento adicional da frequência fundamental. Curiosamente, estas alterações são menos proeminentes em cantores profissionais, que tendem a manter níveis bastante estáveis de frequência fundamental através de toda a idade adulta.[56,57] A intensidade da fala também se altera com a idade. Homens acima de 70 falam mais alto que homens mais jovens, mesmo depois de levar em consideração a perda auditiva. Mulheres idosas não têm um aumento semelhante na intensidade da fala. Entretanto ambos os gêneros experimentam uma diminuição nos níveis de intensidade máxima com o avanço da idade.[58,59] Além disso, as mulheres têm um nível de intensidade mínima elevado (elas não são capazes de fonar tão suavemente quanto mulheres jovens).[59]

Embora haja variabilidade na intensidade vocal com a idade, a maioria dos estudos concorda em que, no idoso, a intensidade vocal da fala e a capacidade de modulá-la estão reduzidas.[60] Notadamente, estas alterações são muito menos aparentes em idosos cantores idosos em comparação a não cantores, mais uma vez suportando um papel do "exercício vocal".

Jitter ("nervosismo") e tremulação são mais altos nos idosos quando comparados a pessoas mais jovens e foram associados a escores mais altos no *Voice Handicap Index*.[7] Ambas estas características são relacionadas com qualidades perceptuais de aspereza e rudeza, que foram identificadas como características de vozes "velhas". Cantores, bem como outros indivíduos sadios fisicamente aptos, exibem menos *jitter* e tremulação e soam "mais jovens" em comparação a suas contrapartes em más condições de saúde.

O exame de pacientes com "voz velha" usando videoestrobolaringoscopia pode relevar alterações associadas à atrofia vocal, incluindo graus variáveis de arqueamento, notado como uma concavidade da margem medial da prega vocal durante a adução e a abdução, processos vocais proeminentes, uma fenda glótica fusiforme (*chink*) e uma redução na amplitude da onda mucosa.[61,62]

Embora algumas alterações relacionadas com a idade não possam ser evitadas em indivíduos específicos, nem todas elas são manifestações de deterioração irreversível. De fato, à medida que melhora nossa compreensão do processo do envelhecimento, está se tornando cada vez mais aparente que muitas destas alterações podem ser sustadas ou mesmo corrigidas. Woo *et al.* chegaram a conclusões semelhantes, reconhecendo que "a presbilaringe não é uma doença comum e deve ser um diagnóstico de exclusão feito apenas após cuidadosa avaliação médica e fonoaudiológica".[63] Como médicos e professores nós precisamos olhar mais de perto antes de concluir: "Não posso ajudar sua voz; você está simplesmente ficando mais velho".

■ Intervenção Médica

Certos aspectos do processo de envelhecimento podem ser controlados medicamente por intervenção judiciosa. A decisão de intervir deve ser individualizada, pesando cuidadosamente os riscos em relação aos benefícios de cada intervenção. Por exemplo, à medida que as cantoras se aproximam da menopausa, a privação de estrogênio causa alterações substanciais nas membranas mucosas que revestem o trato vocal, os músculos e outras estruturas em todo o corpo. Estes e outros efeitos hormonais frequentemente são refletidos na voz, mas podem ser detidos durante muitos anos pelo uso judicioso de terapia de reposição hormonal em pacientes selecionadas. A posologia é mais bem determinada, checando-se os níveis de estrogênio antes da menopausa. Preparações contendo andrógenos devem ser evitadas sempre que possível porque elas podem causar masculinização permanente da voz. Entretanto, os médicos assistentes devem também ser cônscios das contraindicações à reposição hormonal, especialmente se houver uma história de outros problemas de saúde, como câncer de mama. Outros problemas endócrinos, como o hipotireoidismo, também são comuns no idoso e podem causar disfonia prolongada a não ser que sejam reconhecidos e tratados.

Atacar sistematicamente o processo do envelhecimento em outras áreas do corpo também é importante. As transformações do corpo características do envelhecimento não são únicas. De muitas maneiras, elas são idênticas àquelas vistas em doenças e em desuso, como repouso prolongado no leito ou imobilização de uma perna. Em particular, o desuso muscular causa perda de fibras musculares indistinguíveis daquelas observadas com a idade avançada, como assinalado anteriormente. Nos músculos esqueléticos dos membros, há muito tem sido reconhecido que doenças/inatividade muscular levam à atrofia, que se torna progressivamente mais difícil de reverter com a idade aumentando. Em contraposição, está bem estabelecido que a atividade geral, e, em particular, programas de exercício, afetam positivamente a estrutura e função do músculo. O treinamento contra resistência aumenta a massa e a força muscular, enquanto o treinamento de *endurance* aumenta a densidade mitocondrial e pode ajudar a preservar a morfologia muscular normal. Em um nível celular, o exercício afeta positivamente os níveis hormonais, a estimulação neuronal e atividade enzimática, bem como antioxidante. Isto sugere que o declínio não é inevitável, e pode ser minimizado ou retardado pela otimização da saúde e condicionamento físico. Exercícios evitam ou revertem muitas destas alterações no jovem, e parecem ter o mesmo efeito quando as alterações são causadas por envelhecimento. Exercícios apropriados não apenas ajudarão a manter a função e coordenação musculares, como também ajudarão no funcionamento do Sistema Cardiovascular, Sistema Nervoso e especialmente do Sistema Respiratório. A função respiratória normalmente diminui com o avanço da idade. Em particular, aumenta o volume residual pulmonar, com uma diminuição consequente na capacidade vital, tendendo a desgastar as melhoras respiratórias primárias, resultando de treinamento de voz inicial. Como resultado, à medida que diminui o potencial respiratório de um cantor ou falante, é essencial que ele ou ela permaneça tão próximo quanto possível do condicionamento respiratório ideal. Nutrição adequada e controle de peso são importantes. Uma dieta bem equilibrada nutricionalmente correta, em conjunto com a manutenção de um peso ideal contribui para uma qualidade mais alta de voz. A saúde oral inclui qualidade e fluxo salivar adequados, boa higiene dentária e tratamento de quaisquer afecções das mucosas. Muitas medicações são associadas a efeitos indesejáveis, como tosse, efeitos de ressecamento e cognição alterada, todos os quais impactam negativamente a voz. Sempre que possível, medicações com um efeito deletério sobre a voz devem ser minimizadas ou trocadas. O refluxo deve ser identificado e tratado. A função respiratória, que dá força à voz, pode diminuir com a idade, conforme evidenciado por um aumento no volume residual e uma redução na capacidade vital. Um bom suporte abdominal é também um componente crucial para manter uma voz "mais jovem".

Os autores acham útil pensar em cada indivíduo como tendo uma faixa de desempenho desde o seu pior desempenho até o seu desempenho ideal. As audiências estabeleceram um certo nível de desempenho que é aceitável para um cantor profissional, Na idade de 18 anos, um cantor com uma excelente voz pode desempenhar em apenas 50% do seu potencial atual. Todavia, ele ou ela pode se sair bem com ele, porque a condição do seu corpo está acima do padrão aceitável de desempenho. Entretanto, à medida que um cantor envelhece, as capacidades físicas deterioram. Se o cantor ainda se desempenhar a apenas 50% da sua nova capacidade, ele ou ela cairá abaixo do padrão aceitável de desempenho. Entretanto, se, através de apropriado treinamento, exercício, medicação e outros fatores, um cantor for capaz de chegar a 70, 80 ou 90% do nível potencial de desempenho, um desempenho profissionalmente aceitável pode ser mantido por muitas décadas. Por esta razão, ao tratar da disfonia relacionada com a idade, uma combinação de fonoterapia tradicional, treinamento de canto, técnicas de voz em representação e condicionamento aeróbico são recomendados, a fim de otimizar o desempenho neuromuscular. Em geral, a reabilitação é suficiente para restaurar função de voz aceitável e eliminar a maior parte da informação acústica percebida como "velha". Entretanto, ocasionalmente alterações teciduais substanciais tornam impossível que a terapia e o tratamento médico isoladamente restaurem voz satisfatória, e alguns desses pacientes podem-se beneficiar com cirurgia laríngea. Inobstante, a cirurgia é desnecessária para a vasta maioria dos pacientes com disfonia induzida pela idade.

Estamos acostumados a pensar em pessoas idosas como tendo maior latitude na maioria das coisas em razão da experiência e em deferência à sua idade. Quando ouvimos um tenor de 70 anos desenvolver um "tremor", nós o cancelamos como "ficando velho" e ficamos relutantes ou embaraçados de o pôr em questão, porque, afinal de contas, ele não pode evitar o envelhecimento. Também não pensamos frequentemente em prescrever exercícios, como natação, caminhada, *jogging* ou outro exercício aeróbico para pessoas com cabelo grisalho e um pouco de excesso de peso. Entretanto, esta reserva é injusta e improdutiva. Pelo contrário, à medida que os pulmões e o tórax perdem sua elasticidade e distensibilidade e a massa muscular abdominal começa a deteriorar, é ainda mais importante para um usuário de voz profissional estar em condição física máxima. Um cantor cujo condicionamento respiratório e abdominal não é suficientemente bom para lhe permitir subir alguns lances de escadas sem ficar com falta de ar, provavelmente é incapaz de manter um bom suporte abdominal durante todo um recital ou uma ópera. Quando a fonte de força da voz está solapada desta maneira, frequentemente sobrevém o uso muscular excessivo compensatório no pescoço e língua. Condicionar os músculos gradualmente de uma maneira disciplinada sobre supervisão médica restaura o bom suporte. O treinamento regular de técnica vocal pode eliminar o *tremorlo* e melhorar a agilidade, precisão e resistência no falante ou cantor idoso da mesma maneira que o pode fazer no principiante.

Psicologia e Intelecto

Outras alterações médicas relacionadas com a idade também podem ser significativas para a função vocal em algumas pessoas. A personalidade tem sido mais comumente descrita em termos de cinco fatores; extroversão, estabilidade emocional, afabilidade, "conscienciosidade" (escrúpulo) e cultura. Peabody e Goldberg descreveram os cinco fatores reprodutíveis que emergem da análise de fatores de um grande número de traços de personalidade.[64] Em geral, os traços de personalidade são bastante estáveis após aproximadamente a idade de 30 anos. É útil o médico compreender os traços de personalidade e sua tendência para estabilidade. Estes podem ser úteis ao interpretar outras mudanças psicológicas, associadas ao envelhecimento. Certas doenças mentais são mais comuns nos idosos, incluindo doença de Alzheimer e transtornos da memória e do humor. A doença de Alzheimer é um diagnóstico que só pode ser feito com certeza pelo exame em necrópsia do cérebro, que revela placas neuríticas e emaranhados neurofibrilares. Entretanto, a observação clínica e um declínio na função de cognição documentados por baterias neuropsicológicas ao longo do tempo são comumente utilizados para um diagnóstico presuntivo. Comprometimento na função cognitiva e outras sequelas neurológicas também são vistos na demência de múltiplos infartos que se apresenta com frequência crescente com o avançar da idade. Distúrbios do humor, incluindo grande depressão, não são incomuns no idoso e podem-se responsabilizar por declínio importante na função cognitiva, afetiva e comportamental. Ademais, os idosos têm uma incidência mais alta de fatores de risco associados a doenças mentais, incluindo pobreza, luto, isolamento, déficits sensoriais e doença física. Deve também ser notado que os idosos desempenham diferentemente em alguns testes psicodiagnósticos, e esses estudos precisam ser interpretados com grande cautela, especialmente ao tentar distinguir entre demência e alterações mentais esperadas, como esquecimento. Nos testes de IQ em idosos, diminuições relacionadas com a idade em testes, como o WAIS-R, ocorrem principalmente nos testes de velocidade, que medem habilidades perceptuais-motoras. Há mais frequentemente diminuições nas capacidades *fluidas* (como velocidade de reação) do que nas capacidades *cristalizadas* (como fundo de conhecimento). A capacidade verbal é mantida até idades muito avançadas. Com a renormatização do WAIS-R para populações apropriadas à idade, as alterações de IQ nos idosos são agora claramente vistas como funções da oportunidade educacional e estado de saúde.[65,66] Alterações na cognição, especialmente memória, e alterações na personalidade secundárias a distúrbios do humor e tendência a delírio podem prejudicar a capacidade de uma pessoa de se concentrar, efetuar consistentemente tarefas vocais e cooperar otimamente com a reabilitação da voz.

Sistema Endócrino

Disfunção Sexual

Disfunções sexuais também são comuns em idosos. É importante reconhecer que isto é associado a alterações no ambiente hormonal que também afetam a função vocal. Por exemplo, em homens, os níveis séricos de testosterona declinam juntamente com a função sexual. Em mulheres, os níveis pós-menopáusicos de estrogênio são baixos, embora o seu efeito sobre a função sexual seja menos previsível. Entretanto, eles são associados a mudanças nas secreções e estrutura das mucosas e no humor. Os médicos devem estar cientes de que medicações de estrogênio-androgênio são prescritas para disfunção sexual em mulheres. Os androgênios podem causar masculinização irreversível da voz, e seu uso deve ser evitado sempre que possível, especialmente em usuárias profissionais da voz.

Além dos problemas endócrinos discutidos anteriormente, doenças da tireoide nos idosos merecem menção especial. Ambos hipertireoidismo e hipotireoidismo são notoriamente difíceis de diagnosticar durante a idade avançada. O paciente idoso com hipotireoidismo frequentemente não apresenta os aspectos "típicos" óbvios encontrados nas pessoas mais jovens. Estes incluem lentidão mental, perda de energia, comportamento neurótico, perda auditiva, ganho de peso, desconforto musculoesquelético, pele seca, alterações na aparência facial e outros problemas. O diagnóstico no idoso muitas vezes é despercebido, porque muitos dos sintomas podem ser incorretamente atribuídos à idade. Além disso, os idosos frequentemente apresentam outros problemas aos quais suas dificuldades são atribuídas na ausência de indícios diagnósticos claros de hipotireoidismo. Alterações na função tireóidea frequentemente produzem alterações substanciais na qualidade vocal, incluindo perda de alcance, eficiência e "abafamento" da voz. Estes desarranjos vocais geralmente se resolvem quando a anormalidade tireóidea é tratada.

Cabeça e Pescoço

Problemas associados a perdas auditivas são revistos em maior detalhe em outro local e são extremamente importantes em pacientes idosos com alterações na voz. Os médicos devem determinar não apenas a situação de audição dos seus pacientes idosos com alterações na voz, mas também se eles apresentam distorção de frequência (diplacusia) e distorção de volume (recrutamento).[67] Estas condições afetam o desempenho vocal, e elas podem exigir modificações nas estratégias de reabilitação. Alterações na cavidade oral associadas ao envelhecimento podem ser particularmente perturbadoras para cantores. A perda de dentição pode alterar a oclusão e articulação, causando problemas especialmente perturbadores para usuários profissionais da voz e instrumentistas de sopro. Estas dificuldades podem ser evitadas em alguma extensão, tirando-se impressões, enquanto a dentição ainda é normal. Próteses dentárias que sejam mais semelhantes aos dentes naturais da pessoa podem então ser modeladas. Embora as glândulas salivares percam até ~30% do seu tecido parenquimatoso durante a vida, a secreção salivar permanece adequada na maioria das pessoas sadias sem medicação durante toda a vida. Alterações atróficas na mucosa oral a tornam mais suscetível à lesão no idoso. A sensação de xerostomia, quando presente, pode ser especialmente perturbadora para cantores e outros usuários profissionais da voz. Cânceres orais também compreendem ~5% de todas as malignidades, e 95% dos cânceres orais ocorrem em pessoas de mais de 40 anos de idade. Cânceres na cabeça e pescoço podem resultar em disfunção profunda da voz.

Outras Condições

Muitos outros fatores também devem ser levados em consideração no diagnóstico e tratamento de pacientes idosos com alterações na voz. Estes influem doenças coronarianas, doenças vasculares encefálicas, hipertensão, obesidade, acidentes vasculares encefálicos, diabetes, câncer, dietas, osteoporose, perda auditiva, perda de visão, disfunção da deglutição, anemia, artrite, disfunção neurológica, incluindo tremor, doenças gastrointestinais, memória e capacidade de concentração e outras condições. Todos estes podem ter efeitos adversos sobre a voz, seja através de ação diretamente sobre a laringe, seja através do comprometimento do mecanismo de produção da voz em outro local anatômico que afeta, por exemplo, a fonte de força ou os ressoadores. Algumas destas doenças têm um impacto importante na capacidade de responder e continuar retreinamento de voz e precisam ser consideradas ao planejar terapia para pacientes idosos.

Fonoterapia

A fonoterapia para presbifonia pode ser particularmente compensadora. Essa terapia é mais bem aplicada por uma equipe, e a terapia deve incluir atenção ao corpo inteiro, não apenas a voz. Conforme discutido anteriormente, o condicionamento aeróbico é essencial. A fonoterapia para a presbifonia, começa, portanto, com uma avaliação médica geral e instituição de um programa de condicionamento aeróbico medicamente supervisionado para restaurar a fonte de força da voz, que é essencial para falar e cantar. Isto é semelhante aos programas de reabilitação cardíaca instituídos após infarto do miocárdio.

Em adição ao médico, a abordagem da equipe de fonoterapia inclui intervenção por um fonoaudiólogo, um especialista em voz cantada e frequentemente um especialista em voz em representação. O fonoaudiólogo é responsável por identificar e eliminar abusos e mau uso da voz, ensinar a higiene vocal e desenvolver um programa de exercícios para a voz falada que dê ênfase à respiração e suporte abdominal, relaxamento nos músculos da cabeça e pescoço e uso apropriado de ressonância para otimizar a audibilidade.[68]

■ Impacto dos Exercícios Vocais

Programas de exercício de voz, como *Vocal Function Exercises* e *Resonant Voice Therapy*, mostraram afetar positivamente a função laríngea e a voz. Embora evidências diretas dos efeitos sobre as estruturas e a morfologia do músculo TA estejam faltando, os bem demonstrados benefícios do exercício vocal sugerem fortemente um efeito benéfico sobre a musculatura laríngea. Em um estudo por Gorman *et al.*, 19 homens idosos com um diagnóstico de presbilaringe foram inscritos em um programa de 12 semanas de exercício da função vocal.[69] No fim do programa, os participantes demonstraram fechamento glótico melhorado, uma diminuição na voz respirada, um aumento na pressão subglótica e tempo máximo de fonação aumentado de 22 segundos para 37 segundos. Não há nenhuma dúvida de que a disfonia relacionada com a idade impacta a qualidade de vida, conforme medido pelo levantamento validado *Voice-Related Quality of Life* (VRQOL), um questionário de 10 itens autograduados. Berg *et al.* relataram melhora importante nos escores VRQOL em 19 pacientes idosos com disfonia submetidos à fonoterapia, comparados a 6 controles que optaram por não realizar tratamento.[70] Curiosamente, os pacientes que mais cooperaram com a fonoterapia apresentaram melhoras ainda maiores nas VRQOLs do que aqueles que foram menos obedientes. Embora a fonoterapia não seja invasiva, ela requer uma dedicação de tempo, esforço e recursos. É possível que os pacientes idosos com disfonia relacionada com a idade precisem chegar a um ponto em que sua voz seja suficientemente incapacitante a fim de que eles se disponham a fazer o necessário investimento de tempo na fonoterapia. A fonoterapia também exige uma cognição razoavelmente boa. Pacientes idosos com memória prejudicada podem apresentar problemas com a sequência do tratamento (*carry-over*) que podem torná-los candidatos malsucedidos para fonoterapia.

Na presença de boa saúde física, o canto tecnicamente adequado, que é simbiótico com fisioterapia e fonoterapia, reduz as alterações associadas à percepção de uma voz "velha".[60,71] Cantores sadios, aptos, são capazes de manter uma frequência fundamental, faixa de intensidade e qualidade vocal estáveis adentro da sétima década, indicando que a idade fisiológica é mais preditiva do desempenho vocal do que a idade cronológica.

O especialista em voz cantada trabalha simbioticamente com o fonoaudiólogo, cuidando de cantores e não cantores.[72] A finalidade desta parte do programa de terapia não é criar cantores a partir de cada paciente presbifônico. Em vez disso, as habilidades de cantar estão para falar como habilidades de correr estão para andar. Se nós procurarmos reabilitar um paciente que tem dificuldade de andar e formos capazes de conseguir que este paciente trote ou corra, andar se torna banal, porque está bem dentro dos limites de desempenho do indivíduo. Analogamente, cantar expande os limites fonatórios de um indivíduo, aumentando o suporte de respiração e o comprimento de frases, aumentando alcances de frequência e intensidade, e fortalecendo a voz além do nível necessário mesmo para fala prolongada. A combinação de fonoterapia tradicional e exercícios de canto especializados acelera e melhora os resultados. Esta abordagem é valiosa para pacientes de todas as idades, mas é particularmente recompensadora em pacientes idosos.

Desde 1995, o valor de incluir um treinador de voz em representação na equipe de voz foi reconhecido.[73] Similarmente aos professores de canto, os professores de representação que escolhem trabalhar no meio médico precisam adquirir conhecimento e habilidades adicionais que não fazem parte ordinariamente do seu treinamento. Entretanto, as técnicas utilizadas pelos atores para desenvolver suas vozes falando são diferentes daquelas utilizadas pelos fonoaudiólogos ou pelos especialistas em voz cantada, embora elas sejam compatíveis e não entrem em conflito com a fonoterapia tradicional. Os treinadores de voz de representação ensinam técnicas não apenas para desenvolvimento de força e projeção da voz falada, mas também para controle da função da face e corpo, expressão fonatória de emoção, preparação e interpretação de materiais falados e outras habilidades de comunicação. Aprender estas técnicas melhora não apenas a qualidade da voz e a autoridade vocal, mas também dá ao paciente grande confiança na sua capacidade de controlar a comunicação vocal. Em alguns casos, esta confiança é quase tão terapêutica quanto as melhoras acústicas mensuráveis, especialmente no idoso.

Na nossa experiência, a fonoterapia é extremamente valiosa no paciente geriátrico. De fato, nós até oferecemos programas "cosmética da voz" para pacientes cujo único interesse é a qualidade "velha" da sua voz. Esses pacientes muitas vezes fizeram cirurgias estéticas, como ritidectomia, blefaroplastia e rinoplastia para disfarçar sinais de envelhecimento, todavia sua voz "os entrega". Um programa especializado de terapia pode ser extremamente útil nestes pacientes, bem como naqueles que são ainda mais incapacitados por alterações presbifônicas.

■ Cirurgia

Em alguns pacientes, mesmo a melhor fonoterapia não é suficiente para superar presbifonia. Quando o adelgaçamento ou o arqueamento das pregas vocais causa falta de fechamento glótico, uma hiperfunção (disfonia de tensão muscular) se desenvolve rotineiramente, quando o paciente tenta compensar, em uma tentativa de eliminar a soprosidade e melhorar o volume. Esta hiperfunção muscular é frequentemente responsável por fadiga da voz, aumento da rouquidão e, às vezes, nódulos vocais, hemorragias ou outras lesões. À medida que a fonoterapia elimina a hiperfunção, a soprosidade se torna audível outra vez, e o volume pode diminuir. Se a incompetência glótica for mínima, exercícios vocais podem aumentar a massa muscular o suficiente para restaurar o fechamento glótico. Ao mesmo tempo, uma técnica vocal melhorada aumentará a audibilidade mesmo se permanecer uma leve soprosidade. Entretanto, quando a incompetência glótica é grande demais, a cirurgia deve ser considerada. Avaliação pré-operatória apropriada e técnica cirúrgica são revistas em outra fonte.[74]

Em um estudo por Davids *et al.*, pacientes geriátricos representaram 21% dos encaminhamentos.[1] Neste grupo mais velho, os diagnósticos mais comuns foram atrofia de pregas vocais em quase 25%, disfunção vocal neurológica em 23%, e paralisia das pregas vocais em 23,1%.[1] As opções de tratamento oferecidas aos pacientes com atrofia de pregas vocais consistiram em tranquilização, fonoterapia, laringoplastia com injeção e tireoplastia. Quase 40% dos pacientes foram tranquilizados e decidiram não realizar tratamentos adicionais. Cerca de 57% escolheram fonoterapia, com uma melhora estatisticamente significativa nos escores VRQOL pós-tratamento. Similarmente, a proporção muito menor de pacientes que optaram pela laringoplastia de injeção também teve melhora significativa nos escores VRQOL após injeção. Estes resultados indicam que as alterações da voz associadas à atrofia de pregas vocais em pacientes geriátricos podem ser tratadas efetivamente com as intervenções simples da fonoterapia, laringoplastia de injeção ou uma combinação de ambas.

■ *"Lift* de Voz"

Lift de voz é um termo que foi elaborado para descrever uma abordagem multidisciplinar para restaurar a juventude da voz.[73] É comumente compreendido erradamente como se referindo à cirurgia para melhora da voz, análoga a "*lift* de face". A cirurgia é apenas um componente do processo de *lift* de voz, que sempre começa com uma avaliação médica, fonoterapia e retreinamento da voz em fala e canto. A cirurgia é considerada apenas quando o tratamento nao cirurgico foi otimizado e julgado insuficiente pelo paciente e pela equipe de voz.

■ Considerações Especiais: O Cantor Profissional Não Treinado e o Cantor de Coral

Cantores profissionais idosos, não treinados, apresentam dificuldades especiais. Se eles tiveram carreiras bem-sucedidas, em muitos casos eles estiveram cantando corretamente "naturalmente", apesar da falta de treinamento formal. A maioria dos cantores que cantam abusivamente com tensão excessiva e hiperfunção sofre fadiga, lesão, e não constrói longas carreiras bem-sucedidas. Mesmo cantores não clássicos, como cantores de rock, que sobreviveram a décadas de desempenho, frequentemente cantam tecnicamente bem grande parte do tempo. À medida que esses cantores envelhecem, no entanto, eles não têm o conhecimento para modificar as técnicas de desempenho vocal para compensar alterações fisiológicas ou lesões. Consequentemente, eles frequentemente mudam de uma técnica fundamentalmente boa para uma técnica pior, resultando em capacidade de desempenho prejudicada, e possivelmente mesmo lesão vocal. Ajudar esses cantores é relativamente fácil, uma vez eles se convençam de que necessitam ajuda, queiram ajuda, e essa educação vocal não vá danificar seu estilo e identidade vocais. Treinar esses indivíduos deve começar com avaliação médica, condicionamento aeróbico, fortalecimento dos músculos do dorso, abdome e tórax e reeducação vocal. O treinamento vocal deve incluir lições de canto e treinamento para a voz falada. As lições de canto lidam com coisas básicas, como seriam ensinadas a um adolescente. Entretanto, os idosos podem levar mais tempo para responder, particularmente quando eles têm que abandonar a hiperfunção habitual, fortalecer a musculatura laríngea que não tem sido usada efetivamente, e trazer o sistema vocal "para o equilíbrio". Uma vez que quase todo mundo fale mais do que cante, é útil incluir o treinamento formal para a voz falando (através de um fonoaudiólogo e/ou especialista em voz representando) no processo de retreinamento.

A maioria das pessoas que cantam são cantores de coral. Elas são devotadas, entusiásticas e comumente não treinadas. Infelizmente, um número grande demais de maestros também é de não treinados em voz ou em técnica coral e saúde vocal. De fato, muitos são instrumentistas (frequentemente piano ou órgão) sem nenhum conhecimento do fato de que a técnica de ensaio instrumental nem sempre é apropriada para cantores.[75] Cantores de coral, independentemente da idade, podem ser ajudados por lições de canto e devem ser treinados especificamente para evitar cantar alto demais por causa do efeito Lombard experimentado em ambientes corais ruidosos. Um guia quanto à saúde de um ensaiador de coral é a condição das vozes ao término do ensaio. Cantores não devem estar roucos após ensaios. Em vez disso, suas vozes devem estar claras e, de fato, mais "aquecidas" após o ensaio do que estavam ao começarem. Quando coros são bem regidos, as vozes são desenvolvidas durante a evolução de uma estação de concertos, não prejudicadas.

■ Sumário

A disfonia em pacientes geriátricos é comum e é previsto que aumente, à medida que a demografia continue a se desviar para uma população mais velha. A etiologia é frequentemente multifatorial, com a presbilaringe sendo um diagnóstico de exclusão. Vozes mais velhas são tipicamente roucas, fracas, soprosas, sem firmeza e trêmulas. O exame pode revelar processos vocais proeminentes, pregas vocais atróficas e uma fenda glótica fusiforme. A presbifonia é associada à depressão, ansiedade, isolamento social e uma redução na qualidade de vida. Alterações histológicas foram demonstradas na mucosa, lâmina própria e musculatura de pregas vocais idosas. Alterações relacionadas com a idade, semelhantes às observadas nos músculos esqueléticos de pacientes idosos, também ocorrem. Evidências convincentes demonstraram que muitas destas alterações podem ser revertidas ou evitadas com manutenção de boa saúde geral e condicionamento mantido com exercício físico regular. É percebido que cantores mais velhos têm vozes mais jovens em comparação a não cantores idosos, presumivelmente por causa dos benefícios do exercício vocal regular. Programas de exercício de voz em pacientes idosos com disfonia relacionada com a idade proporcionam meios efetivos e não invasivos de tratamento, com um impacto positivo na qualidade de vida, bem como melhora nas medidas acústicas, tempo máximo de fonação e na intensidade vocal. Em pacientes selecionados, a cirurgia laríngea pode ser benéfica.

A maioria dos pacientes com alterações da voz relacionadas com a idade pode ser ajudada. Tratamento intensivo através de intervenção clínica e lições de voz apropriadas à idade devem ser incentivados. Uma vez que os cantores mais velhos e outros usuários profissionais da voz possam ter consideravelmente menos reserva natural e resiliência do que os cantores jovens, é necessário que não sejamos particularmente exigentes com eles. Eles não podem compensar ou tolerar fraqueza, como os adolescentes, nem lhes é possível recuperar-se de lesões vocais. Entretanto, com condicionamento ideal físico e vocal, supervisão médica adequada das funções cardíaca e respiratória, e medicação apropriada, controle de peso, nutrição e cirurgia em casos selecionados, muitos cantores, atores, sacerdotes, políticos, professores e outros podem aproveitar anos ou décadas extras de desempenho vocal melhorado, que são recompensadores para eles e suas audiências. Resultados semelhantes podem ser ainda mais fáceis de alcançar em pacientes de voz mais velha com demandas vocais menos exigentes.

■ Referências Bibliográficas

1. Davids T, Klein AM, Johns MM III. Current dysphonia trends in patients over the age of 65: is vocal atrophy becoming more prevalent? Laryngoscope 2012;122(2):332–335
2. Roy N, Stemple J, Merrill RM, Thomas L. Epidemiology of voice disorders in the elderly: preliminary findings. Laryngoscope 2007;117(4):628–633
3. Kost K, Yammine N. Dysphonia in the elderly: findings from the McGill Voice Laboratory. Unpublished data
4. Takano S, Kimura M, Nito T, Imagawa H, Sakakibara K, Tayama N. Clinical analysis of presbylarynx—vocal fold atrophy in elderly individuals. Auris Nasus Larynx 2010;37(4):461–464
5. Cohen SM, Turley R. Coprevalence and impact of dysphonia and hearing loss in the elderly. Laryngoscope 2009;119(9):1870–1873
6. Roy N, Merrill RM, Gray SD, Smith EM. Voice disorders in the general population: prevalence, risk factors, and occupational impact. Laryngoscope 2005;115(11):1988–1995
7. Gregory ND, Chandran S, Lurie D, Sataloff RT. Voice disorders in the elderly. J Voice 2012;26(2):254–258
8. Kahane J. Anatomic and physiologic changes in the aging peripheral speech mechanism. In: Beasley DS, Davis GA, eds. Aging Communication Processes and Disorders. New York, NY: Gune and Stratton; 1981:21–45
9. Dhar S, Shastri SR, Lenora RA. Aging and the respiratory system. Med Clin North Am 1976;60(6):1121–1139
10. McKeown F. Pathology of the Aged. London, UK: Butterworths; 1965
11. Mahler D. Pulmonary aspects of aging. In: Gambert SR, ed. Contemporary Geriatric Medicine. Vol. 1. New York, NY: Plenum Medical Book Company; 1983:45–85
12. Crapo R. The aging lung. In: Mahler DA, eds. Pulmonary Disease in the Elderly Patient. Vol. 63: Lung Biology in Health and Disease. New York, NY: Marcel Dekker; 1993:353–365
13. Hoit JD, Hixon TJ. Age and speech breathing. J Speech Hear Res 1987;30(3):351–366
14. Hoit JD, Hixon TJ, Altman ME, Morgan WJ. Speech breathing in women. J Speech Hear Res 1989;32(2):353–365
15. Linville SE. Vocal Aging. Albany, NY: Delmar Thomson Learning; 2001
16. Sataloff RT, Linville SE. The effects of age on the voice. In: Sataloff RT. Professional Voice: The Science and Art of Clinical Care, 3rd ed. San Diego, CA: Plural Publishing, Inc.; 2005:497–511
17. Malinowski A. [Shape, dimensions and process of calcification of the cartilaginous framework of the larynx in relation to age and sex in the Polish population]. Folia Morphol (Warsz) 1967;26(2):121–132
18. Roncollo P. Researches about ossification and conformation of the thyroid cartilage in sex and certain other factors. Mayo Clin Proc 1949;31:47–52
19. Bach A, Lederer F, Dinolt R. Senile changes in the laryngeal musculature. Arch Otolaryngol 1941;34:47–56

20. Ferreri G. Senescence of the larynx. Italian General Review of Oto-Rhino-Laryngology 1959;1:640–709
21. Rodeño MT, Sánchez-Fernández JM, Rivera-Pomar JM. Histochemical and morphometrical ageing changes in human vocal cord muscles. Acta Otolaryngol 1993;113(3):445–449
22. Kahane J. Age-related changes in the peripheral speech mechanism: Structural and physiological changes. Proceedings of the research symposium on communicative sciences and disorders and aging. ASHA Reports, American Speech Language Hearing Association. Rockville, MD; 1990;19:75–87
23. Hirano M, Kurita S, Sakaguchi S. Ageing of the vibratory tissue of human vocal folds. Acta Otolaryngol 1989;107(5-6):428–433
24. Ishii K, Zhai WG, Akita M, Hirose H. Ultrastructure of the lamina propria of the human vocal fold. Acta Otolaryngol 1996;116(5):778–782
25. Chan RW, Titze IR. Viscoelastic shear properties of human vocal fold mucosa: measurement methodology and empirical results. J Acoust Soc Am 1999;106(4 Pt 1):2008–2021
26. Honjo I, Isshiki N. Laryngoscopic and voice characteristics of aged persons. Arch Otolaryngol 1980;106(3):149–150
27. Sato K, Hirano M, Nakashima T. Age-related changes of collagenous fibers in the human vocal fold mucosa. Ann Otol Rhinol Laryngol 2002;111(1):15–20
28. Pontes P, Brasolotto A, Behlau M. Glottic characteristics and voice complaint in the elderly. J Voice 2005;19(1):84–94
29. Hirano MKS, Nakashima T. Growth, development, and aging of human vocal folds. In: Bless DM, Abbs JH, eds. Vocal Fold Physiology. San Diego, CA: College-Hill; 1983:22–43
30. Gorham-Rowan MM, Laures-Gore J. Acoustic-perceptual correlates of voice quality in elderly men and women. J Commun Disord 2006;39(3):171–184
31. Thomas LB, Harrison AL, Stemple JC. Aging thyroarytenoid and limb skeletal muscle: lessons in contrast. J Voice 2008;22:430–450
32. Beiver D, Bless D. Vibratory characteristics of the vocal folds in young adult and geriatric women. J Voice 1989;3:120–131
33. Hooton E, Dupertuis C. Age changes and selective survival in Irish males. In: American Association of Physical Anthropology: Studies in Physical Anthropology, no. 2. New York, NY: Wenner-Gren Foundation; 1951
34. Lasker GW. The age factor in bodily measurements of adult male and female Mexicans. Hum Biol 1953;25(1):50–63
35. Leveque JL, Corcuff P, de Rigal J, Agache P. In vivo studies of the evolution of physical properties of the human skin with age. Int J Dermatol 1984;23(5):322–329
36. Pitanguy I. Ancillary procedures in face-lifting. Clin Plast Surg 1978;5(1):51–69
37. Akerman S, Rohlin M, Kopp S. Bilateral degenerative changes and deviation in form of temporomandibular joints. An autopsy study of elderly individuals. Acta Odontol Scand 1984;42(4):205–214
38. Nannmark U, Sennerby L, Haraldson T. Macroscopic, microscopic and radiologic assessment of the condylar part of the TMJ in elderly subjects. An autopsy study. Swed Dent J 1990;14(4):163–169
39. Pereira Júnior FJ, Lundh H, Westesson PL. Age-related changes of the retrodiscal tissues in the temporomandibular joint. J Oral Maxillofac Surg 1996;54(1):55–61, discussion 61–62
40. Stratmann U, Schaarschmidt K, Santamaria P. Morphometric investigation of condylar cartilage and disc thickness in the human temporomandibular joint: significance for the definition of osteoarthrotic changes. J Oral Pathol Med 1996;25(5):200–205
41. de Bont LG, Boering G, Liem RS, Eulderink F, Westesson PL. Osteoarthritis and internal derangement of the temporomandibular joint: a light microscopic study. J Oral Maxillofac Surg 1986;44(8):634–643
42. Scapino RP. Histopathology associated with malposition of the human temporomandibular joint disc. Oral Surg Oral Med Oral Pathol 1983;55(4):382–397
43. Breustedt A. Age-induced changes in the oral mucosa and their therapeutic consequences. Int Dent J 1983;33(3):272–280
44. Cruchley AT, Williams DM, Farthing PM, Speight PM, Lesch CA, Squier CA. Langerhans cell density in normal human oral mucosa and skin: relationship to age, smoking and alcohol consumption. J Oral Pathol Med 1994;23(2):55–59
45. Ostchega IC, Mugirvy K. Oral health and aging. Geriatr Nurs 1986;7(5):230–241
46. Sonies B. The aging oropharyngeal system. In: Ripich D, ed. Handbook of Geriatric Communication Disorders. Austin, TX: Pro-ed; 1991:187–203
47. Adams D. Age changes in oral structures. Dent Update 1991;18(1):14–17
48. Klein DR. Oral soft tissue changes in geriatric patients. Bull N Y Acad Med 1980;56(8):721–727
49. Sasaki M. Histomorphometric analysis of age-related changes in epithelial thickness and Langerhans cell density of the human tongue. Tohoku J Exp Med 1994;173(3):321–336
50. Kiuchi S, Sasaki J, Arai T, Suzuki T. Functional disorders of the pharynx and esophagus. Acta Otolaryngol Suppl 1969;256:1–30
51. Tomoda K, Morii S, Yamashita T, Kumazawa T. Histology of human eustachian tube muscles: effect of aging. Ann Otol Rhinol Laryngol 1984;93(1 Pt 1):17–24
52. Zaino C, Benventaon T. Functional, involutional and degenerative disorders. In: Zaino C, Benventano T, ed. Radiographic Examination of the Oropharynx and Esophagus. New York, NY: Springer-Verlag; 1977
53. Vissink A, Spijkervet FK, Van Nieuw Amerongen A. Aging and saliva: a review of the literature. Spec Care Dentist 1996;16(3):95–103
54. Crow HC, Ship JA. Tongue strength and endurance in different aged individuals. J Gerontol A Biol Sci Med Sci 1996;51(5):M247–M250
55. Mueller PB. Senescence of the voice. Bulletin. Royal College of Speech and Language Therapists 1991;476:2–5
56. Mueller PB. The aging voice. Semin Speech Lang 1997;18(2):159–168, quiz 168–169
57. Brown WS Jr, Morris RJ, Hicks DM, Howell E. Phonational profiles of female professional singers and nonsingers. J Voice 1993;7(3):219–226
58. Brown WS Jr, Morris RJ, Hollein H, Howell E. Speaking fundamental frequency characteristics as a function of age and professional singing. J Voice 1991;5:310–315
59. Ptacek PH, Sander EK, Maloney W, Jackson C. Phonatory and related changes with advanced age. J Speech Hear Res 1966;9:353–360
60. Morris R, Brown W. Age-related voice measures among adult women. J Voice 1987;1:38–43
61. Prakup B. Acoustic measures of the voices of older singers and nonsingers. J Voice 2012;26(3):341–350
62. Golub JS, Chen PH, Otto KJ, Hapner E, Johns MM III. Prevalence of perceived dysphonia in a geriatric population. J Am Geriatr Soc 2006;54(11):1736–1739
63. Mirza N, Ruiz C, Baum ED, Staab JP. The prevalence of major psychiatric pathologies in patients with voice disorders. Ear Nose Throat J 2003;82(10):808–810, 812, 814
64. Woo P, Casper J, Colton R, Brewer D. Dysphonia in the aging: physiology versus disease. Laryngoscope 1992;102(2):139–144
65. Peabody D, Goldberg LR. Some determinants of factor structures from personality-trait descriptors. J Pers Soc Psychol 1989;57(3):552–567
66. Botwinic J. Aging and Behavior. New York, NY: Springer-Verlag; 1978:22–30
67. Anastasi A. Psychological Testing. 6th ed. New York, NY: Macmillan Publishing; 1988:347–351

68. Sataloff RT, Sataloff J, Sokolow CJ. Hearing loss in singers and other musicians. In: Sataloff RT. Professional Voice: The Science and Art of Clinical Care. 3rd ed. San Diego, CA: Plural Publishing, Inc.; 2005:513–528
69. Heuer RJ, Rulnick RK, Horman M, Perez KS, Emerich KA, Sataloff RT. Voice therapy. In: Sataloff RT. Professional Voice: The Science and Art of Clinical Care. 3rd ed. San Diego, CA: Plural Publishing, Inc.; 2005:961–986
70. Gorman S, Weinrich B, Lee L, Stemple JC. Aerodynamic changes as a result of vocal function exercises in elderly men. Laryngoscope 2008;118(10):1900–1903
71. Berg EE, Hapner E, Klein A, Johns MM III. Voice therapy improves quality of life in age-related dysphonia: a case-control study. J Voice 2008;22(1):70–74
72. Sataloff RT. Vocal Health and Pedagogy. San Diego, CA: Singular Publishing Group; 1998
73. Sataloff RT, Baroody MM, Emerich KA, Carroll LM. The singing voice specialist. In: Sataloff RT. Professional Voice: The Science and Art of Clinical Care. 3rd ed. San Diego, CA: Plural Publishing, Inc.; 2005:1021–1040
74. Freed SL, Raphael BN, Sataloff RT. The role of the acting-voice trainer in medical care of professional voice users. In: Sataloff RT. Professional Voice: The Science and Art of Clinical Care. 3rd ed. San Diego, CA: Plural Publishing, Inc.; 2005:1051–1060
75. Sataloff RT. Voice surgery. In: Sataloff RT. Professional Voice: The Science and Art of Clinical Care. 3rd ed. San Diego, CA: Plural Publishing, Inc.; 2005:1137–1214
76. Sataloff RT, Smith B. Choral Pedagogy. 2nd ed. San Diego, CA: Plural Publishing, Inc.; 2006

16 Distúrbios da Deglutição no Idoso

Ozlem E. Tulunay-Ugur

■ Introdução

De acordo com o Departamento de Saúde e Serviços Humanos dos EUA as pessoas acima da idade de 65 anos atualmente representam 12,9% da população americana. Sendo o segmento em mais rápido crescimento da população, está previsto que este grupo etário se expandirá para 30% por volta do ano 2030. A disfagia é uma crescente preocupação de saúde na população em envelhecimento. Sua prevalência é alta tanto na população idosa doente, quanto naqueles que moram na comunidade, e é associada a riscos aumentados de desnutrição e pneumonia de aspiração.[1] Embora a incidência exata de disfagia através dos diferentes contextos não esteja clara, estimativas conservadoras sugerem que 15% da população geriátrica é afetada por disfagia.[1] A prevalência é muito mais alta em populações selecionadas, como pacientes que vivem em casas de repouso, que têm índices relatados tão altos quanto 30 a 40%.[2] À parte de conduzir a desnutrição, desidratação e pneumonia de aspiração, a disfagia também tem efeitos importantes sobre o bem-estar social e psicológico.[3] Em razão da natureza complexa do sistema da deglutição e porque o exame e tratamento abrangem múltiplas disciplinas, vários aspectos do problema permanecem precariamente compreendidos.

■ Alterações na Fisiologia da Deglutição com o Envelhecimento

As alterações relacionadas com a idade colocam os adultos mais velhos em risco de disfagia por duas razões principais: primeiramente, o envelhecimento sadio natural altera a anatomia da cabeça e pescoço, bem como os mecanismos fisiológicos e neurais que sustentam a função da deglutição. Esta mudança progressiva contribui para as alterações na deglutição em idosos sadios, e é chamada presbidisfagia, que é também associada a uma reserva funcional diminuída. Em segundo, a prevalência de várias doenças aumenta com a idade, e a disfagia é uma comorbidade de muitas doenças relacionadas com a idade e/ou seus tratamentos.[4]

A deglutição incorpora um sistema complexo de comportamentos sensitivos e motores voluntários e involuntários. Seis nervos cranianos e ~ 40 conjuntos de músculos inervados bilateralmente coordenam o sistema aerodigestório superior, que coordena as principais funções da respiração e deglutição. A deglutição ocorre em quatro fases: preparatória oral, fase oral, fase faríngea e fase esofágica. Um grande número de músculos e movimentos estruturais de ossos e cartilagens estão envolvidos nas seguintes tarefas: (1) preparar o alimento na boca para deglutição, (2) impelir o alimento através da cavidade oral, e (3) impelir o alimento através da faringe e para o interior do esôfago.[5] A fim de executar a deglutição com segurança, o trato aerodigestório superior se reconfigura a partir de um sistema que cria válvulas e movimenta o ar para as finalidades de respiração e fala para um que interrompe o fluxo de ar e protege a via aérea, enquanto alimentos, líquidos, secreções e medicações são possibilitados de mover para o Sistema Digestório, com objetivos de nutrição e hidratação.[4] Com o envelhecimento, uma redução na massa muscular e na elasticidade do tecido conectivo resulta em perda de força e amplitude de movimento.[1] O envelhecimento causa várias alterações importantes na deglutição orofaríngea, embora frequentemente o mecanismo da deglutição mantenha uma capacidade funcional de propelir alimento segura e eficientemente desde a boca através da faringe e até o esôfago. O efeito global do envelhecimento é o de um retardo na deglutição e uma redução branda, mas significativa, da eficiência da deglutição.[6]

A língua oral é a força propulsora principal que controla e força o bolo na direção da faringe. Todd *et al.* corroboraram os achados de Robbins *et al.* e outros que relataram que a força isométrica da língua diminui com a idade. Além disso, eles demonstraram que, uma vez que os adultos jovens e idosos gerem força de deglutição semelhante à língua, a deglutição é uma atividade de força submáxima; todavia os idosos possuem menos reserva funcional.[7-9] A diminuição na força isométrica da língua em idosos foi postulada como decorrente do enfraquecimento generalizado do músculo esquelético, causado pela sarcopenia.[10] Nicosia *et al.* mostraram que pacientes com disfagia de fase oral apresentavam menor força isométrica da língua em comparação a um grupo-controle; e Lazarus *et al.* confirmaram achados semelhantes em pacientes com câncer de cabeça e pescoço.[10,11] O papel dos exercícios de fortalecimento da língua no tratamento de disfagia ainda não está claro e necessita de mais avaliações.

Outra alteração importante na deglutição faríngea com o envelhecimento é um disparo levemente retardado da fase faríngea.[5] Naqueles acima de 65 anos, a iniciação de eventos laríngeos e faríngeos, incluindo fechamento do vestíbulo laríngeo, é significativamente mais longa que em adultos mais jovens.[6] Embora isto possa pôr o idoso em risco de penetração e aspiração, nesta população a importância de qualquer uma destas consequências não está ainda completamente compreendida. Utilizando endoscopia flexível e a escala de aspiração penetração (PAS), Butler *et al.* relataram que a prevalência de penetração e aspiração é de 15 e 6,5%, respectivamente, em indivíduos idosos *normais*.[12] Alternativamente, Allen *et al.* sugeriram que penetração e aspiração durante deglutição representam entidades patológicas que não estão presentes em pessoas com função normal de deglutição. Eles examinaram a prevalência de penetração e aspiração em estudos de deglutição videofluoroscópicos (VFSSs) em indivíduos normais sem disfagia. Um indivíduo aspirou sob VFSS, e a penetração, que esteve presente em 11,4% dos adultos normais, foi ainda mais comum com um bolo líquido.[13] Embora as implicações da penetração e aspiração continuem a ser estudadas, um dos bem conhecidos fatores de risco associados é o acúmulo nos seios piriformes e o resultante transbordamento para o vestíbulo laríngeo. A disfunção do esfíncter esofágico superior (EES) pode ser um contribuinte importante para a presença de resíduos pós-deglutição. Logemann *et al.* avaliaram a biomecânica da deglutição em oito adultos sadios entre 21 e 29 anos de idade e oito adultos sadios com mais de 80 anos. O estudo revelou que o movimento do hioide e laringe para abrir o EES foi idêntico até o ponto da abertura do esfíncter superior para ambos os grupos. Entretanto, houve uma diferença importante entre os movimentos do hioide e laríngeo após a abertura do EES. Em seguida à abertura do EES, os homens mais jovens continuaram o movimento anterior do osso hioide conseguirem abrir o esfíncter superior e ainda continuaram por mais 8 mm. Nos idosos, o movimento anterior do hioide foi apenas suficiente para obter a abertura do EES e só 1 a 2 mm adicionais. A diferença entre a quantidade de movimento anterior do hioide necessária para abrir o esfíncter superior e a quantidade anterior de movimento na realidade usado no total reflete a *reserva* funcional presente em qualquer dado indivíduo. Logemann *et al.* concluíram que, embora os homens parecessem mais eficientes no movimento anterior hióideo e na realização da abertura do EES, eles de fato exibiram ausência de reserva. a reserva funcional é necessária para ajudar na recuperação, quando alguém fica doente e perde força muscular.[14]

Fatores Contribuintes

A força do músculo esquelético começa a declinar aproximadamente aos 45 anos e chega a uma diminuição de 30 a 40% na força pela idade de 80 anos.[15] Esta perda de massa muscular causa não apenas uma redução na força, mas também pode ser responsável por um declínio de até 30% na mais alta taxa de utilização de oxigênio que um indivíduo é capaz de realizar em exercício, exigindo substancial massa de músculo esquelético.[16] Perda de massa de músculo esquelético abaixo de um limiar crítico, conhecida como sarcopenia, leva ao comprometimento funcional e fragilidade. A sarcopenia dos músculos linguais se correlaciona com desnutrição, e a espessura da língua também se correlaciona com a espessura da área muscular na porção média do braço. Foi sugerido que exercícios que melhorem a espessura e a força da língua poderiam melhorar a disfagia.[17]

A xerostomia pode dificultar o fluxo do bolo e resulta na retenção de material ao longo do trato digestório superior. A produção salivar funcional foi demonstrada como permanecendo razoavelmente estável durante todo o espectro de idade, embora idosos apresentem alguma diminuição na reserva salivar em razão da perda de células acinares produtoras de saliva. Consequentemente, os efeitos ressecativos de medicações são geralmente mais pronunciados em idosos.[4] Mais de 400 drogas sabidamente causam xerostomia, e o idoso está geralmente em uso de múltiplas classes de drogas conhecidas como ofensoras, como anticolinérgicos, anti-hipertensivos, antipsicóticos, agentes anti-Parkinson, diuréticos e sedativos. A xerostomia também pode resultar de doenças, como a síndrome de Sjögren e a esclerodermia.

Doenças neurológicas e neuromusculares estão entre as causas mais importantes de disfagia em idosos. Acidentes vasculares encefálicos, doença de Alzheimer, demências e doença de Parkinson são todas comumente associadas à disfagia. A disfagia é altamente prevalente após acidente vascular encefálico, com estimativas variando de 30 a 65%.[18,19] Complicações associadas à disfagia pós-acidentes vasculares encefálicos incluem pneumonia, desnutrição, desidratação, hospitalização prolongada, mortalidade aumentada e custos aumentados de assistência à saúde.[1,4,20] Cerca de 25% dos pacientes com AVE morrem de pneumonia por aspiração dentro do primeiro ano de reabilitação.

Foi estimado que até 45% dos pacientes institucionalizados com demência têm algum grau de dificuldade de deglutição.[21] Pacientes com demência mostram retardo do processo de deglutição, o que pode levar ao aumento do tempo necessário para terminar refeições e, como resultado, desnutrição. Além disso, comprometimento cognitivo, déficits motores e perda de apetite levam ainda a mais dificuldades com alimentação. A pneumonia é um dos muitos problemas de saúde relacionados com a disfagia vistos neste grupo, e de fato é uma das causas comuns de mortalidade.[1,22]

■ Avaliação Clínica: História

A disfagia tende a ser subestimada no idoso. Muitas vezes percebida como uma parte normal do envelhecimento, ela pode não ser relatada pelo paciente como uma queixa, até que alterações importantes na dieta tenham sido feitas para compensar. Portanto, diligência é necessária e obriga a uma história completa em todos os pacientes geriátricos. A maioria dos pacientes se apresentará com a queixa de que "o alimento fica preso" na sua garganta. O local em que um paciente localiza disfagia é de valor limitado. Embora disfagia nas áreas retroesternal ou epigástrica frequentemente corresponda ao local de obstrução, a disfagia localizada no pescoço pode prover do esôfago inferior ou da hipofaringe.[23] Nada obstante, uma história cuidadosa pode ajudar a diferenciar entre disfagias orofaríngea e esofágica. Pacientes com disfagia orofaríngea mais comumente exibirão sintomas de tosse/sufocação durante as refeições, especialmente com líquidos. Eles podem também apresentar regurgitação nasal e problemas com competência oral.

Uma compreensão clara da dieta atual do paciente é importante. Os tipos de alimentos que causam dificuldade devem ser determinados, bem como o número de refeições ingeridas durante um dia, visando a compreender se o paciente tem um aporte nutricional adequado. Perda de peso não intencional no idoso é geralmente um sinal de desnutrição e aumenta o risco de infecções oportunistas, como a pneumonia. Levando à desnutrição, disfagia promove fragilidade, que por sua vez pode piorar a disfagia em idosos.

O risco de aspiração deve ser cuidadosamente avaliado e pode estar presente ou à deglutição inicial ou pós-deglutição decorrente de resíduo na hipofaringe. Como resultado de função alterada do nervo laríngeo superior nesta população, a aspiração silenciosa não é rara. Uma história de pneumonia por aspiração e hospitalizações deve ser procurada e anotada. Nos Estados Unidos, a prevalência de pneumonias por aspiração em instituições de asilo foi descrita como tão alta quanto 8%.[24]

Regurgitação de alimento não digerido, disfagia para alimentos sólidos, borborigmos na garganta, tosse pós-prandial ou noturna e halitose são todos sintomas que devem provocar a suspeita da presença de um divertículo de Zenker. Estes pacientes estão também em risco de desnutrição, desidratação e pneumonia por aspiração. Uma história de distúrbios neurológicos, cirurgias precedentes, ou tratamento de câncer de cabeça ou pescoço deve alertar o clínico para a possibilidade de disfagia. O estado cognitivo do paciente é importante para compreender as dificuldades inerentes à alimentação, bem como para planejar estratégias terapêuticas.

■ Exame Físico

Um exame completo da cabeça e pescoço, com especial atenção à função dos nervos cranianos, deve ser efetuado. Ao examinar a cavidade oral, a presença de xerostomia deve ser notada. Laringoscopia indireta ou direta (flexível), uma parte integrante do exame, pode revelar acúmulos na valécula ou seios piriformes, paresias/paralisias das pregas vocais, ou uma fenda glótica durante a fonação (fechamento glótico incompleto).

A manobra do *squeeze* faríngeo (PSM), descrita pela primeira vez por Bastian, é um teste simples, todavia muito valioso, para avaliar a função faríngea durante a laringoscopia flexível.[25] Pede-se ao paciente para fazer uma fonação de frequência alta, com força, preferivelmente com esforço progressivo. Isto em uma faringe normal resultará em recrutamento óbvio da musculatura constritora da faringe.[25,26] Este recrutamento é reduzido ou ausente em pacientes com disfagia. Belafsky *et al.* relataram uma boa correlação entre a PSM e a razão de constrição faríngea, que é uma medida validada da força da faringe.[27]

■ Avaliação Diagnóstica

O exame clínico deve ter várias finalidades: (1) identificar possíveis causas de disfagia e avaliar a segurança da deglutição ou o risco de aspiração, (2) decidir quanto a vias de alimentação oral *versus* alternativas, (3) esclarecer a necessidade de avaliação adicional, e (4) estabelecer dados clínicos básicos ou pré-tratamento a serem comparados à avaliação de acompanhamento após intervenção ou durante a evolução de doenças progressivas.[28]

Técnicas de avaliação à beira do leito foram demonstradas como de limitado valor na avaliação de disfagia.[29] Numerosos métodos podem ser utilizados para avaliação à beira do leito, mais comumente em pacientes hospitalizados, visando identificar aqueles em risco de aspiração. A principal vantagem da avaliação à beira do leito é que muitos prestadores de assistência médica, como a equipe de enfermagem, que geralmente tem contato inicial com o paciente, podem ser treinados em avaliações à beira do leito, dando partida a uma avaliação formal, se necessário.

A autoavaliação pelo paciente pode ser útil para determinar o estado de saúde funcional e a qualidade de vida relacionada com a saúde. Desenvolvido por Belafsly *et al.*, a Ferramenta de Avaliação de Alimentação (EAT-10) é um instrumento clínico útil para documentar a gravidade inicial da disfagia e a resposta do paciente ao tratamento.[30] O *MD Anderson Dysphagia Inventory*, desenvolvido para pacientes com câncer de cabeça e pescoço, e o *Sydney Swallow Questionnaire* são alguns dos outros instrumentos disponíveis para autoavaliação dos pacientes.[31,32]

Métodos de Avaliação

Avaliação Endoscópica Flexível da Deglutição e Teste Sensitiva (FEES e FEESST)

Estes são métodos convenientes e eficientes de teste que podem ser efetuados na clínica e no contexto de pacientes internados. Eles foram introduzidos por Langmore *et al.* em fins dos 1980.[33,34] As principais vantagens da avaliação endoscópica flexível (FEES) da deglutição incluem: (1) observação direta da anatomia laringofaríngea, (2) facilidade de execução em qualquer consultório de Otorrinolaringologia, (3) ausência de necessidade de um técnico de raios X, e (4) ausência de exposição a raios X ou administração de bário. As limitações da FEES incluem: (1) ela não permite avaliação da fase oral, e (2) avaliação da fase faríngea é limitada decorrente de "clarão" (*whiteout*) que ocorre durante a deglutição. Entretanto, escape prematuro, penetração e aspiração, acúmulos na valécula e seios piriformes e escape laríngeo decorrente de resíduos pós-deglutição podem todos ser completamente avaliados. Embora a FEES seja limitada em mostrar o trânsito no EES, a presença de resíduos nos seios piriformes pode ser um sinal indireto de disfunção do EES.

A importância da sensibilidade na deglutição e, portanto, na proteção da via aérea foi extensamente estudada. Na avaliação endoscópica flexível da deglutição com teste sensitivo (FEESST), a proteção da via aérea é avaliada pela aplicação de um pulso individualizado de ar no epitélio inervado pelo ramo interno do nervo laríngeo superior para provocar o reflexo adutor laríngeo, um reflexo protetor da via aérea, mediado pelo tronco encefálico.[35] Isto habilita o clínico a obter informação vital sobre o desempenho potencial antes da administração de algum bolo de alimento.[36] Setzen *et al.* relataram uma forte associação entre déficits de função motora e déficits sensitivos hipofaríngeos. No seu estudo, pacientes com um reflexo adutor laríngeo ausente mostraram importante aspiração com líquidos finos e alimentos pastosos.[36]

Estudo de Deglutição Videofluoroscópico (VFSS)

Também conhecido como estudo de gole de bário modificado (MBS), o VFSS é o sustentáculo da avaliação de disfagia. Este é o único estudo que mostrará todas as quatro fases da deglutição. O VFSS é útil em (1) identificar distúrbios existentes das motilidades oral e faríngea, (2) averiguar a presença de penetração ou aspiração durante a deglutição de qualquer consistência de alimento, (3) avaliar a velocidade do gole, e (4) avaliar os efeitos de estratégias terapêuticas, como alterações posturais e manobras de deglutição.[37] O VFSS também é útil em monitorar a resposta à terapia. Se houver suspeita de doença esofágica, o VFSS pode ser solicitado para ser seguido por um esofagograma formal durante a mesma visita. Uma vantagem importante desta conduta é que aspiração é excluída durante o VFSS. Portanto, o paciente pode com segurança receber volumes mais altos de bário. Não realizar um esofagograma formal, mas em vez disso utilizar um único gole de triagem esofágica, foi descrito como tendo uma sensibilidade limitada (63%).[38]

Esofagoscopia Transnasal (TNE)

Com a esofagoscopia transnasal (TNE), todo o trato aerodigestivo superior, desde o vestíbulo nasal até o cárdia gástrico, pode ser visualizado com segurança.[39] Ela é fácil de ser efetuada, bem tolerada, segura e requer apenas anestesia tópica. As indicações incluem disfagia, sensação de globo, refluxo faringolaríngeo e gastroesofágico e triagem de câncer de cabeça e pescoço. A prevalência relativamente alta de doença esofágica neste grupo torna a TNE uma adição importante ao arsenal diagnóstico.[39]

Manometrias Faríngea e Esofágica

As manometrias faríngea e do esfíncter esofágico superior permitem a mensuração objetiva da coordenação e pressões quantitativas da faringe e do EES. Força e duração da contração faríngea, a completeza do relaxamento do EES e a coordenação entre a faringe e o EES durante a deglutição podem também ser avaliados.[40]

A manometria esofágica é utilizada para examinar a função do esfíncter superior e inferior, bem como a peristalse esofágica. Declínios da amplitude peristáltica e peristalse ineficaz, ondas polifásicas no corpo do esôfago, relaxamento incompleto de esfíncteres e dilatação esofágica foram descritos em idosos sadios.[41-43]

Testes Adjuntos

Dependendo dos sintomas do paciente, pH metria de 24 horas-impedância, cintigrafia, ultrassonografia e tomografia computadorizada também podem ser úteis como testes diagnósticos.

Tratamento

Os dois objetivos principais ao manejar disfagia geriátrica incluem: (1) assegurar que a deglutição seja segura, e a via aérea esteja protegida e (2) prevenção de desidratação e desnutrição. Embora às vezes estes objetivos possam ser atingidos por meios cirúrgicos, os suportes principais do tratamento consistem em terapia, modificações dietéticas e monitoramento estreito da ingestão nutricional. Uma abordagem de equipe multidisciplinar à disfagia, que inclui enfermeiras, dietistas, fonoaudiólogos, terapeutas ocupacionais e fisioterapeutas, bem como médicos de atenção primária, neurologistas, otorrinolaringologistas e gastroenterologistas, assegura um tratamento abrangente e bem-sucedido.

Tratamento Cirúrgico

Divertículo de Zenker, acalasia cricofaríngea (CP) e aspiração, todos os quais são mais prevalentes na população geriátrica, podem ser tratados com sucesso com cirurgia.

Com o avanço das técnicas endocirúrgicas, condutas endoscópicas com divertículo de Zenker e acalasia CP ganharam popularidade. As vantagens aparentes de tempos cirúrgicos mais curtos, hospitalização mais curta ou nenhuma, retorno mais precoce a uma dieta normal e conforto aumentado do paciente foram reforçados pelas taxas reduzidas de complicação.[44-46] Estes são todos benefícios significativos em uma população de pacientes que frequentemente se apresentam com uma miríade de comorbidades e fragilidade decorrente da desnutrição. Técnicas abertas tradicionais, apesar da vantagem de fornecer tecido para análise histopatológica no caso de um divertículo de Zenker, são geralmente associadas a internações hospitalares mais longas e taxas mais altas de complicações que incluem formação de fístula e paralisia de pregas vocais.[47]

Ao tratar um divertículo de Zenker (**Figs. 16.1** e **16.2**), a decisão a respeito da cirurgia e que conduta empregar depende de quão sintomático o paciente é, o risco de pneumonia por aspiração, estratificação do risco cirúrgico, o tamanho do divertículo e a anatomia do paciente.

O componente mais importante do tratamento cirúrgico bem-sucedido é a seleção correta do paciente. Infelizmente, não há diretrizes bem estabelecidas para um divertículo de Zenker ou acalasia CP, e as práticas variam de instituição para instituição. Não existe teste diagnóstico padrão ouro para disfunção da CP. Mais comumente, o diagnóstico é com base em achados de acúmulos pós-cricóidea no exame laringoscópico flexível e anormalidades na videofluoroscopia. Esta última, no entanto, é em grande parte subjetiva, e o acúmulo pós-cricóideo é inespecífico. Como resultado, a suspeita clínica desempenha um papel importante na tomada de decisão.[48] Melhora nos sintomas após injeções de toxina botulínica no músculo CP foi utilizada como uma ferramenta diagnóstica, e o tratamento adicio-

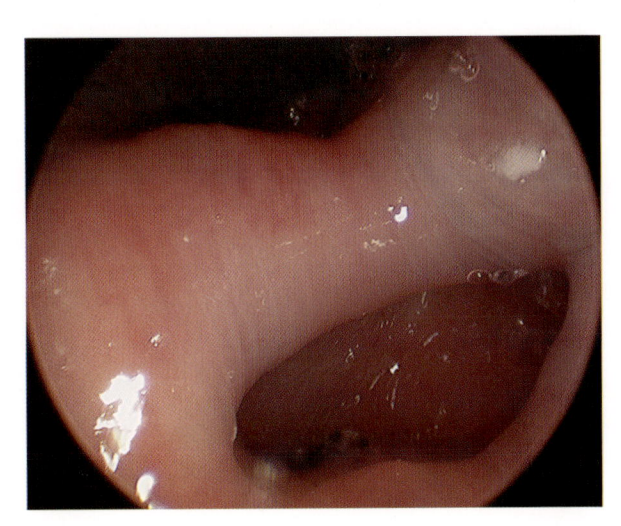

Fig. 16.1 Divertículo de Zenker.

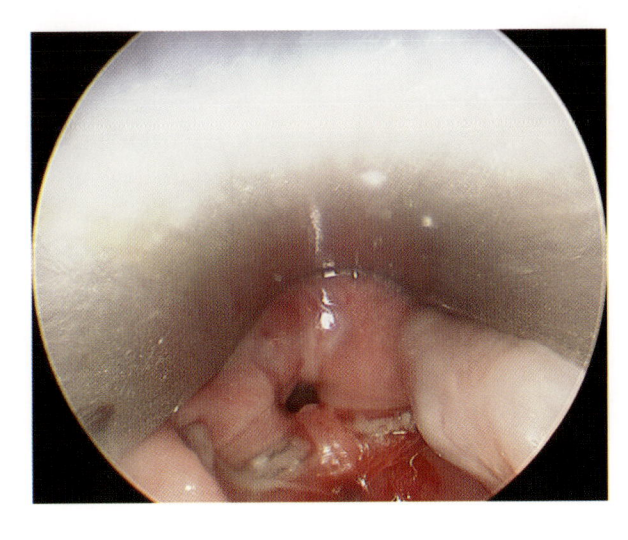

Fig. 16.2 Diverticulotomia efetuada com grampeamento.

nal algumas vezes foi com base nos resultados de injeções como prova terapêutica. Curiosamente, Lawson e Zaninotto et al. descreveram uma taxa de sucesso de 72,7% com miotomia da CP em pacientes que não responderam à injeção de toxina botulínica.[49,50]

Para disfagia com aspiração intratável, quando tudo mais falhou, a cirurgia pode ser necessária. Ocasionalmente, procedimentos relativamente simples que podem melhorar a deglutição incluem um aumento de uma prega vocal paralisada, e miotomia cricofaríngea ou quimiodenervação para espasmo cricofaríngeo. Frequentemente, no entanto, é necessária uma cirurgia mais radical, envolvendo separação definitiva da via aérea e trato digestório. As opções incluem fechamento glótico, separação laringotraqueal e laringectomia.

Tratamento Não Cirúrgico

A terapia da deglutição desempenha um papel central no tratamento de disfagia. Estratégias compensatórias são focadas na implementação de técnicas para facilitar a ingestão oral segura, contínua, de alimento e/ou líquido, ou para fornecer fontes alternativas de nutrição para satisfazer as necessidades nutricionais. Elas visam a ter um benefício imediato sobre a deglutição funcional através de ajustes que permitem aos pacientes continuar dietas orais em segurança. As estratégias compensatórias incluem, mas não são limitadas a, ajustamentos posturais do paciente, manobras de deglutição e modificações da dieta. Em razão dos muitos estudos conflitantes sobre manobras de deglutição, o papel destas estratégias sem terapia formal está por ser ainda determinado.[1,51,52]

A reabilitação da deglutição, por outro lado, visa a melhorar a fisiologia através de exercícios. Estas intervenções na deglutição com base em exercícios mostraram melhorar a deglutição funcional, minimizar ou evitar morbidades relacionadas com disfagia e melhorar a fisiologia prejudicada da deglutição. Embora algumas sejam dirigidas para a função da deglutição, como um todo, outras focalizam o fortalecimento de subsistemas individuais da deglutição.[1,51,53] A intervenção precoce e vigorosa pode ter um impacto positivo importante sobre complicações relacionadas com a disfagia, como desnutrição e pneumonia.

Alimentação Enteral

Esta é uma das decisões mais difíceis a tomar ao tratar de um paciente idoso com disfagia. Há muitas considerações difíceis éticas e de qualidade de vida envolvidas no processo de tomada de decisão. O uso de tubos de gastrostomia endoscópica percutânea (PEG) tem aumentado, e as indicações foram expandidas para incluir doença prolongada, transtornos neurológicos e psiquiátricos, anorexia, tentativa de prevenção de pneumonia por aspiração, tratamento de desnutrição e a necessidade de prover conforto e melhorar o *status* funcional.[4,54] Dentro deste grupo, os pacientes com demência necessitam de atenção especial. Aproximadamente 30% de todos os tubos PEG foram colocados em pacientes com demência, e até 10% dos pacientes idosos institucionalizados são alimentados por tubo.[55] Dificuldades de alimentação são comuns na demência avançada e são frequentemente um indicador da fase terminal da doença. Finucane et al., revendo a literatura, assinalaram que a colocação de PEG não evitou pneumonia por aspiração, melhorou sobrevida ou função, ou reduziu o risco de úlceras de pressão ou infecções.[56] Outros estudos também confirmaram que marcadores nutricionais, como albumina, não melhoram com alimentação enteral.[55] Tubos de alimentação não evitam aspiração, o que é uma razão comum para os clínicos os recomendarem. Embora não haja benefício de sobrevida, a mortalidade em pacientes alimentados por tubo não é insignificante, e entre os subgrupos de pacientes necessitando de alimentação por tubo, os pacientes com demência mostraram ter o pior prognóstico.[4] Por essas razões, as decisões devem ser individualizadas após discussão completa com a família, os assistentes e o médico de atenção primária responsável.

■ Sumário

A disfagia no idoso é um problema complexo por causa da natureza do sistema da deglutição e das comorbidades associadas de um paciente em envelhecimento. O tratamento efetivo da disfagia depende de reconhecimento e intervenção precoces. Isto é mais bem realizado por uma "equipe" multidisciplinar de profissionais de saúde dedicados a tratamento de disfagia. Embora o principal objetivo do clínico seja melhorar segurança de deglutição e assegurar nutrição e hidratação adequadas, deve ser lembrado que a disfagia é também uma importante preocupação de qualidade de vida. Ela leva à ansiedade significativa, isolamento social e depressão. Uma boa compreensão do distúrbio da deglutição, considerações éticas relevantes e opções de manejo médicas e cirúrgicas disponíveis oferecem a melhor oportunidade de otimizar o tratamento no paciente idoso com disfagia.

■ Referências Bibliográficas

1. Sura L, Madhavan A, Carnaby G, Crary MA. Dysphagia in the elderly: management and nutritional considerations. Clin Interv Aging 2012;7:287–298
2. Achem SR, Devault KR. Dysphagia in aging. J Clin Gastroenterol 2005;39(5):357–371
3. McHorney CA, Robbins J, Lomax K, *et al*. The SWAL-QOL and SWAL-CARE outcomes tool for oropharyngeal dysphagia in adults: III. Documentation of reliability and validity. Dysphagia 2002;17(2):97–114
4. Ney DM, Weiss JM, Kind AJ, Robbins J. Senescent swallowing: impact, strategies, and interventions. Nutr Clin Pract 2009;24(3):395–413

5. Logemann JA, Curro FA, Pauloski B, Gensler G. Aging effects on oropharyngeal swallow and the role of dental care in oropharyngeal dysphagia. Oral Dis 2013;19(8):733–737
6. Tracy JF, Logemann JA, Kahrilas PJ, Jacob P, Kobara M, Krugler C. Preliminary observations on the effects of age on oropharyngeal deglutition. Dysphagia 1989;4(2):90–94
7. Todd JT, Lintzenich CR, Butler SG. Isometric and swallowing tongue strength in healthy adults. Laryngoscope 2013;123(10):2469–2473
8. Robbins J, Levine R, Wood J, Roecker EB, Luschei E. Age effects on lingual pressure generation as a risk factor for dysphagia. J Gerontol A Biol Sci Med Sci 1995;50(5):M257–M262
9. Youmans SR, Youmans GL, Stierwalt JAG. Differences in tongue strength across age and gender: is there a diminished strength reserve? Dysphagia 2009;24(1):57–65
10. Nicosia MA, Hind JA, Roecker EB, et al. Age effects on the temporal evolution of isometric and swallowing pressure. J Gerontol A Biol Sci Med Sci 2000;55(11):M634–M640
11. Lazarus CL, Logemann JA, Pauloski BR, et al. Swallowing and tongue function following treatment for oral and oropharyngeal cancer. J Speech Lang Hear Res 2000;43(4):1011–1023
12. Butler SG, Stuart A, Markley L, Rees C. Penetration and aspiration in healthy older adults as assessed during endoscopic evaluation of swallowing. Ann Otol Rhinol Laryngol 2009;118(3):190–198
13. Allen JE, White CJ, Leonard RJ, Belafsky PC. Prevalence of penetration and aspiration on videofluoroscopy in normal individuals without dysphagia. Otolaryngol Head Neck Surg 2010;142(2):208–213
14. Logemann JA, Pauloski BR, Rademaker AW, Colangelo LA, Kahrilas PJ, Smith CH. Temporal and biomechanical characteristics of oropharyngeal swallow in younger and older men. J Speech Lang Hear Res 2000;43(5):1264–1274
15. Frontera WR, Hughes VA, Lutz KJ, Evans WJ. A cross-sectional study of muscle strength and mass in 45- to 78-yr-old men and women. J Appl Physiol (1985) 1991;71(2):644–650
16. Fleg JL, Lakatta EG. Role of muscle loss in the age-associated reduction in VO2 max. J Appl Physiol (1985) 1988;65(3):1147–1151
17. Tamura F, Kikutani T, Tohara T, Yoshida M, Yaegaki K. Tongue thickness relates to nutritional status in the elderly. Dysphagia 2012;27(4):556–561
18. Mann G, Hankey GJ, Cameron D. Swallowing function after stroke: prognosis and prognostic factors at 6 months. Stroke 1999;30(4):744–748
19. Smithard DG, O'Neill PA, Parks C, Morris J. Complications and outcome after acute stroke. Does dysphagia matter? Stroke 1996;27(7):1200–1204
20. Martino R, Foley N, Bhogal S, Diamant N, Speechley M, Teasell R. Dysphagia after stroke: incidence, diagnosis, and pulmonary complications. Stroke 2005;36(12):2756–2763
21. Horner J, Alberts MJ, Dawson DV, Cook GM. Swallowing in Alzheimer's disease. Alzheimer Dis Assoc Disord 1994;8(3):177–189
22. Brunnström HR, Englund EM. Cause of death in patients with dementia disorders. Eur J Neurol 2009;16(4):488–492
23. Edwards D. Discriminatory value of symptoms in the differential diagnosis of dysphagia. Clin Gastroenterol 1976;5:49; Wilcox CM, Alexander LN, Clark WS. Localization of an obstruction esophageal lesion. Is the patient accurate? Dig Dis Sci 1995;40(10):2192–2196
24. Beck-Sague C, Villarino E, Giuliano D, et al. Infectious diseases and death among nursing home residents: results of surveillance in 13 nursing homes. Infect Control Hosp Epidemiol 1994;15(7):494–496
25. Bastian RW. Videoendoscopic evaluation of patients with dysphagia: an adjunct to the modified barium swallow. Otolaryngol Head Neck Surg 1991;104(3):339–350
26. Merati AL. In-office evaluation of swallowing: FEES, pharyngeal squeeze maneuver, and FEESST. Otolaryngol Clin North Am 2013;46(1):31–39
27. Leonard R, Belafsky PC, Rees CJ. Relationship between fluoroscopic and manometric measures of pharyngeal constriction: the pharyngeal constriction ratio. Ann Otol Rhinol Laryngol 2006;115(12):897–901
28. Speyer R. Oropharyngeal dysphagia: screening and assessment. Otolaryngol Clin North Am 2013;46(6):989–1008
29. Aviv JE, Murry T. Dysphagia evaluation. In: Calhoun KH, Eibling DE, eds. Geriatric Otolaryngology. New York, NY: Informa Healthcare, 2010.293–302
30. Belafsky PC, Mouadeb DA, Rees CJ, et al. Validity and reliability of the Eating Assessment Tool (EAT-10). Ann Otol Rhinol Laryngol 2008;117(12):919–924
31. Chen AY, Frankowski R, Bishop-Leone J, et al. The development and validation of a dysphagia-specific quality-of-life questionnaire for patients with head and neck cancer: the M. D. Anderson dysphagia inventory. Arch Otolaryngol Head Neck Surg 2001;127(7):870–876
32. Wallace KL, Middleton S, Cook IJ. Development and validation of a self-report symptom inventory to assess the severity of oral-pharyngeal dysphagia. Gastroenterology 2000;118(4):678–687
33. Langmore SE, Schatz K, Olsen N. Fiberoptic endoscopic examination of swallowing safety: a new procedure. Dysphagia 1988;2(4):216–219
34. Spiegel JR, Selber JC, Creed J. A functional diagnosis of dysphagia using videoendoscopy. Ear Nose Throat J 1998;77(8):628–632
35. Aviv JE, Martin JH, Kim T, et al. Laryngopharyngeal sensory discrimination testing and the laryngeal adductor reflex. Ann Otol Rhinol Laryngol 1999;108(8):725–730
36. Setzen M, Cohen MA, Mattucci KF, Perlman PW, Ditkoff MK. Laryngopharyngeal sensory deficits as a predictor of aspiration. Otolaryngol Head Neck Surg 2001;124(6):622–624
37. Logemann JA. Mechanisms of normal and abnormal swallowing. In: Flint PW, Haughey BH, Lund VJ et al., eds. Cummings Otolaryngology Head and Neck Surgery. 5th ed. Philadelphia, PA: Mosby Elsevier; 2010:1215–1221
38. Allen JE, White C, Leonard R, Belafsky PC. Comparison of esophageal screen findings on videofluoroscopy with full esophagram results. Head Neck 2012;34(2):264–269
39. Postma GN, Cohen JT, Belafsky PC, et al. Transnasal esophagoscopy: revisited (over 700 consecutive cases). Laryngoscope 2005;115(2):321–323
40. Postma GN, Butler SG, Belafsky PC, Halum SL. Normal pharyngeal and upper esophageal sphincter manometry. Ear Nose Throat J 2004;83(12):809
41. Soergel KH, Zboralske FF, Amberg JR. Presbyesophagus: esophageal motility in nonagenarians. J Clin Invest 1964;43:1472–1479
42. Hollis JB, Castell DO. Esophageal function in elderly man. A new look at "presbyesophagus." Ann Intern Med 1974;80(3):371–374
43. Gutschow CA, Leers JM, Schröder W, et al. Effect of aging on esophageal motility in patients with and without GERD. Ger Med Sci 2011;9:Doc22
44. Richtsmeier WJ. Endoscopic management of Zenker diverticulum: the staple-assisted approach. Am J Med 2003;115(Suppl 3A):175S–178S
45. Smith SR, Genden EM, Urken ML. Endoscopic stapling technique for the treatment of Zenker diverticulum vs standard open-neck technique: a direct comparison and charge analysis. Arch Otolaryngol Head Neck Surg 2002;128(2):141–144
46. Stoeckli SJ, Schmid S. Endoscopic stapler-assisted diverticuloesophagostomy for Zenker's diverticulum: patient satisfaction and subjective relief of symptoms. Surgery 2002;131(2):158–162

47. Brigand C, Ferraro P, Martin J, Duranceau A. Risk factors in patients undergoing cricopharyngeal myotomy. Br J Surg 2007;94(8):978–983
48. Pitman M, Weissbrod P. Endoscopic CO2 laser cricopharyngeal myotomy. Laryngoscope 2009;119(1):45–53
49. Lawson G, Remacle M. Endoscopic cricopharyngeal myotomy: indications and technique. Curr Opin Otolaryngol Head Neck Surg 2006;14(6):437–441
50. Zaninotto G, Marchese Ragona R, Briani C, et al. The role of botulinum toxin injection and upper esophageal sphincter myotomy in treating oropharyngeal dysphagia. J Gastrointest Surg 2004;8(8):997–1006
51. Carnaby G, Hankey GJ, Pizzi J. Behavioural intervention for dysphagia in acute stroke: a randomised controlled trial. Lancet Neurol 2006;5(1):31–37
52. Rasley A, Logemann JA, Kahrilas PJ, Rademaker AW, Pauloski BR, Dodds WJ. Prevention of barium aspiration during video-fluoroscopic swallowing studies: value of change in posture. AJR Am J Roentgenol 1993;160(5):1005–1009
53. Shaker R, Easterling C, Kern M, et al. Rehabilitation of swallowing by exercise in tube-fed patients with pharyngeal dysphagia secondary to abnormal UES opening. Gastroenterology 2002;122(5):1314–1321
54. Roche V. Percutaneous endoscopic gastrostomy. Clinical care of PEG tubes in older adults. Geriatrics 2003;58(11):22–26, 28–29
55. Cervo FA, Bryan L, Farber S. To PEG or not to PEG: a review of evidence for placing feeding tubes in advanced dementia and the decision-making process. Geriatrics 2006;61(6):30–35
56. Finucane TE, Christmas C, Travis K. Tube feeding in patients with advanced dementia: a review of the evidence. JAMA 1999;282(14):1365–1370

17 Distúrbios do Sono na População Geriátrica

Christopher G. Larsen ■ *M. Boyd Gillespie*

■ Introdução

Com uma população em envelhecimento e uma epidemia de obesidade, o interesse pelo ronco e apneia obstrutiva do sono aumentou substancialmente ao longo dos últimos 10 a 15 anos. A apneia obstrutiva do sono (AOS) é uma doença prevalente, caracterizada pela cessação intermitente de fluxo aéreo durante o sono, que resulta em sonolência diurna excessiva. A prevalência de distúrbio do sono é de ~60% em idosos e afeta aproximadamente 67% dos adultos idosos institucionalizados.[1,2]

Os sintomas de apresentação mais comuns e a razão pela qual muitos pacientes procuram tratamento são ronco habitual, queixas do parceiro de cama/família e sonolência diurna excessiva (SDE). O ronco afeta 40% dos homens e 20% das mulheres[3] e frequentemente é o primeiro sinal de AOS subjacente mais séria. Pacientes geriátricos também se queixam mais frequentemente de insônia e sono de má qualidade.

Outros sintomas associados que podem sugerir um distúrbio do sono incluem apneia testemunhada, acordar à noite, sonolência ou fadiga diurna, acidentes com veículos a motor, má qualidade do sono, cefaleias matinais e distúrbios do humor ou preocupações com a memória. Em razão desta ampla variedade de sintomas e manifestações, o tratamento de distúrbio do sono exige uma abordagem multidisciplinar. A Medicina do Sono é uma nova disciplina médica dedicada a tratar esta condição. As equipes de Medicina do Sono frequentemente envolvem geriatras, pneumologistas, otorrinolaringologistas, neurologistas, psiquiatras, cirurgiões orais/maxilofaciais, dentistas, psicólogos comportamentais e nutricionistas trabalhando em conjunto para cuidar de pacientes com distúrbios do sono.

Este capítulo descreve a avaliação e tratamento de distúrbios do sono em pacientes idosos.

■ Classificação dos Distúrbios Obstrutivos da Respiração Relacionados com o Sono

Os distúrbios da respiração relacionados com o sono variam em gravidade desde um estreitamento das vias aéreas com esforço aumentado da respiração em razão da resistência das vias aéreas superiores até o colapso parcial (hipopneia) ou completo (apneia) das vias aéreas com o esforço respiratório (**Quadros 17.1 e 17.2**).[4]

O ronco é gerado principalmente por vibração dos tecidos moles faríngeos. O som é tipicamente mais forte com a inspiração, quando a pressão negativa e o colapso aumentado dos tecidos são mais prováveis. Ele pode ocorrer sem hiponeia ou apneia; entretanto, os roncadores noturnos têm pelo menos 50% de probabilidade de apresentarem apneia de sono à polissonografia (PSG) de noite inteira. Por essa razão, os testes são recomendados para os roncadores noturnos, especialmente se houver associação de sonolência ou fadiga diurna. Se o teste for realizado e o índice de apneia-hipopneia (IAH) global IAH for menor do que cinco eventos por hora, o diagnóstico é de ronco primário. Pacientes com ronco primário raramente apresentam SDE e se acham bem repousados após uma noite inteira de sono. Os pacientes que têm fadiga e ronco, mas PSG negativa para AOS devem ser triados quanto à privação de sono, síndrome das pernas inquietas, hipotireoidismo, depressão, anemia (especialmente deficiência de ferro), doença de Addison, doenças colagenovasculares e efeitos colaterais de medicamentos. A polifarmácia é especialmente prevalente na população geriátrica, e a lista de medicamentos de cada paciente deve ser monitorada e minimizada em cada oportunidade e encontro clínico.

Quadro 17.1 Definições e tipos de eventos respiratórios

Evento respiratório	Definição
Apneia	Uma cessação do fluxo de ar durante pelo menos 10 segundos
Hipopneia	Uma redução no fluxo de ar (> 30%) durante pelo menos 10 segundos com > 4% de dessaturação da oxiemoglobina ou despertar no eletroencefalograma (EEG)
Despertar relacionado com esforço respiratório (RERA)	Sequência de respirações durante pelo menos 10 segundos com crescente esforço respiratório de achatamento do traçado de pressão nasal, levando a um despertar do sono, quando a sequência de respirações não satisfaz os critérios para apneia ou hipopneia
Obstrutivo	Esforço toracoabdominal continuado no contexto de cessação parcial ou completa do fluxo de ar
Central	A falta de esforço toracoabdominal no contexto de cessação parcial ou completa do fluxo de ar
Misto	Um evento respiratório com ambas as características obstrutiva e central: geralmente começam como eventos centrais e terminam com esforço toracoabdominal sem fluxo de ar

Utilizado com permissão de Kushida CA, Littner MR, Morgenthaler T, et al.: Practice parameters for the indications for polysomnography and related procedures: an update for 2005. Sleep 2005;28(4):499–521.

A *Síndrome de resistência das vias aéreas superiores* (UARS) refere-se a pacientes que não satisfazem os critérios de PSG para AOS, mas apresentam sonolência diurna ou outras queixas somáticas debilitantes.[5] Nesta condição, a PSG demonstra esforço respiratório progressivamente aumentado (pressão intratorácica anormalmente negativa, com ronco e atividade eletromiográfica [EMG]) diafragmática aumentada), terminando por acordar, comumente chamado despertares relacionados com o esforço respiratório (RERAs).[6]

O diagnóstico de AOS é estabelecido, se o paciente apresentar ambos um IAH de ≥ 5, com evidências de excessiva sonolência ou fadiga diurna. Cada episódio deve durar um mínimo de 10 segundos e ser associado à redução na saturação de oxigênio de 3 a 4% e terminado por breves despertares, frequentemente inconscientes, do sono. As diretrizes do *United States Medicare* diagnosticam AOS, se o IAH for > 15 ou um IAH de 5 com duas comorbidades clínicas e/ou excessiva sonolência diurna. A *American Academy of Sleep Medicine* define AOS branda como IAH entre 5 e 15, moderada entre 15 e 30, e grave se > 30.[7] Os clínicos devem ser conhecedores de que variações nos padrões publicados de definição de hipopneia podem resultar em diferenças no IAH.[8]

■ Epidemiologia da AOS em Idosos

Estudos com base na população estimam que 2 a 3% das mulheres adultas e 4 a 5% dos homens adultos apresentam AOS.[9,10] Esta, no entanto, é ainda mais prevalente em paci-

Quadro 17.2 Índices de respiração perturbada pelo sono

Índices	Definição
Índice de apneia	Número de apneias por hora de tempo total de sono
Índice de hipopneia	Número de hipopneias por hora de tempo total de sono
Índice de apneia-hipopneia (IAH)	Número de apneias e hipopneias por hora de tempo total de sono
Índice de despertares relacionados com esforço respiratório (RERAs)	Número de RERAs por hora de tempo de sono
Índice de perturbação respiratória (RDI)	Número de apneias, hipopneias e RERAs por hora de tempo total de sono
Índice de apneia central	Número de apneias centrais por hora de tempo total de sono
Índice de apneia mista	Número de apneias mistas por hora de tempo total de sono

Utilizado com permissão de Kushida CA, Littner MR, Morgenthaler T, et al. Practice parameters for the indications for polysomnography and related procedures: an update for 2005. Sleep 2005;28(4):499-521.

entes idosos; Em um grande estudo de idosos morando na comunidade selecionados ao acaso, de 65 a 95 anos de idade, Ancoli-Israel et al. relataram taxas de prevalência de 62% para um IAH > 10, 44% para um IAH > 20, e 24% para um IAH > 40.[2] Ela observou que com acompanhamento de 18 anos nesta população, o IAH permaneceu relativamente estável e mudou apenas com alterações associadas no índice de massa corporal (IMC).[11] O *Sleep Heart Health Study* mostrou achados semelhantes de prevalência aumentada de AOS em pacientes idosos em comparação à população em geral.[12] Pacientes com idade entre 60 e 69 anos apresentaram 51% de prevalência de AOS branda a moderada, que aumenta minimamente (54% na idade 70-79; 56% na idade 80-89) em prevalência com o aumento da idade. Não foi observado um aumento significativo na gravidade da doença com o aumento da idade.

Outros estudos estimam que a taxa de AOS branda é de 50 a 60% em homens idosos e 30 a 40% em mulheres idosas.[13] Isto pode ser decorrente da perda de tônus muscular associada ao envelhecimento fisiológico.[14] Teorias adicionais incluem níveis diminuídos de hormônios[15] e alterações na proporção de gordura para massa corporal magra.[13] A condição menopáusica parece ser um determinante importante na taxa de AOS em mulheres. No grande *Wisconsin Sleep Cohort Study* com base na população, mulheres pós-menopáusicas apresentaram uma tendência 3,5 vezes maior a apresentar IAH > 15 do que as mulheres pré-menopáusicas.[15] A AOS pode ser subdiagnosticada em mulheres em razão de um índice mais baixo de suspeita dos clínicos, e sintomas atípicos descritos pelas pacientes mulheres. Insônia, palpitações cardíacas e edema de tornozelos foram queixas mais comuns em mulheres com AOS.[16]

Embora a prevalência de AOS pareça aumentar firmemente com a idade (e o peso), a prevalência global do distúrbio parece se horizontalizar após a idade de 65.[17] A razão para isto pode ser explicada por uma de três maneiras: (1) a incidência de novos casos diminui após a idade de 65 anos, (2) a taxa de mortalidade da AOS aumenta depois da idade de 65 anos, ou (3) A AOS regride nos idosos. Uma vez que haja poucas evidências que suportem morte causada diretamente por AOS (exceto em casos extremos) ou remissão espontânea, uma redução na incidência após 65 anos de idade constitui a explicação atualmente favorecida;[13] entretanto, investigações adicionais são necessárias para esclarecer esta questão.

■ Padrões de Sono em Idosos

Alterações na duração e arquitetura do sono ocorrem como parte normal do processo de envelhecimento.[18] A duração e necessidade de sono parecem diminuir com a idade. A pessoa, em média de 70 anos, dorme apenas 6 horas por noite, mas pode compensar a perda de sono noturno com sonecas diurnas de 1 a 2 horas.[19] Além disso, muitos idosos apresentam maior dificuldade para adormecer, uma vez que estejam na cama (latência aumentada do sono) e maior dificuldade para permanecer adormecidos (eficiência diminuída do sono).[20] O número de condições médicas comórbidas que têm impacto sobre o sono aumenta com a idade e inclui depressão, artrite, refluxo gastroesofágico, hipertrofia prostática e distúrbios renais e pulmonares.[21] Além disso, os idosos utilizam com maior frequência medicações, como diuréticos, que causam nictúria. Como resultado, até 40% dos indivíduos idosos se queixam de perturbação do sono e fadiga diurna indesejada.[22] Adicionalmente, a latência aumentada do sono, eficiência diminuída do sono e falta de percepção a respeito da necessidade de menos sono se combinam todas para criar maiores queixas de insônia nesta população.

A dificuldade para o médico que recebe queixas de perturbação do sono em indivíduos idosos é determinar o grau em que os sintomas são relacionados com alterações normais relacionadas com a idade no padrão de sono *versus* um distúrbio médico subjacente ou distúrbio primário do sono. Uma revisão completa da história médica pregressa do paciente, medicações e uso de álcool e estimulantes (cafeína, nicotina) é necessária. Melhorar o tratamento de condições comórbidas (i. e., hipertrofia prostática benigna [HPB], artrite, doença de refluxo gastroesofágico [DRGE], depressão) muitas vezes resultará em melhora do sono. Um diário do sono para determinar os tempos de sono pode também ser útil, uma vez que muitos idosos possam sofrer de distúrbio de fase circadiana do sono avançada (sono cedo à noite; acordar de manhã cedo). Distúrbios de fase do sono avançada podem frequentemente ser tratados de forma efetiva, incentivando-se mais exposição à luz solar e caminhadas pela tarde adiantada, bem como terapia com melatonina durante as primeiras horas da manhã.

O sono é dividido em estágios de movimento ocular rápido (REM) e não movimento ocular rápido (NREM). Cerca de 80% do sono normal é passado em NREM e é estagiado de acordo com medidas eletroencefalográficas. O estágio N1, antigamente chamado de estágio 1, é uma transição da vigília para o sono, com um padrão misto de voltagem de ondas de 3 a 7 ciclos por segundo. A maioria dos pacientes sente como se estivessem despertos durante este estágio. O estágio N2, antigamente chamado estágio 2, é identificado por fusos e complexos K e marca o início do sono verdadeiro. O estágio N3, antigamente chamado estágios 3 e 4, é também chamado sono de ondas lentas e é distinguido por ondas delta. O estágio R é caracterizado por ondas de amplitude mista de baixa frequência e movimentos rápidos dos olhos. O REM tipicamente se alterna com períodos NREM em ciclos de 90 minutos e aumenta em extensão à medida que a noite passa. REM de instalação precoce (< 8 min) é um marcador de narcolepsia, que é diagnosticada formalmente com testes múltiplos de latência do sono (MSLT).

O tempo de sono REM diminui com a idade.[23] Uma grande metanálise de 65 estudos durante a noite, representando 3.577 sujeitos através do espectro inteiro de idades, relatou que, com a idade, a porcentagem de tempo de sono REM diminuiu, enquanto as porcentagens de sono leve (N1 e N2) aumentaram.[24] O tônus muscular é também diminuído durante o sono REM, de modo que muitos pacientes com AOS tiveram piora do seu colapso das vias aéreas superiores e IAH durante o sono REM. Este fato pode também ajudar a explicar por que pacientes idosos mostram ausência de progresso ou piora na sua AOS com o tempo. Bixler *et al.* estudaram mais de 4.000 pacientes com idades entre 22 e 100 anos e observaram que a prevalência de AOS aumenta com a idade, mas a gravidade diminui.[25] Por esta razão, a gravidade da AOS com base em IAH é frequentemente ajustada em populações idosas, de tal modo que perturbação da respiração pelo sono é considerada presente, quando a IAH é > 10 a 15 em pacientes com mais de 60 anos.

■ Fisiopatologia

A AOS é causada por uma obstrução física da via aérea faríngea durante o sono. A maioria dos pacientes com AOS apresenta piora dos sintomas durante o sono REM, quando a paralisia muscular é fisiológica. Obesidade, hipertrofia de tecidos moles (palato mole, tonsila palatina, base da língua), e anomalias da estrutura craniofacial (retrognatia) contribuem para a propensão da pessoa ao colapso ao aumentarem a pressão tecidual extraluminal em torno da via aérea superior. A obstrução ocorre quando os músculos dilatadores da faringe são incapazes de superar a pressão negativa na via aérea superior. Os quatro locais principais de obstrução são a via aérea nasal, palato, base da língua e hipofaringe.

A obstrução nasal pode piorar a AOS ou contribuir para uma pouca tolerância à pressão positiva contínua na via aérea (CPAP), mas raramente é a causa isolada de AOS. Pacientes, muitas vezes, relatam sono mais repousante e sintomas melhorados de ronco e fadiga após cirurgia para melhorar o fluxo aéreo nasal, mas medidas objetivas da gravidade da AOS raramente se alteram (*i. e.*, IAH e a menor baixa saturação de oxigênio).[26] Isto pode ser decorrente da redução da respiração oral durante o sono, que aumenta a colapsabilidade da via aérea superior e pode reduzir a eficácia dos músculos dilatadores da faringe.[27]

A obesidade é um fator de risco importante para AOS. O aumento de deposição de gordura nos tecidos moles do pescoço estreita a via aérea superior e pode superar a capacidade dos dilatadores de manter o desimpedimento da via aérea.[25]

O tônus neuromuscular pode diminuir com a idade e certamente contribui para a patência da via aérea superior. O músculo genioglosso é considerado o músculo mais importante para a manutenção da patência da via aérea faríngea na AOS. Klawe e Tafil-Klawe mostraram que a atividade do músculo genioglosso aumenta em resposta à hipóxia, mas há uma resposta diminuída do músculo genioglosso à hipóxia em coortes mais velhas.[29] Cirurgias para lidar com o tônus e tensão nesta região foram desenvolvidas,[30,31] e experiências clínicas estão em andamento para terapia de estimulação do nervo hipoglosso.[32]

■ Sequelas Clínicas da AOS Não Tratada

A AOS não tratada foi associada à redução na qualidade de vida e condições sérias de saúde. Em uma revisão retrospectiva, He *et al.* observaram que pacientes com AOS não tratados com um índice de apneia (IA) > 20 apresentavam um aumento estatisticamente significativo na mortalidade em comparação a pacientes cujo IA era < 20.[33] Os autores também observaram que pacientes não tratados com AOS moderada à grave tinham uma probabilidade de 63% de sobrevida em 8 anos, em comparação a 96% em pessoas com AOS branda ou ausente. Acidentes com veículo a motor fatais e não fatais aumentam 2,5 vezes em pacientes com AOS não tratada.[34]

Qualidade de Vida Reduzida

A sonolência diurna causada pela AOS resulta em energia diminuída, perda de concentração, mau desempenho e interação social reduzida. Foi demonstrada melhora da função executiva, atenção e memória de trabalho com o tratamento pela CPAP.[35] Além disso, o ronco alto que frequentemente acompanha a AOS pode resultar em um sono ruim para o parceiro de cama do sofredor. Foi demonstrada melhora na qualidade de vida tanto nos indivíduos tratados quanto nos parceiros de cama.[36]

Um IAH > 5 é associado à dificuldade de concentração, mas não a tarefas de memória em exames de autoavaliação.[37] Os pacientes com AOS demonstraram melhora importante na sonolência diurna[38] e em numerosos parâmetros de qualidade de vida, incluindo funcionamento físico, vitalidade e percepção geral de saúde após tratamento.[39] A relação entre sonolência (definida pela *Epworth Sleepiness Scale* [ESS] e gravidade da AOS (definida pelo IAH) não está bem definida, especialmente em populações mais velhas. Muitas pessoas idosas apresentam um IAH > 5, mas relatam mínima ou nenhuma sonolência diurna.[40] A menos que o IAH seja > 15 ou haja importantes dessaturações de oxigênio (< 90%) e hipertensão ou doença de artéria coronária, a maioria não argumentaria em favor de tratamento invasivo neste subconjunto de pacientes idosos não sonolentos.

Morbidade e Mortalidade Cardiovasculares

As evidências suportam um aumento na mortalidade cardiovascular 5 anos após o diagnóstico em pacientes não tratados com AOS comparados a pacientes tratados.[33,41] Outro estudo observou que homens abaixo da idade de 60 anos com ronco e SDE apresentaram o dobro da probabilidade de morrer ao longo de um período de estudo de 10 anos em comparação a sujeitos sem ronco ou roncando sem sonolência.[42] Dois grandes estudos prospectivos sugerem que os roncadores habituais, altos, não tratados têm um risco 30 a 40% maior de infarto do miocárdio ou AVE em comparação aos não roncadores.[43,44] O risco de morte súbita cardíaca é significativamente aumentado em pacientes com AOS e hipoxemia noturna, com risco aumentado em pacientes com doença mais grave.[45]

A informação precedente é contradita por um estudo recente por Johansson et al.[46] Em idosos morando na comunidade com idade entre 71 e 87 anos, a AOS não parece ser associada a doenças cardiovasculares (CVD) ou mortalidade, mas a apneia de sono central poderia ser um marcador patológico de CVD e função sistólica prejudicada, associada à mortalidade mais alta. Uma limitação deste estudo foi o uso de estudo de sono domiciliar e um tamanho limitado de amostra (331 pacientes).

Hipertensão

Foi proposta a hipótese de que a hipertensão arterial sistólica é a causa da morbidade e mortalidade cardiovasculares observadas em pacientes com respiração transtornada pelo sono.[47] Evidências laboratoriais demonstraram que hipertensão arterial sustentada pode ser induzida em modelos animais submetidos à oclusão intermitente da via aérea durante o sono.[48] A evidência epidemiológica atual mostra uma associação forte e constante entre AOS e hipertensão. Quatro grandes estudos de corte transversal com base na população observaram que as probabilidades de hipertensão foram 1,4 a 2,5 vezes maiores em pacientes com um IAH > 5 em comparação a controles.[49,51] Finalmente, uma análise prospectiva do *Wisconsin Sleep Cohort Study* observou que mesmo uma elevação mínima nos escores de IAH foi associada a um risco 42% aumentado de desenvolvimento de hipertensão ao longo de um período de 4 anos.[52]

Evidências Nível I demonstraram que o tratamento de AOS com CPAP reduziu a pressão arterial (média, sistólica e diastólica) em ~10 mmHg.[53] Neste estudo, 60 pacientes consecutivos com AOS moderada à grave foram randomizados para receber CPAP nasal efetivo ou subterapêutico durante 9 semanas. Apneias e hipopneias foram reduzidas em 95% no grupo de tratamento e 50% no grupo subterapêutico. A redução na pressão arterial demonstrada no grupo tratado com CPAP terapêutica daria uma previsão de reduzir o risco de evento de doença de artéria coronária em 37% e o risco de AVE em 56%.

Acidentes com Veículo a Motor

Evidências epidemiológicas e laboratoriais sugerem que pacientes com AOS estão em maior risco de acidentes com veículo a motor (MVAs). Pacientes com um IAH > 15 apresentaram uma tendência 7,3 vezes maior a apresentar múltiplos MVAs nos 5 anos antes do seu estudo, em comparação àqueles com mais baixa ou nenhuma apneia.[54] Vítimas hospitalizadas de MVA foram 6,3 mais propensas a apresentar um IAH > 5 em comparação a controles da comunidade.[9,54,55] Além disso, pacientes com AOS grave desempenharam significativamente pior em um simulador de direção do que controles sem AOS.[56]

Resistência à Insulina

Foi demonstrado que AOS não tratada é um fator de risco independente para resistência à insulina.[57] Assim, a AOS pode contribuir para o desenvolvimento de diabetes e síndrome metabólica (o termo usado para descrever concomitantemente obesidade, resistência à insulina, hipertensão e dislipidemia). Assoumou et al. avaliaram uma coorte de 806 pacientes sadios idosos (idade 68) e observaram que 9,8% apresentavam síndrome metabólica, e 55,9% AOS (diagnosticada em estudo de sono domiciliar, positivos para IAH > 15).[58] Do subconjunto com AOS, 12,5% apresentavam síndrome metabólica. Os níveis de dessaturação de oxigênio e IAH foram significativamente mais altos no subconjunto de pacientes com síndrome metabólica. Hipóxia e o índice de dessaturação da oxiemoglobina pareceram ser os fatores mais importantes para explicar a associação entre síndrome metabólica (especificamente hiperglicemia e hipertensão) e AOS.

■ Diagnóstico de Distúrbios do Sono em Pacientes Idosos

Um alto índice de suspeição deve acompanhar avaliação de pacientes geriátricos com obesidade (IMC > 30), ronco noturno intenso, sono agitado e fadiga ou sonolência diurna. Em uma grande revisão por Young et al., 70% dos pacientes adultos com AOS eram obesos.[59] Pacientes sintomáticos sem obesidade e pacientes com uma história familiar positiva para AOS devem também merecer uma investigação com uma história de sono detalhada e exame físico. O ESS é uma escala fácil de administrar, amplamente utilizada para estratificar o risco de pacientes com sonolência diurna em risco de AOS (**Fig. 17.1**). A AOS é muito mais provável em pacientes com uma ESS > 10.[60]

Uma história de sono completa (**Quadro 17.3**) ajuda a identificar pacientes em risco para distúrbios primários do sono observados mais comumente nos idosos: A AOS, síndrome das pernas inquietas, insônia e insônia de manutenção do sono. A insônia de manutenção do sono é caracterizada por acordar cedo pela manhã e é altamente associada a abuso de álcool ou depressão em indivíduos idosos.[61] Pacientes com suspeita de um distúrbio primário do sono devem-se submeter à PSG durante uma noite para estabelecer a presença e gravidade de um distúrbio do sono.

Favor responder às perguntas seguintes baseando-se nesta escala:

0: nunca adormeceria

1: leve probabilidade de cochilar

2: moderada probabilidade de cochilar

3: alta probabilidade de cochilar

Situação	Probabilidade de Cochilar
Lendo	_____
Assistindo TV	_____
Sentado em um lugar público (p. ex., teatro ou reunião)	_____
Dirigindo um carro, parado em um sinal de trânsito	_____
Como passageiro em um carro durante uma hora, sem interrupção	_____
Durante um tempo em silêncio após almoço, sem consumo de álcool	_____
Deitado para descansar quando as circunstâncias permitem	_____

Fig. 17.1 Escala de Sonolência de Epworth.

Três perguntas de triagem são úteis para determinar a probabilidade de distúrbio do sono em pacientes idosos:[1]

1. Seu sono é restaurador, ou repousante?
2. Falta de sono ou fadiga interferem nas suas atividades diárias?
3. Seu parceiro de cama ou cuidador relata algum comportamento incomum de sono como pausas da respiração, ronco, arquejo ou movimentos anormais?

Uma revisão da medicação é especialmente importante no paciente geriátrico em razão dos efeitos colaterais mais pronunciados nesta população. Medicações hipnóticas podem diminuir em efetividade com o tempo, e medicações prescritas para insônia, como benzodiazepinas, frequentemente pioram a AOS. Não esquecer de indagar quanto a medicações de venda livre e suplementos herbáceos! A melatonina é usada por muitos para promover o sono, mas deve ser utilizada com cautela em pacientes em uso de medicações anticoagulantes, como varfarina. O chá de camomila também é um suplemento "relaxante", mas não deve ser utilizado em pacientes com alergia à ambrósia americana, porque as plantas são correlatas. A valeriana é descrita como útil na ansiedade e para ajudar os pacientes a adormecer, mas não deve ser utilizada associada a outras medicações para auxiliar o sono ou ao álcool. Um auxílio herbáceo final para sono é a kava. Ela é metabolizada no fígado e não deve ser utilizada em pacientes que estão em uso de estatinas. O uso de kava foi associado à insuficiência hepática grave, especialmente quando tomada com álcool ou outras medicações metabolizadas no fígado.

A AOS é mais prevalente em pacientes com hipertensão, doença coronariana, insuficiência cardíaca congestiva,

Quadro 17.3 Elementos da história do sono

Hora na cama
Tempo para dormir
Número de despertares
Tempo acordado
Consumo de alimento e horário das refeições
Quantidade e hora de consumo de álcool
Presença de ronco, apneia testemunhada, arquejos, ou ataques de sufocação
Presença de movimentos involuntários das pernas ou contrações em abalos
Nível de sonolência ou fadiga diurna (Escala de Sonolência de Epworth)
Hora, duração e número de cochilos diurnos
Medicações, incluindo venda livre e herbáceas
Acordar com dor de cabeça

história de AVE prévio, ou diabetes, bem como naqueles que são obesos ou pós-menopáusicas. A triagem pela PSG é incentivada neste subconjunto de pacientes com sinais ou sintomas de distúrbio do sono.[4]

Achados de exame físico, como IMC, medida da pressão arterial e circunferência do pescoço, devem ser registrados. Tamanhos de colarinho > 47,5 cm em homens e 37,5 cm em mulheres estão associados à AOS.[11] Entretanto, o *Sleep Heart Health Study* mostrou que SDB é pouco predita por obesidade, circunferência do pescoço e relatos de apneia testemunhada em pacientes idosos.[12] Este achado pode ser decorrente da alta prevalência de doença em pacientes idosos. A posição da maxila e da mandíbula, deformidades nasais (desvios do septo ou colapso de válvula), tamanho das conchas e resposta a *spray* descongestionante, pólipos nasais, posição da língua, tamanho das tonsilas palatinas, comprimento/forma do palato e posição do hioide devem ser avaliados. Pacientes com má-oclusão classe II de Angle podem-se beneficiar mais de aparelhos dentários ou cirurgia de avanço maxilomandibular (MMA).

Fujita desenvolveu um sistema de classificação para padrões de obstrução por localização anatômica do seguinte modo: tipo I, colapso na região retropalatal apenas; tipo II, colapso nas regiões retropalatal e retrolingual; tipo III, colapso na região retrolingual apenas.[62] As cirurgias classicamente descritas para o tratamento do colapso retropalatal (*i. e.*, uvulopalatofaringoplastia [UPFP]) frequentemente falham em pacientes mal selecionados em razão da obstrução da via aérea em múltiplos níveis na maioria dos pacientes com AOS moderada ou grave.[63]

Otorrinolaringologistas frequentemente utilizam a nasofaringoscopia fibroscópica (preferivelmente com posicionamento supino) com ou sem sedação ou simulação de sono para avaliar o colapso da via aérea superior (**Fig. 17.2**). A manobra de Müller foi descrita para simular o colapso da via aérea superior em um contexto de consultório por inalação contra uma glote fechada, com o nariz e boca fechados. Isto resulta em pressão negativa faríngea e permite ao médico identificar o(s) local(is) de colapso. Aboussouan *et al.* observaram que o uso da manobra de Müller para guiar a decisão sobre UPFP resultou em uma redução do IAH de 50% em 78% dos pacientes que apresentavam colapso retropalatal, em comparação a apenas 36% dos que apresentavam obstrução em múltiplos níveis.[64] A maior limitação da manobra de Müller é que ela deixa de demonstrar níveis inferiores de obstrução da via aérea (retrolingual, hipofaringea), e ela é efetuada em pacientes acordados e alertas com tônus muscular normal. Pode ser mais difícil obter resultados confiáveis com esta manobra em pacientes idosos com comprometimento cognitivo inicial.

A avaliação da via aérea em posição supina no consultório com fibroscópio pode fornecer uma maior percepção do nível de colapso da via aérea do que na posição do paciente ereto sentado.[65] A RM em sono também foi usada com algum sucesso para predizer o nível de obstrução da via aérea em pacientes que roncam.[66]

A sonoendoscopia induzida por droga foi descrita para guiar uma intervenção cirúrgica mais efetiva.[67] O sono é induzido em um contexto monitorizado por meios farmacológicos, e uma nasofaringoscopia fibroscópica é efetuada para identificar melhor o(s) local(is) de colapso da via aérea. Esta técnica promete promover a maior precisão para planejamento cirúrgico, mas a desvantagem é o custo e o risco associado à sedação. Os níveis de obstrução podem ser tratados com cirurgia para aliviar a obstrução em cada área nos pacientes que não conseguem tolerar ou recusam a CPAP. O escore de Mallampati modificado (*i.e.* I–IV sem extrusão da língua) (**Fig. 17.3**) foi demonstrado como pouco correlacionado com o nível de obstrução da via aérea em endoscopia de sono em pacientes com AOS.[68] Ele prediz uma intubação difícil e o sucesso cirúrgico (juntamente com a hipertrofia das tonsilas palatinas) utilizando a UPFP isolada para tratamento da AOS (mais sucesso com posição de palato I ou II e hipertrofia tonsilar).

A PSG de noite inteira é o padrão ouro para diagnóstico de AOS, mas cada vez mais pacientes estão sendo triados com estudos domiciliares. Estudos no domicílio são mais apropriados para pacientes com suspeita de doença suspeitada ou sem comorbidades médicas complexas. Estudos de sono domiciliares podem não evidenciar outras causas de sonolência diurna excessiva, como UARS ou movimento periódico das pernas durante distúrbio do sono (PLMD). Um estudo diagnóstico completo inclui eletroencefalograma, eletro-oculograma, eletromiograma submentoniano, eletrocardiograma, monitores de fluxos aéreos nasal e oral, esforço toracoabdominal, eletromiograma tibial anterior e oximetria de pulso. Adições opcionais (14 canais) são monitor de dióxido de carbono no ar corrente final, monitor de pressão esofágica e CPAP nasal ou BiPAP. Estes estudos são acompanhados e analisados por um técnico treinado e interpretados por um médico. Estudos de noite dividida, em que os pacientes demonstram AOS cedo à noite, permitem titulação da pressão para CPAP ou BiPAP para uso em casa.

A literatura de avaliação peroperatória de anestesia popularizou o questionário mnemônico "STOP-Bang" como uma triagem de AOS em pacientes previamente não diagnosticados. Pacientes e/ou outras pessoas de significância são perguntados se o paciente tem: Snoring (ronco) forte, Tiredness (cansaço) diurno, Apneias observadas, IMC (BMI) elevado > 35, Age (idade) > 50, Neck (pescoço) circunferência > 40 cm, e Gender (sexo) masculino. Pacientes apresentam alto risco para AOS se três ou mais forem positivos e baixo risco se menos de 3.[8] A sensibilidade deste teste é de 93% para IAH 15 e 100% para IAH 30. A *Society of Ambulatory Anesthesia* recomenda triagem de todos os pacientes adultos com este questionário antes de cirurgia ambulatorial.[69]

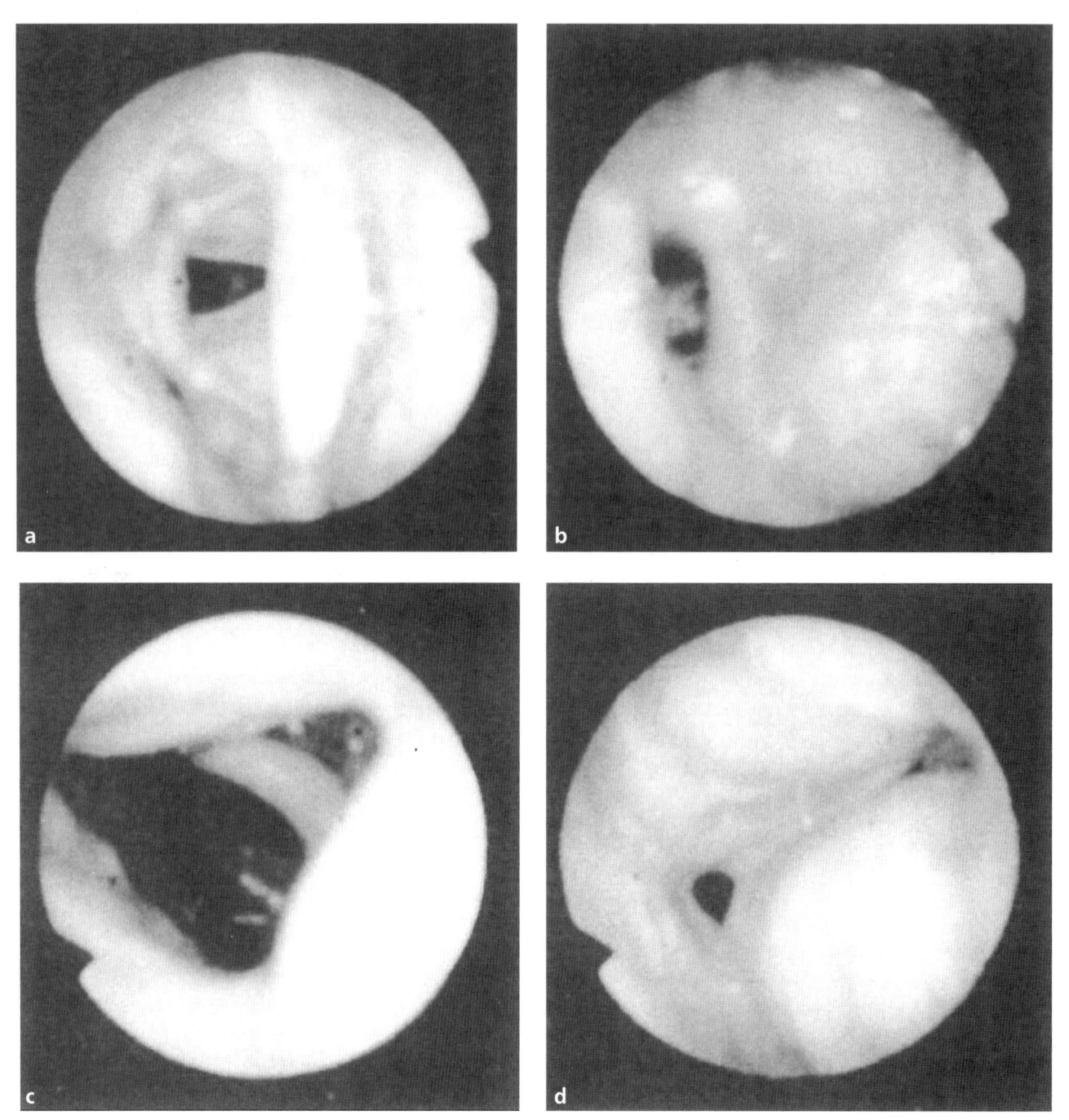

Fig. 17.2 (**a**) Visão com fibroscópio flexível de via aérea hipofaríngea normal. (**b**) Visão com fibroscópio de obstrução pela base da língua. (**c**) Visão com fibroscópio da via aérea hipofaríngea antes da manobra de Müller. (**d**) Visão com fibroscópio de colapso hipofaríngeo durante a manobra de Müller. (Utilizada com permissão de Cummings CW. Cummings Otolaryngology Head & Neck Surgery. 4th ed. Philadelphia, PA: Elsevier Mosby; 2005.)

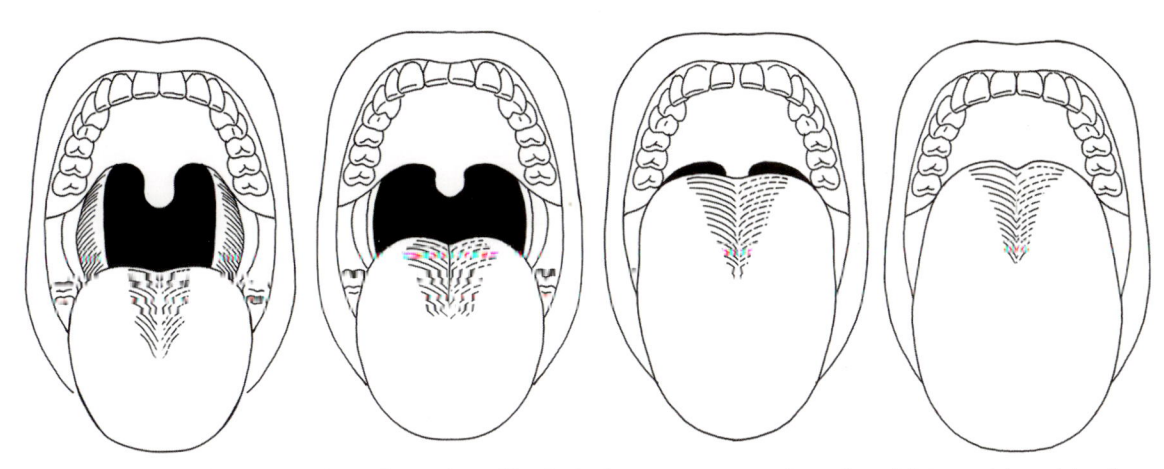

Fig. 17.3 Representação da classificação de Mallampati modificada. (Reimpressa com permissão de Fedok F, Carniol P. Minimally Invasive and Office-Based Procedures in Facial Plastic Surgery. New York, NY: Thieme, 2013.)

A Síndrome de pernas inquietas (RLS) é caracterizada por uma sensação de inquietação nas pernas e sensações, como abalos musculares, dores, ou a necessidade de as mover. A sensação frequentemente ocorre à noite quando deitado, acordado na cama. O desconforto é piorado por inatividade. Tipicamente, a sensação é aliviada andando ou pelo ato de movimentar as pernas. Estima-se que 20% dos adultos acima da idade de 80 anos experimentem RLS.[70] Esta doença é do mesmo espectro que o distúrbio de movimento periódico dos membros (PLMD), que também pode ser diagnosticado pela PSG (EMG tibial). Pacientes com PLMD, em contraste com pacientes de RLS, são frequentemente desconhecedores dos seus movimentos das pernas ou seus microacordares noturnos relacionados com o movimento das pernas. A prevalência de PLMD é estimada em 4 a 11% e aumenta com a idade.[71]

Pesquisas quanto à fisiopatologia da RLS e PLMD implicaram baixos níveis de ferro e o sistema dopaminérgico negroestriatal. Por esta razão, pacientes idosos frequentemente respondem a baixas doses de carbidopa/levodopa ou medicações dopaminérgicas.[72] Pacientes idosos devem também ser triados quanto à deficiência de ferro com níveis de ferritina e saturação de transferrina. Tratamento é recomendado para níveis de ferritina abaixo de 18 g/L ou porcentagem de saturação de transferrina < 16%.[73]

A insônia é uma queixa extremamente comum em populações idosas. Insônia é definida como dificuldade recorrente para iniciação, manutenção, consolidação ou qualidade do sono que causa disfunção diurna apesar de oportunidade adequada para sono.[74] Sintomas diurnos podem incluir fadiga ou mal-estar, comprometimento cognitivo, dificuldade social/vocacional, mau desempenho escolar, sonolência diurna, prejuízo do humor, ou motivação reduzida. A latência aumentada do sono pode ser devida a necessidades diminuídas de sono ou ansiedade. A redução da eficiência do sono, com dificuldade em permanecer adormecido, pode ser devida a uma porcentagem aumentada de tempo em estágios mais leves de sono, que ocorre como parte do processo normal de envelhecimento. Também pode ser devida a abuso de álcool ou depressão. Múltiplas condições médicas também podem afetar adversamente o sono (dor crônica, nictúria e enfermidade psiquiátrica concomitante). Muitas vezes, a melhor cura para insônia é recomendar higiene do sono (**Quadro 17.4**).[61]

Muitos pacientes idosos relatam passar ~10 horas na cama, mas só conseguindo dormir ~6, assim achando que apenas dormiram metade da noite. Isto pode, muitas vezes, ser tratado com a "terapia de consolidação ou restrição de sono".[61] Com esta conduta, os pacientes só têm permissão para permanecer na cama durante a quantidade de tempo que eles afirmam dormir. Depois de 2 a 3 dias de privação relativa de sono, eles dormirão durante esse tempo designado e sentirão como se estivessem dormindo durante a noite. O tempo permitido na cama é, então, prolongado 15 a 30 minutos por semana até que as queixas regridam.

Quadro 17.4 Higiene do sono

Seja ciente de quanto sono você necessita realmente: a pessoa média de 70 anos necessita apenas 6 horas/dia, no total, incluindo cochilos

Levante-se cerca da mesma hora todo dia — dias úteis e fins de semana

Vá para a cama apenas quando sonolento; reserve a cama para sono e sexo apenas

Estabelecer uma rotina pré-sono relaxante, como ler um livro ou ouvir música relaxante

Evitar refeições pesadas ou bebidas cafeinadas no período de 5-6 horas antes da hora de se deitar

Evitar fumo/produtos com nicotina próximo à hora de se deitar

Evitar pílulas para dormir durante períodos mais longos que algumas semanas; não beber álcool quando estiver tomando pílulas para dormir

Manter um programa regular diário que inclua exercício, tempo livre e horários de refeições regulares; evitar exercício vigoroso no período de 6 horas antes da hora de ir para a cama

Cochilos no começo da tarde podem evitar cochilos à noite

Se necessário, restringir ingestão de cafeína, incluindo café, chá, refrigerante cafeinado e chocolate

Utilizado com permissão de Barthlen GM: Obstructive sleep apnea syndrome, restless legs syndrome, and insomnia in geriatric patients. Geriatrics 2002;57:34-39.

■ Tratamento

Pacientes geriátricos com AOS devem ser tratados de forma escalonada, desde medidas clínicas conservadoras até opções de procedimentos ou cirúrgicas, caso falhem as medidas conservadoras. A perda de peso deve ser recomendada para todos os pacientes com excesso de peso com AOS. Infelizmente, reduções sustentadas de peso são difíceis em razão da redução de energia associada à doença, comorbidades médicas (*i. e.*, osteoartrite) e escolhas dietéticas típicas do século XXI (alimentos processados, baratos, altamente calóricos).

A CPAP é o tratamento padrão ouro para apneia de sono obstrutiva. A pressão positiva atua como uma tala pneumática, evitando o colapso da via aérea superior. Ballester *et al.* compararam duas coortes com AOS moderada à grave.[38] Um grupo foi tratado com higiene do sono e recomendações para perda de peso, enquanto o outro foi tratado com CPAP, além das recomendações para perda de peso e higiene do sono. Após 3 meses de tratamento, a sonolência, qualidade de vida e percepção de saúde foram melhores no grupo de tratamento com CPAP.

Um grande estudo prospectivo de uma coorte de 939 pacientes idosos (> 65 anos de idade) observou que pacientes com AOS grave (IAH > 30) apresentavam redução do risco de morte cardiovascular quando tratados com CPAP.[75] O tratamento com CPAP foi definido como uso > 4 horas por noite. Pacientes com AOS branda (IAH < 15) serviram como o grupo-controle.

As evidências quanto ao uso de CPAP em pacientes de AOS sem sonolência diurna são menos convincentes. Barbé *et al.* demonstraram que a CPAP falhou em prevenir hipertensão e eventos cardíacos em 725 pacientes prospectivos randomizados com IAH > 20, mas ESS < 10.[76]

A pressão positiva em dois níveis na via aérea (BiPAP) e pressão positiva autoajustada na via aérea (APAP) foram desenvolvidas para melhorar a titulação da pressão e tratar pacientes com doença neuromuscular subjacente ou doença pulmonar crônica. A BiPAP aplica uma pressão positiva expiratória mais baixa e pressão inspiratória mais alta, ajustadas separadamente. Não se demonstrou uma melhor aderência em relação à CPAP em um estudo piloto controlado randomizado.[77] Aparelhos de APAP podem eliminar a necessidade de titulação de pressão formal por PSG da CPAP em pacientes selecionados por autotitulação da pressão positiva na via aérea para selecionar um nível efetivo de pressão e evitar colapso da via aérea.[78]

A maior limitação à CPAP é a tolerância e a obediência. Em pacientes que viajam regularmente, a embalagem do aparelho pode ser uma sobrecarga. Quando aderência é definida como > 4 horas de uso por noite, 46 a 83% dos pacientes foram descritos como não aderentes. A decisão de adotar a CPAP ocorre durante os primeiros dias de tratamento. Demonstrou-se que a gravidade da doença, conforme medida pelo IAH, apresenta uma correlação fraca com a aderência à CPAP.[66] Não surpreendentemente, a gravidade dos sintomas influencia a aderência. Foi demonstrado que EDS autorrelatado (ESS > 10) está associado ao uso de CPAP a longo prazo.[65] Um baixo uso de CPAP foi demonstrado em pacientes com AOS grave, porém pouca sonolência. A maioria dos novos aparelhos de CPAP possui "*smart cards*" que monitoram o tempo de uso por noite, e um acompanhamento estreito deve ser encorajado em pacientes com AOS que são tratados com CPAP, para assegurar quanto à obediência.

Aparelhos orais são uma opção, especialmente em pacientes com AOS branda à moderada, retrognatia relativa ou sobremordida (*overbite* - oclusão classe II de Angle), e pouca tolerância ou recusa à CPAP. Aparelhos orais são outra opção conservadora em pacientes idosos que podem ter comorbidades médicas ou ser maus candidatos para anestesia geral. Uma revisão sistemática sobre o uso de aparelhos orais mostrou que o IAH foi reduzido a < 10 em 52% dos pacientes. A obediência neste estudo foi superior à da CPAP, com uso médio em 77% das noites.[79] A complicação mais frequentemente relatada da terapia com aparelhos orais é desconforto dentário, mandibular e da articulação temporomandibular (ATM). Embora a terapia com aparelho oral tenha taxas mais altas de obediência, a CPAP comprovou ser mais efetiva em reduzir o IAH.[80]

Foi demonstrado que implantes de "pilares" de palato mole feitos de polietileno poroso melhoram o IAH e EDS através do enrijecimento do palato mole. Os benefícios principais são mínima morbidade e cirurgia ambulatorial com anestesia local/tópica. Nordgard *et al.* estudaram prospectivamente 26 pacientes com BMI < 30 portadores de AOS branda à moderada (IAH 10-30).[81] Eles demonstraram que estes implantes resultaram em melhora no IAH em 81% dos pacientes. A maioria dos pacientes (57%) teve seu IAH reduzido a < 10. Este benefício pareceu durar mais que 1 ano. Mais de 80% dos parceiros de cama relataram melhora significativa no ronco. Uma grande metanálise demonstrou que os implantes de palato mole trouxeram benefício para o ronco e a AOS branda à moderada.[22] Os pontos finais medidos foram ronco reduzido, IAH e melhora de ESS. A complicação mais comum foi a extrusão do implante, em 9,3%. Pacientes com reflexo faríngeo hiperativo, AOS grave e obesidade (IMC > 30) são geralmente maus candidatos para esta opção de tratamento.

As cirurgias das vias aéreas superiores para tratamento da apneia de sono obstrutiva podem ser consideradas de duas maneiras, dependendo do objetivo da cirurgia: (1) melhorar a tolerância à CPAP, ou (2) eliminar a necessidade da CPAP.

Se o objetivo for melhorar a tolerância à CPAP, rinosseptoplastia, reparo de válvula nasal e/ou cirurgias para redução do tamanho das conchas inferiores podem desempenhar um papel importante. Pela redução da resistência nasal, muitas vezes a pressão da CPAP pode ser reduzida, e os pacientes se sentem como se não estivessem mais dormindo "em um túnel de vento". Uma boa maneira de determinar a probabilidade de sucesso é uma prova de três noites com *spray* nasal de oximetazolina antes do uso da CPAP. Este descongestionante tópico reduz a congestão/obstrução nasal, atua por 12 horas e pode simular os da cirurgia nasal sobre a permeabilidade da via aérea nasal. Infelizmente, esta medicação é associada à congestão de rebote quando utilizada por mais de 3 dias consecutivos.

Em pacientes com alergia sazonal ou congestão nasal reativa, a terapia com corticosteroides nasais tópicos (*i. e.*, fluticasona) pode fornecer benefícios semelhantes. A absorção sistêmica não é considerada problemática, e o uso a longo prazo é comum em pacientes que sofrem de rinite alérgica perene e rinossinusite com pólipos nasais. Os principais efeitos colaterais incluem epistaxe e risco de perfuração septal nasal.

Ambas as complicações podem ser minimizadas ou eliminadas, ensinando-se os pacientes a usarem estas medicações apropriadamente. Os pacientes devem direcionar o bico do frasco para o canto medial ipsilateral, afastado do septo nasal, bilateralmente. Kiely *et al.* relataram que o IAH foi mais baixo em 24 pacientes que receberam fluticasona intranasal comparados àqueles que receberam placebo (23 *vs.* 30).[82]

Uma revisão recente da literatura sobre o tópico da obstrução nasal e AOS chegou à seguinte conclusão: a obstrução nasal desempenha um papel de modulação, mas não causal na SDB. Intervenções nasais podem melhorar aspectos subjetivos do ronco e sonolência diurna, mas não melhoram os indicadores objetivos de doença.[26] McLean *et al.* concluíram que o tratamento da obstrução nasal com oximetazolina e dilatadores nasais reduziu a respiração oral durante o sono e a gravidade da AOS, mas não aliviou efetivamente a doença.[83]

Quando os pacientes recusam a CPAP ou não conseguem tolerá-la, a cirurgia faríngea é frequentemente o passo seguinte. Friedman *et al.* popularizaram um sistema de estadiamento (**Quadro 17.5**) para predizer quais pacientes apresentam tendência a se beneficiar da UPFP e aqueles que podem se beneficiar de cirurgia em múltiplos níveis (faringe/palato e hipofaríngea).[84] A posição de palato de Friedman foi com base na posição de palato de Mallampati modificada (I-IV; **Fig. 17.3**), e o tamanho de tonsila foi graduado de 1 a 4+ (no interior dos pilares = 1+; estendendo-se

Quadro 17.5 Estadiamento de Friedman para predizer o sucesso do tratamento (redução do índice de apneia-hipopneia por 50% e < 20) com uvulopalatofaringoplastia isolada)

	Posição do palato de Friedman	Tamanho das tonsilas	Índice de massa corporal (kg/m²)
Estádio I	1	3, 4	< 40
	2	3, 4	< 40
Estádio II	1, 2	0, 1, 2	< 40
	3, 4	3, 4	< 40
Estádio III	3	0, 1, 2	Qualquer
	4	0, 1, 2	Qualquer
	Qualquer	Qualquer	> 40

Utilizado com permissão de Friedman M, Ibrahim H, Joseph NJ. Staging of obstructive sleep apnea/hypopnea syndrome: a guide to appropriate treatment. Laryngoscope 2004;114(3):454-459.

aos pilares = 2+; estendendo-se além dos pilares, mas não à linha mediana = 3+; e encontrando-se ("*kissing*" na linha mediana = + 4). Neste estudo, pacientes com posição de palato de Mallampati modificada I ou II, hipertrofia tonsilar (3-4+) e IMC < 40 apresentaram muito mais probabilidade de se beneficiar da UPFP unicamente. Pacientes em estádio I apresentaram 80% de sucesso com UPFP somente, contra apenas 40% em estádio II e 8% em estádio III. Sucesso cirúrgico foi definido como redução em RDI a < 50% do valor pré-operatório e < 20.

A determinação do(s) local(is) de obstrução da via aérea é crítica para a decisão pela cirurgia. Steinhart *et al.* avaliaram 117 pacientes com AOS e observaram que 100% apresentavam obstrução retropalatal, e 77% obstrução retrolingual, enfatizando o fato de que a maioria dos pacientes apresenta múltiplos níveis de obstrução e pode necessitar de uma série de cirurgias para tratar adequadamente a sua condição.[85] Mais recentemente, den Herder *et al.* avaliaram 127 pacientes através de sonoendoscopia e observaram que 88% dos pacientes apresentavam obstrução retropalatal e 49% obstrução retrolingual. Destes pacientes, 51% apresentavam exclusivamente obstrução retropalatal, enquanto apenas 12% apresentavam obstrução exclusivamente na base da língua.[69]

A UPFP foi descrita pela primeira vez por Fujita em 1981.[86] A UPFP é utilizada para tratar tecido redundante do palato mole e obstrução tonsilar. Ela é o procedimento cirúrgico mais comumente efetuado para AOS independentemente de fatores coexistentes do paciente, como obesidade mórbida, posição da língua e retrognatia. Por esta razão, ela é muitas vezes utilizada sem sucesso para tratar a AOS em pacientes mal selecionados. A FP é associada à importante morbidade. Kezirian *et al.* relataram que esta cirurgia é associada a complicações sérias não fatais em 1,5% dos pacientes e mortalidade em 0,2%.[87] Os riscos incluem sangramento grave (1-5%),[71] insuficiência velofaríngea (voz hipernasal ou incompetência ao deglutir líquidos), alterações do paladar, boca seca, sensação de corpo estranho/globo e incapacidade de utilizar CPAP nasal, se houver doença persistente, em razão da incapacidade de manter vedação da via aérea superior. Fairbanks relatou que refluxo nasal temporário ocorre em 12 a 15% dos pacientes após UPFP.[71]

A UPFP modificada com Z-plastia ou palatoplastia de expansão do esfíncter, conforme descrita por Friedman,[88] Cahill,[89] e Woodson,[74] reduz alguns destes riscos e resulta em formação de cicatriz circunferencial. Todos os três estudos mostraram resultados superiores à UPPP tradicional. A sutura suspendendo o músculo palatofaríngeo ao periósteo do *hamulus* expande a região retropalatal superior e ventralmente (**Fig. 17.4**).

Woodson advoga o uso da faringoplastia de avanço transpalatal para reduzir a obstrução retropalatal por meio da remoção de uma porção de 1 cm da maxila óssea posterior (**Fig. 17.5**).[90] Esta cirurgia é, muitas vezes, oferecida a pacientes que apresentam obstrução retropalatal persistente após a UPFP ou tonsilas pequenas sem o palato mole longo e espesso característico.

Múltiplas opções cirúrgicas foram desenvolvidas para lidar com a base da língua e o colapso da via aérea hipofaríngea.[31] Entre as opções estão a miotomia hióidea com suspensão, a tonsilectomia lingual, a glossectomia mediana e o avanço genioglossal.

Friedman *et al.* demonstraram que cirurgia em múltiplos níveis, incluindo Z-palatoplastia e glossectomia mediana através de cirurgia robótica transoral (TORS), poderia ser realizada com segurança sem colocação de tubo de tra-

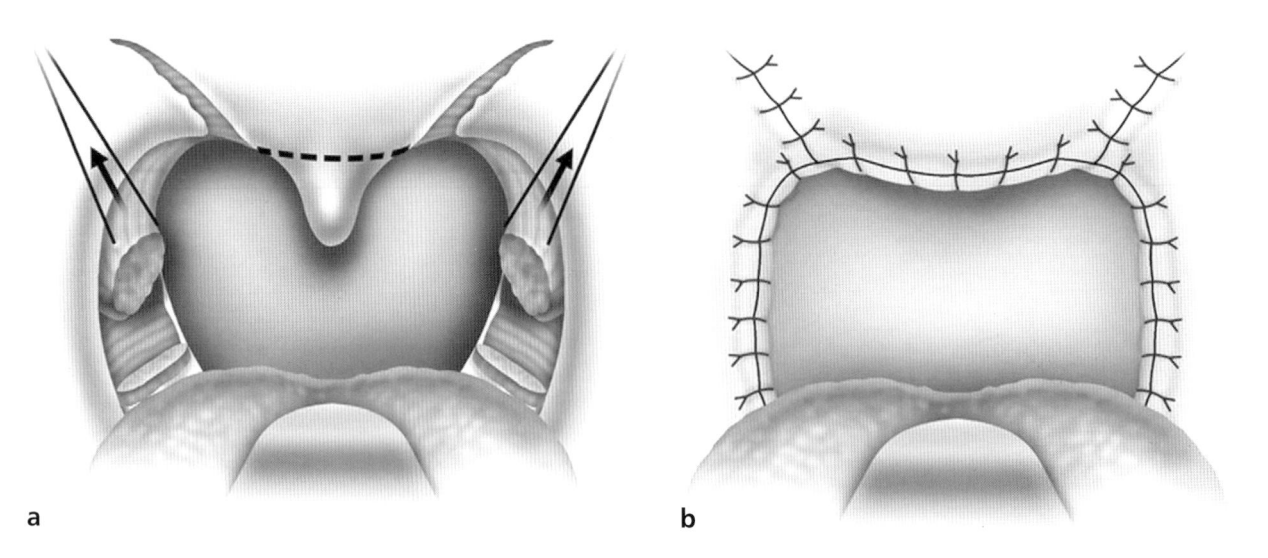

Fig. 17.4 (**a, b**) Uvulopalatofaringoplastia (UPFP) modificada, faringoplastia de expansão do esfíncter. Notar a direção anterolateral da tração (setas) que alarga o espaço retrofaríngeo. (Utilizada com permissão de Pang KP, Woodson BT. Expansion sphincter pharyngoplasty: a new technique for the treatment of obstructive sleep apnea. Otolaryng Head Neck Surg. 2007;137(1):110–114.)

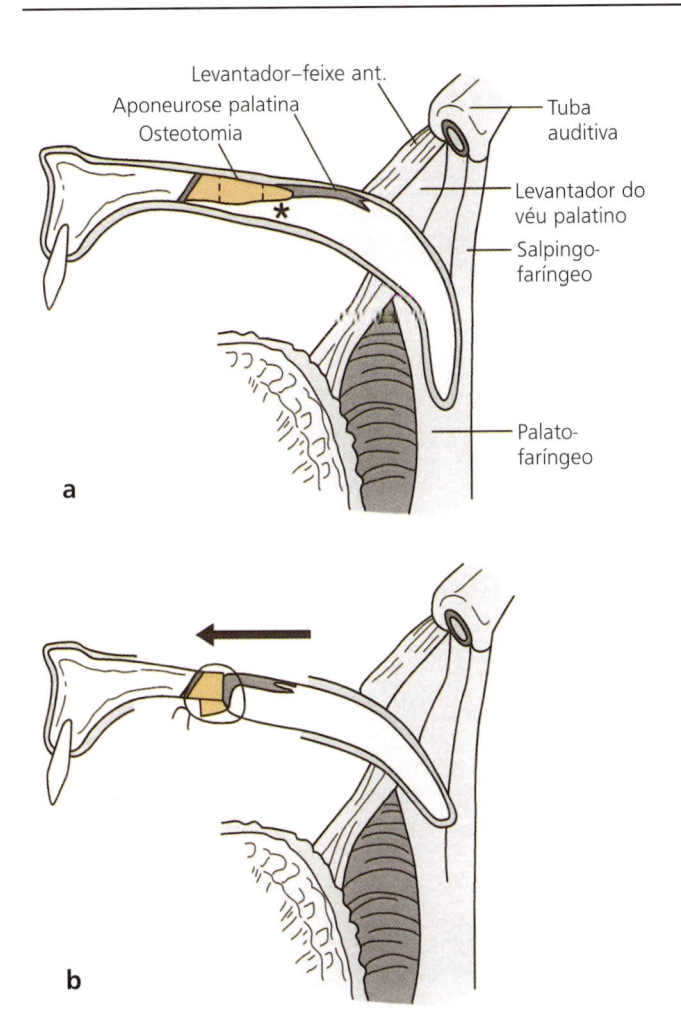

Fig. 17.5 Ilustração sagital do palato mostrando avanço. (Utilizada com permissão de Cummings CW. Cummings Otolaryngology Head & Neck Surgery. 4th ed. Philadelphia, PA: Elsevier Mosby; 2005.)

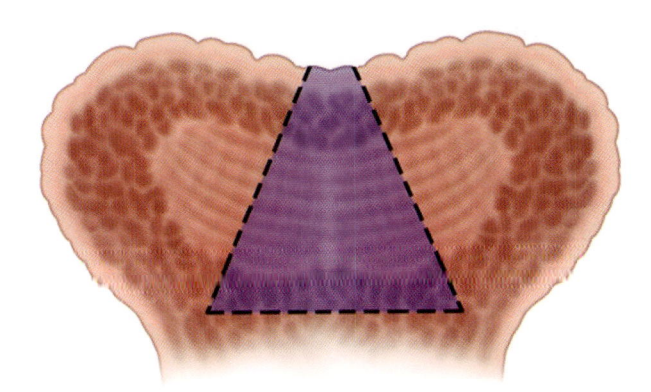

Fig. 17.6 Glossectomia mediana por cirurgia robótica transoral (TORS) remoção de tecido após exposição com um afastador de Jennings. (Utilizada com permissão de Friedman M, Hamilton C, Samuelson CG, et al. Transoral robotic glossectomy for the treatment of obstructive sleep apnea-hypopnea syndrome. Otolaryngol Head Neck Surg 2012;146(5):854–862.)

queostomia.[75] Este estudo também mostrou resultados superiores em pacientes que receberam Z-palatoplastia com glossectomia TORS em comparação a coortes pareadas que receberam Z-palatoplastia e ablação por radiofrequência na base da língua ou Z-palatoplastia e excisão lingual minimamente invasiva submucosa (SMILE). O objetivo da glossectomia mediana é remover um triângulo invertido de mucosa e músculo (**Fig. 17.6**). O robô cirúrgico não é uma necessidade,[73] mas ele ajuda a facilitar visualização e a evitar uma redução agressiva de tecido mole neste local de difícil exposição. Foi comprovado que a glossectomia mediana TORS resulta em uma maior redução do IAH e melhora em LSAT quando comparada a outras técnicas referenciadas, mas que apresentam disfagia e dor aumentadas.

Uma opção alternativa menos invasiva para lidar com os colapsos hipofaríngeo e retrolingual envolve o sistema Repose (Medtronic, Jacksonville, FL). Este sistema de suspensão com suturas ancoradas em osso pode ser utilizado para alcançar resultados semelhantes ao avanço genioglossal (sem uma osteotomia) e à miotomia hióidea (HM) com suspensão. Através de incisões transcervicais (ou intraorais) para suspensão da base da língua, um parafuso de titânio é colocado no córtex lingual do tubérculo geniano da mandíbula. Uma sutura permanente fixada ao parafuso é passada pela musculatura da língua paramediana, pela submucosa através da base da língua, e a seguir de volta através do comprimento da língua, e ancorada para tracionar a base da língua anteriormente. Através da mesma incisão, dois parafusos adicionais podem ser ancorados na mandíbula lateralmente e utilizados para suspender o osso hioide anterior e superiormente após liberar as inserções musculares inferiores. As taxas de sucesso de HM após UPFP variam de 52 a 78% em pacientes com IMC menor que 30.[31,91]

Embora se tratem de opções agressivas, especialmente em populações geriátricas, não se deve esquecer a MMA, traqueostomia cirúrgica ou cirurgia bariátrica em pacientes com AOS grave, refratária e/ou obesidade mórbida. Varela et al. demonstraram que a cirurgia bariátrica melhora significativamente a AOS relacionada a obesidade, sendo a melhora tão precoce quanto 1 mês pós-op.[92] A taxa de sucesso cirúrgico de MMA aproxima-se de 90%,[93] mas as complicações incluem má-oclusão dentária, parestesias de nervos, fixação maxilomandibular prolongada e união óssea defeituosa.

O tratamento não cirúrgico para distúrbios do sono deve começar encorajando pacientes a perder peso (se indicado) e evitar álcool e medicações sedativas antes da hora de deitar. Pacientes devem também ser fortemente desestimulados a dirigir veículo e instruídos para evitar atividades que exijam vigilância sustentada, até que o distúrbio do sono seja tratado com sucesso. Tratamentos a longo prazo com medicações hipnóticas não são aconselhados, uma vez que essas medicações frequentemente percam eficácia dentro de algumas semanas, tenham efeitos colaterais de depressão respiratória e possam piorar a AOS (**Quadro 17.6**).

Quadro 17.6 Farmacoterapias selecionadas para insônia e síndrome de pernas inquietas em adultos mais velhos

Agente	Dose/horário	Comentários
Não benzodiazepínicos	**Hipnóticos**	**Para insônia**
Tartarato de Zolpidem (Ambien)	5 mg ao deitar	Droga de escolha para tratamento de início do sono e insônia de manutenção do sono, duração 2-3 sem
Zaleplon (Sonata)	5 mg ao deitar	Mostrou causar sonolência diurna, duração 2-3 sem
Benzodiazepínico	**Para insônia**	**Se excluída apneia de sono obstrutiva (OSAAOS)**
Temazepam (Restoril)	7,5 mg ao deitar	Excluir AOS primeiro
Reposição hormonal	**Insônia menopáusica**	
Estrogênios conjugados	0,3-1,25 mg pela manhã	Mostrou melhorar sono e reduzir AOS
Antidepressivos	**Para insônia**	**e depressão**
Sertralina HCl (Zoloft)	50 mg pela manhã	Bem tolerado
Fluoxetina (Saralem)	20 mg pela manhã	Bem tolerado
Mirtazapina (Remeron)	15 mg ao deitar	Em casos de depressão associada à insônia grave e ansiedade, mostrou ser superior aos SSRIs acima
Agonistas da dopamina para	**Síndrome de pernas inquietas**	
Carbidopa/levodopa (Sinemet)	25/100 mg ao deitar	Pode causar mudança dos sintomas para durante o dia
Pramipexol (Mifapex)	0,125 mg ao deitar	Mais novo agonista da dopamina, pode causar sonolência excessiva

Utilizado com permissão de Barthlen GM. Sleep disorders. Obstructive sleep apnea syndrome, restless legs syndrome, and insomnia in geriatric patients. Geriatrics 2002;57(11):34-39: quiz 40.

■ Conclusão

Distúrbios do sono na população idosa são extremamente comuns. O diagnóstico diferencial inclui ronco primário, síndrome de resistência da via aérea superior, apneia de sono, síndrome de pernas inquietas, manifestação de sono de doença sistêmica (diabetes, insuficiência cardíaca congestiva, BPH, depressão, alcoolismo etc.), distúrbio de movimento periódico dos membros, envelhecimento fisiológico, má higiene do sono e insônia. O diagnóstico e o tratamento por uma equipe multidisciplinar de medicina do sono tendem a melhorar os resultados e a qualidade de vida dos pacientes.

Todos os pacientes geriátricos (> 65 anos de idade) devem ser triados por anamnese e exame físico quanto à respiração perturbada pelo sono, dada à extensa prevalência de AOS pelo menos branda (IAH > 5 porém < 15) neste grupo de idade e o potencial grave para a saúde e consequências para a qualidade de vida da apneia de sono não diagnosticada. Evidências suportam o tratamento da AOS em indivíduos com os seguintes achados:

- IAH > 5 com excessiva sonolência diurna.
- IAH > 5 com comorbidades cardiovasculares.
- IAH > 15 com ou sem excessiva sonolência diurna.
- Dessaturação da oxiemoglobina < 90%.

Pacientes com um IAH entre 5 e 15 que não apresentam excessiva sonolência diurna tendem a estar em baixo risco de sequelas cardiovasculares e a não ser obedientes à terapia porque eles não têm sonolência autopercebida. Existem múltiplas opções de tratamento clínicas e cirúrgicas, com base no diagnóstico e na causa subjacente da perturbação do sono. A seleção do tratamento depende em grande parte do nível de obstrução, gravidade, presença de comorbidades médicas, presença de deformidades anatômicas e preferências do paciente.

A CPAP é o tratamento padrão ouro para AOS, mas a obediência pode ser problemática. A AOS não tratada leva à mortalidade aumentada, doença cardiovascular aumentada e dificuldade neurocognitiva. Foi demonstrada que a AOS é um fator de risco independente para resistência à insulina, GERD, MVAs e redução da atenção, memória de trabalho e função executiva. Quando a CPAP não é tolerada ou é recusada pelo paciente, devem ser consideradas opções alternativas de procedimentos e cirurgias. A anestesia geral pode ser evitada com implantes de palato mole ou criação de prótese dentária e deve ser considerada em pacientes intolerantes à CPAP com doença branda à moderada.

A UPFP é o procedimento cirúrgico mais comumente realizado para tratamento da AOS e é frequentemente utilizada erradamente como primeira linha de terapia cirúrgica, independentemente de fatores coexistentes no paciente (retrognatia, obesidade, obstrução em múltiplos níveis). Como resultado, ela, muitas vezes, não é bem-sucedida em pacientes mal selecionados. Z-palatoplastia de expansão, glossectomia mediana e procedimentos na base da língua/suspensão hióidea mostraram resultados melhores em pacientes intolerantes à CPAP com AOS moderada e grave.

■ Agradecimento

Os autores agradecem a Josh Mark, MS IV, e Kevin Sykes, MPH, pelo seu auxílio.

■ Referências Bibliográficas

1. Barthlen GM. Sleep disorders: obstructive sleep apnea syndrome, restless legs syndrome, and insomnia in geriatric patients. Geriatrics 2002;57(11):34–39, quiz 40
2. Ancoli-Israel S, Kripke DF, Klauber MR, Mason WJ, Fell R, Kaplan O. Sleep-disordered breathing in community-dwelling elderly. Sleep 1991;14(6):486–495
3. Norton PGDE, Dunn EV, Haight JS. Snoring in adults: some epidemiologic aspects. Can Med Assoc J 1983;128(6):674–675
4. Kushida CA, Littner MR, Morgenthaler T, et al. Practice parameters for the indications for polysomnography and related procedures: an update for 2005. Sleep 2005;28(4):499–521
5. Guilleminault C Sr, Stoohs R, Clerk A, Cetel M, Maistros P. A cause of excessive daytime sleepiness. The upper airway resistance syndrome. Chest 1993;104(3):781–787
6. Ayappa I, Norman RG, Krieger AC, Rosen A, O'Malley RL, Rapoport DM. Non-Invasive detection of respiratory effort-related arousals (REras) by a nasal cannula/pressure transducer system. Sleep 2000;23(6):763–771
7. Seet E, Chung F. Obstructive sleep apnea: preoperative assessment. Anesthesiol Clin 2010;28(2):199–215
8. Chung F, Yegneswaran B, Liao P, et al. STOP questionnaire: a tool to screen patients for obstructive sleep apnea. Anesthesiology 2008;108(5):812–821
9. Davies RJ, Stradling JR. The epidemiology of sleep apnoea. Thorax 1996;51(Suppl 2):S65–S70
10. CJ D. Prevalence of obstructive sleep apnea-hypopnea and related clinical features in the elderly: a population-based study in the general population aged 71–100. Presented at the World Conference 2001 Sleep Odyssey. Montevideo, Uruguay; 2001
11. Ancoli-Israel S, Gehrman P, Kripke DF, et al. Long-term follow-up of sleep disordered breathing in older adults. Sleep Med 2001;2(6):511–516
12. Young T, Shahar E, Nieto FJ, et al. Sleep Heart Health Study Research Group. Predictors of sleep-disordered breathing in community-dwelling adults: the Sleep Heart Health Study. Arch Intern Med 2002;162(8):893–900
13. Young T, Peppard PE, Gottlieb DJ. Epidemiology of obstructive sleep apnea: a population health perspective. Am J Respir Crit Care Med 2002;165(9):1217–1239
14. Klawe JJT-KM, Tafil-Klawe M. Age-related response of the genioglossus muscle EMG-activity to hypoxia in humans. J Physiol Pharmacol 2003;54(Suppl 1):14–19
15. Young T, Finn L, Austin D, Peterson A. Menopausal status and sleep-disordered breathing in the Wisconsin Sleep Cohort Study. Am J Respir Crit Care Med 2003;167(9):1181–1185
16. Shepertycky MRBK, Banno K, Kryger MH. Differences between men and women in the clinical presentation of patients diagnosed with obstructive sleep apnea syndrome. Sleep 2005;28(3):309–314
17. Young T, Shahar E, Nieto FJ, et al. Sleep Heart Health Study Research Group. Predictors of sleep-disordered breathing in community-dwelling adults: the Sleep Heart Health Study. Arch Intern Med 2002;162(8):893–900
18. Piani A, Brotini S, Dolso P, Budai R, Gigli GL. Sleep disturbances in elderly: a subjective evaluation over 65. Arch Gerontol Geriatr Suppl 2004;9(9):325–331
19. Van Cauter E, Leproult R, Plat L. Age-related changes in slow wave sleep and REM sleep and relationship with growth hormone and cortisol levels in healthy men. JAMA 2000;284(7):861–868
20. Boselli M, Parrino L, Smerieri A, Terzano MG. Effect of age on EEG arousals in normal sleep. Sleep 1998;21(4):351–357
21. Foley D, Ancoli-Israel S, Britz P, Walsh J. Sleep disturbances and chronic disease in older adults: results of the 2003 National Sleep Foundation Sleep in America Survey. J Psychosom Res 2004;56(5):497–502
22. Bliwise DL. Sleep in normal aging and dementia. Sleep 1993;16(1):40–81
23. Van Cauter E, Leproult R, Plat L. Age-related changes in slow wave sleep and REM sleep and relationship with growth hormone and cortisol levels in healthy men. JAMA 2000;284(7):861–868
24. Ohayon MMCM, Carskadon MA, Guilleminault C, Vitiello MV. Meta-analysis of quantitative sleep parameters from childhood to old age in healthy individuals: developing normative sleep values across the human lifespan. Sleep 2004;27(7):1255–1273
25. Bixler EO, Vgontzas AN, Ten Have T, Tyson K, Kales A. Effects of age on sleep apnea in men: I. Prevalence and severity. Am J Respir Crit Care Med 1998;157(1):144–148
26. Meen EK, Chandra RK. The role of the nose in sleep-disordered breathing. Am J Rhinol Allergy 2013;27(3):213–220
27. Meurice JCMI, Marc I, Carrier G, Sériès F. Effects of mouth opening on upper airway collapsibility in normal sleeping subjects. Am J Respir Crit Care Med 1996;153(1):255–259
28. Patil SPSH, Schneider H, Schwartz AR, Smith PL. Adult obstructive sleep apnea: pathophysiology and diagnosis. Chest 2007;132(1):325–337
29. Klawe JJ, Tafil-Klawe M. Age-related response of the genioglossus muscle EMG-activity to hypoxia in humans. J Physiol Pharmacol 2003;54(Suppl 1):14–19
30. Practice parameters for the treatment of obstructive sleep apnea in adults: the efficacy of surgical modifications of the upper airway. Report of the American Sleep Disorders Association. Sleep 1996;19(2):152–155
31. Kezirian EJ, Goldberg AN. Hypopharyngeal surgery in obstructive sleep apnea: an evidence-based medicine review. Arch Otolaryngol Head Neck Surg 2006;132(2):206–213
32. Van de Heyning PH, Badr MS, Baskin JZ, et al. Implanted upper airway stimulation device for obstructive sleep apnea. Laryngoscope 2012;122(7):1626–1633
33. He J, Kryger MH, Zorick FJ, Conway W, Roth T. Mortality and apnea index in obstructive sleep apnea. Experience in 385 male patients. Chest 1988;94(1):9–14
34. Sassani A, Findley LJ, Kryger M, Goldlust E, George C, Davidson TM. Reducing motor-vehicle collisions, costs, and fatalities by treating obstructive sleep apnea syndrome. Sleep 2004;27(3):453–458
35. Quan SFWR, Wright R, Baldwin CM, et al. Obstructive sleep apnea-hypopnea and neurocognitive functioning in the Sleep Heart Health Study. Sleep Med 2006;7(6):498–507
36. Parish JMLP, Lyng PJ. Quality of life in bed partners of patients with obstructive sleep apnea or hypopnea after treatment with continuous positive airway pressure. Chest 2003;124(3):942–947
37. Jennum P, Sjøl A. Self-assessed cognitive function in snorers and sleep apneics. An epidemiological study of 1,504 females and males aged 30-60 years: the Dan-MONICA II Study. Eur Neurol 1994;34(4):204–208
38. Ballester E, Badia JR, Hernández L, et al. Evidence of the effectiveness of continuous positive airway pressure in the treatment

of sleep apnea/hypopnea syndrome. Am J Respir Crit Care Med 1999;159(2):495–501
39. Pichel F, Zamarrón C, Magán F, del Campo F, Alvarez-Sala R, Suarez JR. Health-related quality of life in patients with obstructive sleep apnea: effects of long-term positive airway pressure treatment. Respir Med 2004;98(10):968–976
40. Young T, Peppard PE, Gottlieb DJ. Epidemiology of obstructive sleep apnea: a population health perspective. Am J Respir Crit Care Med 2002;165(9):1217–1239
41. Partinen M, Jamieson A, Guilleminault C. Long-term outcome for obstructive sleep apnea syndrome patients. Mortality. Chest 1988;94(6):1200–1204
42. Lindberg E, Janson C, Svärdsudd K, Gislason T, Hetta J, Boman G. Increased mortality among sleepy snorers: a prospective population based study. Thorax 1998;53(8):631–637
43. Hu FB, Willett WC, Manson JE, et al. Snoring and risk of cardiovascular disease in women. J Am Coll Cardiol 2000;35(2):308–313
44. Koskenvuo M, Kaprio J, Telakivi T, Partinen M, Heikkilä K, Sarna S. Snoring as a risk factor for ischaemic heart disease and stroke in men. Br Med J (Clin Res Ed) 1987;294(6563):16–19
45. Gami AS, Olson EJ, Shen WK, et al. Obstructive sleep apnea and the risk of sudden cardiac death: a longitudinal study of 10,701 adults. J Am Coll Cardiol 2013;62(7):610–616
46. Johansson P, Alehagen U, Svanborg E, Dahlström U, Broström A. Clinical characteristics and mortality risk in relation to obstructive and central sleep apnoea in community-dwelling elderly individuals: a 7-year follow-up. Age Ageing 2012;41(4):468–474
47. Lavie P, Herer P, Peled R, et al. Mortality in sleep apnea patients: a multivariate analysis of risk factors. Sleep 1995;18(3):149–157
48. Tilkian AG, Guilleminault C, Schroeder JS, Lehrman KL, Simmons FB, Dement WC. Hemodynamics in sleep-induced apnea. Studies during wakefulness and sleep. Ann Intern Med 1976;85(6):714–719
49. Nieto FJ, Young TB, Lind BK, et al. Association of sleep-disordered breathing, sleep apnea, and hypertension in a large community-based study. Sleep Heart Health Study. JAMA 2000;283(14):1829–1836
50. Bixler EO, Vgontzas AN, Lin HM, et al. Association of hypertension and sleep-disordered breathing. Arch Intern Med 2000;160(15):2289–2295
51. Young T, Peppard P, Palta M, et al. Population-based study of sleep-disordered breathing as a risk factor for hypertension. Arch Intern Med 1997;157(15):1746–1752
52. Peppard PE, Young T, Palta M, Skatrud J. Prospective study of the association between sleep-disordered breathing and hypertension. N Engl J Med 2000;342(19):1378–1384
53. Becker HF, Jerrentrup A, Ploch T, et al. Effect of nasal continuous positive airway pressure treatment on blood pressure in patients with obstructive sleep apnea. Circulation 2003;107(1):68–73
54. Young T, Blustein J, Finn L, Palta M. Sleep-disordered breathing and motor vehicle accidents in a population-based sample of employed adults. Sleep 1997;20(8):608–613
55. Terán-Santos J, Jiménez-Gómez A, Cordero-Guevara J; Cooperative Group Burgos-Santander. The association between sleep apnea and the risk of traffic accidents. N Engl J Med 1999;340(11):847–851
56. Findley LJ, Fabrizio MJ, Knight H, Norcross BB, LaForte AJ, Suratt PM. Driving simulator performance in patients with sleep apnea. Am Rev Respir Dis 1989;140(2):529–530
57. Ip MSLB, Lam B, Ng MM, Lam WK, Tsang KW, Lam KS. Obstructive sleep apnea is independently associated with insulin resistance. Am J Respir Crit Care Med 2002;165(5):670–676
58. Assoumou HG, Gaspoz JM, Sforza E, et al. Obstructive sleep apnea and the metabolic syndrome in an elderly healthy population: the SYNAPSE cohort. Sleep Breath 2012;16(3):895–902
59. Young T, Palta M, Dempsey J, Skatrud J, Weber S, Badr S. The occurrence of sleep-disordered breathing among middle-aged adults. N Engl J Med 1993;328(17):1230–1235
60. Johns MW; MW J. A new method for measuring daytime sleepiness: the Epworth sleepiness scale. Sleep 1991;14(6):540–545
61. Barthlen GM. Sleep disorders: obstructive sleep apnea syndrome, restless legs syndrome, and insomnia in geriatric patients. Geriatrics 2002;57(11):34–39, quiz 40
62. Fairbanks MD, David NF, Mickelson SA et al., eds. Snoring and Obstructive Sleep Apnea. 3rd ed. New York, NY: Raven; 2002:101–128
63. Weaver TEGR, Grunstein RR. Adherence to continuous positive airway pressure therapy: the challenge to effective treatment. Proc Am Thorac Soc 2008;5(2):173–178
64. Aboussouan LS, Golish JA, Wood BG, Mehta AC, Wood DE, Dinner DS. Dynamic pharyngoscopy in predicting outcome of uvulopalatopharyngoplasty for moderate and severe obstructive sleep apnea. Chest 1995;107(4):946–951
65. McArdle N, Devereux G, Heidarnejad H, Engleman HM, Mackay TW, Douglas NJ. Long-term use of CPAP therapy for sleep apnea/hypopnea syndrome. Am J Respir Crit Care Med 1999;159(4 Pt 1):1108–1114
66. Budhiraja R, Parthasarathy S, Drake CL, et al. Early CPAP use identifies subsequent adherence to CPAP therapy. Sleep 2007;30(3):320–324
67. Barbé F, Mayoralas LR, Duran J, et al. Treatment with continuous positive airway pressure is not effective in patients with sleep apnea but no daytime sleepiness: a randomized, controlled trial. Ann Intern Med 2001;134(11):1015–1023
68. den Herder C, van Tinteren H, de Vries N. Sleep endoscopy versus modified Mallampati score in sleep apnea and snoring. Laryngoscope 2005;115(4):735–739
69. Joshi GP, Ankichetty SP, Gan TJ, Chung F. Society for Ambulatory Anesthesia consensus statement on preoperative selection of adult patients with obstructive sleep apnea scheduled for ambulatory surgery. Anesth Analg 2012;115(5):1060–1068
70. Phillips B, Young T, Finn L, Asher K, Hening WA, Purvis C. Epidemiology of restless legs symptoms in adults. Arch Intern Med 2000;160(14):2137–2141
71. Hornyak M, Feige B, Riemann D, Voderholzer U. Periodic leg movements in sleep and periodic limb movement disorder: prevalence, clinical significance and treatment. Sleep Med Rev 2006;10(3):169–177
72. Grewal M, Hawa R, Shapiro C. Treatment of periodic limb movements in sleep with selegiline HCl. Mov Disord 2002;17(2):398–401
73. Gamaldo CEEC, Earley CJ. Restless legs syndrome: a clinical update. Chest 2006;130(5):1596–1604
74. Roth T. Insomnia: definition, prevalence, etiology, and consequences. J Clin Sleep Med 2007;3(5, Suppl):S7–S10
75. Martínez-García MA, Campos-Rodríguez F, Catalán-Serra P, et al. Cardiovascular mortality in obstructive sleep apnea in the elderly: role of long-term continuous positive airway pressure treatment: a prospective observational study. Am J Respir Crit Care Med 2012;186(9):909–916
76. Barbé F, Durán-Cantolla J, Sánchez-de-la-Torre M, et al. Spanish Sleep and Breathing Network. Effect of continuous positive airway pressure on the incidence of hypertension and cardiovascular events in nonsleepy patients with obstructive sleep apnea: a randomized controlled trial. JAMA 2012;307(20):2161–2168
77. Powell ED, Gay PC, Ojile JM, Litinski M, Malhotra A. A pilot study assessing adherence to auto-bilevel following a poor initial encounter with CPAP. J Clin Sleep Med 2012;8(1):43–47
78. Littner M, Hirshkowitz M, Davila D, et al. Standards of Practice Committee of the American Academy of Sleep Medicine. Practice parameters for the use of auto-titrating continuous positive airway pressure devices for titrating pressures and treating adult patients with obstructive sleep apnea syndrome. An American Academy of Sleep Medicine report. Sleep 2002;25(2):143–147
79. Ferguson KA, Cartwright R, Rogers R, Schmidt-Nowara W. Oral appliances for snoring and obstructive sleep apnea: a review. Sleep 2006;29(2):244–262
80. Engleman HMMJ, McDonald JP, Graham D, et al. Randomized crossover trial of two treatments for sleep apnea/hypopnea

syndrome: continuous positive airway pressure and mandibular repositioning splint. Am J Respir Crit Care Med 2002;166(6):855–859

81. Nordgård S, Hein G, Stene BK, Skjøstad KW, Maurer JT. One-year results: palatal implants for the treatment of obstructive sleep apnea. Otolaryngol Head Neck Surg 2007;136(5):818–822

82. Kiely JLNP, Nolan P, McNicholas WT. Intranasal corticosteroid therapy for obstructive sleep apnoea in patients with co-existing rhinitis. Thorax 2004;59(1):50–55

83. McLean HAUA, Urton AM, Driver HS, et al. Effect of treating severe nasal obstruction on the severity of obstructive sleep apnoea. Eur Respir J 2005;25(3):521–527

84. Friedman M, Ibrahim H, Joseph NJ. Staging of obstructive sleep apnea/hypopnea syndrome: a guide to appropriate treatment. Laryngoscope 2004;114(3):454–459

85. Steinhart H, Kuhn-Lohmann J, Gewalt K, Constantinidis J, Mertzlufft F, Iro H. Upper airway collapsibility in habitual snorers and sleep apneics: evaluation with drug-induced sleep endoscopy. Acta Otolaryngol 2000;120(8):990–994

86. Fujita S, Conway W, Zorick F, Roth T. Surgical correction of anatomic abnormalities in obstructive sleep apnea syndrome: uvulopalatopharyngoplasty. Otolaryngol Head Neck Surg 1981;89(6):923–934

87. Kezirian EJ, Weaver EM, Yueh B, et al. Incidence of serious complications after uvulopalatopharyngoplasty. Laryngoscope 2004;114(3):450–453

88. Friedman M. Z-palatoplasty. Oper Tech Otolaryngol 2007;18:2–6

89. Cahali MB, Formigoni GG, Gebrim EM, Miziara ID. Lateral pharyngoplasty versus uvulopalatopharyngoplasty: a clinical, polysomnographic and computed tomography measurement comparison. Sleep 2004;27(5):942–950

90. Woodson BT, Robinson S, Lim HJ. Transpalatal advancement pharyngoplasty outcomes compared with uvulopalatopharyngoplasty. Otolaryngol Head Neck Surg 2005;133(2):211–217

91. Vicente E, Marín JM, Carrizo S, Naya MJ. Tongue-base suspension in conjunction with uvulopalatopharyngoplasty for treatment of severe obstructive sleep apnea: long-term follow-up results. Laryngoscope 2006;116(7):1223–1227

92. Varela JEHM, Hinojosa MW, Nguyen NT. Resolution of obstructive sleep apnea after laparoscopic gastric bypass. Obes Surg 2007;17(10):1279–1282

93. Troell RJRR, Riley RW, Powell NB, Li K. Surgical management of the hypopharyngeal airway in sleep disordered breathing. Otolaryngol Clin North Am 1998;31(6):979–1012

18 Cirurgia Plástica Facial em Pacientes Geriátricos

J. Regan Thomas

■ Introdução

Diversas transformações e alterações previsíveis são sequelas típicas e normais do processo de envelhecimento normal do pescoço e da face. Diferentemente de outros componentes das alterações previsíveis do corpo, o envelhecimento na região da face e pescoço apresenta outras implicações importantes, incluindo aquelas que impactam percepções culturais, sociais e pessoais. Historicamente, tem havido uma evolução dos procedimentos de rejuvenescimento facial em resposta a estas percepções. Os procedimentos vêm ganhando significativa aceitação e acessibilidade do público. Em um passado não muito distante, os procedimentos faciais eram frequentemente considerados como exclusivos do domínio das celebridades ricas ou outras pessoas do ramo do entretenimento. Hoje estes procedimentos são amplamente aceitos e ativamente explorados em um largo espectro de contextos sociais, econômicos e étnicos. O objetivo é obter uma autopercepção melhorada de maior aptidão e juventude conjugadas com uma resposta a pressões culturais para manter uma aparência jovial relacionada a interações no trabalho, econômicas, e as variadas interações sociais.[1,2]

Embora a população geriátrica necessite de cirurgia plástica facial para trauma e fraturas faciais, neoplasmas faciais, e ocasionalmente defeitos congênitos persistentes, o foco da cirurgia plástica facial na população geriátrica é dirigido mais frequentemente para os processos de envelhecimento facial. A idade de um indivíduo é frequentemente julgada de acordo com a aparência da pele.[3] Embora muita atenção seja focalizada na gerontologia cutânea, o aspecto de senescência cutânea é na realidade com base em uma combinação de estrutura esquelética, tecido mole e pele (**Fig. 18.1**). As principais alterações no relevo esquelético tridimensional de uma pessoa contribuem para alterações secundárias no tecido adiposo e na pele sobrejacentes. Foi dito que uma face juvenil representa o período no tempo em que um conjunto particular de proporções esqueléticas é ideal para sua superposição por tecidos moles.

O que é geralmente denominado envelhecimento facial é na realidade uma combinação dos fatores mencionados anteriormente. Rugas faciais ou rítides são relacionadas com alterações na pele secundárias a uma variedade de fatores, incluindo envelhecimento cronológico da pele, irradiação ultravioleta (UV) e outros fatores ambientais que levam ao fotoenvelhecimento, expressões faciais hiperdinâmicas e queda da pele secundária à perda de suporte de tecido moles e alterações esqueléticas. Reversão ou técnicas que se contrapõem a estas alterações criam a fundamentação para a cirurgia plástica facial na paciente geriátrica (**Fig. 18.2**).

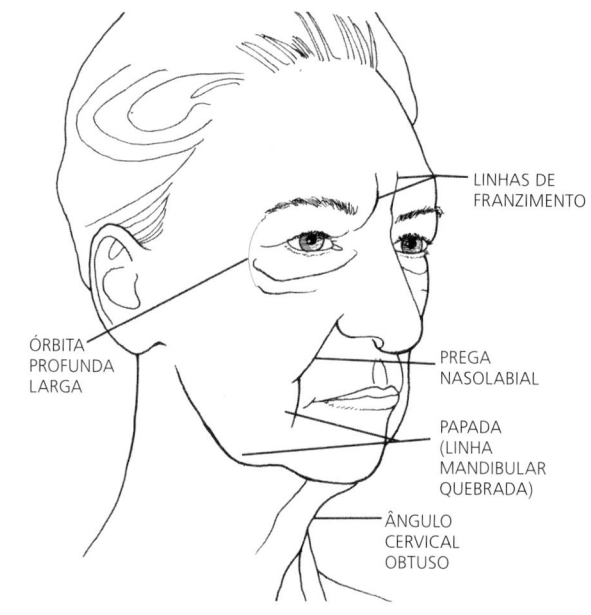

Fig. 18.1 Alterações típicas do envelhecimento. (Utilizada com permissão de Facial Plast Surg Clin North Am 2001;9(2):179–187.)

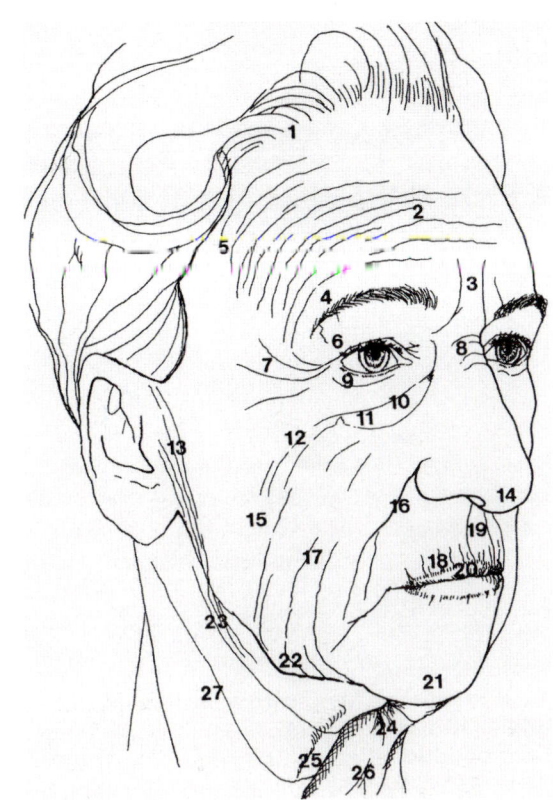

Fig. 18.2 Topografia das alterações faciais geriátricas. (Utilizada com permissão de Facial Plast Surg Clin North Am 2001;9(2):179–187.)

■ Análise e Fisiopatologia do Envelhecimento Facial

As alterações cutâneas geriátricas são produto de dois processos básicos. Primeiramente, existe o envelhecimento cronológico, às vezes chamado de envelhecimento intrínseco, cujas alterações são principalmente genéticas. Em segundo lugar, há o envelhecimento ambiental ou extrínseco, particularmente produzido por estressores, como a exposição ao sol ou o fumo. Alterações da pele frequentemente observadas na paciente geriátrica incluem discromia, aspereza, e múltiplas rítides seguidas por pregas persistentemente mais profundas. Estruturalmente isto ocorre em razão da atrofia da derme, redução do colágeno e perda de gordura cutânea conjugada com a perda da elasticidade inerente e melanogênese aumentada.[4]

As alterações estruturais no tecido mole, já anotadas, são variáveis, mas podem ser importantes como uma parte do processo de envelhecimento. Duas forças principais impactam estas transformações. Primeiramente, há o envelhecimento cronológico da pele relacionado com a passagem intrínseca do tempo, e, em segundo lugar, o fotoenvelhecimento relacionado com a exposição crônica à luz ultravioleta. Outros componentes também podem influenciar isto, como o fumo e certos aspectos dietéticos.[5] A pele das pacientes geriátricas mostra alterações declinantes com a idade, que são ainda mais aceleradas em peles fotoenvelhecidas expostas à UV. O fotoenvelhecimento é responsável por muitas das preocupações cosméticas associadas à idade, incluindo despigmentação, frouxidão, alterações dos poros, telangiectasia, uma aparência coriácea e enrugamento. Alterações vasculares aumentam durante este período, criando a tendência a equimoses durante as atividades da vida diária, bem como após procedimentos médicos. A perda, bem como o desvio e a redistribuição do tecido subcutâneo contribuem ainda mais para a formação de pregas e a queda da pele. Em razão destas transformações, lidar com tecidos moles nos pacientes geriátricos requer considerações adicionais em comparação às contrapartes mais juvenis:

- Substituição celular.
- Reposta imune.
- Resposta à lesão.
- Função de barreira.
- Percepção sensitiva.
- Produção de suor.
- Produção de sebo.
- Produção de vitamina D.

As alterações faciais tipicamente associadas aos pacientes geriátricos são o resultado de uma combinação de forças relacionadas com o envelhecimento facial, gravidade, maturação de tecidos moles, remodelação esquelética, alterações musculares faciais e mudanças na pele causadas pela exposição ao sol. O processo do envelhecimento compreende um conjunto complexo e variado de elementos, cada um dos quais deixa um resultado específico e distintivo na face em envelhecimento. As transformações anatômicas e teciduais já assinaladas são intimamente interconectadas, cada uma exercendo um impacto sobre os outros componentes. Pele, tecidos moles, músculos e esqueleto, embora afetados individualmente pelo processo de envelhecimento, se apresentam como um processo de envelhecimento interativo, atuando em concerto para resultar no aspecto facial tipicamente observado no paciente geriátrico.

■ Alterações Cutâneas Geriátricas

O paciente geriátrico apresenta diversas alterações previsíveis relacionadas com o efeito continuado do envelhecimento. Estas alterações incluem resultados secundários da gravidade, atuando sobre a pele que está se tornando progressivamente mais delgada, mais seca e menos elástica. Há fatores genéticos que também influenciam a localização das rugas faciais, e estas progridem como resultado da senescência cutânea combinada a insultos ambientais cumulativos.

Exposição solar crônica e interação com UV constituem a principal contribuição ambiental para as transformações clínicas que são típicas da pele em envelhecimento. Isto é acuradamente denominado fotoenvelhecimento e é distinto de envelhecimento intrínseco ou cronológico.

A relação das alterações inerentes do envelhecimento na pele do paciente geriátrico pode ser comparada às alterações que são agravadas pelo fotoenvelhecimento e exposição solar crônica. Alterações mais fotológicas e na pele protegida do sol consistem principalmente em rugas finas e frouxidão, com ocasional desenvolvimento de neoplasmas benignos. Aqueles que têm sua pele exposta à alteração solar crônica demonstram alterações de textura, cor e capacidade funcional. As alterações de cor incluem discromia, muitas vezes de uma palidez amarela, lentigens e o aparecimento gradual de telangiectasias. Alterações na textura acompanham similarmente estas variações e incluem uma perda da lisura palpável, ceratose e rítides que, ao aumentar, terminam em pregas e sulcos profundos persistentes. Alterações histológicas associadas à pele em envelhecimento começam com um adelgaçamento da epiderme visível e achatamento da junção dermoepidérmica. Isto faz contraste com a pele fotoenvelhecida, em que a epiderme se torna cada vez mais espessa com um achatamento da junção dermo-epidérmica.

Dos elementos estruturais da derme, as fibras elásticas são proeminentemente afetadas pelas sequelas de ambas a pele cronicamente danificada e fotolesada. A pele cronicamente envelhecida revela fibras elásticas que são levemente aumentadas em espessura. A pele fotodanificada mostra alterações histológicas notáveis, com a presença de quantidades massivas de feixes espessados de fibras elásticas degradadas ou elastose dérmica. O resultado destas várias reações histológicas e alterações na pele em envelhecimento é que a própria pele é menos extensível e menos resiliente. A perda de elasticidade inerente resulta em uma pele mais frouxa, que cai com a gravidade e que é mais propensa à formação de rugas a partir de efeitos gravitacionais. Há também um aumento na fragilidade mecânica e uma suscetibilidade a esforços tangenciais laterais combinadas a um aumento no ressecamento e irritabilidade da pele.[6]

■ Musculatura Facial Geriátrica

Contrações esfinctéricas da musculatura facial são responsáveis pelas expressões faciais que exibem emoções, bem como ações funcionais, incluindo o fechamento dos olhos, os movimentos labiais e numerosas outras. Entretanto, com o passar do tempo e combinadas a alterações do envelhecimento da pele, as rítides e pregas faciais são acentuadas por esta ação muscular normal, que começam a contribuir para mudanças na aparência facial associada ao envelhecimento no paciente geriátrico. Por exemplo, a contração continuada do componente orbicular do músculo orbicular do olho cria pregas concêntricas emanando do canto lateral, resultando em linhas conhecidas como pés-de-galinha. O corrugador do supercílio se situa profundo ao músculo frontal e tem sua origem no osso frontal medial aos supercílios, próximo à margem orbital medial. O corrugador atua como um abdutor dos supercílios, tracionando os supercílios inferior e medialmente e produzindo, assim, em última análise, linhas de franzimento verticais. Na mesma região anatômica, o músculo prócero se origina na parte inferior do osso nasal e se insere na pela sobrejacente ao násion. Este similarmente traciona o supercílio medial inferiormente, criando rugas transversas sobre a ponte nasal. O antagonista dos depressores dos supercílios é o músculo frontal, que afinal é o responsável pelos sulcos horizontais na testa. Todas estas ações, que são movimentos faciais normais, em última análise contribuem para uma aparência facial envelhecida e são áreas-chave tratadas particularmente com Botox (Allergan, Irvine, CA), como uma modalidade de tratamento. Similarmente, as ações musculares normais dos músculos da mímica facial e dos músculos periorais contribuem todas para as rítides e pregas de pele relacionadas com alterações de envelhecimento na face inferior. Embora seja um processo normal o fato destas linhas faciais hiperdinâmicas, pés-de-galinha e sulcos na glabela refletirem a anatomia muscular salientada, o resultado último é um reflexo daquilo que tipicamente é considerado como transformações antiestéticas na face relacionadas com o envelhecimento.

■ Nariz em Envelhecimento

As alterações progressivas da aparência nasal e seu impacto na estética facial são frequentemente desprezados em termos das alterações anatômicas faciais que são reconhecidas como envelhecimento na face. O nariz em uma localização central é um componente-chave da estética facial e das relações faciais, e as mudanças do envelhecimento que afetam o nariz afetam o restante da aparência facial. O envelhecimento altera o esqueleto nasal, o arcabouço cartilaginoso e a cobertura de tecido moles.[7] A queda progressiva da ponta nasal é muitas vezes associada à perda de suporte devida a alterações na fixação das cartilagens dos níveis superior e inferior, que, então, alongam e enfraquecem o suporte do nariz, assim alongando e aumentando o nariz. O ângulo nasolabial se torna cada vez mais agudo em relação a esta perda de estrutura da ponta. A aparência relativa de uma giba dorsal nasal é exagerada, à medida que a ponta diminui sua projeção. Efeitos da remodelação piriforme afetam a base das asas, e, em combinação com a reabsorção do maxilar superior, resultam no seu reposicionamento superior e, assim, um ainda maior estreitamento do ângulo nasolabial e acentuação da ptose da ponta. A ptose do corpo mentoniano secundária à reabsorção óssea contribui ainda mais para a ilusão de comprimento nasal aumentado (**Fig. 18.3**).

A rinoplastia no paciente geriátrico frequentemente não contribui somente para uma aparência mais jovem com base no reposicionamento da anatomia nasal, mas também frequentemente contribui para uma melhora na via aérea. As alterações do envelhecimento no nariz que impactam a função nasal incluem a perda do suporte da

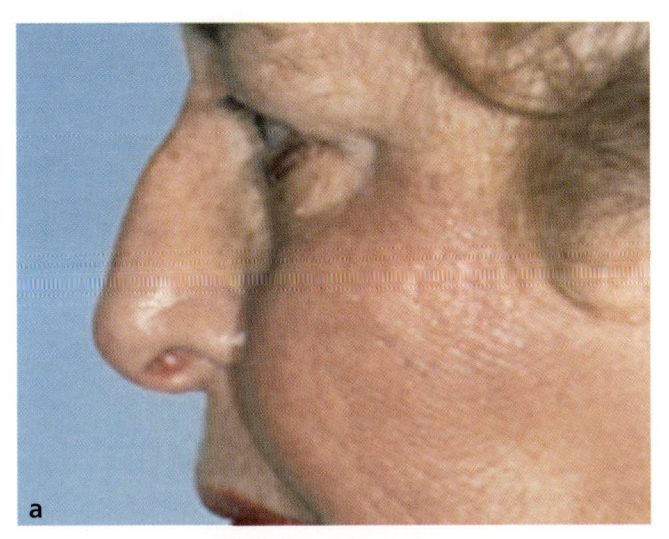

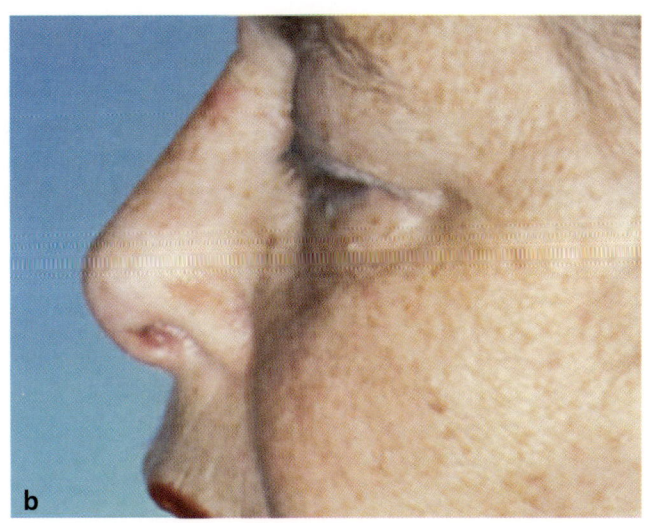

Fig. 18.3 (**a**) Achados típicos no nariz geriátrico incluem espessamento dos tecidos moles, perda de suporte da ponta e estreitamento do ângulo nasolabial. (**b**) Melhoras pós-operatórias após rinoplastia no paciente geriátrico.

válvula nasal interna, colapso da válvula nasal externa e alterações em aberturas estreitas da via aérea relacionadas com a perda de suporte da ponta. A rinoplastia é frequentemente requisitada pelo paciente em envelhecimento em razão destas dificuldades funcionais e das vias aéreas, além dos objetivos estéticos de obter uma maior jovialidade e uma melhora da aparência facial estética.

■ Supercílios e Pálpebras no Paciente Geriatrico

A combinação da gravidade, perda de elasticidade tecidual, uma perda de tecido subcutâneo e, às vezes, reabsorção óssea levam ao desvio inferior do supercílio. Com o envelhecimento, tipicamente a posição do supercílio desloca-se desde acima do rebordo supraorbitário para um ponto em alguma parte abaixo dele. Isto contribui para um acúmulo excessivo de pele da pálpebra superior, o que acentua alterações continuadas de dermatocalasia cutânea, com perda de sulcos palpebrais e pregas adicionais de pele na pálpebra superior. O deslizamento excessivo de pele e um septo orbitário enfraquecido permitem que a gordura intraorbitária hernie, criando bolsas palpebrais e tecido adiposo protruso. O tecido mole periorbitário no paciente mais jovem é frequentemente raso e descrito como uma linha convexa ininterrupta desde a pálpebra inferior até a bochecha. Com o envelhecimento progressivo essas relações mudam as dimensões e se tornam alargadas e mais fundas, à medida que o tempo progride. A gordura ptótica da bochecha pode-se deslocar inferiormente, contribuindo para uma prega melolabial que deixa uma depressão na bochecha, que por sua vez pode ser acentuada por atenuação da gordura bucal. O músculo orbicular se torna progressivamente ptótico; com o envelhecimento, sua margem inferior se torna cada vez mais aparente. Isto se relaciona com a descida malar da eminência zigomática já resultando em aprofundamento da prega nasojugal, o que contribui para o envelhecimento. Múltiplos procedimentos cirúrgicos no paciente em envelhecimento são destinados a corrigir e reverter estas alterações previsíveis. Procedimentos utilizados individualmente ou em combinação incluem blefaroplastias superior e inferior, *lift* de supercílios e *lift* da fronte. Os procedimentos cirúrgicos podem ser utilizados independentemente ou em combinação com outros procedimentos estéticos faciais, dependendo da gravidade das alterações de envelhecimento na paciente geriátrica, bem como dos objetivos estéticos da paciente.

■ Papada e Pescoço no Paciente em Envelhecimento

As alterações típicas do pescoço em envelhecimento se originam de uma combinação de alterações, incluindo alterações na pele, na distribuição de gordura, no músculo platisma e no arcabouço osteocartilaginoso subjacente. A tração contínua do músculo platisma para baixo cria as papadas, com a perda de definição da linha do mento e papada. A região da papada ao longo da margem da mandíbula, conforme criada pela ptose correspondente da pele que recobre a porção facial do músculo platisma, também pode-se tornar frouxa sobre o platisma, desenvolvendo rítides horizontais. Tipicamente, no paciente em envelhecimento as margens anteriores do platisma se separam e perdem tônus, criando as bandas cervicais interiores e, particularmente no paciente do sexo masculino, a chamada deformidade em pescoço de peru. A entidade comum é o desenvolvimento de um grande corpo adiposo submentoniano profundo às bandas platismais, bem como um corpo adiposo semelhante na área subcutânea acima do platisma. Estes acúmulos adiposos contribuem para a aparência de queixo duplo nesses pacientes, somando-se à pele caída e à perda de suporte muscular. Em muitas pacientes, o osso hioide e a laringe gradualmente descerão com a idade, fazendo a laringe parecer mais proeminente e apagando o ângulo cervicomentoniano.

Uma variedade de técnicas para correção destas alterações previsíveis do envelhecimento foi descrita e é frequentemente utilizada. Estas incluem uma variedade de procedimentos essencialmente de *facelift* que levam ao tensionamento da pele e tecido subcutâneo, correção do afrouxamento e do suporte muscular desviado, e elevação do tecido conectivo para a face com redisposição da pele redundante. Estes são muitas vezes combinados com modalidades de tratamento de tecidos moles e da superfície de pele facial, que melhoram a aparência das rítides cutâneas e atuam como adjuntos para correção cirúrgica destes tecidos abaulados redundantes na anatomia facial do paciente geriátrico.

■ Tratamento Não Cirúrgico na Face Geriátrica

Toxina Botulínica

A toxina botulínica injetável pode ser útil para a correção de certas alterações anatômicas inestéticas na face em envelhecimento. A toxina botulínica se encontra disponível em vários tipos; entretanto, o tipo A (Botox) se tornou o agente mais frequentemente utilizado. O Botox não oferece uma solução permanente; contudo, a relativa facilidade do tratamento em nível ambulatorial aumentou a sua popularidade. Embora ele possa ser mais útil na paciente mais jovem sem alterações adicionais de envelhecimento de tecidos moles, certamente há aplicações no paciente do grupo etário geriátrico, sendo ele frequentemente utilizado desta maneira. A toxina interrompe a capacidade das células nervosas de liberarem acetilcolina. Rítides ou rugas faciais que ocorrem naturalmente com o tempo secundárias à contração repetitiva da musculatura facial subjacente são, muitas vezes, consideradas um sinal antiestético de envelhecimento. O enfraquecimento ou a paralisia temporária da musculatura da face na área da formação de rítides permite que a pele se assente e se adapte à face sem a influência dominante da contração muscular. Na maioria dos casos isto aliviará a aparência das rítides, melhorando, assim, a aparência facial.[8]

Embora haja uma variedade de tipos de toxina botulínica disponíveis, a toxina botulínica tipo A é a neurotoxina mais comumente utilizada clinicamente para tratamento estético facial. As indicações de tratamento mais comuns são na área do terço superior da face e incluem rítides na testa, títides e elevação dos supercílios. A região periocular, particularmente nas áreas de pés-de-galinha laterais, também pode ser beneficiada com segurança na nossa frequente área de indicação. Áreas de animação facial requerida na face inferior, como os lábios, precisam ser aproximadas com grande cuidado. A animação facial é vital para a expressão das emoções humanas, e a perda de atividade ou emoção nessas áreas pode ter um efeito negativo em termos de interação e resultado estético.

Há certas contraindicações ao uso de toxinas botulínicas. Os materiais são certamente contraindicados naquelas com uma resposta alérgica a qualquer componente do produto ou com uma história geral de anafilaxia. Adicionalmente, pacientes com condições neuromusculares ou neuropatias motoras periféricas, como miastenia grave, esclerose lateral amiotrófica ou síndromes semelhantes, não são candidatos perfeitos. No grupo de pacientes geriátricos, muitos indivíduos utilizam uma variedade de medicações para tratamento, e isto deve ser profundamente investigado. O uso de toxina botulínica deve ser evitado em pacientes em uso de medicações que incluam bloqueadores despolarizantes, anticolinesterases e lincosamidas e aminoglicosídeos. O uso de toxina botulínica também é contraindicado nos indivíduos com distúrbios autoimunes, dermatológicos ou outros distúrbios sistêmicos que predisponham à má cicatrização de feridas ou a uma resposta inflamatória exuberante. Anticoagulantes podem ser considerados uma contraindicação relativa em razão de equimoses ou formação de hematomas.

O paciente geriátrico mais idoso deve ser abordado de uma maneira muito conservadora. O médico assistente deve lembrar que embora o objetivo com toxina botulínica seja suavizar algumas rítides faciais relacionadas com a contração muscular, isto pode ser contraproducente no paciente geriátrico. Os pacientes com tecidos moles significativamente frouxos e pele frouxa podem achar que, por exemplo, alisar as rítides da fronte cria um rebaixamento do supercílio em um grau inaceitável. Injeções devem geralmente ser evitadas no limite de 1 cm da margem da crista do rebordo supraorbitário e, mais importantemente, na linha pupilar média, onde a difusão pode afetar o levantador da pálpebra superior. O tratamento deve ser ajustado e individualizado para o paciente e adaptado baseando-se na anatomia dos tecidos moles e nas necessidades do paciente. O tratamento na metade inferior da face, particularmente na região perioral, embora descrito, deve ser abordado muito conservadoramente. Muitas vezes na melhor hipótese ele pode oferecer um modesto alívio em áreas específicas e pode levar a uma aparência negativa, tanto funcional quanto estética. Áreas de fraqueza muscular inapropriada podem potencialmente resultar das injeções.

O tratamento no pescoço e do músculo platisma deve do mesmo modo ser abordado muito conservadoramente no paciente geriátrico. Embora isto esteja descrito na literatura e seja utilizado efetivamente em certas categorias de pacientes. Pacientes geriátricos podem apresentar uma frouxidão aumentada do tecido mole do pescoço, o que é inestético e se contrapõe a qualquer melhora potencial nas bandas do próprio platisma.

Peels Faciais no Paciente Geriátrico

A ressuperficialização a *laser* tornou-se cada vez mais popular, à medida que avanços técnicos de novas modalidades foram desenvolvidos. *Peels* químicos continuam a ser um adjuvante potencial para muitos pacientes e são ativamente utilizados por alguns médicos que tratam pacientes em envelhecimento com problemas específicos da pele em envelhecimento. Estes problemas incluem fotoenvelhecimento, rítides, ceratose, discromias pigmentares e um certo nível de cicatrização superficial, similar ao que ocorre na acne. Pode haver alguma força elástica e resistência à tração aumentada na pele com algum tensionamento da pele. Em razão disto os *peels* podem ser benéficos para alguns pacientes geriátricos, mas como todos os tratamentos, eles devem ser individualizados. Há uma ampla variedade de modalidades de *peels* químicos disponíveis, e estes devem ser individualizados de acordo com as necessidades dos pacientes.

A textura da pele e o tipo de pele podem ser avaliados utilizando-se a classificação de Glogau do fotoenvelhecimento, bem como a classificação de Fizpatrick do tipo de reatividade ao sol. Estas são úteis quando se quer determinar quais agentes de tratamento utilizar (**Quadro 18.1**).

A maioria dos indivíduos classifica os *peels* químicos baseando-se nas profundidades histológicas de reação e tratamento. O conhecimento desta reação do agente de *peeling* é útil na determinação da seleção apropriada do método correto de *peeling*. Os *peels* leves superficiais causam esfoliação com pele fresca ao nível da epiderme, enquanto os *peels* de média profundidade e profundos podem funcionar na derme papilar e na derme reticular, respectivamente.

Os *peels* superficiais incluiriam os α-hidroxiácidos, como ácido glicólico 30 a 70% e os *peels* com a a solução de Jessner ou ou ácido tricloroacético (TCA) a 10 e 20%. Os *peels* médios, que são usados para a derme papilar reticular superior, incluirão a solução de Jessner com TCA, e os *peels* profundos tipicamente usariam uma versão do *peel* com fenol de Baker–Gordon. Os ingredientes-chave são fenol a 88% e óleo de cróton.

Deve-se reconhecer que há de fato complicações com os *peels*, particularmente com as soluções de *peel* médio e mais profundo. As complicações pós-operatórias podem incluir eritema prolongado, acne e milia, infecção, discromia da pele e formação de cicatriz.

Conforme assinalado anteriormente, no paciente geriátrico é importante determinar pré-operatoriamente quaisquer condições médicas ou possíveis interações com outras medicações. Similarmente, embora os *peels* possam ser úteis em termos de melhora da superfície, eles não corrigirão a pele flácida significativamente redundante, que é frequentemente associada ao grupo etário das pacientes mais idosas.

Ressuperficialização da Pele com *Laser* no Paciente Geriátrico

O objetivo da ressuperficialização a *laser* é dar à pele uma aparência mais jovem, melhorando a despigmentação, rugas e potencialmente outras lesões. Dois tipos diferentes de ressuperficialização a *laser* foram desenvolvidos: não ablativo e ablativo. Em geral, a ressuperficialização não ablativa é utilizada onde a textura da superfície tem mínimo enrugamento e alterações de superfície, e o tratamento é frequentemente capaz de poupar a epiderme através de resfriamento coadjuvante da superfície. A ressuperficialização com *laser* ablativo é o tratamento mais agressivo para tensionamento da pele e aumento textural, uma vez que ele remove a epiderme inteira e partes da derme, em uma tentativa de regenerar a pele com a superfície parecendo mais lisa. O efeito do tratamento é muito semelhante ao efeito último da dermoabrasão ou de *peels* químicos. Em geral, técnicas não ablativas são utilizadas em pacientes mais jovens com rítides brandas e finas e, talvez, com melasma inicial. A ressuperficialização com *laser* ablativo é frequentemente mais útil no grupo etário das pacientes idosas quando rítides faciais moderadas a graves e enrugamento estão presentes na superfície cutânea facial.[9]

A terapia com *laser* não ablativo utiliza uma larga variedade de alternativas para esta modalidade de tratamento, incluindo diodo emissor de luz (LED), potássio-titanil fosfato (KTP), corante pulsado, neodímio:ítrio-alumínio-granada (Nd:YAG) e luz pulsada intensa entre outros. Cada escolha de comprimento de onda tende a oferecer certas vantagens, à custa de algumas outras desvantagens, e o médico deve equilibrar esses aspectos ao selecionar a

Quadro 18.1 Classificação da pele em envelhecimento

Gravidade	Idade típica	Características
Branda		Pele lisa, mínima ceratose
Moderada	35-50	Rítides iniciais, enrugamento, ceratose actínica inicial
Avançada	50-65	Rítides e rugas persistentes, alteração de cor com telangiectasia e ceratose actínica
Grave	60-75	Enrugamento acentuado e fotoenvelhecimento com rítides dinâmicas, ceratose actínica ativa difícil de cobrir com maquiagem

modalidade de tratamento. Em geral, os tratamentos não ablativos de rejuvenescimento da pele tratam fotolesões e enrugamento mais iniciais e oferecem a vantagem, em pacientes apropriados, de redução do tempo de afastamento e recuperação.

A ressuperficialização com *laser* ablativo deve apresentar resultados semelhantes aos da dermoabrasão ou dos *peels* químicos. Seus proponentes argumentam que há maior controle sobre a profundidade de lesão, com o benefício coadjuvante adicional da termocoagulação da derme, sendo este efeito útil no tensionamento do colágeno e remodelação da derme. Os dois principais comprimentos de onda de *laser* empregados nos últimos anos para ressuperficialização com *laser* ablativo são o dióxido de carbono (CO_2) pulsado e érbio:YAG (Er:YAG). A ressuperficialização com *laser* Er:YAG é tipicamente reservada para pacientes com fotolesões menos graves e mais superficiais, enquanto o CO_2 pulsado é mais apropriado para aqueles com ritidose profunda, grave, que estiverem dispostas a aceitar o tempo de afastamento prolongado associado. Alguns sistemas combinam os sistemas Er:YAG e CO_2 subablativo para obter o melhor de ambas as técnicas.

As complicações relacionadas com a ressuperficialização com *laser* incluem eritema prolongado que pode persistir por até vários meses ou mais tempo. Infecções são raras, mas possíveis, podendo ser de etiologia bacteriana, viral ou mesmo fúngica. Acne e milia são relativamente comuns inicialmente, mas secundários para a maioria das pacientes, considerando os seus problemas. Hiperpigmentação pode ocorrer 3 a 4 semanas após a ressuperficialização e pode persistir por vários meses, se o tratamento não for iniciado Frequentemente, a exposição à luz solar durante o período de cura pode estimular atividade melanocítica. Prevenção de sol e filtros solares são cruciais no período pós-ressuperficialização. Complicações mais graves do tratamento com *laser* incluem cicatrização hipertrófica e alterações não pretendidas de tecidos moles, como entrópio de pálpebra inferior.

■ Blefaroplastia no Paciente Geriátrico

Os olhos desempenham um papel-chave na expressão, bem como na identidade facial e contribuem significativamente para a aparência global da face. Os olhos são uma das primeiras áreas da face a demonstrar alterações de envelhecimento, sendo, assim, um frequente componente da autoavaliação da paciente e da solicitação de tratamento. As alterações reais são primeiramente manifestadas sob a forma de linhas do sorriso ou pés-de-galinha na região do canto lateral e progridem para excesso de pele (dermatocalasia) e pseudo-herniação de gordura. Ambas as pálpebras superior e inferior tipicamente apresentam alterações efetuadas por estas sequelas do envelhecimento. Estas alterações combinadas com a ptose de supercílios podem contribuir para um aspecto "cansado", bem como envelhecido.

Blefaroplastia de Pálpebras Superiores

Blefaroplastia superior é efetuada para lidar com alterações de envelhecimento da pálpebra superior. Os passos tipicamente incluem excisão de excesso de pele da pálpebra superior e remoção de gordura pseudo-herniada, conforme necessário; na maioria das vezes, isto é feito no compartimento de gordura medial. O procedimento pode ser realizado em conjunção com a blefaroplastia de pálpebra inferior e outros procedimentos estéticos faciais.[10]

A avaliação palpebral pré-operatória consiste em examinar quanto à pseudo-herniação efetiva de pele e gordura dos compartimentos medial e central. O sulco palpebral deve estar a aproximadamente 9 a 10 mm acima da linha dos cílios na pele na mulher. Este sulco no homem pode ser ligeiramente mais raso, na região de 8 a 10 mm. A técnica começa com marcação pré-operatória, tipicamente realizada na área de aguardo pré-operatório, com o paciente na posição animada ereta. O nível inferior da incisão se situa ao longo do sulco tarsal e tipicamente se estende superiormente, à medida que nos aproximamos do rebordo orbitário. A determinação da quantidade apropriada de pele redundante é, então, marcada na paciente. É útil utilizar uma pinça para delicadamente pinçar o excesso de pele, com o objetivo de determinar a quantidade apropriada.

Uma vez que a marcação tenha sido completada, a pele é infiltrada com lidocaína 1% com epinefrina 1:100.000, tipicamente utilizando 1 a 2 mL por lado. A face é preparada, e a incisão na pele efetuada. Uma técnica útil é combinar uma pequena quantidade de hialuronidase com a injeção para possibilitar que a pele seja pinçada de acordo com as linhas de planejamento pré-operatório que permanecerão nesse estado pinçado e facilitarão a excisão. Em algumas pacientes quando maior definição é necessária na pálpebra superior, uma pequena tira de músculo orbicular do olho pode ser ressecada imediatamente acima do sulco. Cautério oftálmico ou cautério bipolar é utilizado o tempo todo para manter a hemostasia. O compartimento adiposo pode ser aberto e delicadamente esvaziado um pouco com dissecção com aplicador de algodão, a base cauterizada e excisada. A seguir, a ferida é fechada com suturas-chave de polipropileno 6-0 seguidas por sutura contínua de polipropileno 6-0 (**Fig. 18.4**).

Blefaroplastia de Pálpebra Inferior

A blefaroplastia de pálpebra inferior começa com marcação apropriada com o paciente na área de aguardo pré-operatório, na posição animada ereta, observando-se áreas com pele redundante, bem como uma possível pseudo-herniação de corpos adiposos. Algumas variedades de procedimentos são utilizadas, dependendo da condição pré-operatória do paciente. Pacientes com tensionamento apropriado da pele e músculo na pálpebra inferior, mas com protrusão de gordura, podem ser operados por uma via de acesso transconjuntival. Nos pacientes em que é apropriado tensionar a dermatocalasia da pálpebra inferior, pode ser utilizada uma incisão subciliar. Várias técnicas de preservação de gordura foram descritas para o reposicionamento de gordura, com o objetivo de camuflar o rebordo orbitário e encher o chamado rasgão ou depressão nasojugal. Uma variedade de injeções de gordura também é apropriada em certas ocasiões.

Tipicamente, em procedimentos na pálpebra inferior pode ser utilizada anestesia geral ou sedação. Para a via de acesso transconjuntival com excisões de gordura, a anestesia local é infiltrada no lado conjuntival da pálpebra, com a pálpebra afastada. Uma incisão é feita tipicamente imediatamente abaixo da placa tarsal inferior, enquanto a pálpebra é afastada apropriadamente inferiormente. Um retalho conjuntival é, então, desenvolvido e afastado superiormente com uma sutura de seda 5-0 expondo os compartimentos de gordura, da pálpebra inferior. O septo orbitário é aberto para cada compartimento de gordura, e a quantidade apropriada de gordura é dissecada com um aplicador de algodão, a base cauterizada ou excisada. A esta altura o retalho é solto, e tipicamente nenhum fechamento é necessário. Uma pomada oftálmica com antibiótico é aplicada no interior do sulco. Um opérculo ocular estéril gelado é, então, colocado, enquanto o lado oposto é operado, e um curativo frio leve é mantido pós-operatoriamente. Em certos pacientes, uma via de acesso transconjuntival pode ser utilizada com preservação de gordura. Nesta situação os compartimentos adiposos medial e, às vezes, o médio podem ser manobrados para o interior de uma bolsa subperióstica criada no rebordo orbitário. Esta gordura pode ainda ser mantida no lugar com uma sutura absorvível transcutânea, que é mantida por vários dias pós-operatoriamente.

A via de acesso transcutânea para blefaroplastia segue a injeção local da pálpebra inferior, e uma incisão subciliar é facilmente realizada, deixando vários milímetros abaixo da linha dos cílios. Um retalho submuscular é desenvolvido, e um retalho "pele-músculo" é desenvolvido e tipicamente estendido até o rebordo orbitário. Os corpos adiposos medial e lateral podem ser identificados, o periósteo aberto, e gordura removida, conforme necessário. Se a gordura orbitária for preservada, o arco marginal é identificado, o periósteo elevado, e uma bolsa subperiosteal é criada, conforme descrito no retalho transconjuntival. O retalho pele-músculo em excesso é, então, redisposto, e a pele excedente é excisada. É importante manter o retalho com aposição margem a margem, de tal modo que a excisão possa ser fechada sem tensão, visando a prevenir ectrópio. Uma sutura suspensora muscular lateral é muitas vezes útil, suturando-se o componente de músculo orbicular do retalho ao tecido periósteo orbitário lateral próximo ao tarso lateral. Tipicamente, uma sutura de polidioxanona é usada para isto. A pele é fechada com suturas absorvíveis separadas ou uma subciliar contínua utilizando-se categute 6-0 de absorção rápida, e o componente lateral é tipicamente reforçado com várias suturas de polipropileno 6-0, que serão removidas 1 semana mais tarde.

■ *Facelift* no Paciente Geriátrico

Como na maioria dos procedimentos faciais estéticos, o paciente em que o processo de envelhecimento foi menos grave tende a apresentar uma melhor aparência pós-operatória, e o procedimento de *facelift* é mais bem-sucedido. Os pacientes que são minimamente obesos e que apresentam o que é mais frequentemente descrito como uma boa estrutura óssea tendem a constituir os melhores candidatos. Como em todos os procedimentos estéticos, o paciente deve ter expectativas realísticas a respeito da cirurgia. A avaliação psicológica do paciente, em conjunto com os achados físicos faciais, é uma parte importante da avaliação do paciente. O paciente geriátrico deve receber aconselhamento de que a pele gravemente envelhecida com perda de elasticidade e alterações nas fibras colágenas elásticas minimizarão a quantidade de correção e a longevidade do procedimento. Quanto mais obeso for o paciente, menos provavelmente será um candidato favorável. Paci-

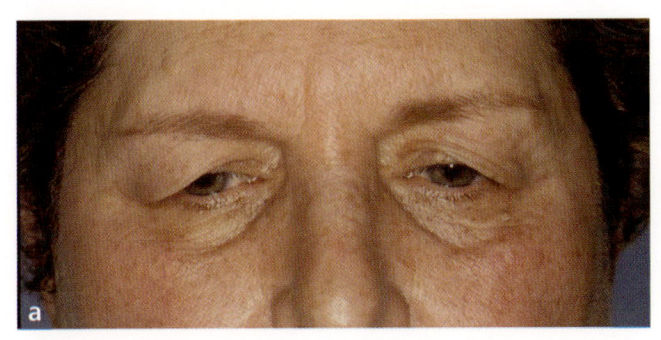

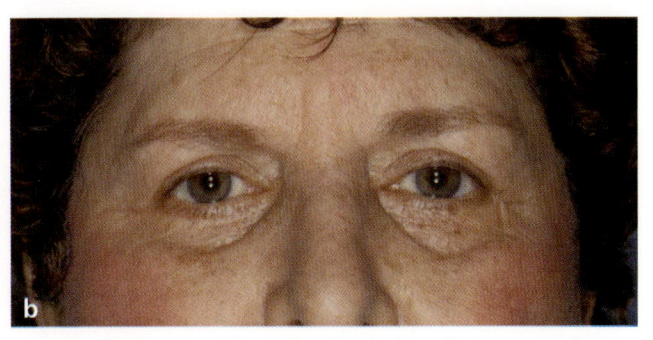

Fig. 18.4 (**a**) Aspecto palpebral geriátrico antes de blefaroplastia demonstrando alterações estéticas e funcionais das pálpebras superiores. (**b**) Aparência pós-operatória após blefaroplastia das pálpebras superiores nesta paciente geriátrica.

entes com mínimo conteúdo adiposo e um ângulo cervical alto com posicionamento alto do complexo hióideo e tireóideo apresentam resultados superiores na região da face inferior e pescoço.

Os pacientes obesos devem ser orientados de que seus resultados serão limitados, e suas expectativas devem ser diminuídas. Pode ser judicioso aconselhar o paciente quanto a um programa realístico de perda de peso antes de empreender cirurgia. Em razão da natureza eletiva deste procedimento, os pacientes geriátricos idealmente não devem ter fatores sistêmicos ou complicadores relacionados com sua capacidade de se submeter em segurança à cirurgia e evitar complicações pós-operatórias. Medicações que apresentem qualquer efeito anticoagulante, inclusive aspirina e outras drogas anti-inflamatórias não esteroides, devem ser suspensas. Uma avaliação apropriada das medicações de receituário deve ser coordenada com o médico pessoal da paciente, e questões cardíacas devem ser liberadas pelo seu médico apropriadamente antes de anestesia e cirurgia. O tabagismo é uma questão importante para pacientes candidatos a *facelift*, e o cirurgião deve insistir em que a paciente pare completamente de fumar pelo menos 3 a 6 meses antes da cirurgia.

Uma variedade extremamente ampla de procedimentos dentro da categoria de *facelift* foi descrita e é utilizada. Estes variam desde "*minilifts*" com incisão mínima, que podem ser feitos sob anestesia local em nível ambulatorial, a procedimentos abertos muito extensos efetuados sob anestesia geral para corrigir múltiplas camadas da anatomia facial. Muitas vezes, procedimentos complementares, particularmente na área submentoniano, são utilizados, incluindo alguma forma de lipoaspiração submentoniana e plicatura do platisma.

Uma ampla variedade de vias de acesso está descrita e é utilizada. A maioria dos cirurgiões utiliza atualmente uma variação de incisões periauriculares, começando na área da têmpora, dirigindo-se para a região pré- ou pós-tragal, estendidas inferior e posteriormente à orelha, e a seguir frequentemente estendidas para a linha do cabelo pós-auricular occipital. Os dois retalhos mais frequentemente descritos incluem descolamento da pele e subcutâneo em um grau variado seguido por descolamento e *lifting* com suporte da camada do sistema musculoaponeurótico superficial (SMAS). A esta altura o retalho de pele seria redisposto, e a pele redundante seria excisada. É melhor realizar o fechamento com mínima tensão para melhorar a aparência pós-operatória dessas cicatrizes incisionais.

Outro procedimento frequentemente utilizado incorpora o descolamento de um curto retalho de pele e subcutâneo, seguido por um descolamento de *facelift* chamado sub-SMAS ou em plano profundo, mantendo as fixações faciais e do SMAS intactas distalmente. O fechamento então é similar, com descolamento e ressustentação da camada do SMAS com suturas absorvíveis, seguido por excisão do excesso de pele redundante e um fechamento por aposição bordo a bordo. Dependendo da técnica e preferência do cirurgião, um dreno pode ou não ser utilizado em seguida ao procedimento (**Fig. 18.5**).

Uma variedade de textos e artigos técnicos de autoridades está disponível para o cirurgião através da literatura. A seleção apropriada da técnica é com base não apenas na preferência do cirurgião, mas também dos objetivos e estado físico da anatomia da paciente.[1]

Complicações de *facelift* são infrequentes, mas a possibilidade deve ser discutida com o paciente pré-operatoriamente. Conforme foi anotado, fatores externos, incluindo tabagismo, uso de aspirina ou drogas anti-inflamatórias não esteroides e outros distúrbios sistêmicos podem aumentar significativamente o risco de complicações pós-operatórias.

Hematoma é descrito como a complicação mais comum subsequente a *facelift*.[11] Um hematoma nas primeiras horas pós-*facelift* é uma emergência cirúrgica e deve ser tratado rapi-

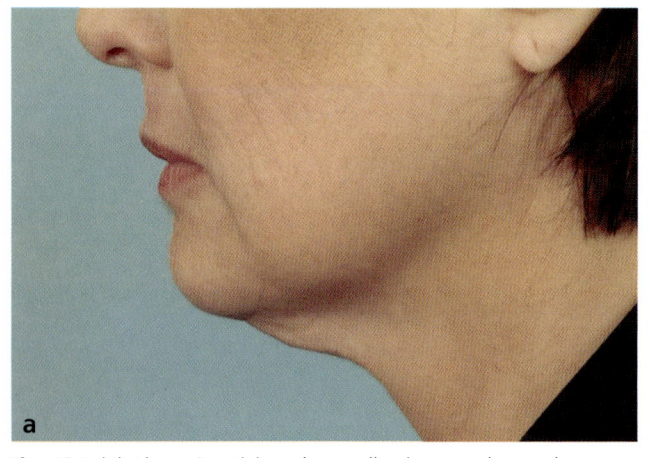

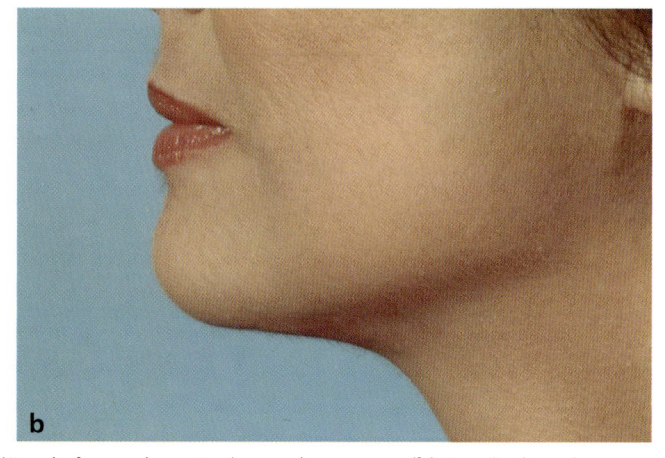

Fig. 18.5 (**a**) Alterações típicas do envelhecimento observadas nas regiões da face, submentoniana e do pescoço. (**b**) Aparência após procedimento de *facelift*.

damente para evitar a possibilidade de dificuldade de cura no pós-operatório. Infecções são descritas, mas são complicações raras em *facelift*. A drenagem da ferida deve ser realizada, e uma terapia antibiótica deve ser iniciada, mantendo-se os antibióticos, conforme dirigidos por cultura.

Os pacientes devem ser avisados de que quase todos os indivíduos apresentam hipoestesia durante 4 a 12 semanas após cirurgia de *facelift*, e isto é esperado. Entretanto, fraqueza motora por lesão de ramos do nervo facial ou mais é uma lesão mais importante.

Cicatrizes incisionais, que são alargadas ou até mesmo hipertróficas, são possíveis após *facelift*. Muitas vezes isto é relacionado com a tensão excessiva sobre o fechamento, e esta tensão deve ser evitada, com aposição margem a margem do fechamento da pele como parte da técnica. Similarmente, deformidade do lóbulo da orelha ou tração da parte inferior da orelha pode ser relacionada com a contratura da cicatriz ou com uma tensão demasiada nesta área. Isto pode ser tratado por liberação do lobo da orelha e avanço da incisão. É melhor evitar através da técnica cirúrgica inicial.

■ Conclusão

Além das áreas-chave de tratamento para reversão do envelhecimento facial, incluindo ressuperficialização, blefaroplastia e *facelift*, há múltiplas outras técnicas e procedimentos cirúrgicos adicionais que podem ser utilizados com base na experiência e preferências do cirurgião e nos desejos e necessidades da paciente. Algumas pacientes podem-se beneficiar de variações do lift de supercílio e testa, incluindo *browlift* direto, *browlift* aberto ou variações de *browlifts* coronais e condutas endoscópicas de *lift*. Similarmente, muitas vezes a linha do pescoço pode ser melhorada por implantação de mento, bem como outros aumentos faciais com vários implantes faciais, como implantes malares e submalares. Com tantas modalidades disponíveis é óbvio que, adicionalmente à experiência do cirurgião, a avaliação pré-operatória e a análise facial são as chaves para um resultado satisfatório.

Os pacientes geriátricos acham que o processo do envelhecimento as afetou por uma variedade de meios. Alterações da pele, músculo, gordura e tecido conectivo contribuem para as características que nós reconhecemos como envelhecimento na face do paciente geriátrico. Estas alterações resultam em mau tônus da pele, mau aspecto de superfície da própria pele, ptose dos músculos da expressão facial e queda dos compartimentos adiposos, combinando-se ao aparecimento das rítides faciais. O cirurgião ao tratar deve compreender que os pacientes geriátricos continuam a apresentar um nível de autoimagem e objetivos de autorreconhecimento que eles desejam atingir. Avaliação significativa e discussão pré-operatoriamente devem abranger estes objetivos para atingir resultados apropriados e satisfatórios para ambos a paciente e o cirurgião.

Como foi dito, alterações na pele podem ser a característica mais inicial e mais óbvia do processo de envelhecimento no paciente geriátrico. A perda de elasticidade é progressiva e continua a aumentar e pode ser exacerbada por exposição à luz ultravioleta e outros fatores externos. O fotoenvelhecimento no paciente geriátrico também resulta em lentigens, ceratose, perda de elasticidade e telangiectasias, além das rítides usuais. Acompanhando esta perda de elasticidade da pele e adicionalmente ao envelhecimento da pele, observamos a perda e mudança de posição da gordura subcutânea, ptose de músculos e alongamento das inserções fibrosas. Forças gravitacionais adicionalmente à animação facial tendem todas a dar as características de bolsas palpebrais, frouxidão de bochecha e papada, frouxidão submentoniana e bandas platismais.

Em última análise, os procedimentos faciais estéticos no paciente geriátrico devem ser avaliados como de natureza eletiva. Segurança, bem como melhora potencial, deve ser um fator-chave na paciente geriátrica. Tendo isso sido dito, entretanto, não deve ser esquecido quão importante a aparência facial tipicamente é para qualquer pessoa, independentemente da idade, e como a autoimagem e a autopercepção impactam todas os nossas pacientes quando entram no grupo etário geriátrico. Talvez a citação ideal seja a de Mark Twain, que disse: *"Age is an issue of mind over matter. If you don't mind, it doesn't matter."**

■ Referências Bibliográficas

1. Thomas JR, Humphrey CD. Thomas Procedures in Facial Plastic Surgery: Facelift. Shelton, CT: PMPH Publisher; 2011
2. Tardy ME, Thomas JR. Facial Aesthetic Surgery. St. Louis, MO: Mosby Yearbook, Hank; 1995
3. Zimbler MS, Kokoska MS, Thomas JR. Anatomy and pathophysiology of facial aging. Facial Plast Surg Clin North Am 2001;9(2):179–187, vii
4. Thomas JR, Dixon TK, Bhattacharyya TK. Effects of topicals on the aging skin process. Facial Plast Surg Clin North Am 2013;21(1):55–60
5. Barkenpern N, Glaser DA. Anatomy and Physiology of the Skin: Advanced Therapy in Facial Plastic and Reconstructive Surgery. 1st ed. Shelton, CT: PMPH Publishers; 2010
6. Bhawan J, Andersen W, Lee J, Labadie R, Solares G. Photoaging versus intrinsic aging: a morphologic assessment of facial skin. J Cutan Pathol 1995;22(2):154–159
7. Guyuron B. The aging nose. Dermatol Clin 1997;15(4):659–664
8. Pollard JD, Moulthrop HM, Jonhson CM. Botulinum Toxin. Thomas Procedures in Facial Plastic Surgery; Non-Invasive Procedures. Shelton, CT: PMPH Publishers; 2012:17–31
9. Banthia V, Hantash BM, Koch RJ. Laser Skin Resurfacing. Thomas Procedures in Facial Plastic Surgery; Non-Invasive Procedures. Shelton, CT: PMPH Publishers; 2012:33–44
10. Earnest LA, Papel ID. Upper Lid Blepharoplasty. Thomas Procedures in Facial Plastic Surgery; Blepharoplasty. Shelton, CT: PMPH Publishers; 2012:19–22
11. Jones BM, Grover R. Avoiding hematoma and cervical facial rhytidectomy: a personal eight year quest. Plast Reconstr Surg 2004;113:381–387

*Um trocadilho em inglês, que não persiste com a mesma força em tradução: "Idade é uma questão da mente sobre a matéria. Se você não se importa, não tem importância".

19 Doenças da Cavidade Oral em Pacientes Geriátricos

Elliot Regenbogen ▪ *Denise A. Trochesset*

▪ Introdução

Em 1900, havia 3,1 milhões de pessoas com 65 anos ou mais de idade nos Estados Unidos. À medida que a população de 65 anos ou mais aumentou significativamente durante todo o século XX, a população de idosos atingiu 40,3 milhões em 2010. Embora houvesse um aumento na população global de ~10% entre 2000 e 2010, aqueles com 65 anos ou mais aumentaram em 15%.[1]

À medida que as pessoas vivam mais tempo, haverá um aumento nas condições crônicas e nas doenças que afetam ambas a saúde sistêmica e a oral.[2,3] Artrite, hipertensão, doença cardíaca, sinusopatias e diabetes são algumas das doenças crônicas mais comuns no idoso. Todas estas condições, e em muitos casos seus tratamentos, podem ter consequências orais.

Os efeitos das doenças orais não são necessariamente limitados à cavidade oral. Patógenos orais podem causar complicações sistêmicas imediatas (p. ex., pneumonia por aspiração, bacteriemia) ou, por complexas vias imunológicas, podem ser associados a problemas a longo prazo (p. ex., doenças coronarianas e transtornos vasculares encefálicos).[4,7]

Este capítulo revê alterações relacionadas com a idade nos tecidos orais e condições orais comuns na população geriátrica, bem como a influência de doenças sistêmicas e seus tratamentos.

▪ Mucosa Oral

Alterações Relacionadas com a Idade

O aspecto clínico da mucosa oral constitui mais comumente o resultado de trauma brando recorrente em razão de mordeduras na bochecha, doenças crônicas da mucosa, como o líquen plano, uso de tabaco e aumento do atrito decorrente da hipofunção salivar. As alterações histológicas podem incluir adelgaçamento epitelial, perda de elasticidade e gordura submucosa, e aumento de tecido conectivo fibrótico, com alteração degenerativa no colágeno.[8] A aparência clínica resultante pode ser a de um tecido seco, fino, liso, ainda mais propenso a traumatismos e infecções, particularmente com o uso de prótese dentária, em razão da hipofunção salivar. Embora se admita que a imunidade mucosa oral sofra algumas alterações relacionadas com a idade, a cicatrização de feridas e a regeneração da mucosa oral geralmente não são afetadas (**Fig. 19.1**).[9,10]

Condições

Muitas lesões são atribuíveis a próteses dentárias precariamente ajustadas. A irritação persistente de baixo grau, causada pelas próteses que se movem e atritam contra o tecido, ou pelos pacientes em uso contínuo 24/7 de próteses dentárias sem a devida limpeza ou remoção regular, pode induzir uma inflamação crônica, levando a estomatites por prótese dentária, hiperplasia papilar e até mesmo atrofia do osso das cristas alveolares. Reações hiperplásicas também podem ocorrer, levando à formação de tecidos moles redundantes (*epulis fissuratum*) ou alterações da mucosa, como a hiperceratose friccional. Outras condições podem ser agrupadas como se segue.

Lesões Mucosas Pigmentadas Benignas

Condições que demonstram alteração na cor da mucosa podem incluir varizes mucosas (lago venoso) (**Figs. 19.2 e 19.3**), varicosidades linguais, tatuagens de amálgama, melanose por medicações (p. ex., Plaquenil) e máculas melanóticas.

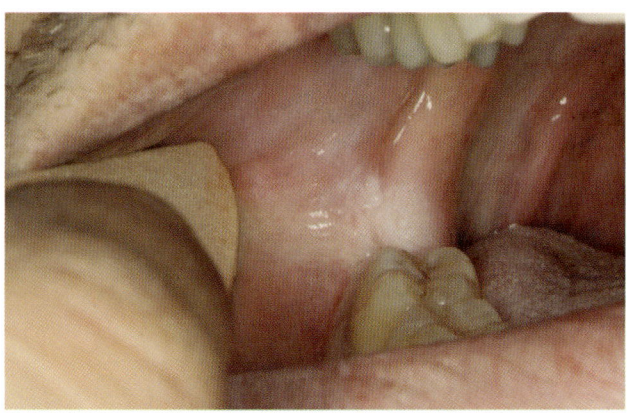

Fig. 19.1 Hiperceratose do coxim retromolar.

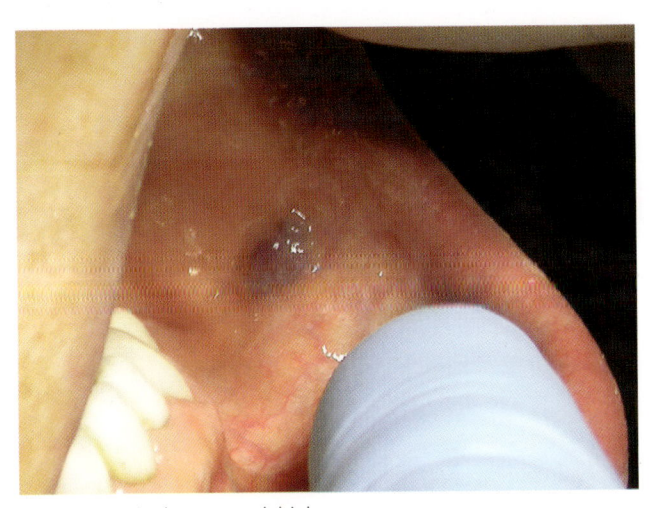

Fig. 19.2 Variz da mucosa labial.

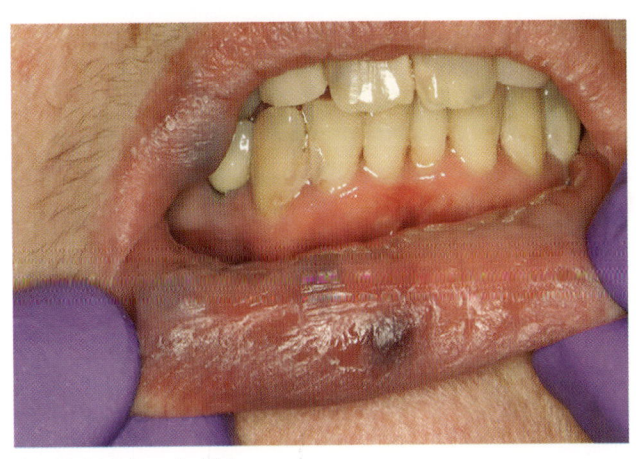

Fig. 19.3 Varizes do lábio.

Tumefações de Tecidos Moles Benignos

Variadas lesões benignas de tecidos moles podem-se apresentar na cavidade oral. Algumas lesões comuns que se apresentam como tumorações submucosas incluem lesões reativas, como granulomas piogênicos, *epulis fissuratum* e fibromas. Outros tumores benignos incluem lipoma, neuroma, papiloma e tumor de células granulares. Tumefações ósseas benignas incluem toros e exostoses. Glândulas sebáceas ectópicas são vistas como pontos cremosos ou brancos na submucosa dos lábios, mucosas bucal e labial.

Doenças Vesicobolhosas

Líquen plano, pênfigo vulgar e penfigoide cicatricial são algumas das doenças vesicobolhosas orais que podem ser encontradas mais frequentemente na população geriátrica. A mais comum destas é o líquen plano, uma doença mucocutânea inflamatória crônica, recorrente e imunorrelacionada que afeta ~1% da população, dos quais ~35% com idade de 50 anos ou mais (**Fig. 19.4**).[11] Na cavidade oral, há duas formas principais de líquen plano, reticular e erosivo. Só o tipo erosivo necessita ser tratado, mas todos os pacientes com líquen plano devem ser monitorados em intervalos regulares em razão de um risco ligeiramente aumentado de desenvolvimento de carcinoma de células escamosas.

A mucosite liquenoide pode ser causada por uma variedade de medicações, comumente prescritas para pacientes idosos (p. ex., aciclovir, sais de ouro, metildopa e diuréticos tiazídicos), bem como produtos vendidos livremente, como soluções para bochechos ou goma de mascar (**Fig. 19.5**).

O pênfigo vulgar é uma doença autoimune potencialmente séria que frequentemente afeta indivíduos nas suas quinta e sexta décadas (**Fig. 19.6**). O penfigoide cicatricial é outro distúrbio imunologicamente mediado; ele afeta principalmente mulheres idosas (**Fig. 19.7**).

O uso de próteses dentárias totais ou parciais suportadas pelos tecidos em qualquer destas condições pode causar exacerbações da doença, conduzindo à formação de vesículas, que a seguir se rompem, formando úlceras

Estomatite Aftosa Recorrente

Esta condição é menos comum em idosos do que em pessoas mais jovens; entretanto, deficiências nutricionais e hematológicas que são comuns em idosos podem predispor a úlceras recorrentes,[12] como também podem fazer doenças gastrointestinais (GI), como doença de Crohn, doença celíaca e infecção por *Helicobacter pylori*, que foram associadas à estomatite aftosa.

Câncer Oral

A incidência aumenta com a idade, com mais de 90% de todos os casos ocorrendo em indivíduos com 45 anos ou mais.[13] Embora haja uma tendência nos últimos anos na direção de indivíduos mais jovens, a estimativa da *American*

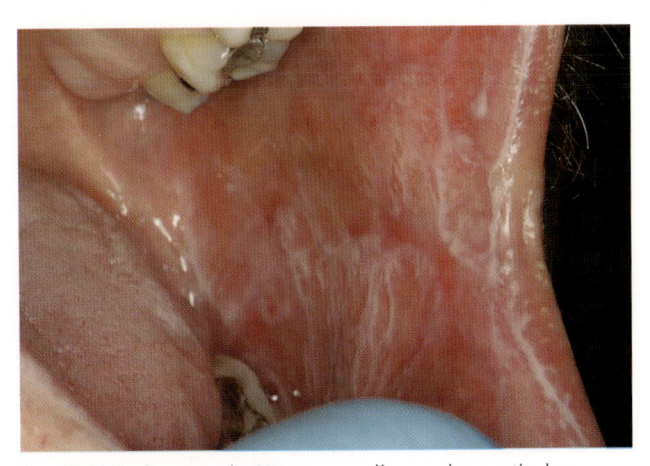

Fig. 19.4 Um homem de 63 anos com líquen plano reticular.

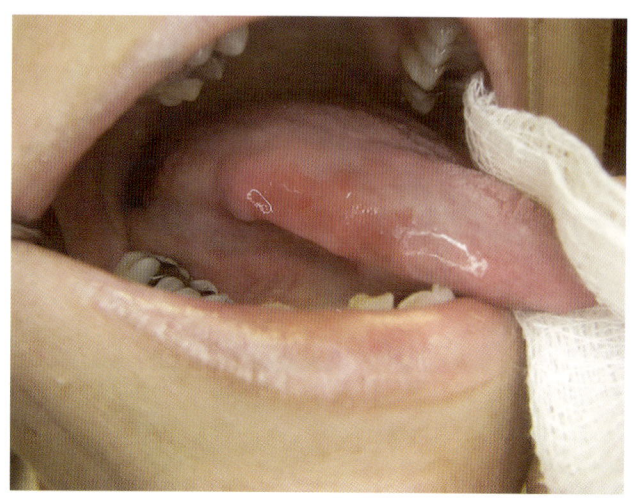

Fig. 19.5 Mucosite liquenoide. Eritema e erosão da língua ventrolateral em um paciente com hepatite C.

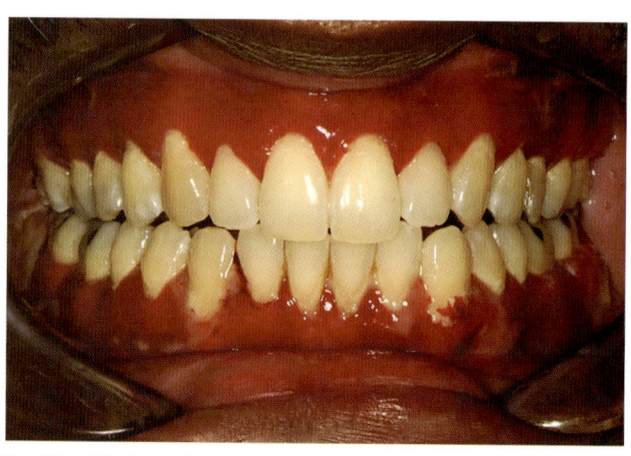

Fig. 19.6 Pênfigo vulgar. Erosão e ulceração gengival grave.

Cancer Society de 2013 para a idade média da maioria das pessoas diagnosticadas com estes cânceres é 62. Os fatores de risco mais comuns são idade aumentada e o uso de fumo e álcool. Em geral, ~80% dos cânceres da cavidade oral e faringe são carcinomas de células escamosas.[14] Estas lesões podem aparecer como exofíticas, pouco demarcadas, e ulceradas, eritroplásicas e/ou leucoplásicas (**Fig. 19.8**). A mais comum das lesões orais pré-malignas é a leucoplasia, e a incidência de lesões leucoplásicas que sofrem transformação maligna eleva-se agudamente com a idade. As taxas de mortalidade do câncer oral também aumentam com a idade.[15]

Infecções

A cavidade oral dos idosos tende a ser mais suscetível a infecções oportunistas decorrentes de alterações relacio-

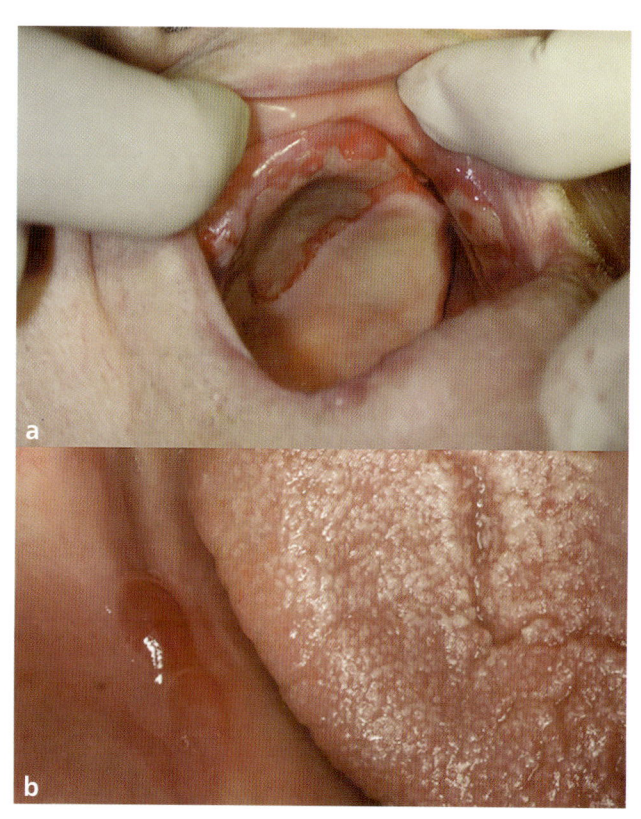

Fig. 19.7 Um homem de 83 anos de idade com penfigoide em mucosas. (**a**) Ulceração do palato duro anterior associada ao uso de prótese dentária superior completa. (**b**) Formação de vesículas no aspecto lateral da crista alveolar mandibular no mesmo paciente.

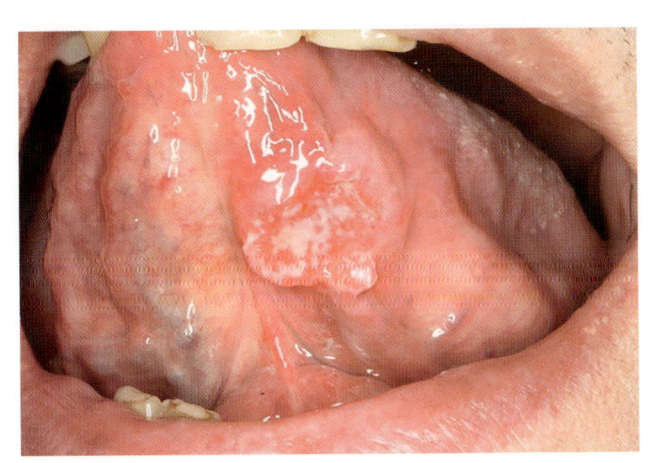

Fig. 19.8 Carcinoma de células escamosas em um homem idoso de 67 anos.

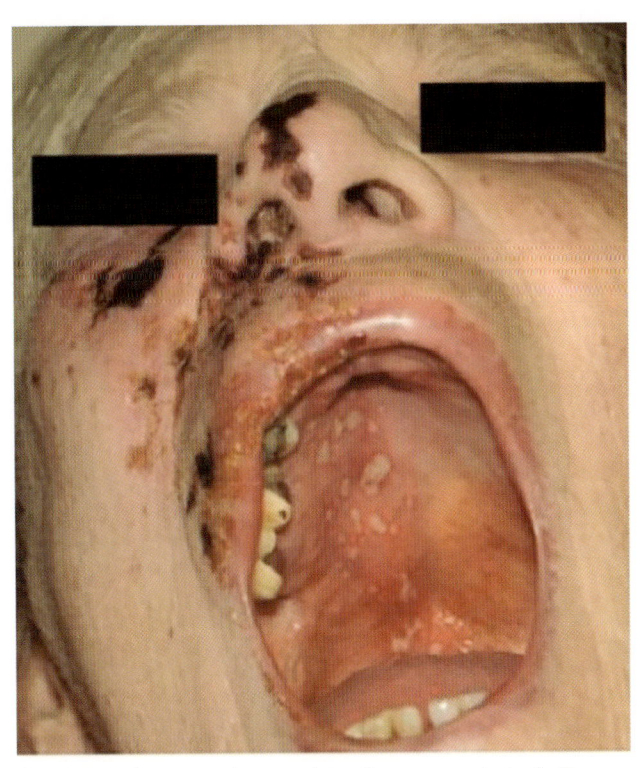

Fig. 19.9 Paciente com herpes-zóster. (Imagem cortesia do Dr. Charles Consky.)

nadas com idade e doenças dos sistemas imune oral e sistêmico. O paciente idoso tende a sofrer mais infecções sistêmicas por organismos virais, fúngicos e bacterianos que invadem, infectam e se tornam latentes nos tecidos duros e moles da região orofaríngea.[16]

Herpes

Das infecções virais, as mais comuns são causadas por herpes-vírus. O herpes-zóster (HZ) é uma doença neurocutânea causada pela reativação do vírus varicela-zóster a partir de uma infecção latente em um gânglio sensitivo dorsal ou em um nervo craniano. Embora a infecção inicial tipicamente ocorra na infância, a reativação do vírus latente pode ser secundária à imunossupressão, trauma, estresse ou infecções concomitantes. Herpes-zóster, o resultado, é uma condição aguda com lesões orofaciais muito dolorosas e frequentemente incapacitantes na pele e membranas mucosas nas áreas que seguem a distribuição unilateral das divisões oftálmica, maxilar ou mandibular dos nervos sensitivos trigeminais (**Fig. 19.9**). A apresentação clínica em idosos é semelhante àquela em uma pessoa mais jovem, mas as lesões persistirão por mais tempo. A incidência de HZ aumenta agudamente em pacientes com idades ~50 a 60 anos e continua um curso ascendente nas décadas > 60 anos. *No Duke Established Populations for Epidemiological studies of the Elderly,*[17] o risco durante toda a vida de apresentar HZ aumentou significativamente com a idade mesmo em pacientes idosos (risco relativo, 1,20 para cada intervalo de 5 anos em pacientes > 65 anos; intervalo de confiança de 95%, 1,10-1,31). Extrapolando os estudos epidemiológicos, especialistas calculam a incidência durante toda a vida de HZ como sendo 10 a 20% na população em geral, e tão alta quanto 50% para uma coorte sobrevivendo até a idade de 85 anos. Não apenas o HZ é consideravelmente mais comum em pessoas idosas, mas também assim o é a dor crônica por HZ. Esta incidência aumentada do HZ e da neuralgia pós-herpética com a idade se correlaciona com a redução simultânea relacionada com a idade na imunidade célula-mediada VZV-específica.[18]

Ademais, infecções recorrentes por herpes simplex (HSV) podem continuar na idade avançada. Embora ocorrendo mais comumente no lábio, lesões recorrentes podem ser observadas na pele da face, nariz e orelha. Lesões recorrentes intraorais são restritas à mucosa ceratinizada da gengiva e palato duro e tendem a se apresentar em "safras" de vesículas, que se rompem, levando a ulcerações que muitas vezes coalescerão em uma grande úlcera. O HSV 1 tem sido observado historicamente na cavidade oral, mas cada vez mais, infecções por HSV 2 também estão sendo observadas.

Infecções por Candida

A candidíase oral, uma infecção oportunista comum da cavidade oral, causada por um crescimento excessivo de *Candida*, podendo resultar em dificuldade de alimentação bem como infecções sistêmicas. Os fatores de risco mais frequentemente identificados para o desenvolvimento de candidíase oral são o uso de próteses dentárias, o grau de colonização por *Candida*, falta de higiene oral, tabagismo, xerostomia, deterioração no estado geral de saúde, uso de esteroides e terapia com antibióticos (**Fig. 19.10**).[19]

As bactérias que causam as infecções mais comuns da mucosa oral são as associadas a cáries dentárias novas e

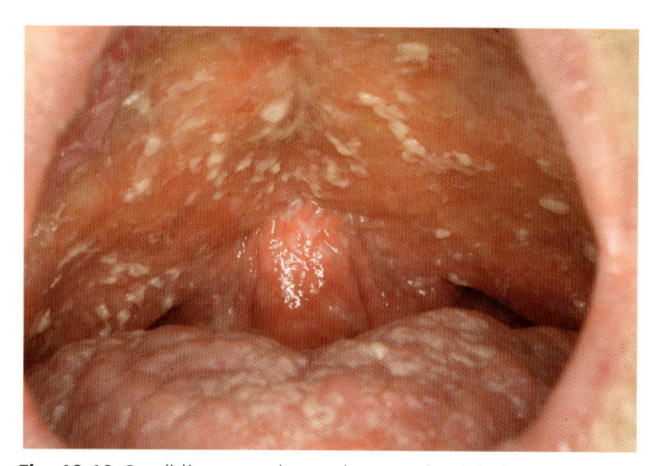

Fig. 19.10 Candidíase pseudomembranosa (sapinho).

recorrentes (*Streptotococcus mutans*, *Lactobacillus*), doenças periodontais (*Porphyromas gingivalis*, *Treponema denticola*) e infecções salivares agudas e crônicas (*Staphylococcus aureus*, *Streptococcus viridans*).[20]

Tratamentos

Os fatores de risco e os tratamentos estão resumidos no **Quadro 19.1**. O tratamento das lesões orais traumáticas começa com a eliminação de fatores subjacentes, como o reparo de uma prótese dentária mal adaptada. Analgésicos tópicos podem ser úteis em conjunto com antibióticos para infecções secundárias. O tratamento das doenças vesicobolhosas e lesões erosivas depende da gravidade da condição. Esteroides orais tópicos podem ser misturados a adesivos orais, como Orabase (Colgate-Palmolive Co., New York, NY). Esteroides sistêmicos e agentes imunossupressores podem ser considerados. Na população geriátrica, cuidados particulares devem ser tomados com essas medicações frente a problemas médicos concomitantes comuns, como doença cardíaca, diabetes, osteoporose e depressão.

A prevenção do câncer oral começa pela eliminação de fatores de risco estabelecidos (p. ex., o uso de fumo e álcool). A detecção precoce é um componente-chave do tratamento bem-sucedido. Os indivíduos idosos edêntulos apresentam uma tendência quatro vezes maior para procura por atendimento odontológico do que os indivíduos com

Quadro 19.1 Fatores de risco e tratamento nas doenças da mucosa oral

Doença	Fatores de risco	Tratamento
Câncer oral	Fumo, álcool, papilomavírus humano, vírus de imunodeficiência, radiação, imunossupressão, leucoplasia, eritroplasia, história familial, asbesto, trabalhadores gráficos (hidrocarbonetos aromáticos policíclicos), mascar betel	Cirurgia Radioterapia Quimioterapia
Lesões traumáticas	Prótese dentária mal ajustada, mordedura crônica do lábio, úlcera traumática, infecção secundária	Bochechos Lidocaína em gel Elixir de difenidramina Doclonina Sucralfato Medicações sistêmicas Penicilina Amoxicilina Eritromicina
Doenças vesicobolhosa e erosiva	Reação a drogas, trauma, alergia	Medicações tópicas Fluocinonida gel Acetonido de triancinolona gel Propionato de clobetasol gel Bochechos Dexametasona elixir Difenidramina elixir Diclonina Sucralfato Medicações sistêmicas Prednisona Imunossupressores Suplementos nutricionais Fluocinolona

dentes, e devem, por essa razão, ser submetidos a exames anuais regulares quanto a câncer de cabeça e pescoço.[21,22] Tratamento dentário antes, durante e após o tratamento de câncer oral é essencial para prevenir complicações. O câncer oral é tratado por cirurgia, quimioterapia e radioterapia. Sequelas comuns incluem estomatite, disfagia, dor, parestesias, disfunção motora oral, hipofunção salivar e um risco aumentado de desenvolvimento de osteorradionecrose.

A prevenção da disseminação de lesões virais em pacientes idosos pode ser realizada, evitando-se o contato com indivíduos com infecções ativas. Embora as lesões sejam frequentemente autolimitadas, medidas de suporte são necessárias para manter uma adequada ingestão nutricional e hídrica e para diminuir a dor. Contudo, o diagnóstico precoce pode reduzir a morbidade em pacientes idosos. Em particular, adultos imunocomprometidos são suscetíveis a infecções herpéticas recorrentes e necessitam de tratamento antiviral imediato e agressivo. Aciclovir, valaciclovir e fanciclovir são medicações antivirais comuns que podem, em geral, ser utilizadas com segurança em pacientes idosos, sendo bem toleradas. As drogas são excretadas pelos rins e devem ser apropriadamente ajustadas em pacientes com insuficiência renal. Experiências controladas randomizadas indicam que o aciclovir administrado por via oral (800 mg 5 vezes ao dia durante 7 dias), fanciclovir (500 mg a cada 8 h durante 7 dias) e valaciclovir (1 g 3 vezes ao dia durante 7 dias) reduzem a dor aguda e a duração da dor crônica em pacientes idosos com HZ que são tratados dentro de 72 horas do início da erupção.[23] Infelizmente, 20 a 30% dos pacientes tratados em experiências antivirais apresentavam dor há 6 meses desde o início do HZ, indicando que os pacientes que foram tratados podem desenvolver neuralgia pós-herpética. Na experiência mais recente com aciclovir e prednisona, o tempo até sono ininterrupto, retorno à atividade diária e cessação de terapia analgésica foram significativamente acelerados em pacientes que receberam corticosteroides.[24] Os pacientes na experiência apresentavam uma média de idade de 60 anos e ausência de contraindicações relativas a corticosteroides, como hipertensão, diabetes melito ou osteoporose. Por essas razões, alguns especialistas recomendam o uso de corticosteroides por via oral em idosos sadios quanto a outros aspectos com dor moderada à grave e sem contraindicações a corticosteroides.

A prevenção de infecções bacterianas e candidíase envolve uma boa higiene oral e das próteses dentárias, o uso judicioso de antibióticos e imunossupressores, e a eliminação de fatores etiológicos locais e sistêmicos, como hipofunção salivar, diabetes ou imunodeficiência. O uso de cremes antifúngicos, bochechos e pastilhas frequentemente é bem-sucedido, mas infecções persistentes requerem agentes antifúngicos sistêmicos. Se um paciente for portador de uma prótese dentária, ambas a cavidade oral (bochechos, pastilhas etc.) e a prótese (banho antifúngico para próteses dentárias) devem ser tratadas para limitar a carga fúngica. O uso concomitante de um antifúngico (muitas vezes necessário apenas uma ou duas vezes ao dia) é prudente quando corticosteroides tópicos potentes são utilizados em pacientes com diabetes, hipofunção salivar grave ou imunocomprometidos para reduzir a probabilidade de desenvolverem candidíase. Agentes antifúngicos sistêmicos terão efetividade limitada em pacientes com fluxo salivar diminuído ou ausente.

■ Periodonto

Alterações Relacionadas com a Idade

Com a crescente manutenção da dentição natural, o número de dentes em idosos em risco de desenvolvimento de doença periodontal vem aumentando.[25] Recessão gengival e perda de fixação periodontal e osso alveolar são transformações relacionadas com a idade quase universais. Diversas condições sistêmicas e medicações que são mais prevalentes entre idosos foram relacionadas com doenças periodontais.

Condições e Tratamentos

Pacientes idosos apresentam maior probabilidade de desenvolverem gengivites em razão de fatores orais e sistêmicos. Placas dentárias, sangramento gengival e acúmulo de tártaro se desenvolvem como resultado de dietas mais pastosas, atividade motora oral reduzida e hipofunção das glândulas salivares. Doenças periodontais avançadas foram associadas a doenças não orais, como pneumonia, bacteriemia, endocardite infecciosa, doenças coronarianas e abscesso cerebral, e elas podem interferir com o tratamento de doenças sistêmicas.

Há algumas evidências de que a osteoporose grave reduz significativamente o conteúdo mineral ósseo dos maxilares e que ela pode ser associada a uma maior perda de fixação periodontal e perda dentária.[26] Estudos foram realizados para avaliar o efeito da terapia de reposição hormonal na modificação das condições periodontais em mulheres pós-menopáusicas. O significado clínico da terapia de reposição hormonal na saúde periodontal não está bem estabelecido.[27]

Medicações e problemas clínicos que são comuns em idosos apresentam efeito adverso sobre a saúde periodontal. Bloqueadores dos canais de cálcio, fenitoína e ciclosporina, que são prescritos frequentemente para idosos, foram associados ao crescimento excessivo ou hiperplasia gengival.[28] O diabetes, mesmo quando bem controlado, é associado a um risco aumentado de doença periodontal.[29] A prevalência de diabetes em adultos com idade de 65 anos ou mais aumentou mais de 50% entre 1997 e 2006.[30] Doenças mucocutâneas orais, como o líquen plano erosivo e o penfigoide cicatricial, podem demonstrar o aspecto clínico de gengivite descamativa (**Fig. 19.11**).

Se a doença periodontal for considerada como originada das condições médicas do paciente e seu tratamento,

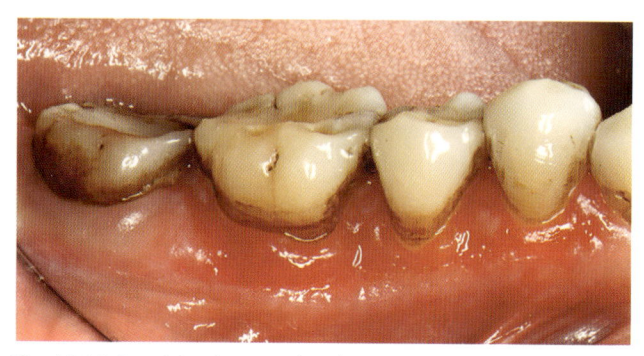

Fig. 19.11 Gengivite descamativa. (Imagem cortesia do Dr. Albert Yoo.)

então é necessária uma abordagem sistêmica ao tratamento de saúde oral. A hiperplasia gengival induzida por drogas frequentemente exige redução cirúrgica em conjunto com o controle da placa e a consideração de medicação alternativa. Outras questões dentárias comumente encontradas em pacientes idosos, como problemas de restauração, próteses dentárias mal adaptadas e cáries, também devem ser abordadas.

Finalmente, há fatores orais e sociocomportamentais que influenciam a progressão da doença periodontal em idosos. Visitas irregulares ao dentista, tabagismo, estresse psicossocial e má condição socioeconômica são todos preditores de perda de fixação periodontal em pacientes idosos.[31,32] Os esquemas de manutenção e prevenção periodontais são similares a todos os grupos etários, mas podem exigir tempo e equipamento adicionais e visitas de *recall* aos profissionais dentários, dependendo da capacidade funcional e mental do indivíduo. A saúde periodontal pode ser mantida com escovação dentária e uso de fio dental após cada refeição e com exames e limpezas dentárias regularmente programadas. Em idosos restritos à sua casa, institucionalizados, ou física e/ou comportamentalmente comprometidos, todos os cuidadores adicionais devem-se tornar parte desta rotina. Os profissionais dentários devem ser ativamente envolvidos e precisam instruir os cuidadores no uso correto das técnicas de higiene oral e das próteses dentárias nos seus pacientes.

■ Dentição

Alterações Relacionadas com a Idade

Com o aperfeiçoamento no cuidado oral, prevenção, preservação dentária e restauração, importantes transformações epidemiológicas ocorreram durante as últimas décadas no que concerne à restauração da dentição. Apenas ~30% dos adultos com idade ≥ 65 anos são completamente edêntulos.[33] Alterações relacionadas com a idade são atribuíveis a processos fisiológicos e a alterações patológicas em resposta a estresses funcionais e ambientais. Mudança de cor, perda de esmalte, abrasão e erosão são menos comumente observadas.

Condições e Tratamentos

O aumento de cáries nos idosos é influenciado por duas tendências: uma maior preservação dos dentes nos idosos, e um declínio na incidência de cáries em pessoas mais jovens.[34] Placas dentárias são a principal fonte de microrganismos, que contribuem para cárie nos idosos. Com a função reduzida das glândulas salivares, perturbações na função motora oral e dificuldade para efetuar higiene oral, os pacientes idosos são mais suscetíveis a cáries dentárias novas e recorrentes. Quando detectada precocemente, a cárie pode ser restaurada com uma variedade de materiais dentários. Além da dor e da perda de dentes, a cárie não tratada pode progredir para celulite, abscesso e bacteriemia.

Uma higiene oral rigorosa, incluindo escovação e uso de fio dental após cada refeição, é a parte mais importante do cuidado preventivo. O uso de bochechos, géis e vernizes contendo flúor pode ajudar na remineralização de cárie existente e na prevenção de novas cáries.[35] Visitas dentárias regulares para profilaxia, exame e início de tratamento de cárie dentária são também necessárias. O tratamento da cárie dentária de superfície coronal e raiz foi facilitado pelo aperfeiçoamento nos materiais restaurativos. A odontologia cosmética e implantodontia também fizeram avanços consideráveis, com implicações para os idosos.

Pacientes afetados por condições clínicas sabidamente causadoras de hipofunção salivar (p. ex., síndrome de Sjögren, diabetes, radioterapia na área da cabeça e pescoço, doença de Alzheimer) devem ser monitorados mais estritamente. Similarmente, pacientes em uso de medicações associadas à hipofunção salivar (p. ex., antidepressivos, anti-hipertensivos, antipsicóticos) devem ser avaliados mais frequentemente do que outros pacientes pelos profissionais dentários. O paciente idoso com hipofunção salivar necessita de práticas rigorosas de higiene oral, com a adição de géis e bochechos suplementares de fluoreto.

■ Glândulas Salivares

Alterações Relacionadas com a Idade

Em certa época foi admitido que alterações qualitativas e quantitativas da produção de saliva eram associadas ao envelhecimento normal. Isto pode ter ocorrido em parte em razão da queixa comum de xerostomia (secura da boca) em idosos. Trabalhos publicados apresentam um quadro conflitante com relação aos efeitos da idade sobre o fluxo salivar. Os diferentes resultados são provavelmente decorrentes principalmente das variadas metodologias, incluindo a idade dos indivíduos, o número de indivíduos, os critérios de exclusão e inclusão, estudo de corte transversal em vez de longitudinal, método de estimulação (mecânica ou química) e duração do período de coleta, todos os quais tornam difícil fazer comparações entre os estudos; mas o antigo mantra da salivação diminuída com idade aumentada não é suportado pela literatura. Alterações na anatomia e fisiologia, incluindo a sensibilidade, com a idade avançada podem ser responsabilizadas por alterações no fluxo salivar.[36] Além disso, em uma população idosa sadia, não são observadas reduções na secreção de certos constituintes salivares (p,ex., em proteínas totais, proteínas ricas em prolina, lactoferrina, sódio e potássio). A perda de células acinares produtoras de líquido aumenta a suscetibilidade de um idoso a perturbações salivares, como as causadas por medicações com efeitos anticolinérgicos.[37]

Condições e Tratamentos

Os patógenos mais comuns associados a infecções agudas das glândulas salivares são *Staphylococcus aureus* e bactérias anaeróbias. Os anaeróbios predominantes incluem bacilos Gram-negativos (*i. e.*, *Prevotella* spp, *Porphyromonas* spp). Adicionalmente, *Streptococcus* spp (incluindo *S. pneumoniae* e *S. pyogenes*) e bacilos Gram-negativos aeróbicos e facultativos (incluindo *Escherichi coli*) foram descritos. Organismos Gram-negativos aeróbicos e facultativos são muitas vezes observados em pacientes hospitalizados. Organismos menos frequentemente encontrados são *Haemophilus influenzae*, *Klebsiella peumoniae*, *Salmonella* spp, *Pseudomonas aeruginosa*, *Treponema pallidum*, *Bartonella henselae* e *Eikenella corrodens*. *Mycobacterium tuberculosis* e micobactérias atípicas são causas raras de parotidite.[38]

A terapia antibiótica apropriada para infecções das glândulas salivares deve ser com base em diagnóstico por cultura e testes de sensibilidade, quando possível. Hidratação, o uso de um sialogogo, massagem da glândula infectada e o uso de amoxicilina associada a ácido clavulânico (clindamicina se o paciente for alérgico a penicilina) podem ser iniciados imediatamente. O diagnóstico e o tratamento das obstruções de glândula salivar podem exigir exames com imagem (radiografia, ultrassonografia, sialografia) e subsequente remoção da causa da obstrução.

■ Língua

Alterações Relacionadas com a Idade

A língua é um local frequente de alterações nos tecidos moles orais. As alterações podem variar desde diversas formas de glossite à formação de massas. Esta seção discute várias alterações linguais que podem ser reconhecidas no paciente idoso e, quando apropriado, seus tratamentos associados.

Condições e Tratamentos

Glossite Romboide Mediana

A glossite romboide mediana é caracterizada por uma mucosa eritematosa atrófica lisa em forma de losango com falta de papilas filiformes, localizada na área mediana ou paramediana dorsal da língua, imediatamente anterior às papilas circunvaladas na linha mediana dorsal da língua (**Fig. 19.12**). A área frequentemente produz poucos sintomas a não ser ocasional ardência ou prurido. Homens são afetados três vezes mais frequentemente do que mulheres. Esta lesão tem sido tradicionalmente considerada como resultado de uma falta de fusão dos dois processos laterais (tubérculos linguais), levando a uma ausência de cobertura da estrutura central formada a partir dos primeiros e segundos arcos branquiais, o tubérculo ímpar.[39,40] Entretanto, há também uma associação a infecções por Candida e resposta a antifúngicos (p. ex., nistatina, fluconazol, clotrimazol) administrados em forma de suspensão ou pastilhas. *Candida* pode ser confirmada com um raspado ou cultura. Infecções por *Candida* mais frequentes podem ser a causa da incidência mais alta de glossite romboide mediana nos diabéticos. Outras superfícies da boca são caracteristicamente poupadas. Um possível fenômeno pré-maligno ou maligno deve ser excluído, quando os aspectos clínicos contradizem os esperados.

Glossite Atrófica

A aparência lisa, brilhante, associada à glossite atrófica é devida à atrofia das papilas filiformes. Na maioria dos casos, a glossite atrófica é uma manifestação de uma condição subjacente, muitas das quais se encontram resumidas no **Quadro 19.2**. O tratamento pode incluir reposição de nutrientes ou tratamento da condição subjacente.

Língua Fissurada

Os sulcos profundos de uma língua fissurada são aprofundamentos de fissuras linguais normais (**Fig. 19.13**). Estas tipicamente ocorrem com envelhecimento e não exigem tratamento a não ser que alimento e bactérias retidos causem inflamação. A escovação delicada pode aliviar a maioria dos sintomas. A língua fissurada foi associada à síndrome de Down, acromegalia, psoríase e síndrome de Sjögren. A síndrome de Melkersson-Rosenthal é acompanhada por

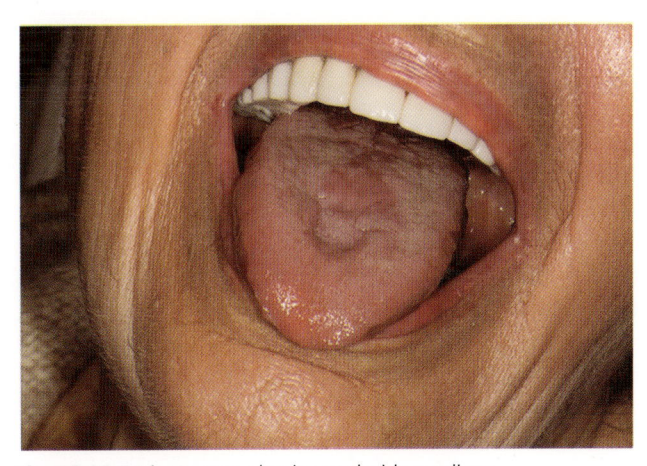

Fig. 19.12 Paciente com glossite romboide mediana.

Quadro 19-2 Condições associadas à glossite atrófica

Amiloidose
Doença celíaca
Irritantes químicos
Reações a drogas
Reações locais (candidíase)
Deficiências nutricionais (ferro, ácido fólico, B_{12}, riboflavina, niacina)
Doenças vesiculoerosivas (penfigoide, pênfigo vulgar, eritema multiforme, síndrome de Stevens-Johnson)
Anemia perniciosa
Desnutrição proteico-calórica
Sarcoidose
Síndrome de Sjögren
Infecções sistêmicas (sífilis)

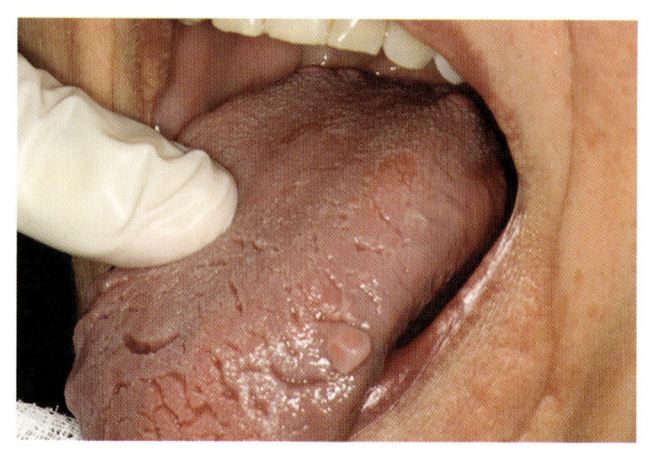

Fig. 19.13 Paciente com língua geográfica, língua fissurada e fibroma.

fissuração grave da língua, edema orofacial recidivante e paralisia de nervo facial.

Língua Geográfica

A prevalência de língua geográfica, também conhecida como glossite migratória ou *erythema migrans*, foi descrita como variando entre 0,28 e 14,4%, mas a maioria das pesquisas mostra um faixa entre 1 e 2,5%. Diferenças em amostragem, diagnóstico, tipo de exame e grupo étnico estudado podem explicar as largas faixas descritas.[41,42] A causa da afecção permanece desconhecida. Ela foi associada a diversas condições, como psoríase pustulosa, alergia, perturbações hormonais, diabetes juvenil, síndrome de Reiter, síndrome de Down, deficiências nutricionais (de completo vitamínico B, em particular), transtornos psicológicos, língua fissurada, líquen plano e tratamento com lítio. Uma língua geográfica em uma pessoa sadia quanto a outros aspectos pode indicar uma tendência a desenvolver psoríase generalizada. A língua geográfica não está relacionada com a infecção pelo vírus de imunodeficiência humana ou com o uso de tabaco. Uma história familiar de língua geográfica é relatada na maioria dos pacientes, sugerindo a presença de fatores hereditários.

Com a língua geográfica, a língua dorsal desenvolve áreas de atrofia papilar que se apresentam lisas e são rodeadas por margens elevadas serpiginosas (**Fig. 19.13**). Com a resolução e a recorrência da atrofia, as áreas parecem migrar. A condição é benigna e localizada, em geral não exigindo tratamento, exceto tranquilização. Alguns pacientes podem apresentar sensibilidade a alimentos quentes ou condimentados. Géis esteroides tópicos (p. ex., pasta dental de triancinolona) e bochechos com anti-histamínicos (p. ex., elixir de difenidramna, 12,5 mg por 5 mL diluído a 1:4 com água) podem reduzir a sensibilidade da língua.[43]

Língua Pilosa

A morfologia da língua pilosa é decorrente da acumulação excessiva de queratina nas papilas filiformes da superfície dorsal. A cor pode variar de branca ou bronzeada à negra (**Fig. 19.14**). Ela ocorre mais comumente em fumantes e em pessoas com higiene oral precária e foi associada ao uso de certos medicamentos (*i. e.*, tetraciclina, olanzapina e bismuto).[44]

A maioria dos pacientes é assintomática, mas alguns referem halitose ou paladar anormal. Nenhum tratamento é necessário, mas um desbridamento diário delicado com um raspador de língua ou uma escova de dentes macia pode remover o tecido ceratinizado. Manter uma boa hidratação e ingesta de frutas e vegetais crus para fornecer aspereza à língua também podem ajudar. Embora medicações raramente sejam necessárias, foi descrito o uso de clotrimazol, nistatina, retinoides, triancinolona, violeta de genciana, ácido salicílico, complexo vitamínico B e solução de ureia. O uso de iogurte ou outros produtos contendo acidófilos também pode ser útil.[45]

A leucoplasia pilosa oral surge na margem lateral da língua e pode ser uni ou bilateral. Está associada à imunossupressão e é causada pelo vírus de Epstein-Barr. Na ausência de uma condição imunocomprometedora conhecida, deve ser considerado o teste anti-HIV. Medicações antivirais, como aciclovir, podem ser utilizadas durante 1 a 3 semanas, embora a recorrência seja comum.[41]

Outras Lesões

Tumores de Células Granulosas

Tumores de células granulosas são pequenos tumores solitários indolores que podem comprometer a superfície dorsal da língua. Os tumores tipicamente apresentam uma superfície lisa e são mais comuns após os 30 anos de idade e em mulheres. A biópsia é necessária para confirmação do diagnóstico, e transformações malignas são raras.[46]

Fibromas Traumáticos

Fibromas traumáticos são comuns, tipicamente aparecendo ao longo da linha da mordida. A lesão é frequentemente em forma de cúpula, rósea e lisa (**Fig. 19.13**). Ela é causada pelo acúmulo de tecido conectivo denso em um local de irritação crônica. O diagnóstico e o tratamento devem ser realizados em seguimento à biópsia, caso outro diagnóstico seja suspeitado.[47]

Lesões Leucoplásicas e Eritroplásicas

Lesões leucoplásicas e eritroplásicas aparecem como áreas aderentes de coloração branca ou vermelha (**Fig. 19.15**). Ambas são potencialmente pré-malignas, especialmente a eritroplasia. Forte consideração deve ser dada à biópsia e acompanhamento estreito. O fator associado mais comum é o uso de tabaco.

Tireoide Lingual

A condição se apresenta como uma massa nodular lisa na superfície dorsal mediana posterior da língua. Sua presença frequentemente representa uma falha na descida do tecido tireoideano, e até 70% dos pacientes apresentam hipotireoidismo.[48]

Cistos Linfoepiteliais

As lesões são nódulos amarelos localizados na superfície ventral da língua, regiões tonsilares ou assoalho da boca. Trata-se de lesões benignas consideradas como uma representação de tecido salivar ou mucoso apreendido durante o desenvolvimento. A biópsia é necessária para confirmação do diagnóstico.

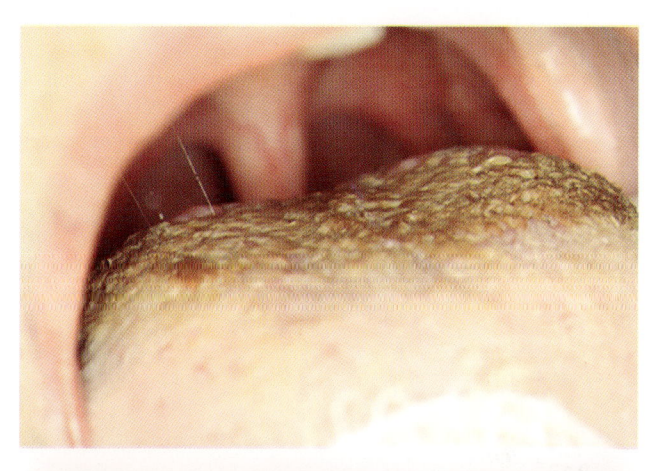

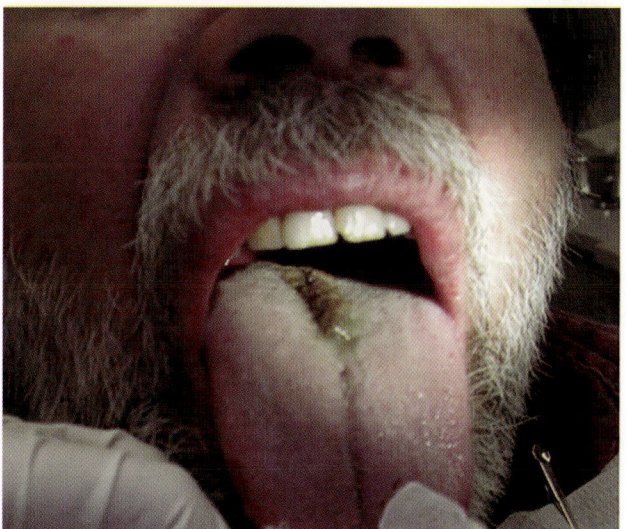

Fig. 19.14 Paciente com língua pilosa.

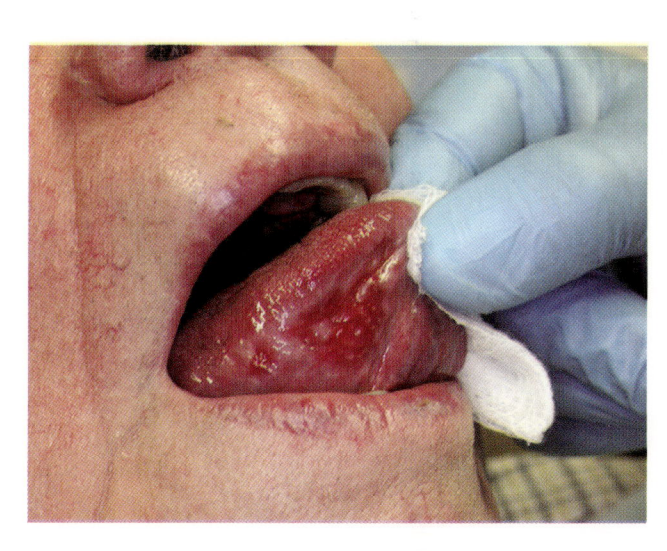

Fig. 19.15 Eritroplasia na língua ventral em um homem de 90 anos.

Macroglossia

Esta entidade é um aumento anormal da língua em relação à morfologia da boca e maxilares. Uma margem lateral ondulada em razão do apinhamento contra os dentes é comum. Condições associadas incluem síndrome de Down, hipotireoidismo, tuberculose, sarcoidose, amiloidose, mieloma múltiplo, neurofibromatose, infecções (p. ex., sífilis), malformações vasculares (**Fig. 19.16**) e angioedema ou reação alérgica. O diagnóstico e tratamento devem ser dirigidos para a afecção subjacente.

Papiloma Escamoso

Estas lesões comuns estão presentes em até 1% dos adultos. A afecção é frequentemente associada ao papilomavírus tipo 6 ou 11.[49] Elas aparecem como uma lesão pedunculada única ou envolvem uma área mais difusa. O diagnóstico e tratamento envolvem excisão cirúrgica.

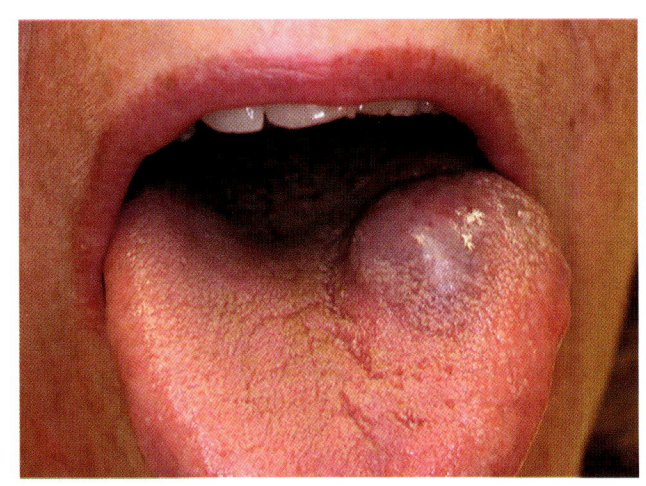

Fig. 19-16 Macroglossia por hemangioma/malformação arteriovenosa em uma mulher de 65 anos.

■ Condições Específicas

Xerostomia e Hipofunção Salivar

A sensação de ressecamento oral (xerostomia) é uma queixa frequente em idosos.[48] Isto pode ocorrer mesmo com uma atividade normal das glândulas salivares, uma vez que a saliva não umedece necessariamente toda a boca uniformemente, e áreas localizadas de ressecamento podem desencadear a sensação de boca seca.[50] Inobstante, qualquer que seja a taxa de fluxo salivar original, a sensação de ressecamento oral ocorre, quando a taxa de fluxo é reduzida em 50%.[51]

Causas possíveis de boca seca estão resumidas no **Quadro 19.3**. Hábitos comuns, como tabagismo, uso de álcool (inclusive em bochechos) e de bebidas contendo cafeína (café, chá, alguns refrescos), podem causar algum ressecamento oral.

Uma ampla variedade de drogas pode reduzir a salivação (**Quadro 19.4**). As drogas mais comumente implicadas no ressecamento da boca são os andidepressivos tricíclicos, antipsicóticos, atropínicos, betabloqueadores e anti-histamínicos. Boca seca é uma queixa comum no idoso, principalmente como consequência do grande número de drogas utilizado e a alta frequência de polifarmácia.[52,53] Mesmo em pacientes idosos com câncer avançado, a boca seca foi o quarto sintoma mais comum (78% dos pacientes), mas a causa usual foi tratamento medicamentoso, e houve uma associação ao número de drogas prescrito.[54]

Doenças sistêmicas (p. ex., síndrome de Sjögren) devem ser identificadas, tratadas e controladas. Exames a serem considerados na avaliação de xerostomia estão resumidos no **Quadro 19.5**. Na xerostomia associada a medicamentos, a eliminação, substituição ou redução na dose da droga causadora, em colaboração com os médicos do paciente, é a solução ideal. Em pacientes em radioterapia na cabeça e pescoço para cânceres orofaríngeo, técnicas de preservação da glândula parótida contralateral podem ajudar a reduzir a xerostomia pós-radioterapia.[55]

Os tratamentos para a xerostomia estão resumidos no **Quadro 19.6**. Pacientes com xerostomia que possuem algum tecido parenquimatoso salivar viável remanescente responderão a estimulantes salivares; estes incluem balas sem açúcar, mentas e gomas; e bebidas não açucaradas, não ácidas, utilizadas frequentemente. Foi demonstrada uma melhora na xerostomia secundária à radioterapia com uma combinação de bochecho sem álcool e goma de mascar sem açúcar, embora o efeito seja de curta duração.[58] Demonstrou-se que a vitamina C é subjetivamente mais efetiva do que a saliva artificial, mas menos efetiva do que outros estimulantes salivares.[57] O ácido málico, encontrado em frutas como peras e maçãs, pode também ser efetivo no tratamen-

Quadro 19.3 Etiologia da xerostomia

Cirrose biliar primária
Desidratação
Doença enxerto *vs.* hospedeiro
Drogas
Fibrose cística
Infecções
HIV
Hepatite C
Vírus linfotrópico para células T humano
Psicogênica
Radioterapia
Sarcoidose
Síndrome de Sjögren

Quadro 19.4 Exemplos de drogas associadas à xerostomia

Antidepressivos tricíclicos
  Amitriptilina, imipramina
Anti-histamínicos
  Ciclizina, clorfeniramina, difenidramina
Antipsicóticos
  Clozapina, clorpromazina
Broncodilatadores
  Ipratrópio, tiotrópio
Descongestionantes
  Pseudoefedrina
Diuréticos
  Furosemida, hidroclorotiazida, espironolactona
Gotas oculares
  Atropina, tropicamida
Medicação anti-hipertensiva
  Betabloqueadores, clonidina, metildopa
Medicações para doença de Parkinson
  Fenciclidina, benzotropina
Medicações para dor
  Opioides
Medicações para incontinência urinária
  Oxibutinina, tolterodina tartarato
Medicações para refluxo gastroesofágico
  Antagonistas H_2 e inibidores da bomba de prótons

Quadro 19.5 Testes a serem considerados para avaliação da xerostomia

Hemograma completo
  Anemia pode indicar doença crônica
  Contagem de leucócitos anormal na imunodeficiência, Síndrome de Sjögren (SS) ou lúpus eritematoso sistêmico (LES)
  Trombocitopenia na SS ou no LES
Bioquímica sanguínea
  Ureia e creatinina aumentadas na desidratação
  Fosfatase alcalina aumentada na cirrose biliar primária (PBC)
  Enzima conversora de angiotensina sérica elevada na sarcoidose
Imunologia
  Anticorpo a SSA/Ro e SSB/La na síndrome de Sjögren
  Fator reumatoide para SS, artrite reumatoide, LES
  Anticorpo antinuclear no LES (anti-DNA bifilamentar) e SS
  Anticorpo antimitocondrial na cirrose biliar primária
Histopatologia das glândulas salivares menores
  Síndrome de Sjögren: infiltrado linfocítico focal
  Sarcoidose: granuloma sem formação de cáseo
Outros
  Sialometria, sialografia, sialoendoscopia, análise do fluxo salivar

to de xerostomia, mas a principal desvantagem de ambas vitamina C e ácido málico é o seu pH ácido e o efeito deletério sobre o esmalte dentário.

A pilocarpina é um agonista dos receptores muscarínicos e foi demonstrado que melhora os sintomas da xerostomia pós-radioterapia. Os efeitos da pilocarpina são frequentemente imediatos; entretanto, na xerostomia induzida por radioterapia, eles podem ser retardados por até 12 semanas. O aumento na produção de saliva geralmente dura 4 horas. Seus efeitos colaterais indesejáveis incluem sudorese, ruborização, lacrimejamento, urgência urinária e perturbações gastrointestinais. Como resultado do seu efeito colinérgico, ela é contraindicada em pacientes com asma, doença pulmonar obstrutiva crônica, doença cardíaca, glaucoma de ângulo fechado, epilepsia, hipertireoidismo e doença de Parkinson. Outros agentes incluem cevimedina, betanecol, carbacol e piridostigmina.[58-60]

Finalmente, é vital que precauções sejam tomadas para prevenir as consequências deletérias da produção salivar diminuída. Estas precauções incluem frequente revisão dentária, uso diário de fluoreto, escovação e uso de fio dental após refeições e excelente higiene das próteses.

Ardência Bucal

Muitos pacientes idosos se apresentam com uma queixa de ardência oral na língua ou em outra localização na cavidade oral. Se a sensação de ardência oral for um sintoma de outras doenças locais, sistêmicas ou psicogênicas, então isto é chamado transtorno de ardência oral; caso contrário o termo *síndrome de ardência bucal* (BMS) é utilizado, tornando-o um diagnóstico de exclusão.[61] Historicamente, a BMS foi chamada por muitos nomes com base na qualidade ou localização da dor: glossodinia, glossopirose, glossalgia, língua

Quadro 19.6 Tratamentos de xerostomia

- Mecânicos e gustatórios (sem açúcar)
    - Goma de mascar
    - Pomada para sucção
    - Mentol
    - Doce
    - Ácido
    - Vitamina C
    - Lascas de gelo
- Farmacêuticos
    - Pilocarpina
    - Betanecol
    - Carbacol
    - Cevimelina
    - Fisostigmina
    - Anetol tritiona
    - Bromexina
- Medidas paliativas
    - Bochechos domésticos
        - Sal, bicarbonato de sódio, glicerol, hortelã ou limão
    - Bochechos comerciais (sem álcool)
    - Substitutos da saliva
    - Enxágue de fluoreto, gel e vernizes (em pessoas com dentes, apenas)

doendo, língua ardendo, síndrome de boca queimada. O uso destes múltiplos termos reflete a confusão e incerteza que existem na literatura científica e na prática clínica. A Classificação Internacional de Doenças (versão 9) atribuiu o termo *glossodinia*, que inclui os termos adjuntivos *glossopirose* e *língua dolorosa*, e um número de código de identidade específico (529.6).[62] Várias definições foram propostas, mas mais frequentemente o paciente se apresenta com sensações de dor ardente na boca sem quaisquer sinais clínicos óbvios. O médico fica incapaz de diagnosticar definitivamente a causa, mesmo com o uso de testes ou exames de imagem diagnósticos.

A prevalência de sintomas de boca ardendo descrita de estudos internacionais varia de 0,6 a 15%.[63] A BMS parece aumentar com a idade em homens e mulheres, afetando principalmente mulheres na quinta à sétima década.[64,65]

Possíveis etiologias da ardência oral estão resumidas no **Quadro 19.7**. Até um terço dos pacientes associa o início dos sintomas a enfermidades prévias, como infecções das vias aéreas superiores, procedimentos dentários ou uso de medicamentos. Outros indivíduos afirmam que a instalação dos sintomas se relaciona com estressores vitais traumáticos. Tipicamente, os sintomas ocorrem continuamente durante meses ou anos sem períodos de cessação ou remissão. Houve relatos de remissão completa/parcial (com ou sem intervenção) em ~50% dos pacientes e de remissão espontânea completa em ~20% dos pacientes dentro do período de 6 a 7 anos desde o início.[66-68]

Embora ansiedade e depressão tenham sido constantemente demonstradas em pacientes com BMS, sugerindo uma etiologia psicogênica, não está claro se a disfunção psicológica está presente exatamente em associação à dor crônica. O sucesso descrito de técnicas comportamentais no tratamento da BMS pode ser relacionado mais com uma melhora nas estratégias de enfrentamento da dor do que com a cura do transtorno.[69,70]

Deficiências de vitaminas, como B_1, B_2, B_6 e zinco, bem como diabetes, não mostraram uma ligação constante com BMS.[71,72] Não foi constatada uma relação significativa de lesões ulcerativas mucosas, periodontite, língua geográfica e alterações nos tecidos moles e duros intraorais com a BMS. Similarmente, não se demonstrou que irritação química e reação alérgica a materiais dentários são fatores causadores importantes.[73-75]

Uma vez que a maioria das mulheres nos estudos de BMS seja pós-menopáusica, alterações hormonais são consideradas um fator importante. Entretanto, só uma experiência clínica controlada examinou o papel da terapia de reposição hormonal em mulheres pós-menopáusicas com BMS. Os critérios diagnósticos e medidas de resultados não foram claros. Houve menos de 10 participantes em cada braço de tratamento, e a comparabilidade dos grupos na situação básica não foi discutida. Em razão de defeitos metodológicos, há dados insuficientes para quaisquer conclusões confiáveis sobre a efetividade da terapia de reposição hormonal para mulheres pós-menopáusicas com BMS.[76]

Pacientes com BMS apresentam uma incidência mais alta de percepção de ressecamento bucal. Entretanto, estudos da taxa de fluxo salivar não ofereceram evidência em apoio disto. Alterações nos níveis de mucina, imunoglobulina A (IgA), fosfatos e pH foram encontradas, mas a relação destas com a sintomatologia permanece desconhecida.[69,71]

Uma relação possível pode existir entre perturbações gustativas e BMS. Há um número aumentado de pessoas com capacidades exaltadas para detectação de gostos, "superprovadoras", entre os pacientes com BMS. Os superprovadores têm uma densidade mais alta de botões gustativos, cada um rodeado por neurônios álgicos do nervo trigêmeo.[77,78] Constatou-se que a capacidade de detectar gosto amargo está reduzida na menopausa. A redução no gosto amargo ao nível da corda do tímpano, nervo craniano VII, é associada à sensibilidade gustativa aumentada na área do

Quadro 19.7 Causas possíveis de ardência

Alergia
    Restaurações dentárias
    Material de próteses dentárias
    Alimentos
    Preservativos, aditivos, temperos
Autoimunes
    Anticorpo antinuclear elevado
    Fator reumatoide elevado
Lesão de nervos cranianos/neuropatia/neoplasma
Boca seca
    Síndrome de Sjögren
    Radioterapia
    Quimioterapia
    Conteúdo alterado da saliva
Endócrinas
    Diabetes
    Doença tireóidea
    Menopausa
    Deficiências hormonais
Medicações
    Inibidores da enzima conversora de angiotensina
Doenças da mucosa
    Candidíase
    Língua fissurada
    Líquen plano
    Glossite migratória (língua geográfica)
    Viral
Deficiências nutricionais
    Complexo vitamínico B, ferro, zinco
Mecânicas
    Bruxismo
    Dentes cerrados
    Próteses dentárias
Neurológicas
Psicológicas
    Ansiedade
    Depressão
    Fobias

nervo glossofaríngeo (nervo craniano IX) e à produção de sensações gustativas fantasmas.[79] Estas são frequentemente avaliadas no processo de estabelecimento do diagnóstico de BMS.

A BMS é um diagnóstico de exclusão. Uma anamnese e exame físico completo são críticos. A maioria dos pacientes relata intensidade aumentada de dor com a alimentação, dor não suficiente para acordá-los à noite, e perturbações gustativas. Se os sintomas persistirem após a exclusão e o tratamento de outros problemas, a BMS pode ser considerada, e oferecido tratamento. Os testes clínicos encontram-se resumidos no **Quadro 19.8**.

Levantamentos epidemiológicos sugerem que tanto a dor aguda quanto a dor orofacial crônica são problemas importantes em idosos e que elas necessitam de uma abordagem multidisciplinar completa, do diagnóstico ao tratamento.[80,81] Problemas orais, sistêmicos, psicológicos e comportamentais apresentam maior tendência para contribuírem para dor orofacial. Nenhuma evidência clara indica que a idade seja por si só um fator no que se refere ao resultado do tratamento em um paciente idoso com dor.[82] Embora antes se supusesse que há um declínio na sensibilidade à estimulação dolorosa com o envelhecimento, mais estudos não demonstraram tal fato, e as diferenças na apre-

Quadro 19.8 Testes clínicos considerados na síndrome de ardência bucal

Testes alérgicos
Mudança de medicações
    Inibidores da enzima conversora de angiotensina
Culturas
    Fúngicas, virais, bacterianas
Estudos para refluxo gastroesofágico
Hematológicos
    Painel de autoimunidade
    Bioquímica, incluindo glicose, ferro, vitamina B, zinco
    Hemograma
    Endócrinos, incluindo tireoide
Imagem
    Imagem por ressonância magnética, tomografia computadorizada (se indicado)
Taxas de fluxo salivar
Cintigrafia de captação salivar
    Na suspeita de baixas taxas de fluxo salivar e síndrome de Sjögren
Testes psicométricos

sentação clínica da doença podem-se responsabilizar pela associação alterada da dor.[83,84] Envelhecimento e os efeitos incrementais do desgaste dentário, tratamentos restauradores prévios, doenças orais e práticas de higiene oral podem induzir alterações estruturais nos dentes e tecidos periodontais que podem afetar a percepção de dor em indivíduos idosos. Há poucas evidências de pesquisa para fornecer recomendações claras para tratamento de pacientes com BMS.[74] Inicialmente, o clínico deve determinar se o paciente está sofrendo de BMS primária (essencial/idiopática) ou ardência oral em que os sintomas são atribuíveis a condições subjacentes locais ou sistêmicas (BMS secundária). Os tratamentos estão resumidos no **Quadro 19.9.**

Halitose

Embora a maioria das causas de halitose em pessoas sadias quanto aos demais aspectos esteja localizada na cavidade oral, a halitose pode também sinalizar doenças sistêmicas sérias, incluindo diabetes, refluxo gastroesofágico ou insuficiência hepática ou renal. Considerando o idoso, que pode apresentar vários problemas médicos tratados com múltiplas medicações, uma etiologia multifatorial do mau odor não é inesperada. A halitose pode também fornecer um indício útil que leve ao diagnóstico de uma condição previamente não detectada.[85] Estratégias de detecção de causas e tratamento encontram-se resumidas nos **Quadros 19.10** a **19.13.**[86]

Quadro 19.9 Tratamentos para a síndrome de ardência bucal

Terapia comportamental/cognitiva
Terapia tópica
Clonazepam[a]
Lidocaína
Capsaicina tópica
Doxepina tópica
Terapia sistêmica
Antidepressivos tricíclicos
Nortriptilina[a]
Amitriptilina[a]
Inibidor seletivo da receptação de serotonina
Paroxetina[a]
Sertralina[a]
Agentes antipsicóticos atípicos
Amisulpride[b]
Levossulpiride[b]
Benzodiazepínicos
Clonazepam
Anticonvulsivantes
Gabapentina
Antioxidante
Ácido alfalipoico
Analgésico atípico
Capsaicina[b]

[a]Uso *off-label*.
[b]Não disponível nos Estados Unidos.

Quadro 19.10 Causas potenciais de halitose

Orais
Má higiene oral: cáries dentárias, gengivite, candidíase, colonização de próteses dentárias, retenção de detritos
Úlceras aftosas e outras
Tonsilite, tonsílito, abscesso faríngeo
Xerostomia, hipossalivação, síndrome de Sjögren
Carcinoma
Nasais
Sinusite, abscesso, rinite atrófica, corpo estranho
Carcinoma
Respiratórias inferiores
Infecção
Carcinoma
Gastrointestinais
Refluxo, estenose pilórica, síndrome de má-absorção, infecção, carcinoma
Hepáticas
Insuficiência hepática (dimetilssulfeto e cetonas no ar expirado)
Renais
Uremia
Sistêmicas
Inanição, desidratação
Deficiências vitamínicas
Leucemia
Discrasias sanguíneas
Psicogênicas

Quadro 19.11 Drogas associadas à halitose

Abuso de solventes
Agentes citotóxicos
Anfetaminas
Dimetil sulfóxido (DMSO)
Dissulfiram
Fenotiazinas
Hidrato de cloral
Nitratos e nitritos

Quadro 19.12 Bactérias e subprodutos associados à halitose

Porphyromonas gingivalis
Prevotella intermedia
Fusobacterium nucleatum
Bacteroides forsythus
Treponema denticola
Compostos de enxofre volátil (VSCs)
Metil mercaptano, sulfeto de hidrogênio, dimetil sulfeto
Compostos aromáticos voláteis
Indol, escatol
Poliaminas
Putrescina e cadaverina
Ácidos graxos de cadeia curta: ácidos butírico, valérico, acético e propiônico

Quadro 19.13 Tratamento da halitose

Educação do paciente
Tratar causas subjacentes: orais e sistêmicas
Evitar fumo e certos alimentos (*i. e.*, cebola, alho, couve-flor, rábano)
Refeições regulares, incluindo frutas fibrosas, vegetais
Boa higiene oral: escovação, uso de fio dental, limpeza da língua
Limpeza da prótese dentária: deixá-la fora da boca à noite em clorexidina ou solução diluída de hipoclorito
Uso de produtos para cuidados orais: pastas de dentes e bochechos contendo: clorexidina, triclosan, fluoreto de amina/fluoreto estanhoso, íons metálicos
Desodorantes orais: goma de mascar sem açúcar, salsa, hortelã, cravo-da-Índia, sementes de erva-doce
Casos recalcitrantes: metronidazol 200 mg 3 vezes ao dia durante 7 dias

■ Sumário

Reconhecendo que os idosos são o segmento da população que está crescendo mais rapidamente, os prestadores de assistência à saúde deverão lidar com as questões únicas referentes a este grupo etário de forma mais rotineira. No que concerne à saúde oral, doenças primárias e sistêmicas podem interagir para produzir uma ampla variedade de sintomas e doenças. A prevenção e tratamento destes problemas podem ter um impacto dramático sobre a qualidade de vida desta população, tornando imperativo que o clínico possua um amplo fundo de conhecimento para satisfazer às necessidades dos pacientes idosos.

■ Referências Bibliográficas

1. Werner CA. The older population: 2010. 2010 Census Briefs. https://www.census.gov/prod/cen2010/briefs/c2010br09.pdf
2. Ghezzi EM, Ship JA. Systemic diseases and their treatments in the elderly: impact on oral health. J Public Health Dent 2000;60(4):289–296
3. Chávez EM, Ship JA. Sensory and motor deficits in the elderly: impact on oral health. J Public Health Dent 2000;60(4):297–303
4. Loesche WJ, Schork A, Terpenning MS, Chen YM, Kerr C, Dominguez BL. The relationship between dental disease and cerebral vascular accident in elderly United States veterans. Ann Periodontol 1998;3(1):161–174
5. Garcia RI, Krall EA, Vokonas PS. Periodontal disease and mortality from all causes in the VA Dental Longitudinal Study. Ann Periodontol 1998;3(1):339–349
6. Fourrier F, Duvivier B, Boutigny H, Roussel-Delvallez M, Cho-pin C. Colonization of dental plaque: a source of nosocomial infections in intensive care unit patients. Crit Care Med 1998;26(2):301–308
7. Wu T, Trevisan M, Genco RJ, Falkner KL, Dorn JP, Sempos CT. Examination of the relation between periodontal health status and cardiovascular risk factors: serum total and high density lipoprotein cholesterol, C-reactive protein, and plasma fibrinogen. Am J Epidemiol 2000;151(3):273–282
8. Williams DM, Cruchley AT. Structural aspects of aging in the oral mucosa. In: Squier CA, Hill MW, eds. The Effect of Aging in Oral Mucosa and Skin. Boca Raton, FL: CRC Press; 1994:65–74
9. Farthing PM, Walton LJ. Changes in immune function with age. In: Squier CA, Hill MW, eds. The Effect of Aging in Oral Mucosa and Skin. Boca Raton, FL: CRC Press; 1994:113–120
10. Hill MW, Karthigasan J, Berg JH, Squier CA. Influence of age on the response of oral mucosa to injury. In: Squier CA, Hill MW, eds. The Effect of Aging in Oral Mucosa and Skin. Boca Raton, FL: CRC Press; 1994:129–142
11. Scully C, Beyli M, Ferreiro MC, et al. Update on oral lichen planus: etiopathogenesis and management. Crit Rev Oral Biol Med 1998;9(1):86–122
12. Ship JA, Chavez EM, Doerr PA, Henson BS, Sarmadi M. Recurrent aphthous stomatitis. Quintessence Int 2000;31(2):95–112
13. Howlader N, Noone AM, Krapcho M, et al. SEER Cancer Statistics Review, 1975-2010, National Cancer Institute. Bethesda, MD, http://seer.cancer.gov/csr/1975_2010/results_merged/topic_age_dist.pdf, based on November 2012 SEER data submission, posted to the SEER web site, April 2013
14. Howlader N, Noone AM, Krapcho M, et al. SEER Cancer Statistics Review, 1975-2010, National Cancer Institute. Bethesda, MD, http://seer.cancer.gov/csr/1975_2010/results_merged/topic_histologic_tabs.pdf, based on November 2012 SEER data submission, posted to the SEER web site, April 2013
15. U.S. Cancer Statistics Working Group. United States Cancer Statistics: 1999–2011 Incidence and Mortality Web-based Report. Atlanta: U.S.

Department of Health and Human Services, Centers for Disease Control and Prevention and National Cancer Institute; 2014. Available at: http://apps.nccd.cdc.gov/uscs/cancersbyraceandethnicity.aspx
16. Shay K, Ship JA. The importance of oral health in the older patient. J Am Geriatr Soc 1995;43(12):1414–1422
17. Schmader K, George LK, Burchett BM, Pieper CF, Hamilton JD. Racial differences in the occurrence of herpes zoster. J Infect Dis 1995;171(3):701–704
18. Schmader K. Herpes zoster in older adults. Clin Infect Dis 2001;32(10):1481–1486
19. Chiappelli F, Bauer J, Spackman S, et al. Dental needs of the elderly in the 21st century. Gen Dent 2002;50(4):358–363
20. Guiglia R, Musciotto A, Compilato D, et al. Aging and oral health: effects in hard and soft tissues. Curr Pharm Des 2010;16(6):619–630
21. Gift HC, Newman JF. How older adults use oral health care services: results of a National Health Interview Survey. J Am Dent Assoc 1993;124(1):89–93
22. Guggenheimer J, Hoffman RD. The importance of screening edentulous patients for oral cancer. J Prosthet Dent 1994;72(2):141–143
23. Kost RG, Straus SE. Postherpetic neuralgia—pathogenesis, treatment, and prevention. N Engl J Med 1996;335(1): 32–42
24. Whitley RJ, Weiss H, Gnann JW Jr, et al. The National Institute of Allergy and Infectious Diseases Collaborative Antiviral Study Group. Acyclovir with and without prednisone for the treatment of herpes zoster. A randomized, placebo-controlled trial. Ann Intern Med 1996;125(5):376–383
25. Huttner EA, Machado DC, de Oliveira RB, Antunes AG, Hebling E. Effects of human aging on periodontal tissues. Spec Care Dentist 2009;29(4):149–155
26. Wactawski-Wende J. Periodontal diseases and osteoporosis: association and mechanisms. Ann Periodontol 2001;6(1):197–208
27. Pizzo G, Guiglia R, Licata ME, Pizzo I, Davis JM, Giuliana G. Effect of hormone replacement therapy (HRT) on periodontal status of postmenopausal women. Med Sci Monit 2011;17(4):PH23–PH27
28. Nakib N, Ashrafi SS. Drug-induced gingival overgrowth. Dis Mon 2011;57(4):225–230
29. Mealey BL, Oates TW; American Academy of Periodontology. Diabetes mellitus and periodontal diseases. J Periodontol 2006;77(8):1289–1303
30. AARP Public Policy Institute. Chronic Care: A Call to Action for Health Care Reform, Part 1: Chronic Conditions Among Older Americans. 2009; http://assets.aarp.org/rgcenter/health/beyond_50_hcr_conditions.pdf. Accessed August 19, 2010
31. Genco RJ, Ho AW, Kopman J, Grossi SG, Dunford RG, Tedesco LA. Models to evaluate the role of stress in periodontal disease. Ann Periodontol 1998;3(1):288–302
32. Peruzzo DC, Benatti BB, Ambrosano GM, et al. A systematic review of stress and psychological factors as possible risk factors for periodontal disease. J Periodontol 2007;78(8):1491–1504
33. Kramarow E, Lentzner H, Rooks R, et al. Health and Aging Chartbook. Health, United States, 1999. Hyattsville, MD: National Center for Health Statistics; 1999
34. Burt BA. Epidemiology of dental diseases in the elderly. Clin Geriatr Med 1992;8(3):447–459
35. Davies RM. The rational use of oral care products in the elderly. Clin Oral Investig 2004;8(1):2–5
36. Smith CH, Boland B, Daureeawoo Y, Donaldson E, Small K, Tuomainen J. Effect of aging on stimulated salivary flow in adults. J Am Geriatr Soc 2013;61(5):805–808
37. Wu AJ, Atkinson JC, Fox PC, Baum BJ, Ship JA. Cross-sectional and longitudinal analyses of stimulated parotid salivary constituents in healthy, different-aged subjects. J Gerontol 1993;48(5):M219–M224
38. Brook I. The bacteriology of salivary gland infections. Oral Maxillofac Surg Clin North Am 2009;21(3):269–274
39. Lee JJ, Hung HC, Cheng SJ, et al. Carcinoma and dysplasia in oral leukoplakias in Taiwan: prevalence and risk factors. Oral Surg Oral Med Oral Pathol Oral Radiol Endod 2006;101(4):472–480
40. Llewellyn CD, Johnson NW, Warnakulasuriya KA. Risk factors for squamous cell carcinoma of the oral cavity in young people—a comprehensive literature review. Oral Oncol 2001;37(5):401–418
41. Assimakopoulos D, Patrikakos G, Fotika C, Elisaf M. Benign migratory glossitis or geographic tongue: an enigmatic oral lesion. Am J Med 2002;113(9):751–755
42. Yarom N, Cantony U, Gorsky M. Prevalence of fissured tongue, geographic tongue and median rhomboid glossitis among Israeli adults of different ethnic origins. Dermatology 2004;209(2):88–94
43. Reamy BV, Derby R, Bunt CW. Common tongue conditions in primary care. Am Fam Physician 2010;81(5):627–634
44. Refaat M, Hyle E, Malhotra R, Seidman D, Dey B. Linezolidinduced lingua villosa nigra. Am J Med 2008;121(6):e1 doi: 10.1016/j.amjmed.2008.02.023
45. Tamam L, Annagur BB. Black hairy tongue associated with olanzapine treatment: a case report. Mt Sinai J Med 2006;73(6):891–894
46. Gardner ES, Goldberg LH. Granular cell tumor treated with Mohs micrographic surgery: report of a case and review of the literature. Dermatol Surg 2001;27(8):772–774
47. Kornbrot A, Tatoian JA Jr. Benign soft tissue tumors of the oral cavity. Int J Dermatol 1983;22(4):207–214
48. Närhi TO. Prevalence of subjective feelings of dry mouth in the elderly. J Dent Res 1994;73(1):20–25
49. Syrjänen S. Human papillomavirus infections and oral tumors. Med Microbiol Immunol (Berl) 2003;192(3):123–128
50. Fox PC, Busch KA, Baum BJ. Subjective reports of xerostomia and objective measures of salivary gland performance. J Am Dent Assoc 1987;115(4):581–584
51. Dawes C. How much saliva is enough for avoidance of xerostomia? Caries Res 2004;38(3):236–240
52. Närhi TO, Meurman JH, Ainamo A. Xerostomia and hyposalivation: causes, consequences and treatment in the elderly. Drugs Aging 1999;15(2):103–116
53. Loesche WJ, Bromberg J, Terpenning MS, et al. Xerostomia, xerogenic medications and food avoidances in selected geriatric groups. J Am Geriatr Soc 1995;43(4):401–407
54. Davies AN, Broadley K, Beighton D. Xerostomia in patients with advanced cancer. J Pain Symptom Manage 2001;22(4):820–825
55. Henson BS, Eisbruch A, D'Hondt E, Ship JA. Two-year longitudinal study of parotid salivary flow rates in head and neck cancer patients receiving unilateral neck parotid-sparing radiotherapy treatment. Oral Oncol 1999;35(3):234–241
56. Nieuw Amerongen AV, Veerman EC. Current therapies for xerostomia and salivary gland hypofunction associated with cancer therapies. Support Care Cancer 2003;11(4):226–231
57. Björnström M, Axéll T, Birkhed D. Comparison between saliva stimulants and saliva substitutes in patients with symptoms related to dry mouth. A multi-centre study. Swed Dent J 1990;14(4):153–161
58. Rieke JW, Hafermann MD, Johnson JT, et al. Oral pilocarpine for radiation-induced xerostomia: integrated efficacy and safety results from two prospective randomized clinical trials. Int J Radiat Oncol Biol Phys 1995;31(3):661–669
59. LeVeque FG, Montgomery M, Potter D, et al. A multicenter, randomized, double-blind, placebo-controlled, dose-titration study of oral pilocarpine for treatment of radiation-induced xerostomia in head and neck cancer patients. J Clin Oncol 1993;11(6):1124–1131
60. Fox PC, van der Ven PF, Baum BJ, Mandel ID. Pilocarpine for the treatment of xerostomia associated with salivary gland dysfunction. Oral Surg Oral Med Oral Pathol 1986;61(3):243–248
61. Klasser GD, Fischer DJ, Epstein JB. Burning mouth syndrome: recognition, understanding, and management. Oral Maxillofac Surg Clin North Am 2008;20(2):255–271, vii
62. International Classification of Diseases–9–CM, (1979). Wonder.cdc.gov
63. Zakrzewska JM, Hamlyn PJ. Facial pain. In: Crombie IK, ed. Epidemiology of Pain. Seattle, WA: IASP Press; 1999:175–182

64. Bergdahl M, Bergdahl J. Burning mouth syndrome: prevalence and associated factors. J Oral Pathol Med 1999;28(8):350–354
65. Ferguson MM, Carter J, Boyle P, Hart DM, Lindsay R. Oral complaints related to climacteric symptoms in oöphorectomized women. J R Soc Med 1981;74(7):492–498
66. Sardella A, Lodi G, Demarosi F, Bez C, Cassano S, Carrassi A. Burning mouth syndrome: a retrospective study investigating spontaneous remission and response to treatments. Oral Dis 2006;12(2):152–155
67. Hammarén M, Hugoson A. Clinical psychiatric assessment of patients with burning mouth syndrome resisting oral treatment. Swed Dent J 1989;13(3):77–88
68. Tammiala-Salonen T, Hiidenkari T, Parvinen T. Burning mouth in a Finnish adult population. Community Dent Oral Epidemiol 1993;21(2):67–71
69. Browning S, Hislop S, Scully C, Shirlaw P. The association between burning mouth syndrome and psychosocial disorders. Oral Surg Oral Med Oral Pathol 1987;64(2):171–174
70. Rojo L, Silvestre FJ, Bagan JV, De Vicente T. Prevalence of psychopathology in burning mouth syndrome. A comparative study among patients with and without psychiatric disorders and controls. Oral Surg Oral Med Oral Pathol 1994;78(3):312–316
71. Ship JA, Grushka M, Lipton JA, Mott AE, Sessle BJ, Dionne RA. Burning mouth syndrome: an update. J Am Dent Assoc 1995;126(7):842–853
72. Basker RM, Sturdee DW, Davenport JC. Patients with burning mouths. A clinical investigation of causative factors, including the climacteric and diabetes. Br Dent J 1978;145(1):9–16
73. Grushka M. Clinical features of burning mouth syndrome. Oral Surg Oral Med Oral Pathol 1987;63(1):30–36
74. Svensson P, Kaaber S. General health factors and denture function in patients with burning mouth syndrome and matched control subjects. J Oral Rehabil 1995;22(12):887–895
75. Grushka M, Epstein JB, Gorsky M. Burning mouth syndrome. Am Fam Physician 2002;65(4):615–620
76. Zakrzewska JM, Forssell H, Glenny AM. Interventions for the treatment of burning mouth syndrome. Cochrane Database Syst Rev 2005;(1):CD002779
77. Bartoshuk LM, Duffy VB, Miller IJ. PTC/PROP tasting: anatomy, psychophysics, and sex effects. Physiol Behav 1994;56(6):1165–1171
78. Whitehead MC, Beeman CS, Kinsella BA. Distribution of taste and general sensory nerve endings in fungiform papillae of the hamster. Am J Anat 1985;173(3):185–201
79. Yanagisawa K, Bartoshuk LM, Catalanotto FA, Karrer TA, Kveton JF. Anesthesia of the chorda tympani nerve and taste phantoms. Physiol Behav 1998;63(3):329–335
80. Riley JL III, Gilbert GH, Heft MW. Health care utilization by older adults in response to painful orofacial symptoms. Pain 1999;81(1-2):67–75
81. Lipton JA, Ship JA, Larach-Robinson D. Estimated prevalence and distribution of reported orofacial pain in the United States. J Am Dent Assoc 1993;124(10):115–121
82. Sorkin BA, Rudy TE, Hanlon RB, Turk DC, Stieg RL. Chronic pain in old and young patients: differences appear less important than similarities. J Gerontol 1990;45(2):64–68
83. Heft MW, Cooper BY, O'Brien KK, Hemp E, O'Brien R. Aging effects on the perception of noxious and non-noxious thermal stimuli applied to the face. Aging (Milano) 1996;8(1):35–41
84. Ship JA, Heft M, Harkins S. Oral facial pain in the elderly. In: Lomranz J, Mostofsky DI, eds. Handbook of Pain and Aging. New York, NY: Plenum; 1997:321–346
85. Durham TM, Malloy T, Hodges ED. Halitosis: knowing when 'bad breath' signals systemic disease. Geriatrics 1993;48(8):55–59
86. Scully C. Halitosis (oral malodour). In: Scully C, ed. Oral and Maxillovacial Medicine: The Basis of Diagnosis and Treatment UK: Churchill Livingstone/Elsevier; 2013:98–102

20 Malignidades Cutâneas Avançadas no Idoso

Kelly Michelle Malloy ■ *Chaz L. Stucken*

■ Introdução e Epidemiologia

O câncer de pele é a malignidade mais comumente diagnosticada nos Estados Unidos.[1] O termo *malignidade cutânea* representa um grupo variado de cânceres epiteliais e não epiteliais, mas, falando de maneira geral, a maioria tende a ser o resultado de exposição *cumulativa* ao sol. À medida que uma pessoa envelhece, a quantidade de exposição à luz ultravioleta (UV) se acumula, tornando, assim, difícil a distinção entre a idade e a exposição cumulativa à UV, como fatores de risco independentes. Em um estudo de 2003 por Godar *et al.*, foi estimado que os americanos recebam 22,73% da sua exposição à UV de toda a vida até por volta dos 18 anos de idade, 48,53% até por volta dos 40 anos, e 73,71% até por volta da idade de 59 anos; este estudo admitiu uma duração de vida de 78 anos, ponto em que se supõe que se teria recebido 100% da dose de UV. Com as atuais expectativas de vida acima dos 80 anos para homens e mulheres, a exposição solar provavelmente excede bastante a "dose" máxima.[2] Isto também fala a favor de precauções vigilantes quanto à proteção solar independentemente da idade.

A idade isoladamente é reconhecida como um fator de risco para o desenvolvimento de certas malignidades cutâneas, particularmente em referência ao melanoma. O Programa de Vigilância, Epidemiologia e Resultados Finais (SEER) do Instituto Nacional do Câncer (NCI) relata que 44,5% dos melanomas recém-diagnosticados ocorrem em indivíduos com idade de 65 anos ou mais velhos, com um adicional de 22% de novos casos, ocorrendo naqueles com 55 a 64 anos.[3] Embora dados epidemiológicos acurados sobre cânceres de pele não melanoma não estejam disponíveis, geralmente se admite que este padrão de incidência aumentando com a idade também é verdadeiro para outras malignidades cutâneas, como o carcinoma de células escamosas (CCE) e o carcinoma basocelular (CBC). Vale a pena fazer menção especial ao carcinoma de células de Merkel (CCM), dada a sua incidência crescente e a associação com o avançar da idade. A incidência de CCM triplicou entre 1986 e 2001, e quadruplicou por volta de 2006;[4,5] dados do SEER indicam uma incidência de 0,6 por 100.000 pessoas anualmente nos Estados Unidos. A maioria dos CCM ocorre em idosos, com uma idade média de 72 anos no momento do diagnóstico; só 5% dos CCM ocorrem em pacientes com menos de 50 anos.[6] Embora a exposição ao sol tenha sido associada ao CCM, mais recentemente o poliomavírus das células de Merkel foi implicado na maioria dos CCMs. Embora a exposição a este vírus tenda a ocorrer mais precocemente na vida, está postulado que a falha na imunovigilância com o aumento da idade predispõe ao desenvolvimento desta malignidade.

Malignidades cutâneas tendem a ser facilmente curáveis quando diagnosticadas precocemente e tratadas pela de cirurgia definitiva; a vasta maioria destes casos iniciais é tratada por dermatologistas, nunca chegando ao alcance do otorrinolaringologista; Cânceres mais avançados da cabeça e pescoço exigem a experiência dos cirurgiões de cabeça e pescoço para ambas a ressecção e a cirurgia reconstrutora. A cirurgia permanece o sustentáculo do tratamento para a maioria das malignidades cutâneas e pode variar em extensão desde simples excisão local ampla até biópsia de linfonodo sentinela (SLNB), até parotidectomia e esvaziamento cervical. As opções reconstrutoras podem incluir enxertos de pele, retalhos locais, retalhos regionais e transferência de tecido livre. Radioterapia ou quimioterapia adjuvante pode ser considerada, dependendo do estádio final do tumor e das comorbidades.

Este capítulo focaliza primeiramente o tratamento do paciente geriátrico com uma malignidade cutânea avançada, revendo a literatura disponível com o objetivo de fornecer diretrizes práticas para o tratamento peroperatório. Segue-se uma breve revisão das especificidades dos principais tipos de câncer de pele, incluindo o estadiamento e considerações sobre tratamento.

■ Considerações Pré-operatórias

Muitos cirurgiões se mostram reticentes ao avaliarem um paciente idoso para cirurgias de grande porte. Embora a programação clínica pré-operatória para um nonagenário possa inspirar algum temor, é importante lembrar que a idade cronológica não é tão importante quanto a idade funcional. Um professor aposentado de 80 anos que ainda caminha o trajeto de golfe é um candidato cirúrgico diferente em comparação a outro de 70 anos preso à cadeira de rodas após um acidente vascular encefálico. Há diversas ferramentas para avaliar razoavelmente bem o risco cirúrgico em pacientes geriátricos e estas também se aplicariam ao risco cirúrgico para o tratamento de malignidades cutâneas: atividade da vida diária, atividades instrumentais da vida diária, velocidade de marcha, tolerância ao exercício, fragilidade e a avaliação geriátrica abrangente. No que concerne ao risco específico que a idade avançada impõe no cuidado cirúrgico de pacientes com malignidade cutânea avançada, é possível tirar algumas conclusões e fazer recomendações baseando-se em investigações recentes para tratamento cirúrgico de cabeça e pescoço no idoso.

Genther e Gourin investigaram recentemente os resultados de cirurgias de cabeça e pescoço de grande porte em idosos, particularmente quanto ao efeito das comorbidades.[7] A sua análise retrospectiva de uma grande amostra de pacientes idosos com câncer de cabeça e pescoço na Amostra Nacional de Pacientes Internos procurou avaliar o impacto da fragilidade no cuidado cirúrgico deste grupo de pacientes. Eles apontam com precisão que a idade isolada não é um bom marcador do estado de saúde e por essa razão procuraram investigar o impacto do estado do "idoso frágil" sobre os resultados a curto prazo e o custo do tratamento de saúde. *Idoso frágil* é definido pela Secretaria do Censo dos EUA como "pessoas de 65 anos ou mais com problemas importantes de saúde física e cognitiva".[8] Genther e Gourin adaptaram essa definição para "pacientes de 65 anos ou mais com um escore de comorbidade 2 ou mais alto", utilizando a adaptação de Romano do índice de comorbidade de Charlson. Na sua amostra de 61.740 pacientes, pacientes com 80 anos ou mais apresentaram maior probabilidade de comorbidades avançadas (mais comumente doenças cardiovasculares e pulmonares crônicas); entretanto, as complicações pós-cirúrgicas não diferiram significativamente pelo escore de comorbidade, e foram descritas em uma taxa global de 11%. Isto inclui ausência de diferenças significativas no que se refere a complicações da ferida ou infecções pós-operatórias, com base no estado comórbido apenas. Pacientes idosos frágeis estão de fato em um risco aumentado quanto a complicações clínicas agudas, conforme evidenciado pelo achado de que estas ocorrem em apenas 18% dos pacientes idosos sem comorbidade, em 32% dos pacientes com um escore comórbido de 1, em 49% daqueles com um escore de 2, e em 63% daqueles com um escore de 3 ou mais ($p < 0,01$). Observou-se que pacientes idosos frágeis apresentam risco significativamente maior de eventos agudos cardíacos e pulmonares, insuficiência renal aguda, AVE, sepse, pneumonia e infecções do trato urinário. Em análises de regressão logística múltipla, o risco de morte intra-hospitalar foi associado à idade acima de 75 anos e estado idoso frágil, bem como perda de peso, procedimentos com ablações significativas e o uso de reconstrução com retalho pediculado ou livre. Curiosamente, complicações cirúrgicas pós-operatórias não foram associadas a um estado idoso frágil, embora complicações clínicas agudas o tenham sido. Finalmente, um estado idoso frágil foi significativamente associado a uma maior duração da hospitalização (LOS), custos hospitalares aumentados e necessidade de cuidados avançados após a alta dentre outras variáveis.[7]

A extrapolação desta informação para o tratamento de malignidades cutâneas avançadas de cabeça e pescoço no idoso não é perfeita por razões óbvias, mas pode ajudar a definir algumas diretrizes ao considerar pacientes para cirurgia. O estudo de Gunther e Gourina definiu o esvaziamento cervical isolado como "um procedimento pequeno".[7] Se for admitido que a parotidectomia não é mais complicada do que o esvaziamento cervical isolado em termos de risco operatório global, então se conclui que a maioria das cirurgias efetuadas para malignidades cutâneas de cabeça e pescoço está de fato no menor extremo do espectro da cirurgia de cabeça e pescoço em termos de risco operatório global e complicações. Este estudo observou que tanto a mortalidade intra-hospitalar quanto as complicações pós-cirúrgicas foram significativamente associadas a procedimentos ablativos de grande porte e a casos exigindo reconstrução com grandes retalhos (transferência de tecidos regional e livre) neste grupo idoso de estudo. Este não parece ser o caso com cirurgias ablativas de pequeno porte, como o esvaziamento cervical ou a parotidectomia, quanto menos SLNB e excisão local ampla. Assim, não parece haver uma razão robusta para recomendar em contrário cirurgias ablativas de pequeno porte nos idosos, com base no procedimento isoladamente. Dito isto, o estado idoso frágil foi associado à morte intra-hospitalar e a complicações clínicas pós-operatórias agudas; como sempre, a idade funcional e as comorbidades permanecem considerações importantes na avaliação do risco cirúrgico.[9,10]

Falando de modo geral, é recomendado que os idosos sadios com pequena ou nenhuma comorbidade não sejam tratados diferentemente dos pacientes mais jovens que se apresentarem com o mesmo estádio clínico e prognóstico, porque a literatura não suporta que a idade, isoladamente, impacte o resultado. Em pacientes idosos frágeis, no entanto, as recomendações de cuidado do padrão de tratamento podem trazer riscos que não estão alinhados com os objetivos do paciente e a família quanto a tratamento e qualidade de vida. A literatura citada anteriormente, conquanto não especificamente estudando malignidades cutâneas avançadas, dá aos cirurgiões um arcabouço aproximado para começar a discussão dos riscos de morte peroperatória, complicações clínicas agudas e necessidade de pós-tratamento avançado com o qual muitos pacientes idosos estão preocupados, à medida que eles dão consideração à cirurgia da sua malignidade cutânea avançada. Uma discussão franca do prognóstico, em referência à malignidade e comorbidades, é imperativa. Consultas de medicina geriátrica podem ser valiosas para ajudar a avaliar quanto a síndromes geriátricas coexistentes e assistir no aconselhamento ao paciente e à família na tomada de decisões. Uma abordagem mais paliativa ao tratamento pode ser muito apropriada em alguns pacientes idosos frágeis, mas estas estratégias alternativas de tratamento devem ser desenvolvidas por uma equipe multidisciplinar de malignidades cutâneas, que inclui dermatologista, oncologista cirúrgico de cabeça e pescoço, rádio-oncologista e oncologista clínico.

■ Considerações Operatórias

Embora os vários procedimentos operatórios para malignidades cutâneas avançadas não sejam necessariamente tecnicamente diferentes quando efetuados no idoso, o tratamento cirúrgico destas doenças é particularmente bem adequado para o paciente mais velho. CCBs e CCEs são facilmente ressecados sob anestesia local como um procedimento de consultório em muitos casos. A cirurgia micrográfica de Mohs é uma técnica operatória segura, bem estabelecida para estas malignidades também. Embora a literatura de Dermatologia seja semelhante à literatura de Cabeça e Pescoço no que se refere à falta de avaliação prospectiva dos pacientes idosos, há alguns esforços iniciais para estabelecer a segurança da cirurgia de Mohs em pacientes idosos.[11,12] Em muitos casos, uma excisão local ampla com análise das margens é tudo que se faz necessário para o tratamento e, com reconstrução no mesmo dia ou em tempos, pode ser efetuada sob anestesia local com ou sem sedação consciente, e inteiramente em bases ambulatoriais.

Nos pacientes com melanoma e CCM, a SLNB no momento da excisão local ampla pode estar indicada para avaliar quanto a metástases regionais iniciais. Novamente, este é de muitas maneiras um procedimento idealmente adequado para o paciente idoso porque requer apenas um breve evento de anestesia geral e é rotineiramente efetuado em termos ambulatoriais. O defeito primário é reconstruído secundariamente, uma vez que as margens finais sejam liberadas, e isto pode frequentemente ser realizado sob anestesia local, com ou sem sedação, como paciente externo, ou no tempo da linfadenectomia de complementação, caso o(s) gânglio(s) sentinela(s) seja(m) positivo(s) para metástase.

Se um paciente necessitar de parotidectomia e/ou esvaziamento cervical para metástases regionais conhecidas, isto é, evidentemente, realizado sob anestesia geral e mais frequentemente envolve uma curta hospitalização com internação ou para observação. Trabalhar eficientemente para minimizar tempo de anestesia geral é importante para reduzir o risco operatório, particularmente em pacientes idosos frágeis.

Ocasionalmente, pacientes com malignidades cutâneas avançadas necessitarão de grandes reconstruções de cabeça e pescoço para tratar o defeito causado pela ablação; em muitas instituições estas são realizadas por transferência microvascular de tecido livre. A literatura sobre cirurgia com ablação e transferência de tecido livre concomitantes no paciente idoso com malignidade cutânea é limitada. Os poucos estudos de coorte sobre o uso de tecido livre em pacientes idosos submetidos a cirurgias de mucosa de cabeça e pescoço são limitados por baixos números de pacientes e *design* retrospectivo, e só concluem que pacientes idosos estão em risco mais alto de morbidade pós-operatória e exigem um trabalho pré-operatório completo de quaisquer condições comórbidas.[13] A necessidade de transplante de tecido livre indica uma malignidade primária avançada, exigindo um longo procedimento cirúrgico. É importante envolver consultores de medicina geriátrica nestes casos para otimizar comorbidades clínicas antes de um grande evento cirúrgico.

■ Tratamento Pós-Operatório e Outras Considerações

Tal como no tratamento pré-operatório de pacientes idosos com malignidade cutânea avançada, o tratamento pós-operatório deve ir além da simples questão das condições da ferida. O estresse da cirurgia pode revelar problemas previamente bem compensados, sejam eles perda auditiva, demência inicial ou depressão. O conhecimento das síndromes geriátricas bem descritas (ver Capítulo 3) ajuda a conduzir em segurança os pacientes através do período peroperatório. Uma consultoria precoce de Geriatria fornece tratamento multidisciplinar efetivo. Terapia ocupacional e fisioterapia são também excelentes recursos para pacientes que experimentarem incapacidade temporária ou permanente subsequente à sua cirurgia.

Finalmente, considerações pós-operatórias judiciosas quanto à reconstrução e escolhas de locais doadores nesta população de pacientes são muito importantes. Não haverá dois pacientes idosos inteiramente iguais; assim, a atenção aos detalhes da sua situação funcional global é crítica para sua qualidade de vida e segurança. Por exemplo, pacientes idosos tendem a necessitar óculos; a maioria de nós seríamos incapazes de completar atividades simples da vida diária sem sermos capazes de ver, mas no idoso, esta pode ser também uma questão de segurança. Uma paciente submetida a um retalho paramediano na fronte para reconstrução nasal pode ficar satisfeita com seu resultado estético, mas sofrerá se não puder usar óculos durante as semanas, em que a inosculação está ocorrendo. O paciente que necessita de uma auriculectomia parcial poderia ter um problema semelhante ao não ser capaz de utilizar uma prótese auditiva de longa data, enquanto os curativos de suporte estão no lugar, e a cura da ferida está evoluindo. Optometristas e audiologistas podem oferecer ajustes para ajudar os pacientes a atravessar o período de tempo peroperatório de uma maneira segura e mitigar o impacto na qualidade de vida.

■ Considerações Específicas das Doenças

Com o risco de malignidade cutânea aumentando com o avanço da idade, uma revisão geral do diagnóstico, estadiamento e recomendações de tratamento é útil ao abordar qualquer paciente com estes cânceres. Há muitos tipos de malignidade cutânea; este capítulo focaliza os CCBs, CCEs, carcinoma de células de Merkel e melanoma.

Câncer de Pele Não Melanoma (NMSC)

O câncer de pele não melanoma (NMSC) é o câncer mais comum nos Estados Unidos, responsabilizando-se por um maior número de malignidades do que todos os outros cânceres combinados. Em 2006, ~2,1 milhões de pessoas foram diagnosticadas com NMSC, em comparação a 1,4 milhão de pessoas com todos os outros tipos de câncer. Apesar da alta incidência de NMSC, estes cânceres são responsáveis por menos de 0,1% de todas as mortes por câncer.[14,15]

Carcinoma Basocelular (CCB)

O carcinoma basocelular (CCB) é a malignidade cutânea mais comum, responsabilizando-se por ~80% dos NMSCs. Estas lesões são de particular importância para o otorrinolaringologista, uma vez que 80% de todos os CCBs ocorra na região da cabeça e pescoço exposta ao sol.[16] O fator de risco mais importante associado ao desenvolvimento de CCB é a exposição ao sol em pacientes de pele clara. Em contraste com o carcinoma escamocelular, que é relacionado com a exposição solar cumulativa, o carcinoma basocelular é mais fortemente relacionado com a exposição à UV intermitente intensa durante a infância e adolescência. Outros fatores de risco conhecidos incluem sexo masculino, cabelo ruivo ou louro, olhos claros e imunossupressão. Uma história pessoal de CCB aumenta o risco de desenvolvimento de outro CCB por um fator de 10.[17]

A forma mais comum de CCB é a nodular, que responde por mais de 75% de todos os casos. Estas lesões clássicas se apresentam como uma pápula ou nódulo aperolado com telangiectasia sobrejacente e bordas elevadas, com ou sem crostas ou ulcerações centrais. O CCB superficial é o segundo tipo mais comum, mas frequentemente é observado no tronco e extremidades. O tipo morfeiforme é raro, mas quase todos os casos são encontrados na cabeça e pescoço. Ele é caracterizado por invasão mais profunda para o interior da derme e é mais agressivo do que os tipos nodular e superficial. Outros tipos raros incluem micronodular, infiltrativo e basoescamoso, todos os quais são variantes mais agressivas associadas a taxas mais altas de recorrência local.

O estadiamento do CCB de acordo com o *American Joint Committeeon Cancer* (AJCC) é o mesmo que para NMSC e está revisto nos **Quadros 20.1 e 20.2**.[17] A *National Comprehensive Cancer Network* (NCCN) estratificou o CCB em grupos de baixo risco e alto risco baseando-se na sua possibilidade de recorrência local — estes fatores de risco são revistos no **Quadro 20.3**.[18] O risco de metástase regional é muito baixo, variando de 0,0028 a 0,55%.[19]

Quadro 20.1 Classificação TNM do câncer de pele não melanoma não palpebral

Classificação do Tumor (T)	Características
T1	≤ 2 cm e < 2 características de alto risco
T2	> 2 cm ou > 2 características de alto risco
T3	Invasão da maxila, mandíbula, órbita ou do osso temporal
T4	Invasão do esqueleto ou invasão perineural da base do crânio
Classificação nodal (N)	
N0	Ausência de metástases linfonodais
N1	Metástase em um único linfonodo ipsolateral ≤ 3 cm na maior dimensão
N2a	Metástase em um único linfonodo ipsolateral, 3-6 cm na maior dimensão
N2b	Metástase em múltiplos linfonodos ipsolaterais, ≤ 6 cm na maior dimensão
N2c	Metástase em linfonodos bilaterais ou contralaterais, ≤ 6 cm na maior dimensão
N3	Metástase em um linfonodo > 6 cm na maior dimensão
Classificação de metástase (M)*	
M0	Ausência de metástases a distância
M1	Metástases a distância

Utilizado com permissão de Edge SE, Byrd DR, Compton CC, *et al.*, eds. AJCC Cancer Staging Manual, 7th ed. New York, NY: Springer; 2010.
Nota: Fatores de alto risco incluem espessura > 2 mm, nível de Clark ≥ IV, invasão perineural, local primário na orelha, local primário no lábio sem pelo, e pouco diferenciado ou indiferenciado.

Quadro 20.2 Estádio anatômico e grupos prognósticos do câncer de pele não melanoma não palpebral

Estádio patológico	Classificação do tumor	Classificação linfonodal	Classificação das metástases
I	T1	N0	M0
II	T2	N0	M0
III	T3	N0	M0
	T1	N1	M0
	T2	N1	M0
	T3	N1	M0
IV	T1	N2	M0
	T2	N2	M0
	T3	N2	M0
	Qualquer T	N3	M0
	T4	Qualquer N	M0
	Qualquer T	Qualquer N	M1

Utilizado com permissão de Edge SE, Byrd DR, Compton CC, et al., eds. AJCC Cancer Staging Manual, 7th ed. New York, NY: Springer; 2010.

Quadro 20.3 Fatores de risco para recorrência de carcinoma basocelular

H e EF	Baixo risco	Alto risco
Localização/tamanho	Área L < 20 mm	Área L ≥ 20 mm
	Área M < 10 mm	Área M ≥ 10 mm
	Área H < 6 mm[1]	Área H ≥ 6 mm
Margens	Bem definidas	Pouco definidas
Primário versus recorrente	Primário	Recorrente
Imunossupressão	Não	Sim
Local de radioterapia prévia	Não	Sim
Patologia		
Subtipo	Nodular,[2] superficial	Padrão agressivo de crescimento[3]
Invasão perineural	Não	Sim

Adaptado com permissão de NCCN Clinical Practice Guidelines in Oncology (NCCN Guidelines©) de Basal Cell Skin Cancer V.1.2015. © 2015 National Comprehensive Cancer Network, Inc. Todos os direitos reservados. NCCN Guidelines® e ilustrações contidas não podem ser reproduzidos sob qualquer forma para qualquer finalidade sem a permissão escrita expressa de NCCN. Para consultar on-line a versão mais recente e completa das NCCN Guidelines, ir até NCCN.org. NATIONAL COMPREHENSIVE CANCER NETWORK®, NCCN®, NCCN GUIDELINES®, e todos os outros conteúdos NCCN são marcas registradas de propriedade de National Comprehensive Cancer Network.
Área L: tronco e extremidades (excluindo pré-tibial, unidades ungueais e tornozelos).
Área M: bochechas, fronte, couro cabeludo, pescoço e pré-tibial.
Área H: "áreas de máscara" da face (face central, pálpebra, supercílio, periorbital, nariz, lábios (cutâneo e vermelhão), mento, mandíbula, pele/sulcos pré-auriculares e pós-auriculares, têmpora, e orelha, genitália, mãos e pés).
[1]A localização, independentemente do tamanho, pode constituir alto risco em certos contextos clínicos.
[2]Subtipos histológicos de baixo risco incluem nodular, superficial e outros padrões não agressivos de crescimento, como ceratótico, infundibulocístico e fibroepitelioma de Pinkus.
[3]Tendo características morfeiformes, basoescamosas (metatípicas), esclerosadas, infiltrativas mistas ou micronodulares em qualquer parte do tumor.

Tumores iniciais e pequenos podem ser tratados com simples excisão ou curetagem e eletrodissecção. Uma vez que se trate de uma malignidade comum, de crescimento lento, a maioria dos CCBs é tratada por médicos de família e dermatologistas. Entretanto, tumores localmente agressivos localizados nas proximidades de estruturas anatômicas funcionalmente importantes e esteticamente sensíveis são frequentemente encaminhados para otorrinolaringologistas. A ressecção cirúrgica é o suporte do tratamento de lesões que não suscetíveis à curetagem e à eletrodissecção. CCBs de baixo risco devem ser excisados com margens de 4 mm. CCBs de alto risco podem ser tratados por excisão com margens mais amplas e controle intraoperatório completo das margens. A cirurgia de Mohs permanece sendo o tratamento preferido para CCBs de alto risco, uma vez que ela permita a avaliação intraoperatória de todas as margens e uma taxa de sobrevida de 5 anos livre de doença de 99%. Tal como é o caso de todas as malignidades cutâneas discutidas neste capítulo, as margens cirúrgicas devem ser discutidas, porque preferências individuais do paciente podem guiar os objetivos de tratamento. Em alguns casos, os pacientes aceitarão margens mais estreitas para preservar função ou estética. Em outros casos, os pacientes recusarão completamente a cirurgia e optarão por radioterapia ou agentes direcionados. A radioterapia frequentemente é reservada para pacientes com margens incontroláveis ou para aqueles que são maus candidatos cirúrgicos.[18]

Pacientes com CCBs metastáticos, multiplamente recorrentes ou localmente avançados, recentemente têm disponível outra modalidade potencial de tratamento na forma de uma droga chamada vismodegib. Quase todos os CCBs apresentam uma perda de inibição da proteína homóloga alisada (SMO) na via de sinalização *hedgehog*, levando à proliferação descontrolada das células basais. O vismodegib é um novo agente inibidor direcionado da SMO, cuja aprovação foi recentemente concedida pelo *Food and Drug Administration* (FDA) com base nos resultados da experiência de fase 2 em pacientes com CCBs avançados que tinham sido previamente tratados por cirurgia, radioterapia e/ou outras terapias sistêmicas. A taxa de resposta em doença metastática foi de 30%, e a taxa de resposta em doença localmente avançada foi de 43%. Ambos os grupos responderam durante um tempo médio de 7,6 meses, e 21% apresentaram resposta completa. Este inibidor da via do *hedgehog* foi estudado apenas em doença avançada, recorrente e metastática, e estudos adicionais elucidarão o seu papel, se houver algum, em CCBs menos avançados.[20]

Carcinoma de Células Escamosas (CCE)

O CCE é menos comum do que o CCB, representando ~10% das malignidades cutâncas. O risco de desenvolvimento do CCE é relacionado com a exposição à radiação UV crônica, cumulativa, e é mais comumente encontrado em pacientes de descendência norte-europeia com pele clara (tipos de pele 1 e 2 de Fitzpatrick), olhos claros e uma história de múltiplas queimaduras solares.[21] A incidência de CCE é maior em locais com climas ensolarados próximos ao equador, e um risco aumentado para desenvolvimento de CCE é observado nos idosos, naqueles com uma história pregressa de malignidade cutânea ou lesão pré-maligna e em homens. O risco de desenvolvimento de CCE é também mais alto em pacientes com uma história de tratamento prévio com radioterapia ou exposição ocupacional à radiação;[22] pacientes idosos podem apresentar uma história de tratamento com radioterapia da pele para tratamento de acne, uma vez que esta tenha sido uma conduta comum para tratamento de acne entre 1920 e 1960. A exposição a arsênico é associada a um risco aumentado de desenvolvimento de CCE e CCB; embora não visto comumente como um agente etiológico, alguns pacientes geriátricos podem ter sido expostos à solução de Fowler (arsênico potássio) na sua juventude, já que este foi um tônico geral popular até os 1930. O CCE pode também se originar no contexto de trauma prévio, particularmente queimaduras e cicatrizes (p. ex., úlcera de Marjolin). A imunossupressão é amplamente reconhecida como um fator de risco para CCE e prenuncia um comportamento mais agressivo do câncer, com taxas aumentadas de recorrência e metástases.[23] O papilomavírus humano (HPV) também foi associado ao desenvolvimento de CCE, particularmente em populações imunodeprimidas.

Clinicamente, o CCE tipicamente se apresenta como uma lesão ulcerada, crostosa, muitas vezes com uma área circundante de enduração elevada (**Fig. 20.1**). O estadiamento do CCE é idêntico ao do CCB e se encontra revisto nos **Quadros 20.1 e 20.2**. O CCE apresenta um risco mais alto de metástases regionais e à distância em comparação ao CCB, com uma taxa de 10% de metástase oculta;[24] inobstante, mais de 95% das malignidades cutâneas não melanoma estarão presentes em um único local. A *National Comprehensive Cancer Network* (NCCN) procurou definir fatores de risco para comportamento agressivo no CCE, com o objetivo de ajudar a guiar o tratamento. A maioria dos CCEs é de baixo risco, sendo diagnosticados e tratados em uma fase inicial e sob os cuidados de dermatologistas. O tratamento de lesões de baixo risco inclui excisão local ampla definitiva, bem como uso judicioso de crioterapia, eletroterapia ou terapia fotodinâmica em pacientes com doença inicial ou *in situ*. O CCE de alto risco em cabeça e pescoço inclui tumores com 1 cm ou mais nas bochechas, fronte, couro cabeludo e pescoço e tumores com 6 mm

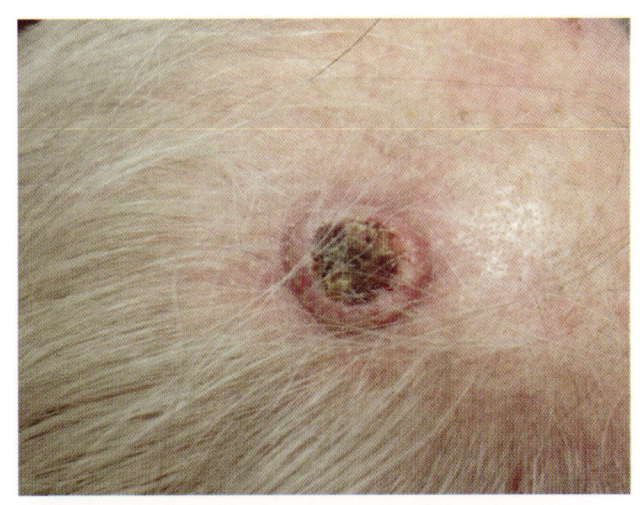

Fig. 20.1 Apresentação clássica de um carcinoma de células escamosas do couro cabeludo em um homem idoso de pele clara. (Foto cortesia da Dra. Karen Kost.)

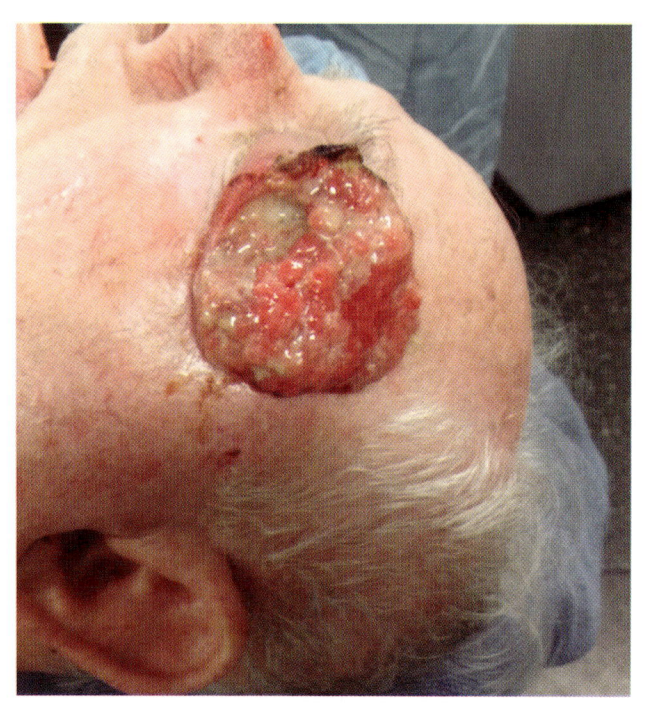

Fig. 20.2 Grande carcinoma de células escamosas na têmpora e pálpebra superiores à esquerda. Esta é uma lesão de alto risco, dadas sua localização e grande tamanho. (Foto cortesia da Dra. Karen Kost.)

ou mais nas áreas da máscara da face, mento/região da linha da mandíbula e na região periauricular (**Fig. 20.2**). Parâmetros de CCE de alto risco reconhecidos pela NCCN também incluem os seguintes: tumores recorrentes; aqueles com margens clínicas difusas, pouco definidas; imunossupressão; radioterapia prévia; crescimento tumoral rápido; sintomas neurológicos ou invasão patológica perineural ou perivascular e profundidade do tumor ≥ 2 mm. Tumores pouco diferenciados e aqueles dos subtipos adenoide, adenoescamoso e desmoplásico são também considerados como potencialmente mais agressivos.[23,25]

O tratamento do CCE de alto risco é principalmente cirúrgico. A lesão primária pode ser removida pela cirurgia de Mohs ou excisão local ampla com avaliação intraoperatória das margens. A preocupação com comprometimento linfonodal cervical ou parotídeo, ao exame, deve indicar a biópsia por agulha fina do nódulo(s); linfadenectomia, incluindo parotidectomia se apropriado, é recomendada para metástase regional. É interessante que a metástase linfonodal parotídea representa mau prognóstico.[26,27] O uso de SLNB em CCE cutâneo é uma área de investigação ativa, e a SLNB parece ser um método confiável para diagnosticar metástase regional inicial no CCE.[28,29] Radioterapia adjuvante é recomendada para tumores com invasão perineural, margens tumorais estreitas ou positivas, e linfonodos metastáticos positivos, particularmente com evidências de disseminação extracapsular (ECS). Recomendações para quimiorradioterapia (tipicamente à base de platina) são com base em dados de CCEs de mucosa de cabeça e pescoço; a quimiorradioterapia é recomendada em casos com ECS e margens do tumor primário comprometidas microscopicamente.

Carcinoma de Células de Merkel (CCM)

Embora seja uma malignidade relativamente rara, o CCM merece menção espacial porque é principalmente uma doença do idoso. Ele é um tumor neuroendócrino agressivo com altas taxas de recorrência local (25-30%), metástases regionais (52-59%) e metástases à distância (34-36%); sua taxa de mortalidade supera a do melanoma, com taxas de sobrevida global de 5 anos entre 30 e 64%.[30] Os fatores de risco para CCM incluem tipos claros de pele, idade de 65 anos ou mais e história de exposição extensa ao sol. Como em outras malignidades cutâneas, há uma maior tendência de ocorrência do CCM em pacientes imunodeprimidos, por exemplo, naqueles submetidos a transplantes de órgãos alógenos, com infecção pelo vírus de imunodeficiência humana (HIV), ou com doenças linfoproliferativas. O CCM parece ser relacionado com a infecção por um poliomavírus, por isso chamado poliomavírus de célula de Merkel (MCV). O MCV é ubíquo, até mesmo uma parte da flora normal em humanos, e infecções são comuns e tipicamente assintomáticas. A infecção por MCV tipicamente ocorre na infância e resulta na integração do vírus ao genoma do hospedeiro com subsequente infecção crônica quiescente. Embora ainda uma área de investigação ativa, foi proposta a hipótese de que a falha da imunovigilância celular seja responsável pelo desenvolvimento tumoral; a imunidade do hospedeiro pode ser comprometida por terapia imunossupressora, infecção por HIV, doença linfoproliferativa, ou possivelmente pelo próprio envelhecimento; daí a associação de MCC a estas populações de pacientes.[31]

O CCM mais comumente se apresenta como um nódulo intracutâneo indolor, endurecido, de cor rósea ou vermelho-azulada. Os pacientes frequentemente o descrevem como parecendo inicialmente uma mancha, mas que sofre crescimento rápido. Mais de um terço dos CCMs ocorrem na face, couro cabeludo ou pescoço, tornando a cabeça e pescoço a região do corpo mais comum para CCM (36%), seguindo-se os membros superiores e ombros (22%).[32] O CCM é diagnosticado por biópsia da lesão primária, sendo necessária imuno-histoquímica para diferenciar esta malignidade de outros "pequenos tumores azuis"; O CCM cora-se positivo para citoqueratina 20 e fator de transcrição tireóideo-1, e negativo para S100, citoqeratinas de alto peso molecular, e antígenos leucocitários comuns, o que a ajuda a diferenciá-lo do câncer pulmonar de pequenas células metastático.[33-35] Uma avaliação do paciente quanto a metástases regionais deve ser feita clinicamente; linfonodos palpáveis podem indicar metástase ganglionar, enquanto um pescoço clinicamente negativo indica que o paciente pode ser elegível para SLNB para estadiamento adicional.

O CCM é uma malignidade tão incomum que há escassez de estudos clínicos prospectivos para guiar o desenvolvimento de diretrizes para avaliação e tratamento. A NCCN recentemente atualizou suas diretrizes baseando-se na evidência disponível de mais baixo nível, e o seu consenso é que, globalmente, o estádio tumoral e tamanho do tumor primário > 2 cm parecem atribuir um mau prognóstico.[30] O estadiamento do AJCC para CCM está apresentado no **Quadro 20.4**.[17] Falando de maneira geral, as diretrizes da NCCN advogam que os pacientes de CCM sejam avaliados e tratados por um grupo multidisciplinar de malignidade cutânea, dadas a raridade e complexidade desta doença.[30,36] A cirurgia permanece como a base do tratamento do CCM. Excisão local ampla do câncer primário com margens de 1 a 2 cm, associada a SLNB para o pescoço clinicamente N0, constitui a conduta primária padrão; se o pescoço for clinicamente suspeito, deve ser realizada uma biópsia por agulha, e elaborados planos para uma linfadenectomia apropriada, caso a biópsia por agulha seja positiva para CCM metastático. Pequenos defeitos pós-ressecção podem ser fechados primariamente; entretanto, a reconstrução de grandes defeitos primários deve ser retardada caso seja necessário um enxerto extenso de pele, ou se houver previsão de transferência de tecido livre.

Há crescentes evidências de que a radioterapia adjuvante pode ser benéfica tanto no controle locorregional quanto para a sobrevida global.[37-49] Há heterogeneidade significativa no *design* e populações de pacientes desta literatura limitada; por essa razão a NCCN recomenda uma conduta ampla de radioterapia adjuvante nesta rara doença agressiva. Embora a observação possa ser considerada para pequenas lesões primárias sem invasão linfovascular ou doença nodular, a radioterapia adjuvante deve ser considerada nos casos com tumores ≥ 2 cm, disseminação perineural ou linfovascular e metástase nodular. Ela também é recomendada em pacientes imunodeprimidos e pode substituir a linfadenectomia em pacientes que são candidatos cirúrgicos de alto risco.[30]

Melanoma

O melanoma é um dos cânceres em mais rápido crescimento nos Estados Unidos, com a incidência subindo 5% por ano durante as últimas 2 décadas. Em 2007, o risco durante toda a vida de desenvolver um melanoma cutâneo era 1 em 52, em comparação a 1 em 1.500, em 1935. O melanoma é uma malignidade mais frequentemente encontrada em adultos e nos idosos, com uma idade média de diagnóstico

Quadro 20.4 Estadiamento TNM do carcinoma de células de Merkel

Classificação tumoral (T)	Características
T1	≤ 2 cm
T2	> 2 cm e < 5 cm
T3	> 5 cm
T4	Tumor primário invade osso, músculo, fáscia ou cartilagem
Classificação nodal (N)	
N0	Ausência de metástase linfonodal
N1	Metástase em linfonodo(s) regional
N1a	Micrometástase[a]
N1b	Macrometástase[b]
N2	Metástase em trânsito[c]
Classificação da metástase (M)	
M0	Ausência de metástase a distância
M1a	Metástase na pele, tecidos subcutâneos ou linfonodos a distância
M1b	Metástase no pulmão
M1c	Metástase em outros locais viscerais

Utilizado com permissão de Edge SB, Byrd DR, Compton CC, *et al.*, eds. AJCC Cancer Staging Manual, 7th ed. New York, NY: Springer; 2010.
[a]Micrometástases são diagnosticadas após linfadenectomia sentinela ou eletiva.
[b]Macrometástases são metástases nodais clinicamente detectáveis verificadas por linfadenectomia terapêutica ou biópsia por agulha.
[c]Metástase em trânsito é um tumor distinto do primário e localizado ou entre a lesão primária e os linfonodos regionais de drenagem ou distal à lesão primária.

aos 63 anos em homens e 56 anos em mulheres.[40] A detecção precoce de melanomas de pouca espessura antes do desenvolvimento de doença metastática é fundamental. As taxas de sobrevida em 5 anos para indivíduos com doença localizada, regional e em estádio com metástase a distância são de 98,2, 61,7 e 15,2%, respectivamente.[41]

Conforme discutido previamente, o fator de risco ambiental mais importante é a exposição ao sol, o que varia, dependendo da latitude geográfica, ocupação, atividades de lazer ao ar livre e bronzeamento. Outros fatores que contribuem para o risco de melanoma incluem idade, sexo masculino, pele clara, imunossupressão, e a presença de > 20 nevos pigmentados. Homens apresentam 1,5 vez mais chances de desenvolver melanoma,[40] e homens mais velhos estão em risco particularmente aumentado de desenvolvimento de melanomas com ≥ 3 mm de espessura ou do subtipo nodular.[42] Nevos displásicos não são considerados uma lesão precursora – o risco anual de um nevo displásico se transformar em melanoma é < 1 em 30.000 sinais. Entretanto, nevos displásicos são um marcador de pacientes que estão em risco aumentado para desenvolvimento de melanomas. De fato, pacientes com um nevo displásico apresentam 1,6 vez mais chance de desenvolver melanoma, e pacientes com cinco ou mais nevos displásicos são 10,5 vez mais propensos a desenvolver melanoma.[43]

Na população geriátrica, não é incomum que pacientes desenvolvam múltiplas malignidades cutâneas. Em pacientes com uma história pessoal de NMSC, o risco relativo de desenvolvimento de melanoma é 4,28.[44] Em pacientes com uma história pessoal de melanoma, 11% desenvolverão um segundo tumor primário dentro de 5 anos.[45] Pacientes com uma história familiar de melanoma apresentam 1,74 vez mais chance de desenvolver um melanoma do que a população em geral;[44] síndrome de múltiplos sinais atípicos e melanoma familiares (FAMMM) é uma doença dominante autossômica causada por uma mutação do antioncogene *INK4a* que codifica p16 no cromossoma 9p21.[46]

Há múltiplos tipos de melanoma, dos quais o subtipo mais comum é o melanoma de disseminação superficial (**Fig. 20.3**). Melanomas de disseminação superficial são caracterizados por uma fase de crescimento radial seguida por uma fase de crescimento vertical. Em comparação, os melanomas nodulares são caracterizados por uma fase de crescimento rápido verticalmente invasivo que leva a lesões mais espessas com um pior prognóstico (**Fig. 20.4**). Há dois subtipos que parecem ter uma propensão particular a ocorrer na população idosa — o melanoma lentiginoso maligno e o melanoma desmoplásico. O melanoma lentiginoso maligno é um subtipo invasivo de crescimento lento com prognóstico relativamente favorável que se origina das lesões precursoras de lentigo maligno. O melanoma desmoplásico é um subtipo agressivo que frequentemente se apresenta como uma lesão amelanótica com uma espessura de tumor de ≥ 2 mm, com propensão à invasão perineural.

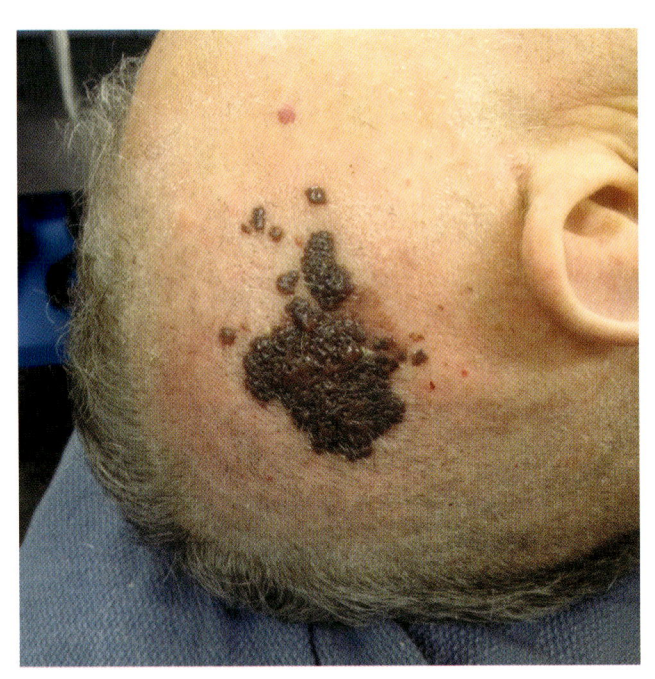

Fig. 20.3 Aspecto clássico de um melanoma do couro cabeludo; observar a presença de lesões satélites. (Foto cortesia da Dra. Karen Kost.)

Uma vez que o melanoma desmoplásico tende a se apresentar em um estádio mais avançado, com invasão perineural, há uma alta taxa de recorrência local, e muitos pacientes fazem radioterapia adjuvante após a cirurgia. Outros subtipos menos comuns de melanoma incluem o lentiginoso acral, o nevo azul maligno e o melanoma mucoso. Digno de nota, até 50% dos melanomas mucosos ocorrem na cabeça e pescoço, e este subtipo é muito agressivo, com taxas de sobrevida de 5 anos, variando entre 10 e 30%.

O estadiamento do melanoma é com base no sistema de estadiamento do AJCC de 2010; um sumário do sistema de estadiamento pode ser visto nos **Quadros 20.5** e **20.6**.

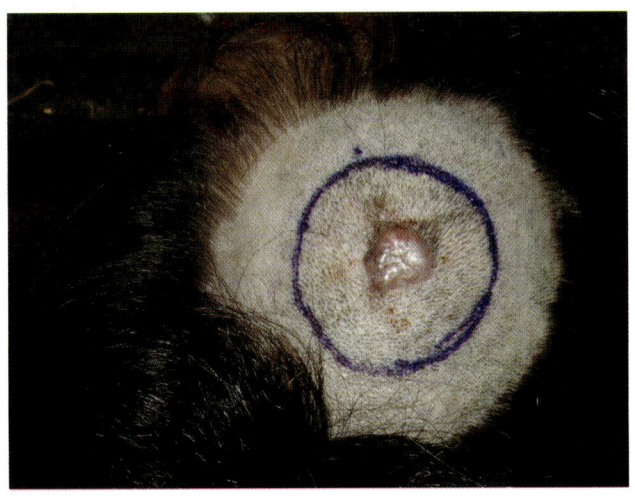

Fig. 20.4 Melanoma nodular. (Foto cortesia da Dra. Karen Kost.)

Os fatores do tumor primário que mais afetam a sobrevida são espessura do tumor, ulceração e taxa mitótica. A taxa de sobrevida de 10 anos é de 92% em pacientes com lesões T1(≤ 1 mm de espessura), 80% para lesões T2 (1,01-2 mm), 63% para lesões T3 (2,01-4 mm), e 50% para lesões T4 (> 4 mm). A taxa mitótica foi introduzida no sistema de estadiamento em substituição ao nível de invasão de Clark, que não era um fator prognóstico estatisticamente significativo quando taxa mitótica e ulceração eram levadas em conta.[47]

O tratamento do melanoma é, em geral, cirúrgico, consistindo em excisão completa do tumor primário com margens adequadas, seguida por terapia adjuvante com base no estádio da doença. Com base nas diretrizes do NCCN, as margens cirúrgicas recomendadas para excisão local ampla são 0,5 a 1 cm para melanoma *in situ*, 1 cm para tumores T1, 1 a 2 cm para tumores T2, e 2 cm para tumores T3 e T4.[48] Uma margem de 1 a 2 cm na complexa região da cabeça e pescoço pode resultar em uma incapacidade funcional ou deformidade estética importantes. É importante discutir as implicações de margens cirúrgicas adequadas com os pacientes idosos para que os pacientes possam fornecer sua contribuição para balancear os interesses oncológicos e funcionais. A radioterapia adjuvante pode melhorar o controle local, quando margens adequadas não forem obtidas em razão de preocupações funcionais.

Em pacientes com evidências clínicas de disseminação regional, está indicado esvaziamento cervical. Pacientes com um pescoço clinicamente N0 foram objeto de controvérsia durante as últimas décadas, mas estudos recentes esclareceram as recomendações de tratamento. Em 2012, a

Quadro 20.5 Estadiamento TNM do melanoma

Classificação do tumor (T)	Espessura (mm)	Ulceração/mitoses
T1	≤ 1	a: sem ulceração E mitose < $1/mm^2$ b: com ulceração OU mitose ≥ $1/mm^2$
T2	1,01-2	a: sem ulceração b: com ulceração
T3	2,01-4	a: sem ulceração b: com ulceração
T4	> 4	a: sem ulceração b: com ulceração
Classificação nodal (N)	Número de linfonodos metastáticos	Carga metastática nodal
N0	0	Não disponível
N1	1	a: micrometástase b: macrometástase
N2	2 - 3	a: micrometástase b: macrometástase c: metástases em trânsito/satélites sem nodos metastáticos
N3	4+ linfonodos metastáticos, ou metástases em trânsito/satélites com nodos metastáticos	
Classificação da metástase (M)	Local	LDH sérica
M0	Ausência de metástase a distância	Não aplicável
M1a	Metástases a distância na pele, subcutâneo ou linfonodais	Normal
M1b	Metástases pulmonares	Normal
M1c	Todas as outras metástases viscerais Toda metástase a distância	Normal Elevada

Utilizado com permissão de Edge SB, Byrd DR, Compton CC, *et al.*, eds. AJCC Cancer Staging Manual, 7th ed. New York, NY: Springer; 2010.
Nota: Micrometástases são diagnosticadas após biópsia de linfonodo sentinela e esvaziamento cervical complementar (se efetivada).
Nota: Macrometástases são definidas como metástases nodais detectáveis e clinicamente confirmadas após esvaziamento cervical terapêutico ou quando a metástase nodal exibe extensão extracapsular macroscópica.

Quadro 20.6 Estádio anatômico e grupos prognósticos do melanoma

Estádio patológico	Classificação do tumor	Classificação nodal	Classificação da metástase
IA	T1a	N0	M0
IB	T1b	N0	N0
	T2b	N0	N0
IIA	T2b	N0	M0
	T3a	N0	M0
IIB	T3b	N0	M0
	T4a	N0	M0
IIC	T4b	N0	M0
IIIA	T1-4a	N1a	M0
	T1-4a	N2a	M0
IIIB	T1-4b	N1a	M0
	T1-4b	N2a	M0
	T1-4a	N1b	M0
	T1-4a	N2b	M0
	T1-4a	N2c	M0
IIIC	T1-4b	N1b	M0
	T1-4b	N2b	M0
	T1-4b	N2c	M0
	Qualquer T	N3	M0
IV	Qualquer T	Qualquer N	M1

Utilizado com permissão de Edge SB, Byrd DR, Compton CC, et al., eds. AJCC Cancer Staging Manual, 7th ed. New York, NY: Springer; 2010.

American *Society of Clinical Oncology* e a *Society of Surgical Oncology* publicaram diretrizes de prática clínica sobre o uso do mapeamento linfático e SLNB em pacientes com melanoma.[48] De acordo com estas diretrizes, a SLNB é recomendada em pacientes com melanoma de espessura intermediária (1-4 mm) e melanomas espessos (> 4 mm) para finalidades de estadiamento e controle de doença regional. A SLNB pode ser considerada em pacientes selecionados com melanomas de pouca espessura (< 1 mm) com aspectos de alto risco, quando o estadiamento supera os riscos do procedimento. O relato final da fase 3 do *Multicenter Selective Lymphadenectomy Trial* (MSLT-I) confirmou que a SLNB em melanomas de espessura intermediária melhora significativamente a sobrevida de 10 anos livre de doença e a sobrevida melanoma-específica.[50] Esvaziamento cervical complementar está indicado em pacientes com uma SLNB positiva.

A radioterapia adjuvante em doença primária é considerada em pacientes com melanoma desmoplásico com margens estreitas, doença localmente recorrente, ou invasão perineural extensa. A radioterapia é também considerada para doença regional com extensão extracapsular macroscópica, mais de um gânglio no interior da glândula parótida, mais de dois gânglios no pescoço, ou tamanho nodal ≥ 3 cm. A radioterapia paliativa pode ser considerada em doença nodal não ressecável, satélite ou em trânsito.[48]

Pacientes com melanoma estádio III apresentam risco aumentado de desenvolver metástases a distância. Foi demonstrado que o interferon-a-2b peguilado (IFNa2b), administrado durante um tratamento de 5 anos, melhora a sobrevida livre de recidiva de 38,9% para 45,6% em uma experiência randomizada de 1.256 pacientes com doença em estádio III completamente ressecada.[51] A terapia com IFNa2b apresenta importante toxicidade e efeitos colaterais, incluindo fadiga e náusea, que podem limitar o seu uso na população idosa.

O prognóstico dos pacientes com melanoma metastático é sombrio, mas novos agentes de imunoterapia mostraram resultados promissores nos últimos anos. O ipilimumab é um anticorpo monoclonal que estimula as células T a promoverem imunidade antimelanoma, e foi aprovado pelo FDA para o tratamento de melanoma metastático, em 2011. Em duas diferentes experiências de fase 3, o ipilimumab prolongou a sobrevida de 6,4 para 10,1 meses em comparação ao tratamento com vacina de glicoproteína 100 peptídeo, e prolongou a sobrevida de 9,1 para 11,2 meses em comparação ao tratamento com dacarbazina.[52,53]

Entre 40 e 60% dos pacientes com melanoma metastático apresentam uma mutação em *BRAF* em que o ácido glutâmico substitui a valina no códon 600 (V600E), o que ativa a sinalização da via de proteína cinase mitogênio-ativada (MAPK). Vemurafenib, dabrafenib e trametinib são agentes de imunoterapia que inibem *BRAF* e estão sendo cada vez mais utilizados em pacientes com melanomas inoperáveis e metastáticos com mutações de *BRAF*. Em uma experiência de fase 3 comparando o vemurafenib à dacarbazina, o vemurafenib melhorou significativamente a sobrevida global de 6 meses, de 64 para 84%. Um efeito colateral importante da terapia inibidora de *BRAF* é o desenvolvimento de CCE cutâneo, que pode ocorrer em até 18% dos pacientes.[54]

Como em todas as malignidades, a vigilância clínica é necessária após o tratamento. As recomendações gerais incluem exame da pele e dos linfonodos regionais pelo menos anualmente durante 5 anos e anualmente daí em diante. Pacientes idosos para os quais foi proposta a SLNB mas declinaram, ou aqueles com uma SLNB positiva, que declinaram o esvaziamento cervical complementar, podem ser acompanhados por ultrassonografia cervical. Pacientes de alto risco podem necessitar de acompanhamento com exames de imagem, dependendo do seu estádio, mas há poucos dados confiáveis para guiar o uso de testes de laboratório ou radiológicos.[48]

■ Conclusão

Malignidades cutâneas são mais comuns em pacientes idosos. Por conseguinte, a aderência a princípios geriátricos criteriosos de tratamento dos pacientes é vital para o tratamento seguro e efetivo do paciente idoso com câncer de pele avançado. O envolvimento precoce do especialista geriátrico do paciente e/ou assessoria de medicina geriátrica quando necessário melhorarão significativamente o cuidado e os resultados destes pacientes. Finalmente, uma abordagem centrada no paciente e no médico assistente para decisões de tratamento, sob os auspícios de uma equipe multidisciplinar, é importante para o tratamento abrangente destes pacientes complexos.

■ Referências Bibliográficas

1. www.cdc.gov/cancer/skin/statistics
2. Godar DE, Urbach F, Gasparro FP, van der Leun JC. UV doses of young adults. Photochem Photobiol 2003;77(4):453–457
3. National Cancer Institute. Stat Fact Sheets SEER: Melanoma of the Skin. 2011. seer.cancer.gov/statfacts/html/melan.html
4. Hodgson NC. Merkel cell carcinoma: changing incidence trends. J Surg Oncol 2005;89(1):1–4
5. Albores-Saavedra J, Batich K, Chable-Montero F, Sagy N, Schwartz AM, Henson DE. Merkel cell carcinoma demographics, morphology, and survival based on 3870 cases: a population based study. J Cutan Pathol 2010;37(1):20–27
6. Agelli M, Clegg LX. Epidemiology of primary Merkel cell carcinoma in the United States. J Am Acad Dermatol 2003;49(5):832–841
7. Genther DJ, Gourin CG. Effect of comorbidity on short-term outcomes and cost of care after head and neck cancer surgery in the elderly. Head Neck 2014. doi: 10.1002/hed.23651
8. Kinsella K, Velkoff VA. An Aging World: 2001. U.S. Census Bureau, Series P95/01–1. Washington, DC: U.S. Government Printing Office; 2001
9. Sanabria A, Carvalho AL, Vartanian JG, Magrin J, Ikeda MK, Kowalski LP. Comorbidity is a prognostic factor in elderly patients with head and neck cancer. Ann Surg Oncol 2007;14(4):1449–1457
10. Piccirillo JF. Importance of comorbidity in head and neck cancer. Laryngoscope 2000;110(4):593–602
11. Delaney A, Shimizu I, Goldberg LH, MacFarlane DF. Life expectancy after Mohs micrographic surgery in patients aged 90 years and older. J Am Acad Dermatol 2013;68(2):296–300
12. Pascual JC, Belinchon I, Ramos JM. Mortality after dermatologic surgery for nonmelanoma skin cancer in patients aged 80 years and older. J Am Acad Dermatol 2013;69(6):1051–1052
13. Tsai CH, Chang KP, Hung SY, Chen WF, Cheng MH, Kao HK. Postoperative morbidity in head and neck cancer ablative surgery followed by microsurgical free tissue transfer in the elderly. Oral Oncol 2012;48(9):811–816
14. Rogers HW, Weinstock MA, Harris AR, et al. Incidence estimate of nonmelanoma skin cancer in the United States, 2006. Arch Dermatol 2010;146(3):283–287
15. American Cancer Society. Cancer Facts and Figures 2006. Atlanta, GA: American Cancer Society; 2006
16. Kim RH, Armstrong AW. Nonmelanoma skin cancer. Dermatol Clin 2012;30(1):125–139, ix
17. Edge SE, Byrd DR, Compton CC et al., eds. AJCC Cancer Staging Manual. 7th ed. New York, NY: Springer; 2010
18. National Comprehensive Cancer Network. NCCN clinical practice guidelines in oncology: basal cell and squamous cell skin cancers (version 2.2014). http://www.nccn.org/professionals/physician_gls/pdf/nmsc.pdf
19. Rubin AI, Chen EH, Ratner D. Basal-cell carcinoma. N Engl J Med 2005;353(21):2262–2269
20. Sekulic A, Migden MR, Oro AE, et al. Efficacy and safety of vismodegib in advanced basal-cell carcinoma. N Engl J Med 2012;366(23):2171–2179
21. Weinstock MA. Epidemiology of ultraviolet radiation. In: Miller SJ, Maloney ME, eds. Cutaneous Oncology: Pathophysiology, Diagnosis, and Management. Malden, MA: Blackwell Science; 1998:121–128
22. Perkins JL, Liu Y, Mitby PA, et al. Nonmelanoma skin cancer in survivors of childhood and adolescent cancer: a report from the childhood cancer survivor study. J Clin Oncol 2005;23(16):3733–3741
23. Miller SJ, Alam M, Andersen J, et al. Basal cell and squamous cell skin cancers. J Natl Compr Canc Netw 2010;8(8):836–864
24. Martinez JC, Cook JL. High-risk cutaneous squamous cell carcinoma without palpable lymphadenopathy: is there a therapeutic role for elective neck dissection? Dermatol Surg 2007;33(4):410–420
25. Bichakjian CK, Alam M, Andersen J, et al. NCCN Clinical Practice Guidelines in Oncology (NCCN Guidelines): Basal Cell and Squamous Cell Skin Cancers, Version I.2013. Fort Washington, PA: National Comprehensive Cancer Network; 2013
26. Palme CE, O'Brien CJ, Veness MJ, McNeil EB, Bron LP, Morgan GJ. Extent of parotid disease influences outcome in patients with metastatic cutaneous squamous cell carcinoma. Arch Otolaryngol Head Neck Surg 2003;129(7):750–753

27. Ch'ng S, Maitra A, Allison RS, et al. Parotid and cervical nodal status predict prognosis for patients with head and neck metastatic cutaneous squamous cell carcinoma. J Surg Oncol 2008;98(2):101–105
28. Ahmed MM, Moore BA, Schmalbach CE. Utility of head and neck cutaneous squamous cell carcinoma sentinel node biopsy: a systematic review. Otolaryngol Head Neck Surg 2014;150(2):180–187
29. Schmitt AR, Brewer JD, Bordeaux JS, Baum CL. Staging for cutaneous squamous cell carcinoma as a predictor of sentinel lymph node biopsy results: meta-analysis of American Joint Committee on Cancer criteria and a proposed alternative system. JAMA Dermatol 2014;150(1):19–24
30. Bichakjian CK, Olencki T, Alam M, et al. Merkel cell carcinoma, version 1.2014. J Natl Compr Canc Netw 2014;12(3):410–424
31. Amber K, McLeod MP, Nouri K. The Merkel cell polyomavirus and its involvement in Merkel cell carcinoma. Dermatol Surg 2013;39(2):232–238
32. Albores-Saavedra J, Batich K, Chable-Montero F, Sagy N, Schwartz AM, Henson DE. Merkel cell carcinoma demographics, morphology, and survival based on 3870 cases: a population based study. J Cutan Pathol 2010;37(1):20–27
33. Ratner D, Nelson BR, Brown MD, Johnson TM. Merkel cell carcinoma. J Am Acad Dermatol 1993;29(2 Pt 1):143–156
34. Leech SN, Kolar AJ, Barrett PD, Sinclair SA, Leonard N. Merkel cell carcinoma can be distinguished from metastatic small cell carcinoma using antibodies to cytokeratin 20 and thyroid transcription factor 1. J Clin Pathol 2001;54(9):727–729
35. Chan JK, Suster S, Wenig BM, Tsang WY, Chan JB, Lau AL. Cytokeratin 20 immunoreactivity distinguishes Merkel cell (primary cutaneous neuroendocrine) carcinomas and salivary gland small cell carcinomas from small cell carcinomas of various sites. Am J Surg Pathol 1997;21(2):226–234
36. Schwartz JL, Wong SL, McLean SA, et al. NCCN Guidelines implementation in the multidisciplinary Merkel Cell Carcinoma Program at the University of Michigan. J Natl Compr Canc Netw 2014;12(3):434–441
37. Lewis KG, Weinstock MA, Weaver AL, Otley CC. Adjuvant local irradiation for Merkel cell carcinoma. Arch Dermatol 2006;142(6):693–700
38. Jouary T, Leyral C, Dreno B, et al. Groupe de Cancérologie Cutanée of the Société Française de Dermatologie. Adjuvant prophylactic regional radiotherapy versus observation in stage I Merkel cell carcinoma: a multicentric prospective randomized study. Ann Oncol 2012;23(4):1074–1080
39. Mojica P, Smith D, Ellenhorn JD. Adjuvant radiation therapy is associated with improved survival in Merkel cell carcinoma of the skin. J Clin Oncol 2007;25(9):1043–1047
40. Little EG, Eide MJ. Update on the current state of melanoma incidence. Dermatol Clin 2012;30(3):355–361
41. Siegel R, DeSantis C, Virgo K, et al. Cancer treatment and survivorship statistics, 2012. CA Cancer J Clin 2012;62(4):220–241
42. Chamberlain AJ, Fritschi L, Giles GG, Dowling JP, Kelly JW. Nodular type and older age as the most significant associations of thick melanoma in Victoria, Australia. Arch Dermatol 2002;138(5):609–614
43. Goldstein AM, Tucker MA. Dysplastic nevi and melanoma. Cancer Epidemiol Biomarkers Prev 2013;22(4):528–532
44. Gandini S, Sera F, Cattaruzza MS, et al. Meta-analysis of risk factors for cutaneous melanoma: III. Family history, actinic damage and phenotypic factors. Eur J Cancer 2005;41(14):2040–2059
45. Ferrone CR, Ben Porat L, Panageas KS, et al. Clinicopathological features of and risk factors for multiple primary melanomas. JAMA 2005;294(13):1647–1654
46. Czajkowski R, Placek W, Drewa G, Czajkowska A, Uchańska G. FAMMM syndrome: pathogenesis and management. Dermatol Surg 2004;30(2 Pt 2):291–296
47. Balch CM, Gershenwald JE, Soong SJ, et al. Final version of 2009 AJCC melanoma staging and classification. J Clin Oncol 2009;27(36):6199–6206
48. National Comprehensive Cancer Network. NCCN Clinical Practice Guidelines: Melanoma (version 2.2014). http://www.nccn.org/professionals/physician_gls/pdf/melanoma.pdf
49. Wong SL, Balch CM, Hurley P, et al. American Society of Clinical Oncology; Society of Surgical Oncology. Sentinel lymph node biopsy for melanoma: American Society of Clinical Oncology and Society of Surgical Oncology joint clinical practice guideline. J Clin Oncol 2012;30(23):2912–2918
50. Morton DL, Thompson JF, Cochran AJ, et al. MSLT Group. Final trial report of sentinel-node biopsy versus nodal observation in melanoma. N Engl J Med 2014;370(7):599–609
51. Eggermont AM, Suciu S, Santinami M, et al. EORTC Melanoma Group. Adjuvant therapy with pegylated interferon alfa-2b versus observation alone in resected stage III melanoma: final results of EORTC 18991, a randomised phase III trial. Lancet 2008;372(9633):117–126
52. Hodi FS, O'Day SJ, McDermott DF, et al. Improved survival with ipilimumab in patients with metastatic melanoma. N Engl J Med 2010;363(8):711–723
53. Robert C, Thomas L, Bondarenko I, et al. Ipilimumab plus dacarbazine for previously untreated metastatic melanoma. N Engl J Med 2011;364(26):2517–2526
54. Chapman PB, Hauschild A, Robert C, et al. BRIM-3 Study Group. Improved survival with vemurafenib in melanoma with BRAF V600E mutation. N Engl J Med 2011;364(26):2507–2516

21 Câncer de Cabeça e Pescoço no Idoso

Mihir R. Patel ▪ *Raymond Chai* ▪ *Ara A. Chalian*

■ Prevalência do Câncer de Cabeça e Pescoço no Idoso

A definição de *idoso* continua a evoluir à medida que aumenta a duração da vida humana. O *National Institute of Aging* e os *National Institutes of Health* utilizam três categorias para definir os pacientes idosos: 65 a 74 anos como idosos jovens, 75 a 84 anos como idosos mais velhos, e 85 e acima como os mais velhos dentre os idosos. Um marco cronológico é considerado a idade de 70 anos, porque uma incidência aumentada de alterações fisiológicas relacionadas com a idade se torna presente nesta idade, resultando em alterações farmacocinéticas que podem levar ao aumento da toxicidade relacionada com os tratamentos.[2] Embora o envelhecimento esteja associado ao declínio de uma variedade de funções fisiológicas, considerando o fato de que a idade biológica pode diferir significativamente da idade cronológica, uma avaliação completa e uma estimativa de riscos são necessárias para tomadas de decisão no contexto de câncer de cabeça e pescoço. É imperioso que os médicos, ao tratarem, considerem os fatores que possam afetar a capacidade de resistência do paciente ao tratamento do câncer. Além disso, é importante estimar a expectativa de vida de um paciente quando forem planejadas estratégias de tratamento. Nas sociedades ocidentais, a expectativa de vida ajustada à idade é ~13,6 anos para um homem de 70 anos e 16,4 anos para uma mulher de 70 anos da idade.[2]

Os cânceres de cabeça e pescoço ocorrem no interior dos seios paranasais, fossas nasais, cavidade oral, faringe e laringe. Em 2014, foram estimados 55.070 novos casos de câncer de cabeça e pescoço, com 12.000 mortes relacionadas com o câncer de cabeça e pescoço nos Estados Unidos da América. No mundo todo, o câncer de cabeça e pescoço é o sexto câncer mais comum, com aproximadamente 650.000 novos casos relatados anualmente. Apesar da crescente prevalência de câncer relacionado com o papilomavírus humano, que afeta principalmente pacientes mais jovens, o câncer de cabeça e pescoço permanece principalmente como um câncer característico de uma população mais idosa. De acordo com o banco de dados de *Surveillance, Epidemiology and End Results*, ~47% de todos os pacientes diagnosticados com câncer de cabeça e pescoço nos Estados Unidos da América, entre 1973 e 2008, apresentavam 65 anos ou mais.[6] Além disso, é previsto um aumento superior a 60% na incidência de câncer de cabeça e pescoço recém-diagnosticado em idosos até o ano de 2030.[7]

No domínio do câncer de cabeça e pescoço, o carcinoma de células escamosas de cabeça e pescoço (CCECP) é a malignidade mais prevalente e desafiadora a tratar, e constitui, portanto, o foco da discussão. O tratamento do CCECP se tornou muito complexo, exigindo equipes multidisciplinares e terapia por multimodalidades. Historicamente, os tumores da cabeça e pescoço eram tratados principalmente por cirurgia aberta – condutas únicas. O uso de radioterapia adjuvante (RT) pós-operatória se tornou comum nos anos 1970, embora sua introdução no tratamento do CCECP tivesse começado várias décadas antes. Dados cumulativos subsequentemente se seguiram, demonstrando que o tratamento adjuvante com RT melhorava as taxas de controle locorregional, melhorando, assim, a sobrevida global. Investigações adicionais também levaram ao uso da RT isolada para o tratamento primário de certos CCECP em estádio inicial com excelentes resultados. Juntamente com a cirurgia e a RT, uma terceira modalidade eficaz para o tratamento do CCECP é a quimioterapia. Investigada mais completamente nas últimas décadas do século XX, os esquemas quimioterápicos, como uma terapia neoadjuvante ou em combinação com a RT no contexto pós-operatório, mostraram-se bastante promissores como uma terapia adjuvante, melhorando ainda mais os resultados oncológicos. Entre meados e fins dos anos 1990, a quimiorradioterapia concomitante (QRT) tornou-se uma opção viável de tratamento primário para certos pacientes com CCECP em estádio avançado. Todavia, apesar dos contínuos avanços nas opções terapêuticas disponíveis para pacientes com CCECP durante os últimos 20 ou mais anos, a sobrevida global (SG), sobrevida livre de doença (SLD), resultados funcionais e perfis de toxicidade da terapia permaneceram relativamente ruins.[8] Até os dias de hoje, os pacientes com CCECP continuam a apresentar algumas das mais baixas taxas de sobrevida dentre todos os principais tipos de câncer.

Na era da terapia por multimodalidades, os paradigmas de tratamento para pacientes idosos com câncer de cabeça e pescoço não estão bem definidos. A maioria dos pacientes com câncer de cabeça e pescoço se apresentará com doença avançada (estádios III e IV), necessitando de terapia por multimodalidades.[9] Cirurgia, radioterapia e quimioterapia combinadas cursam com importante toxicidade aguda e morbidade a longo prazo, reduzindo, assim, o compromisso com a terapia e diminuindo a qualidade de vida, bem como a expectativa de vida. Estas morbidades podem ser significativas em pacientes idosos, secundariamente a condições médicas comórbidas e estado funcional prejudicado. Como resultado, os pacientes idosos são muitas vezes considerados maus candidatos para tratamento por multimodalidades, e a tendência a receberem terapia padrão é menor, na comparação a pacientes mais jovens.[10,11] Este viés contra o tratamento ideal nos idosos pode colocar em risco a sua chance de cura. Uma série retrospectiva de Ortholan *et al.* notou desvio do protocolo institucional no tratamento de câncer de cabeça e pescoço em mais da metade dos pacientes idosos.[12] Embora planos de tratamento padronizados devam ser com base no estádio clínico e no prognóstico, as comorbidades relacionadas com a idade e com a fragilidade devem ser levadas em conta. Pacientes idosos em boas condições de saúde devem ser tratados tão agressivamente quanto pacientes mais jovens,[13] e os planos de tratamento devem ser adaptados no caso dos pacientes idosos frágeis de mais alto risco, para equilibrar o objetivo de tratamento curativo com um risco aumentado de morbidade e mortalidade relacionado com o tratamento.[12]

Além disso, os pacientes idosos são frequentemente inelegíveis para as grandes experiências prospectivas randomizadas,[14] em que os paradigmas de tratamento são baseados (**Quadro 21.1**). Por exemplo, em uma metanálise recente, incluindo 93 estudos clínicos, só 692 de um total de 17.346 (4%) pacientes apresentavam ≥ 70 anos de idade.[15] Assim os resultados destes estudos podem não ser aplicáveis aos pacientes idosos. Apesar de as recomendações não incluírem limites de idade nos grandes estudos prospectivos, muitos estudos em andamento continuam a ter limites superiores de idade nos critérios de inclusão.

Dados limitados sugerem que pacientes idosos selecionados apresentam resultados de sobrevida semelhantes aos dos pacientes mais jovens quando tratados primariamente com cirurgia. Em particular, diversos estudos retrospectivos compararam pacientes idosos a uma coorte mais jovem e demonstraram não haver diferenças nos resultados de sobrevida.[16-18] Um estudo comparou o tipo e estádio dos tumores de 115 pacientes com ≥ 70 anos de idade com 115 pacientes < 70 anos de idade e não encontrou diferenças na taxa de sobrevida de 5 anos.[16] Além disso, múltiplos estudos retrospectivos não pareados mostraram resultados semelhantes.[10-20]

Um componente integrante do planejamento de tratamento é o acesso a uma *Head and Neck Tumor Board Conference*. Uma vez que um diagnóstico de câncer seja confirmado, estratégias ideais de tratamento são desenhadas e individualizadas durante uma junta multidisciplinar para tratamento de tumores. Foi demonstrado que uma abordagem multidisciplinar aos pacientes foi capaz de alterar diagnóstico, estadiamento, e modalidades de tratamento em pacientes com câncer de cabeça e pescoço em quase um terço dos pacientes.[21] Alterações no tratamento foram significativamente mais comuns em casos de malignidade, ocorrendo em 24% dos pacientes contra 6% dos pacientes com tumores benignos. Foi demonstrado que mudanças importantes no tratamento ocorrem em grande parte como um aumento no tratamento, por incorporação de terapia com multimodalidades.[21] Além disso, a discussão em uma conferência multidisciplinar de tumores de cabeça e pescoço pode servir como um fórum para amenizar vieses que continuam a emergir na literatura sobre a população de pacientes idosos no que concerne à estratificação do tratamento.

■ Avaliação da Qualidade de Vida e Comorbidades

O desafio na identificação de candidatura à cirurgia na população idosa começa com a avaliação pré-operatória de qualidade de vida. Qualidade de vida é um conceito multidimensional que inclui avaliação de aspectos positivos e negativos da vida.[22] A qualidade de vida refere-se "à apreciação pelo paciente, e sua satisfação, com o seu nível atual de funcionamento em comparação àquele que ele percebe ser possível ou ideal".[23] Há dados limitados de qualidade de vida disponíveis em relação a pacientes idosos com câncer de cabeça e pescoço. A razão para isto não está clara, no entanto; a avaliação subjetiva com questionários validados de qualidade de vida pode ser especialmente difícil nos pacientes idosos. Os médicos ao tratarem acreditam que os pacientes idosos apresentam mais efeitos colaterais e toxicidades a partir do tratamento e mais dificuldades em se ajustar ao seu diagnóstico de câncer, superestimando, assim, os problemas enfrentados pelos seus pacientes idosos com câncer e potencialmente afetando a agressividade do tratamento.[24]

Embora noções preconcebidas a respeito do impacto desproporcional da terapia cirúrgica no idoso persistam, diversos estudos demonstraram ausência de diferenças na qualidade de vida pós-tratamento entre pacientes idosos e mais jovens com câncer de cabeça e pescoço. Uma avaliação prospectiva de pacientes com câncer de cabeça e pescoço tratados cirurgicamente estudou a qualidade de vida aos 3 meses de pós-operatório e observando ausência de diferenças com base na idade.[25] Uma análise de banco de dados institucional de qualidade de vida em 289 pacientes com câncer de cabeça e pescoço estratificados por sexo e idade determinou que, embora as avaliações de qualidade de vida globais

Quadro 21.1 Idade média em importantes estudos randomizados de multimodalidades em câncer de cabeça e pescoço

Estudo (ver página 245)	Randomização	Resultados	Nº de pacientes	Idade média, anos (faixa)
Estudos de preservação da laringe				
Department of Veterans Affairs (VA)[1]	Quimioterapia sequencial definitiva + radioterapia vs. cirurgia + radioterapia pós-operatória	OS: sem diferença; laringe preservada em 64%	322	62 (24-79)
Radiation Therapy Oncology Group (RTOG 91–11[2])	Quimioterapia sequencial + radioterapia vs. quimiorradioterapia concomitante vs. radioterapia isoladamente	Preservação da laringe; LC: melhor com quimiorradioterapia concomitante	547	59 (26-79)
European Organization for Radiation and Treatment of Cancer (EORTG) 21954[3]	Quimioterapia sequencial + radioterapia vs. quimioterapia e radioterapia alternadas	Sem diferenças	450	55 (35-76)
Quimiorradioterapia definitiva com estudos de fracionamento padrão				
Groupe Oncologie Radiotherapie Teete Et Cou. (GORTEC)[4]	Radioterapia com quimioterapia concomitante (carboplatina + 5-FU) vs. radioterapia isolada	OS, DF e LC foram todos melhorados com quimioterapia	256	55 (32-74)[a]
Estudo intergrupos[5]	Radioterapia isoladamente vs. radioterapia com bolo de cisplatina vs. série dividida RT com bolo de cisplatina e 5-FU por infusão	Não obteve agregação de pacientes; OS foi melhorado com RT e bolo de cisplatina	295	57 (25-80)[a]
RTOG 97–03[6]	RT com cisplatina diariamente e 5-FU vs. RT com hidroxiureia diariamente com 5-FU vs. RT com cisplatina semanalmente e paclitaxel	Fase 2: Todos os três esquemas possíveis	241	56 (21-83)
Hellenic Cooperative Oncology Group (COG)[7]	RT isoladamente vs. RT com cisplatina vs. RT com carboplatina	OS melhorada com quimioterapia concomitante; cisplatina com melhor OS e TTP médias	128	57 (31-78)
Estudo United Kingdom Head and Neck Trialists Group 1 (UKHN1) (braço não cirúrgico)[8]	RT isoladamente vs. RT com quimioterapia concomitante (VBMF ou M unicamente) vs. RT com quimioadjuvantes vs. RT com concomitante	Melhora na FFS com RT + quimioterapia concomitante	713	60 (17-84)
Estudo Bonner[9]	RT + cefuximab concomitante vs. RT isolada	LC e OS melhorados com cefuximab	424	57 (34-83)
Quimiorradioterapia definitiva com estudos de hiperfracionamento				
Estudo Brizel[10]	RT hiperfracionada isolada vs. RT hiperfracionada + cisplatina e 5-FU	Melhora em LC com quimioterapia e tendência em OS, RFS	132	59[a]
Estudo Jeremic[11]	RT hiperfracionada isolada vs. RT hiperfracionada + cisplatina diariamente	Melhora em OS, LRPDES e DMFS com quimioterapia concomitante	130	61 (39-70)
Estudo alemão[12]	RT hiperfracionada isolada vs. RT hiperfracionada + carboplatina e 5-FU	Sobrevida de 1 ano com benefício de controle local da quimioterapia concomitante	263	57 (28-73)

(Continua)

Quadro 21.1 Idade média em importantes estudos randomizados de multimodalidades em câncer de cabeça e pescoço *(Cont.)*

Estudo (ver página 245)	Randomização	Resultados	Nº de pacientes	Idade média, anos (faixa)
Estudo suíço[13]	RT hiperfracionada isolada *vs.* hiperfracionada + cisplatina	LC e DFS melhorados com cisplatina; sem diferença em OS ou tempo até falha	224	~55 (33-74)
GORTEC 99-02[14]	RT fracionada padrão + carboplatina concomitante e 5-FU *vs.* RT hiperfracionada acelerada + carboplatina concomitante e 5-FU *vs.* RT hiperfracionada muito acelerada isolada	Mais favoráveis resultados no ramo de quimiorradioterapia convencional	840	56,6 (34-75)[a]
Estudos de quimiorradioterapia pós-operatória				
RTOG 9501[15]	RT isolada *vs.* RT com cisplatina concomitante	Benefício de LC e DFS com quimioterapia	459	~56 (24-80)[b]
EORTC 22931[16]	RT isolada *vs.* RT com cisplatina concomitante	LC, PES e OS melhorados com quimioterapia	167	54
Estudo francês [17]	RT isolada *vs.* RT com carboplatina concomitante	Sem diferença	144	55,5[a]
Estudo UKHAN1 (braço cirúrgico)[8]	RT isolada *vs.* RT com VBNF	Sem diferença	253	~59 (24-81)

DMFS, sobrevida livre de metástases a distância; ECOG, Eastern Cooperative Oncology Group; EFS, sobrevida livre de eventos; 5-FU, 5-fluorouracil; LC, controle local; RRPES, sobrevida livre de progressão de recorrência local; M, metotrexato; OS, sobrevida global; PES, sobrevida livre de progressão; RFS, sobrevida livre de recorrência; RT, radioterapia; TTP, tempo até progressão; VBMF, vincristina, bleomicina, metotrexato e fluorouracil.
Utilizado com permissão de VanderWalde NA, Fleming M, Weiss J, Chera BS. Treatment o folder patients with head and neck cancer: a review. Oncologist 2013;18(5):568-579.
[a]Idade média.
[b]Total de 25 pacientes com > 70 anos de idade (5%).

sejam preditas pela idade, as medidas específicas de cabeça e pescoço não o são.[26] Isto é suportado por uma análise semelhante que utilizou instrumentos de qualidade de vida específicos para cabeça e pescoço.[27] Os achados foram ainda mais confirmados em um estudo observacional prospectivo a longo prazo que demonstrou que a idade não impactou a qualidade de vida até 6 anos após o diagnóstico.[28]

Curiosamente, pacientes mais jovens podem descrever piores resultados de qualidade de vida após tratamento de câncer de cabeça e pescoço. Em um estudo prospectivo comparando qualidade de vida, 78 pacientes idosos e 105 pacientes mais jovens com câncer de cabeça e pescoço submetidos a tratamento cirúrgico foram estratificados com base em alterações básicas na função fisiológica.[27] Embora os pacientes idosos tenham tido pior funcionamento físico antes do tratamento, a diferença permaneceu constante durante todo o tratamento, indicando que os pacientes idosos não apresentaram uma redução relativamente mais alta no funcionamento físico quando comparados aos pacientes mais jovens.[27] Ademais, os pacientes mais jovens relataram mais dor após 6 meses do que os pacientes idosos .[27] Esta diferença não é limitada ao desempenho físico apenas, dado que o estudo retrospectivo de 638 pacientes demonstrou que os pacientes acima de 65 anos tiveram melhor funcionamento físico e emocional a longo prazo na sequência ao tratamento cirúrgico do que os pacientes mais jovens.[29] Estes achados podem sugerir que os pacientes idosos experimentam menos dificuldades de qualidade de vida do que seus pares mais jovens. Alternativamente, eles podem sugerir que os pacientes idosos tendem menos a relatar alterações na qualidade de vida devidas a diferenças nas expectativas percebidas. Embora os dados atuais sugiram que os pacientes idosos não experimentam pior qualidade de vida após o tratamento, a natureza subjetiva dos pontos finais de qualidade de vida torna difícil aos clínicos interpretar estes dados para aplicar individualmente aos seus pacientes idosos.

Outra avaliação pré-operatória importante no idoso é a avaliação cuidadosa das comorbidades médicas. Um estudo de caso-controle não identificou diferenças significativas nas complicações pós-operatórias, mortalidade ou recorrência em uma variada população de pacientes com câncer de cabeça e pescoço estratificados pela idade de 70 que foram tratados cirurgicamente.[16] Apesar de os dados sugerirem que a idade por si própria não influencia os resultados em câncer de cabeça e pescoço,[30] parece razoável crer que os pacientes com comorbidades médicas e pior reserva funcional (problemas comuns em pacientes idosos com CCECP) experimentem maior e/ou pior toxicidade relacionada com o tratamento.

A literatura sobre resultados cirúrgicos em câncer de cabeça e pescoço estratificados pelas comorbidades clínicas revela conclusões mistas e conflitantes. Na nossa avaliação retrospectiva, as comorbidades clínicas, independentemente da idade, predisseram independentemente as complicações pós-operatórias.[31] Uma outra avaliação demonstrou um aumento na mortalidade pós-operatória de 30 dias (mortalidade 3,5%) em comparação àquela em uma coorte mais jovem (0,8%).[37] Entretanto, os autores concluíram que, dada a taxa relativamente baixa de mortalidade peroperatória, a idade isoladamente não deve ser uma contraindicação à cirurgia agressiva. Em uma grande análise retrospectiva de 310 pacientes acima de 70 anos com cânceres de cabeça e pescoço de mucosa e glândulas salivares, os autores determinaram que a presença de comorbidades clínicas (medidas com o índice *Adult Comorbidity Evaluation-27*, ver Apêndice) e a situação de desempenho (utilizando a escala de desempenho de Karnofsky [**Quadro 21.2**]), bem como idade > 80, todos predisseram a sobrevida de forma independente.[33] Finalmente, outro estudo limitado a pacientes > 80 anos de idade indicou que a idade não impactou a sobrevida em casos com doença em estádio inicial, mas foi um preditor forte de má sobrevida global (média, 8 meses) em pacientes com câncer em estádio avançado.[34]

Um novo paradigma emergente na avaliação de elegibilidade para o tratamento pode ser definido não pela idade, mas pela fragilidade. Em uma população de estudo de 61.740 pacientes idosos,[35] o *idoso frágil* é definido como aquele com 66 anos ou mais de idade com escore de comorbidade de 2 ou mais alto, e que foi examinado como uma variável independente em uma análise que incluiu as variáveis independentes previamente descritas, bem como complicações clínicas agudas, complicações cirúrgicas, disfagia e perda de peso, como variáveis dependentes.[17] O estado idoso frágil foi adicionalmente examinado como uma variável independente em análises de mortalidade a curto prazo, complicações cirúrgicas, complicações clínicas agudas, duração da hospitalização e custos que incluíram uma interação entre estado idoso frágil e perda de peso. A média de idade neste estudo foi de 73 anos (variação, 66-104) e não diferiu significativamente entre grupos com base no estado de comorbidade; entretanto, pacientes com 80 anos ou mais de idade foram mais propensos a apresentar comorbidade avançada. Doenças cardiovasculares e doença pulmonar crônica foram as comorbidades mais frequentes, com uma prevalência aumentada em pacientes com escores avançados de comorbidade.[35]

Uma análise de regressão multinomial foi efetuada para identificar variáveis associadas a pacientes idosos frágeis, identificando uma coorte com maior tendência a apresentar 75 anos ou mais de idade, que necessitou admissão urgente, e que apresentou riscos significativamente aumentados de complicações clínicas agudas (**Quadro 21.3**). A análise de regressão logística múltipla de variáveis independentes associadas a risco de morte intra-hospitalar e complicações é mostrada no **Quadro 21.4**. Após se controlar quanto aos efeitos de todas as variáveis, os preditores independentes esta-

Quadro 21.2 Critérios de definição e graduação (%) do estado de desempenho na escala de Karnofsky

Capaz de realizar atividades normais e de trabalhar, nenhum cuidado especial é necessário	100	Normal a sem queixas; sem evidências de doença
	90	Capaz de realizar atividades normais; sinais ou sintomas menores de doença
	80	Atividade normal com esforços, alguns sinais ou sintomas de doença
Incapaz de trabalhar; capaz de viver em casa e cuidar da maioria das necessidades pessoais; necessária quantidade variada de assistência	70	Cuida de si; incapaz de efetuar atividade normal ou executar trabalho ativo
	60	Necessita assistência ocasional, mas é capaz de cuidar da maioria das necessidades pessoais
	50	Necessita de considerável assistência e tratamento médico frequente
Incapaz de cuidar de si próprio; necessita do equivalente a cuidado institucional ou hospitalar; doenças podem estar progredindo rapidamente	40	Incapacitado: necessita de cuidados e assistência especiais
	30	Gravemente incapacitado: a admissão hospitalar é indicada, embora a morte não seja iminente
	20	Muito doente: admissão hospitalar necessária; tratamento de suporte ativo é necessário
	10	Moribundo; processos fatais progredindo rapidamente
	0	Morto

Utilizado com permissão de Oxford Textbook of Palliative Medicine, Oxford University Press; 1993:109.

Quadro 21.3 Análise de regressão logística multivariada de variáveis associadas ao estado idoso frágil

Variáveis	Razão de risco relativo	IC 95%	Valor p
Idade 75-79 anos	1,29	1,14-1,45	< 0,001
Idade ≥ 80 anos	1,23	1,08-1,40	0.001
Sexo feminino	0,84	0,75-0,95	0,004
Admissão em Urgência/Emergência	1,21	1,06-1,38	0,005
Tumor primário da laringe	1,47	1,31-1,65	< 0,001
Tumor primário orofaríngeo	1,47	1,31-1,65	< 0,001
Evento cardíaco agudo	4,52	4,00-5,09	< 0,001
Edema/insuficiência pulmonar aguda	2,41	1,95-2,98	< 0,001
Insuficiência renal aguda	3,39	2,55-4,50	< 0,001
Evento vascular encefálico agudo	10,49	5,32-20,68	< 0,001
Sepse	1,95	1,35-2,80	< 0,001
Pneumonia	2,05	1,75-2,42	< 0, 001
Infecção do trato urinário	1,52	1,19-1,95	0,001
Perda de peso	1,60	1,31-1,94	< 0,001
Internação hospitalar a curto prazo	3,68	2,38-5,68	< 0,001
Outra instituição	2,60	2,24-3,02	< 0,001
Home health care	1,53	1,35-1,73	< 0,001

IC, intervalo de confiança.
Utilizado com permissão de Genther DJ, Gourin CG. Effect of comorbidity on short-teerm outcomes and cost of care after head and neck câncer surgery in the elderly. Head Neck 2014.
Nota: Procedimentos foram categorizados pela gravidade como **pequenos** (excisão/destruição de lesão, tonsilectomia, e glossectomia parcial, com ou sem esvaziamento cervical e; e esvaziamento cervical quando efetuado como o procedimento indicador de admissão) e **grandes** (laringectomia parcial ou total, esofagectomia, glossectomia total, faringectomia, mandibulectomia e maxilectomia, com ou sem esvaziamento cervical).

tisticamente significativos-associados a risco de morte intra-hospitalar foram admissão de Urgência ou Emergência, idade de 75 anos ou mais, doença em local primário hipofaríngeo, procedimento, reconstrução com retalho pediculado ou livre, perda de peso e estado idoso frágil. Complicações cirúrgicas pós-operatórias foram significativamente associadas à admissão de Urgência ou Emergência, procedimento de grande porte, reconstrução com retalho pediculado ou livre, e perda de peso, mas não a estado idoso frágil. Finalmente, condições clínicas agudas foram significativamente associadas a estado idoso frágil, idade de 75 anos ou acima, admissão de Urgência ou Emergência, procedimento de grande porte, reconstrução com retalho e perda de peso.[35] Embora os dados apresentados sejam conflitantes, as evidências favorecem uma abordagem de tratamento abrangente em pacientes com câncer de cabeça e pescoço, com modificações apropriadas naqueles com múltiplas comorbidades, que podem assistir no planejamento cirúrgico e ajudar a tomar medidas preventivas para minimizar potenciais complicações.

■ Fatores a Considerar em Procedimentos Cirúrgicos nos Idosos

Nutrição Pré-Operatória

A nutrição do idoso já é frequentemente prejudicada sem os impactos agudos ou crônicos que a presença de um câncer de cabeça e pescoço criaria. Alterações nos sentidos do olfato e paladar bem como isolamento social frequentemente criam uma anorexia relativa com ingesta calórica diminuída. Isto, combinado à redução de atividades, leva à perda de massa magra corporal. No contexto de um CCECP, a presença de desnutrição desempenha um papel vital na cura de feridas.

A consideração pré-operatória de como fornecer nutrição adequada deve ser abordada, dado que uma das fases da deglutição ficará afetada após a intervenção cirúrgica. Um estudo avaliando sintomas de impacto na nutrição, definidos como determinantes-chave de ingestão dietética reduzida,

Quadro 21.4 Análise de regressão logística multivariada de variáveis associadas ao risco de morte intra-hospitalar e complicações pós-operatórias

Variável	Risco relativo	IC 95%	Valor p
Morte intra-hospitalar			
Admissão em Urgência/Emergência	1,82	1,19-2,79	0,005
Idade 75-79 anos	1,60	1,01-2,54	0,04
Idade ≥ 80 anos	2,60	1,79-3,76	< 0,001
Local primário hipofaringe	2,41	1,31-4,44	0,005
Procedimento de grande porte	1,63	1,03-2,61	0,04
Reconstrução com retalho pediculado ou livre	4,26	2,43-7,46	< 0,001
Perda de peso	1,64	1,00-2,69	0,047
Idoso frágil	3,35	2,57-4,90	< 0,001
Complicações cirúrgicas pós-operatórias			
Admissão em Urgência/Emergência	1,30	1,06-1,60	0,01
Procedimento de grande porte	2,49	2,01-3,08	< 0,001
Reconstrução com retalho pediculado ou livre	7,32	5,40-9,82	< 0,001
Perda de peso	2,00	1,63-2,46	< 0,001
Complicações médicas agudas			
Admissão em Urgência/Emergência	1,49	1,30-1,70	< 0,001
Idade 75-80 anos	1,38	1,24-1,55	< 0,001
Idade ≥ 80 anos	1,76	1,57-1,98	
Sexo feminino	0,84	0,75-0,93	0,001
Medicaid	1,85	1,19-2,87	0,006
Procedimento de grande porte	1,28	1,14-1,43	< 0,001
Reconstrução com retalho pediculado ou livre	2,09	1,74-2,51	< 0,001
Perda de peso	2,92	2,42-3,53	< 0,001
Idoso frágil	3,71	3,32-4,13	< 0,001

IC, intervalo de confiança.
Utilizado com permissão de Genther DJ, Gourin CG. Effect of comorbidity on short-term outcomes and cost of care after head and neck cancer surgery in the elderly. Head Necm 2014.
Nota: Procedimentos foram categorizados pela gravidade como **pequenos** (excisão/destruição de lesão, tonsilectomia e glossectomia parcial, com ou sem esvaziamento cervical e esvaziamento cervical, quando efetuado como o procedimento indicador da internação) **grandes** (laringectomia parcial ou total, esofagectomia, glossectomia total, faringectomia, mandibulectomia e maxilectomia, com ou sem esvaziamento cervical).

perda de peso e capacidade funcional reduzida dos pacientes com câncer de cabeça e pescoço antes do tratamento, sugere que sintomas presentes antes do tratamento podem afetar adversamente a ingestão nutricional, peso/índice de massa corporal (IMC) e a capacidade funcional dos pacientes com câncer de cabeça e pescoço.[36] Diagnóstico, administração e tratamento dos sintomas foram essenciais para prevenir perda de peso. Para isto, os pacientes devem ser avaliados quanto a sintomas de impacto na nutrição (NISs), como disfagia, presença de feridas na boca, xerostomia, problemas dentários e dificuldade para mastigar. A extensão da disfagia é graduada de 0 a 4, desde nenhuma disfagia (grau 0) até disfagia para todos os tipos de alimentos ingeridos por via oral, inclusive líquidos (grau 4).

Uma ferramenta de avaliação global subjetiva gerada pelo paciente (PG-SGA)[37] foi usada para coletar sistematicamente informação sobre os NISs dos pacientes, e ligada à ingestão dietética e perda de peso. A PG-SGA é uma técnica de triagem nutricional validada para pacientes com câncer, que inclui NIS, ingestão alimentar, estatura, peso, perda de peso, história e capacidade funcional. Um escore de PG-SGA ≥ 9 indica um risco nutricional mais alto, e neste relatório 31% dos pacientes foram incluídos nesta categoria.[36] Este estudo avaliou prospectivamente 341 pacientes do sistema de assistência à saúde canadense e observou que a presença de anorexia, disfagia e feridas bucais entre outros foram preditores de perda importante de peso por ingestão dietética reduzida.[36] Um IMC de < 18,5 foi associado à redução na sobrevida (valor $p = 0,001$). Pacientes com tumores T1 e T2 apresentaram menos NISs do que aqueles com tumores T3/T4.[36]

Os pacientes nesta série no estudo por Kubarak et al.[76] apresentaram idade média e mediana de 62, com 40% dos pacientes acima da idade de 65. O grupo mais profundamente afetado foi o daqueles com cânceres orais e faríngeos. Nos pacientes com IMC < 18,5, representando 5% da população do estudo, uma proporção maior de pacientes com mais de 65 anos e com maior tendência a apresentar cânceres oral e faríngeo foi encontrada. De fato, os pacientes com estes cânceres apresentaram a maior perda de peso. A sobrevida dos pacientes foi pior na análise univariada quanto a PG-SGA > 9. O impacto mais significativo na sobrevida foi o IMC ≤ 18,5 e uma capacidade funcional reduzida. Por exemplo, pacientes com IMC ≤ 18,5 apresentaram uma média de sobrevida de 519 dias contra 1.263 dias para pacientes com IMC de > 18,5 ($p < 0,0001$) (**Quadro 21,.5**). A avaliação e o manejo de NISs não é sistematizada ou mesmo considerada antes do tratamento.[38,39] Um instrumento padronizado de nutrição pode fornecer uma oportunidade para otimizar resultados na população geriátrica e otimizar o estado funcional durante e após o tratamento.

O estudo salienta o valor da triagem pela PG-SGA porque ela permite a avaliação da perda de peso e das causas à luz de tratamentos potenciais que estão por chegar. Em segundo lugar, ela enquadra a perda involuntária de peso no contexto dos hábitos alimentares/ingestão alimentar e função da deglutição atuais. Por último, torna possível tratar causas de NISs, especialmente a dor. Esta consideração exerce um peso na tomada de decisões de tratamento no nosso grupo e provavelmente em outros.

Por esta razão, outro estudo procurou gerar um modelo de predição para realização de gastrostomia endoscópica percutânea (PEG) em pacientes com câncer de cabeça e pescoço.[40] Uma coorte de 152 pacientes foi analisada, levando em consideração os seguintes parâmetros: idade, sexo, IMC, estadiamento, tamanho e localização do tumor, ou necessidade de esvaziamento cervical. Parâmetros preditivos para a necessidade de uma PEG incluíram tamanho e localização do tumor na cavidade oral, ressecção da raiz da língua ou da região da orofaringe e execução de esvaziamento cervical.[40] Especificamente, tumores T3 e T4 da cavidade oral necessitaram de realização de PEG pré-operatória. A localização do tumor no assoalho posterior da boca, raiz da língua e orofaringe é preditiva de realização pré-operatória de PEG independentemente do estádio T. Este estudo de coorte foi conduzido de 2005 a 2010, antes de a *Food and Drug Administration* (FDA) liberar a cirurgia robótica transoral (TORS). Os dados de TORS sobre CCECP orofaríngeo demonstram que a PEG pode não ser necessária neste grupo. Estudos em pacientes submetidos à TORS relataram 2 e 0% de dependência de tubo de gastrostomia em 1 ano (no contexto de terapia adjuvante).[41,42] Estudos de três outras instituições descreveram uma taxa cumulativa de necessidade de tubo de gastrostomia de 1,4% (2/139) no momento da cirurgia e 30% (32/107) realizada como conduta expectante ao tempo da terapia adjuvante.[43-45] Cirurgia com margens negativas no contexto de TORS pode levar à desintensificação do uso de radioterapia e potencialmente anular a necessidade de quimioterapia. No *University of Pennsylvania Cancer Center* alguns pacientes, especialmente aqueles cânceres faríngeos de baixo risco, são tratados com radioterapia pós-operatória no pescoço apenas para mitigar a necessidade de PEG durante a terapia adjuvante.

Esvaziamento Cervical

As considerações gerais sobre as condutas cirúrgicas em câncer de cabeça e pescoço invariavelmente envolvem manipulação do pescoço. Isto inclui a coluna cervical e os grandes vasos, em particular a carótida. Embora não haja diretrizes de práticas para monitoração da coluna cervical, caso durante o estudo de um paciente idoso com câncer de cabeça e pescoço o radiologista tiver expressado preocupação com estenose de acordo com a tomografia computadorizada (TC) do pescoço, um estudo específico da coluna cervical é solicitado na nossa clínica. Além disso, os potenciais evocados sensitivos (PES) intraoperatórios são monitorados, particularmente ao se posicionar o pescoço em extensão. Os pacientes em que utilizamos este tipo de monitora-

Quadro 21.5 Análise univariada e multivariada da sobrevida dos pacientes e características de nutrição derivadas da Avaliação Global Subjetiva Gerada pelo Paciente (PG-SGA) em pacientes com câncer de cabeça e pescoço à apresentação

Variáveis[a]	Análise univariada		Análise multivariada	
	Valor p	Razão de risco (IC 95%)	Valor p	Razão de risco (IC 95%)
Sexo				
Masculino	0,23	1,3 (0,8-2)		NS
Idade				
≥ 65 anos de idade	0,001	1,8 (1,2-2,7)	0,008	1,7 (1,1-2,5)
Classificação do tumor (T1/T2)				
T3/T4	≤ 0,001	2,6 (1,8-3,9)	0,001	2 (1,3-3,2)
Categoria de tratamento (nenhum tratamento)				
RT/RT cirurgia	0,001	0,3 (0,1-0,6)	≤ 0,001	0,2 (0,1-0,5)
Químio RT/cirurgia químio RT	0,01	0,4 (0,2-0,8)	0,005	0,3 (0,1-0,7)
Tratamento paliativo	0,05	2,2 (0,9-4,3)	0,60	1,2 (0,5-2,8)
Localização do tumor (cavidade oral)				
Glândula salivar	0,51	0,6 (0,2-2,1)		NS
Seios paranasais	0,21	2,1 (0,5-8,8)		NS
Faringe	0,27	1,8 (1-2,2)		NS
Laringe	0,14	0,5 (0,2-1,1)		
Categoria N/IMC (> 18,5-24,8)				
≤ 18,5	≤ 0,001	4,1 (2,1-8)	0,001	3,1 (1,6-6,1)
≥ 25-29,9	≤ 0,001	0,1 (0,07-0,3)	0,10	0,6 (0,4-1)
≥ 30	≤ 0,001	0,8 (0,01-0,3)	0,07	0,5 (0,3-1)
PG-SGA (escore < 9)				
Escore ≥ 9	≤ 0,001	2,1 (1,4-3,1)		NS
Componentes PG-SGA				
Perda de peso grau 1	0,007	1,6 (1,1-2,4)		NS
Ingestão alimentar reduzida	≤ 0,001	2,3 (1,5-3,7)		NS
Impacto da nutrição nos sistemas				NS
Anorexia	0,02	1,7 (1-2,7)		NS
Náusea	0,94	1 (0,3-2,8)		NS
Constipação	0,15	1,4 (0,8-2,5)		NS
Feridas na boca	0,003	1,9 (1,2-2,9)		NS
Disgeusia	0,71	1,1 (0,6-2,0)		NS

(Continua)

Quadro 21.5 Análise univariada e multivariada da sobrevida dos pacientes e características de nutrição derivadas da Avaliação Global Subjetiva Gerada pelo Paciente (PG-SGA) em pacientes com câncer de cabeça e pescoço à apresentação (*Cont.*)

Variáveis[a]	Análise univariada		Análise multivariada	
	Valor *p*	Razão de risco (IC 95%)	Valor *p*	Razão de risco (IC 95%)
Disfagia	0,001	1,9 (1,3-2,8)		NS
Plenitude gástrica	0,031	1,8 (1-3,2)		NS
Dor	0,049	1,4 (1-2,1)		NS
Problemas dentários	0,14	1,4 (0,8-2,2)		NS
Xerostomia	0,80	1 (0,6-1,8)		NS
Outros	0,594	1,1 (0,6-1,8)		NS
Capacidade funcional reduzida	≤ 0,001	2,4 (1,6-3,5)	0,001	

RT, radioterapia; quimio, quimioterapia; IMC, índice de massa corporal; NS, não significativo; PG-SGA, avaliação global subjetiva gerada pelo paciente.
Utilizado com permissão de Kubak C, Olson K, Iha N, Jensen L, McCrgar L, Seikaly H, Baracos V. Nutrition impact symptoms: key determinants of reduced dietary intake, weight loss, and reduced functional capacity of patients with head and neck cancer before treatment. Head Neck 2010;32(3):290-300.
[a]Categoria referência entre parênteses.

ção notam sintomas às extensões durante avaliação na consulta de anamnese e exame físico pré-operatórios.

Em geral, dados retrospectivos sugerem que o risco de acidente vascular encefálico durante esvaziamentos cervicais varia de < 1 a 4,8%.[46,47] Teoricamente, este risco é mais alto em pacientes com estenose ou aterosclerose préexistentes das carótidas, o que é mais prevalente em pacientes idosos.[48] Além disso, o manejo das estenoses de carótida de alto grau é complicado em razão de tratamentos oncológicos prévios. A ultrassonografia carotídea foi advogada como um mecanismo de triagem em pacientes candidatos a esvaziamento cervical, embora nenhum estudo tenha confirmado o seu papel, nem tenha se tornado prática aceita como rotina.[49] Inobstante, em alguns casos, pacientes idosos com câncer de cabeça e pescoço podem-se beneficiar de exames de imagem ou consulta com especialistas ou ambos antes do esvaziamento cervical ou da radioterapia, com o objetivo de realizar um planejamento apropriado.[50] De fato, os cirurgiões que operam pacientes idosos devem ser criteriosos e cautelosos ao posicionar o pescoço e manipular a bainha carotídea.

Laringectomia Parcial Supracricóidea

A Laringectomia parcial supracricóidea (LPSC) resulta em ressecção completa e bilateral do espaço paraglótico, incluindo, quando necessário, uma das cartilagens aritenóideas no lado que apresenta o tumor. Quando comparada às laringectomias verticais parciais e supraglóticas convencionais, as LPSCs parecem ser os procedimentos laríngeos conservadores que mais perturbam a função esfincteriana da laringe. O envelhecimento prejudica o comando motor orofaríngeo e a sensibilidade laringofaríngea,[51,53] bem como a motilidade esofágica.[54] Modificações da fisiologia pulmonar relacionadas com o envelhecimento também aumentam significativamente o risco de atelectasia e pneumonia no período pós-operatório neste grupo de pacientes.[54]

No contexto de potenciais disfagia e aspiração, os cirurgiões de cabeça e pescoço devem ter especial consideração com os resultados funcionais encontrados ao avaliar pacientes idosos com carcinomas endolaríngeos, que são oncologicamente suscetíveis à LPSC. Atualmente, não há consenso sobre os parâmetros que definam o paciente idoso ideal para LPSC. Em uma série, diversas variáveis, incluindo sexo, idade, história médica, consumo de tabaco, esvaziamento cervical associado, ressecção de cartilagem aritenóidea, tipo de reconstrução efetuado e RT da laringe, foram examinadas e não se comprovou que nenhuma delas aumente estatisticamente o risco de aspiração após LPSC. Por outro lado, a análise univariada revelou que aspiração pós-operatória foi menos provável quando efetuado o reposicionamento do seio piriforme e músculos constritores inferiores ($p = 0,01$).[19] Esta manobra permite o reposicionamento dos seios piriformes lateralmente à neoglote reconstruída. Esse reposicionamento pode resultar em uma melhor propulsão do bolo alimentar no momento da deglutição, reduzindo desse modo o risco de aspiração pós-operatória.

Embora evidências atuais sugiram que a idade, por si própria, não deve ser considerada como dissuasória para realização de LPSC, a aspiração permanece um risco. Aspiração grave (grau 3) foi observada em 21,7% dos pacientes neste mesmo estudo, mas foi temporária, uma vez que gastrostomias permanentes para ingestão líquida e laringectomias totais de completamento foram requeridas em apenas um paciente.[19] Outro estudo descreveu três pacientes idosos tratados com LPSC-CHP e observou que um paciente desenvolveu broncopneumonia por aspiração, e outro necessitou de laringectomia total de completamento.[55] Esta experiência induziu os autores a afirmarem que a LPSC-CHP não era aconselhável em pacientes acima da idade de 65 anos.[55] Aspiração tardia foi documentada em um paciente que morreu de complicações relacionadas com a aspiração 3 anos após uma LPSC-CHP com desarticulação da cartilagem cricóidea,[19] sugerindo, portanto, que um acompanhamento funcional a longo prazo é necessário quando LPSCs SCPLs forem efetuadas em pacientes idosos.

Laringectomia Total

A laringectomia total, definida como remoção completa do arcabouço laríngeo com criação de um traqueostoma, apresenta resultados oncológicos comprovados no tratamento de CCECPs em estádio avançado. Entretanto, a comunicação após uma laringectomia total é um componente crítico da qualidade de vida e, portanto, uma consideração importante em termos de seleção de pacientes. A comunicação pós-laringectomia é empreendida por uma abordagem por equipe que depende de uma avaliação pré-operatória por um fonoaudiólogo e discussão abrangente das opções disponíveis de comunicação.

Há essencialmente dois tipos de laringe artificial. A laringe pneumática é ativada por ar respiratório a partir do traqueostoma através de uma conexão com uma cânula traqueal. Este aparelho de voz tem a vantagem de não exigir uma bateria, e o fato de que a tonalidade varia com a pressão da respiração resulta em frequências fundamentais que são mais apropriadas ao sexo do paciente. Apesar disto, eles não ganharam ampla aceitação, provavelmente porque os pacientes os veem como desajeitados e não gostam do tubo de plástico ou metal que serve para transmitir o som do vibrador no estoma à boca. O segundo tipo de laringe artificial é a eletrolaringe, um aparelho de mão energizado por bateria que utiliza um diafragma, sob atuação de um vibrador eletromecânico. Quando o diafragma é mantido de encontro ao pescoço, as vibrações são transmitidas pelos tecidos moles e emergem do trato vocal, onde o usuário as modula com a boca para criar fala.[56]

A comunicação efetiva pós-laringectomia pode também ser restaurada, criando-se cirurgicamente uma punção traqueoesofágica (TEP), ou uma fístula através da parede parcial traqueoesofágica. Isto pode ser realizado primariamente durante a laringectomia ou secundariamente, quando o traqueostoma está completamente cicatrizado. Uma vez que a fístula tenha sido criada, um tubo protético (~4 mm de diâmetro), contendo uma válvula unidirecional, é introduzido. Quando o traqueostoma é ocluído com um dedo, o aparelho desvia o ar exalado por uma válvula unidirecional para o interior da neofaringe e da boca, criando um som gargarejado, que é então modulado em palavras. Com esta técnica, a aspiração geralmente não é um risco, e mais ar está disponível para produzir um som mais fluente e sustentado. Uma vantagem adicional é que quando o procedimento cirúrgico para a inserção da prótese vocal é efetuado no mesmo tempo cirúrgico da laringectomia, o paciente pode ser treinado para falar dentro de poucos dias, com benefício psicológico.[57] As desvantagens são que, na maioria dos casos, um polegar é necessário para ocluir o estoma durante a fala, e a prótese de voz permite que ar flua da traqueia para o esôfago. Pacientes frágeis e idosos ou com doenças neurológicas, como doença de Parkinson, não têm as capacidades proprioceptivas para cuidar da sua válvula, que necessita de limpeza diária, ou para ocluir o estoma para falar. Em ambos os grupos, esse aparelho não é apropriado, e devem ser procurados meios alternativos de comunicação.

Transferência de Tecido Livre

À medida que as técnicas microcirúrgicas avançaram, as transferências de tecido livre evoluíram para se tornarem a modalidade preferida de reconstrução após ablação de câncer na cabeça e pescoço.[58,59] Estudos precedentes sugeriram que a transferência de tecido livre pode ser efetuada em pacientes selecionados com 65 anos ou mais.[60-65] Entretanto, a maioria dos estudos focalizou exclusivamente a sobrevida do retalho, complicações relacionadas com o retalho, ou resultados comparáveis àqueles de pacientes mais jovens (frequentemente < 65 e ≥ 65 ou < 70 e ≥ 70) e demonstram que não há diferenças entre as comorbidades e complicações em pacientes de câncer de cabeça e pescoço jovens ou idosos, sugerindo dificuldades para prever a morbidade e mortalidade pós-operatórias no subgrupo dos idosos.[59,53,66]

É de capital importância que compreendamos a segurança e exequibilidade da reconstrução microcirúrgica nesta população de pacientes. Em pacientes idosos submetidos a cirurgias de cabeça e pescoço, as potenciais complicações peroperatórias parecem estar relacionadas com o estado de comorbidade peroperatória.[65] A classificação de estado físico da *American Society of Anesthesiology* (ASA) (**Quadro 21.6**) pode ser, por um lado, utilizada para uma estimativa individualizada dos fatores de risco per e pós-operatórios, e, por outro lado, poderia se correlacionar com a mortalidade intra-hospitalar dos pacientes.[57] Um estudo focalizou as transferências de tecido livre e observou que uma coorte idosa com mais de 70 anos de idade apresentava um escore ASA significativamente mais alto do que um grupo mais jovem (idade 65-70), o que se correlacionou com uma evolução pós-operatória com mais eventos, incluindo arritmias, broncopneumonia, gastroparesia e delírio naqueles do grupo mais idoso.[68] Na avaliação de 13 octogenários submetidos a reconstruções com retalho livre na cabeça e pescoço, complicações médicas foram quatro vezes mais altas quando comparados a uma coorte mais jovem (62 *vs.* 15%).[69] Os autores determinaram que retalhos livres foram

Quadro 21.6 Sistema de Classificação do Estado Físico da American Society of Anesthesiologists (ASA)

ASA Estado Físico 1	Um paciente sadio normal
ASA Estado Físico 2	Um paciente com doença sistêmica branda
ASA Estado Físico 3	Um paciente com doença sistêmica grave
ASA Estado Físico 4	Um paciente com doença sistêmica grave que é uma ameaça constante à vida
ASA Estado Físico 5	Um paciente moribundo que não se espera que sobreviva sem a operação
ASA Estado Físico 6	Um paciente declarado em morte cerebral cujos órgãos estão sendo removidos para finalidades de doação

Cortesia de American Society of Anesthesiologists website: https://www.asahq.org/clinical/physicalstatus.htm.

dignos de confiança neste grupo etário; contudo, advertiram contra o seu uso.[98] As taxas de complicações nesta coorte foram a seguir controladas para uma classe ASA mais alta em octogenários, e apesar disto continuou a existir uma taxa estatisticamente mais alta de complicação em pacientes idosos (67 *vs.* 29%).[69] Ao comparar as duas subpopulações idosas, ou seja, pacientes com idades de 70 a 79 anos e pacientes com 80 anos ou mais, a taxa global de complicações global (25 *vs.* 59%), a taxa de complicações clínicas (12 *vs.* 41%) e a mortalidade perioperatória (8 *vs.* 18%) foram significativamente mais altas no subconjunto acima de 80.[65] Nada obstante, as taxas de sucesso do retalho permaneceram quase idênticas em 96% naqueles com idade de 70 a 79 anos e 100% nos pacientes com 80 anos ou mais.[65] Os autores concluíram que a cirurgia de retalho livre pode ser realizada com sucesso em pacientes idosos selecionados, mas apresentam uma taxa maior de complicações clínicas. De fato, o sucesso do retalho em pacientes com 90 anos ou mais foi descrito em 10 casos.[70] Quatro complicações clínicas ocorreram, que incluíram um caso de pneumonia e três casos de arritmia. Não houve mortalidade após 8 meses de acompanhamento. Ocorreram duas complicações de local receptor (uma infecção e uma fístula), e a taxa de perda do retalho foi de 0%. Uma complicação tardia se desenvolveu 7 meses após a cirurgia, envolvendo infecção e falta de união da reconstrução mandibular. Os autores concluem que complicações clínicas e relacionadas com o retalho em pacientes de 90 anos ou mais são compatíveis com as taxas previamente descritas em pacientes idosos e assinalam que esta população é capaz de tolerar reconstruções com retalho livre, com resultados favoráveis a longo prazo.[70] Esta taxa de mortalidade relativamente baixa realça a eficácia e importância da avaliação pré-operatória e otimização cuidadosas na população de pacientes idosos.

Em cirurgias de cabeça e pescoço de grande porte, exigindo reconstrução, é possível ocorrer uma substancial perda sanguínea. A extensão da perda sanguínea e a necessidade subsequente de transfusão dependem da condição do paciente, estádio do tumor e complexidade dos procedimentos operatórios.[71,72] A avaliação pré-operatória inclui níveis de hemoglobina, que foram considerados como dentro das faixas normais nos grupos de idosos mais velhos (idade > 70) e mais jovem (idade 65-70).[68] Em média, no entanto, níveis mais baixos foram observados no grupo mais velho. Apesar de não haver diferença significativa na perda sanguínea intraoperatória entre estes dois grupos, a necessidade de transfusão de sangue intraoperatória de pelo menos 2 unidades foi significativamente mais alta no grupo mais velho.[68] É interessante que perdas sanguíneas de > 220 mL são um preditor significativo de complicações clínicas pós-operatórias; assim o cirurgião deve ter como objetivo uma perda mínima de sangue.

Uma vez que a reconstrução com retalho livre seja um componente integrante de defeitos da cavidade oral, orofaríngeos e de laringectomia total, uma compreensão particular das potenciais complicações das feridas é dominante. A incidência de infecções das feridas em cirurgia de câncer de cabeça e pescoço permanece controversa, com taxas relatadas, variando de 11 a 47%.[73,74] Taxas de infecção de ferida foram de 40 e 19% nos grupos mais velhos (idade > 70) e mais jovens (idade 65-70), respectivamente ($p = 0,003$). A taxa de perda do retalho (< 1 semana pós-operatoriamente), incluindo perdas parcial e total do retalho, foi baixa em 4,1% (4/73) no grupo mais jovem e 10,6% (10/94) no grupo mais velho, sem diferenças significativas entre estes dois grupos.[68] A alta taxa de sucesso do retalho de ambos os grupos é compatível com as de grandes séries de importantes centros microcirúrgicos, onde os estudos de taxas de sucesso de retalhos variaram de 91 a 99%.[76] Em comparação à literatura previamente publicada, em que 5 a 25% dos retalhos transferidos necessitaram de reexploração dentro da primeira semana de pós-operatório, em razão de comprometimento circulatório ou hematoma no pescoço, a taxa de reexploração é de 5,5% no grupo mais jovem e 10,7% no grupo mais velho.[77] De fato não há evidências clínicas que demonstrem uma incidência mais alta de perda de retalho ou trombose vascular nos pacientes idosos, mesmo naqueles acima da idade de 70 anos. Portanto, deve-se oferecer esta modalidade aos pacientes com cânceres que se beneficiariam de uma reconstrução microvascular. A cirurgia realizada sincronicamente por duas equipes deve conduzir à redução do tempo de cirurgia.

Sumário

Em resumo, as equipes que tratam pacientes idosos (envelhecidos) com cânceres de células escamosas de cabeça e pescoço devem oferecer a estes pacientes e suas famílias o estado da arte nos tratamentos. O uso de ferramentas de avaliação pré-operatória quanto à nutrição, estado funcional e comorbidades ajudará a identificar os pacientes em mais alto risco. A estes indivíduos podem-se, então, oferecer terapias para otimizar os resultados do tratamento padrão, ou apresentar opções adaptadas de tratamento que levem em consideração as comorbidades e as circunstâncias individuais. A equipe é crítica para o tratamento bem-sucedido dos pacientes idosos. A incorporação de especialistas geriátricos nas equipes provavelmente será benéfica e mais comum. Não há dúvidas de que com as tendências atuais de envelhecimento sadio e malignidades relacionadas com vírus, o número de pacientes que necessitem de tratamento aumentará. À medida que a população idosa aumenta, e, paralelamente, o número de pacientes com malignidades de cabeça e pescoço, a equipe multidisciplinar geriátrica assumirá um papel maior em assegurar tratamento e resultados ideais neste subconjunto muito especial.

Referências Bibliográficas

1. Parker SL, Tong T, Bolden S, Wingo PA. Cancer statistics, 1997. CA Cancer J Clin 1997;47(1):5–27
2. Pallis AG, Fortpied C, Wedding U, et al. EORTC elderly task force position paper: approach to the older cancer patient. Eur J Cancer 2010;46(9):1502–1513
3. Siegel R, Ma J, Zou Z, Jemal A. Cancer statistics, 2014. CA Cancer J Clin 2014;64(1):9–29
4. Patel SC, Carpenter WR, Tyree S, et al. Increasing incidence of oral tongue squamous cell carcinoma in young white women, age 18 to 44 years. J Clin Oncol 2011;29(11):1488–1494
5. Gillison ML, Broutian T, Pickard RK, et al. Prevalence of oral HPV infection in the United States, 2009-2010. JAMA 2012;307(7):693–703
6. National Cancer Institute. Surveillance, Epidemiology, and End Results Program. http://www.seer.cancer.gov
7. Smith BD, Smith GL, Hurria A, Hortobagyi GN, Buchholz TA. Future of cancer incidence in the United States: burdens upon an aging, changing nation. J Clin Oncol 2009;27(17):2758–2765
8. Carvalho AL, Nishimoto IN, Califano JA, Kowalski LP. Trends in incidence and prognosis for head and neck cancer in the United States: a site specific analysis of the SEER database. Int J Cancer 2005;114(5):806–816
9. Argiris A, Eng C. Epidemiology, staging, and screening of head and neck cancer. Cancer Treat Res 2003;114:15–60
10. de Rijke JM, Schouten LJ, Schouten HC, Jager JJ, Koppejan AG, van den Brandt PA. Age-specific differences in the diagnostics and treatment of cancer patients aged 50 years and older in the province of Limburg, The Netherlands. Ann Oncol 1996;7(7):677–685
11. Fentiman IS, Tirelli U, Monfardini S, et al. Cancer in the elderly: why so badly treated? Lancet 1990;335(8696):1020–1022
12. Ortholan C, Benezery K, Dassonville O, et al. A specific approach for elderly patients with head and neck cancer. Anticancer Drugs 2011;22(7):647–655
13. Grénman R, Chevalier D, Gregoire V, Myers E, Rogers S. Treatment of head and neck cancer in the elderly: European Consensus (panel 6) at the EUFOS Congress in Vienna 2007. Eur Arch Otorhinolaryngol 2010;267(10):1619–1621
14. VanderWalde NA, Fleming M, Weiss J, Chera BS. Treatment of older patients with head and neck cancer: a review. Oncologist 2013;18(5):568–578
15. Pignon JP, le Maître A, Maillard E, Bourhis J; MACH-NC Collaborative Group. Meta-analysis of chemotherapy in head and neck cancer (MACH-NC): an update on 93 randomised trials and 17,346 patients. Radiother Oncol 2009;92(1):4–14
16. Kowalski LP, Alcantara PS, Magrin J, Parise Júnior O. A case-control study on complications and survival in elderly patients undergoing major head and neck surgery. Am J Surg 1994;168(5):485–490
17. Clayman GL, Eicher SA, Sicard MW, Razmpa E, Goepfert H. Surgical outcomes in head and neck cancer patients 80 years of age and older. Head Neck 1998;20(3):216–223
18. McGuirt WF, Davis SP III. Demographic portrayal and outcome analysis of head and neck cancer surgery in the elderly. Arch Otolaryngol Head Neck Surg 1995;121(2):150–154
19. Laccourreye O, Brasnu D, Périé S, Muscatello L, Ménard M, Weinstein G. Supracricoid partial laryngectomies in the elderly: mortality, complications, and functional outcome. Laryngoscope 1998;108(2):237–242
20. Barzan L, Veronesi A, Caruso G, et al. Head and neck cancer and ageing: a retrospective study in 438 patients. J Laryngol Otol 1990;104(8):634–640
21. Wheless SA, McKinney KA, Zanation AM. A prospective study of the clinical impact of a multidisciplinary head and neck tumor board. Otolaryngol Head Neck Surg 2010;143(5):650–654
22. The World Health Organization Quality of Life Assessment (WHOQOL): development and general psychometric properties. Soc Sci Med 1998;46(12):1569–1585
23. Cella DF, Cherin EA. Quality of life during and after cancer treatment. Compr Ther 1988;14(5):69–75
24. Kahn SB, Houts PS, Harding SP. Quality of life and patients with cancer: a comparative study of patient versus physician perceptions and its implications for cancer education. J Cancer Educ 1992;7(3):241–249
25. Derks W, De Leeuw JR, Hordijk GJ, Winnubst JA. Elderly patients with head and neck cancer: short-term effects of surgical treatment on quality of life. Clin Otolaryngol Allied Sci 2003;28(5):399–405
26. Silveira AP, Gonçalves J, Sequeira T, et al. Geriatric oncology: comparing health related quality of life in head and neck cancer patients. Head Neck Oncol 2011;3:3
27. Derks W, de Leeuw RJ, Hordijk GJ, Winnubst JA. Quality of life in elderly patients with head and neck cancer one year after diagnosis. Head Neck 2004;26(12):1045–1052
28. van der Schroeff MP, Derks W, Hordijk GJ, de Leeuw RJ. The effect of age on survival and quality of life in elderly head and neck cancer patients: a long-term prospective study. Eur Arch Otorhinolaryngol 2007;264(4):415–422
29. Laraway DC, Lakshmiah R, Lowe D, Roe B, Rogers SN. Quality of life in older people with oral cancer. Br J Oral Maxillofac Surg 2012;50(8):715–720
30. Sarini J, Fournier C, Lefebvre JL, Bonafos G, Van JT, Coche-Dequéant B. Head and neck squamous cell carcinoma in elderly patients: a long-term retrospective review of 273 cases. Arch Otolaryngol Head Neck Surg 2001;127(9):1089–1092
31. Boruk M, Chernobilsky B, Rosenfeld RM, Har-El G. Age as a prognostic factor for complications of major head and neck surgery. Arch Otolaryngol Head Neck Surg 2005;131(7):605–609
32. Morgan RF, Hirata RM, Jaques DA, Hoopes JE. Head and neck surgery in the aged. Am J Surg 1982;144(4):449–451
33. Sanabria A, Carvalho AL, Vartanian JG, Magrin J, Ikeda MK, Kowalski LP. Comorbidity is a prognostic factor in elderly patients with head and neck cancer. Ann Surg Oncol 2007;14(4):1449–1457
34. Italiano A, Ortholan C, Dassonville O, et al. Head and neck squamous cell carcinoma in patients aged > or = 80 years: patterns of care and survival. Cancer 2008;113(11):3160–3168
35. Genther DJ, Gourin CG. Effect of comorbidity on short-term outcomes and cost of care after head and neck cancer surgery in the

36. Kubrak C, Olson K, Jha N, et al. Nutrition impact symptoms: key determinants of reduced dietary intake, weight loss, and reduced functional capacity of patients with head and neck cancer before treatment. Head Neck 2010;32(3):290–300
37. Ottery FD. Rethinking nutritional support of the cancer patient: the new field of nutritional oncology. Semin Oncol 1994;21(6):770–778
38. Lees J. Incidence of weight loss in head and neck cancer patients on commencing radiotherapy treatment at a regional oncology centre. Eur J Cancer Care (Engl) 1999;8(3):133–136
39. Jager-Wittenaar H, Dijkstra PU, Vissink A, van der Laan BF, van Oort RP, Roodenburg JL. Critical weight loss in head and neck cancer—prevalence and risk factors at diagnosis: an explorative study. Support Care Cancer 2007;15(9):1045–1050
40. Wermker K, Jung S, Hüppmeier L, Joos U, Kleinheinz J. Prediction model for early percutaneous endoscopic gastrostomy (PEG) in head and neck cancer treatment. Oral Oncol 2012;48(4):355–360
41. Weinstein GS, Quon H, O'Malley BW Jr, Kim GG, Cohen MA. Selective neck dissection and deintensified postoperative radiation and chemotherapy for oropharyngeal cancer: a subset analysis of the University of Pennsylvania transoral robotic surgery trial. Laryngoscope 2010;120(9):1749–1755
42. Weinstein GS, Quon H, Newman HJ, et al. Transoral robotic surgery alone for oropharyngeal cancer: an analysis of local control. Arch Otolaryngol Head Neck Surg 2012;138(7):628–634
43. Genden EM, Park R, Smith C, Kotz T. The role of reconstruction for transoral robotic pharyngectomy and concomitant neck dissection. Arch Otolaryngol Head Neck Surg 2011;137(2):151–156
44. Moore EJ, Olsen SM, Laborde RR, et al. Long-term functional and oncologic results of transoral robotic surgery for oropharyngeal squamous cell carcinoma. Mayo Clin Proc 2012;87(3):219–225
45. Sinclair CF, McColloch NL, Carroll WR, Rosenthal EL, Desmond RA, Magnuson JS. Patient-perceived and objective functional outcomes following transoral robotic surgery for early oropharyngeal carcinoma. Arch Otolaryngol Head Neck Surg 2011;137(11):1112–1116
46. Thompson SK, Southern DA, McKinnon JG, Dort JC, Ghali WA. Incidence of perioperative stroke after neck dissection for head and neck cancer: a regional outcome analysis. Ann Surg 2004;239(3):428–431
47. Selim M. Perioperative stroke. N Engl J Med 2007;356(7):706–713
48. Nosan DK, Gomez CR, Maves MD. Perioperative stroke in patients undergoing head and neck surgery. Ann Otol Rhinol Laryngol 1993;102(9):717–723
49. Atik MA, Ates M, Akkus NI, Altundag O, Altundag K. Preoperative Doppler sonography for prevention of perioperative stroke in head and neck cancer patients undergoing neck dissection: is it beneficial? J Clin Ultrasound 2007;35(1):38–39
50. Rechtweg J, Wax MK, Shah R, Granke K, Jarmuz T. Neck dissection with simultaneous carotid endarterectomy. Laryngoscope 1998;108(8 Pt 1):1150–1153
51. Mortelliti AJ, Malmgren LT, Gacek RR. Ultrastructural changes with age in the human superior laryngeal nerve. Arch Otolaryngol Head Neck Surg 1990;116(9):1062–1069
52. Aviv JE, Martin JH, Jones ME, et al. Age-related changes in pharyngeal and supraglottic sensation. Ann Otol Rhinol Laryngol 1994;103(10):749–752
53. Calhoun KH, Gibson B, Hartley L, Minton J, Hokanson JA. Age-related changes in oral sensation. Laryngoscope 1992;102(2):109–116
54. Evers BM, Townsend CM Jr, Thompson JC. Organ physiology of aging. Surg Clin North Am 1994;74(1):23–39
55. Alajmo E, Fini-Storchi O, Agostini V, Polli G. Conservation surgery for cancer of the larynx in the elderly. Laryngoscope 1985;95(2):203–205
56. Norton RL, Bernstein RS. Improved LAboratory Prototype ELectrolarynx (LAPEL): using inverse filtering of the frequency response function of the human throat. Ann Biomed Eng 1993;21(2):163–174
57. Mathieson CM, Stam HJ, Scott JP. Psychosocial adjustment after laryngectomy: a review of the literature. J Otolaryngol 1990;19(5):331–336
58. Wei FC, Celik N, Chen HC, Cheng MH, Huang WC. Combined anterolateral thigh flap and vascularized fibula osteoseptocutaneous flap in reconstruction of extensive composite mandibular defects. Plast Reconstr Surg 2002;109(1):45–52
59. Serletti JM, Higgins JP, Moran S, Orlando GS. Factors affecting outcome in free-tissue transfer in the elderly. Plast Reconstr Surg 2000;106(1):66–70
60. Shestak KC, Jones NF, Wu W, Johnson JT, Myers EN. Effect of advanced age and medical disease on the outcome of microvascular reconstruction for head and neck defects. Head Neck 1992;14(1):14–18
61. Coskunfirat OK, Chen HC, Spanio S, Tang YB. The safety of microvascular free tissue transfer in the elderly population. Plast Reconstr Surg 2005;115(3):771–775
62. Ozkan O, Ozgentas HE, Islamoglu K, Boztug N, Bigat Z, Dikici MB. Experiences with microsurgical tissue transfers in elderly patients. Microsurgery 2005;25(5):390–395
63. Beausang ES, Ang EE, Lipa JE, et al. Microvascular free tissue transfer in elderly patients: the Toronto experience. Head Neck 2003;25(7):549–553
64. Furnas H, Canales F, Lineaweaver W, Buncke GM, Alpert BS, Buncke HJ. Microsurgical tissue transfer in patients more than 70 years of age. Ann Plast Surg 1991;26(2):133–139
65. Howard MA, Cordeiro PG, Disa J, et al. Free tissue transfer in the elderly: incidence of perioperative complications following microsurgical reconstruction of 197 septuagenarians and octogenarians. Plast Reconstr Surg 2005;116(6):1659–1668, discussion 1669–1671
66. Kao HK, Chang KP, Ching WC, Tsao CK, Cheng MH, Wei FC. Postoperative morbidity and mortality of head and neck cancers in patients with liver cirrhosis undergoing surgical resection followed by microsurgical free tissue transfer. Ann Surg Oncol 2010;17(2):536–543
67. Hightower CE, Riedel BJ, Feig BW, et al. A pilot study evaluating predictors of postoperative outcomes after major abdominal surgery: Physiological capacity compared with the ASA physical status classification system. Br J Anaesth 2010;104(4):465–471
68. Tsai CH, Chang KP, Hung SY, Chen WF, Cheng MH, Kao HK. Postoperative morbidity in head and neck cancer ablative surgery followed by microsurgical free tissue transfer in the elderly. Oral Oncol 2012;48(9):811–816
69. Blackwell KE, Azizzadeh B, Ayala C, Rawnsley JD. Octogenarian free flap reconstruction: complications and cost of therapy. Otolaryngol Head Neck Surg 2002;126(3):301–306
70. Wester JL, Lindau RH, Wax MK. Efficacy of free flap reconstruction of the head and neck in patients 90 years and older. JAMA Otolaryngol Head Neck Surg 2013;139(1):49–53
71. Taniguchi Y, Okura M. Prognostic significance of perioperative blood transfusion in oral cavity squamous cell carcinoma. Head Neck 2003;25(11):931–936
72. Szakmany T, Dodd M, Dempsey GA, et al. The influence of allogenic blood transfusion in patients having free-flap primary surgery for oral and oropharyngeal squamous cell carcinoma. Br J Cancer 2066;94(5):647–653
73. Barry B, Lucet JC, Kosmann MJ, Gehanno P. Risk factors for surgical wound infections in patients undergoing head and neck oncologic surgery. Acta Otorhinolaryngol Belg 1999;53(3):241–244
74. Penel N, Lefebvre D, Fournier C, Sarini J, Kara A, Lefebvre JL. Risk factors for wound infection in head and neck cancer surgery: a prospective study. Head Neck 2001;23(6):447–455
75. Wei FC, Jain V, Celik N, Chen HC, Chuang DC, Lin CH. Have we found an ideal soft-tissue flap? An experience with 672 anterolateral thigh flaps. Plast Reconstr Surg 2002;109(7):2219–2226, discussion 2227–2230

76. Kao HK, Chang KP, Ching WC, Tsao CK, Cheng MH, Wei FC. The impacts of liver cirrhosis on head and neck cancer patients undergoing microsurgical free tissue transfer: an evaluation of flap outcome and flap-related complications. Oral Oncol 2009;45(12):1058–1062
77. Chen KT, Mardini S, Chuang DC, et al. Timing of presentation of the first signs of vascular compromise dictates the salvage outcome of free flap transfers. Plast Reconstr Surg 2007;120(1):187–195

Referências das Experiências do Quadro 21.1

1. The Department of Veterans Affairs Laryngeal Cancer Study Group. Induction chemotherapy plus radiation compared with surgery plus radiation in patients with advanced laryngeal cancer. N Engl J Med 1991;324(24):1685–1690
2. Forastiere AA, Goepfert H, Maor M, et al. Concurrent chemotherapy and radiotherapy for organ preservation in advanced laryngeal cancer. N Engl J Med 2003;349(22):2091–2098
3. Lefebvre JL, Rolland F, Tesselaar M, et al. EORTC Head and Neck Cancer Cooperative Group; EORTC Radiation Oncology Group. Phase 3 randomized trial on larynx preservation comparing sequential vs alternating chemotherapy and radiotherapy. J Natl Cancer Inst 2009;101(3):142–152
4. Calais G, Alfonsi M, Bardet E, et al. Randomized trial of radiation therapy versus concomitant chemotherapy and radiation therapy for advanced-stage oropharynx carcinoma. J Natl Cancer Inst 1999;91(24):2081–2086
5. Adelstein DJ, Li Y, Adams GL, et al. An intergroup phase III comparison of standard radiation therapy and two schedules of concurrent chemoradiotherapy in patients with unresectable squamous cell head and neck cancer. J Clin Oncol 2003;21(1):92–98
6. Garden AS, Harris J, Vokes EE, et al. Preliminary results of Radiation Therapy Oncology Group 97-03: a randomized phase ii trial of concurrent radiation and chemotherapy for advanced squamous cell carcinomas of the head and neck. J Clin Oncol 2004;22(14):2856–2864
7. Fountzilas G, Ciuleanu E, Dafni U, et al. Concomitant radiochemotherapy vs radiotherapy alone in patients with head and neck cancer: a Hellenic Cooperative Oncology Group Phase III Study. Med Oncol 2004;21(2):95–107
8. Tobias JS, Monson K, Gupta N, et al. UK Head and Neck Cancer Trialists' Group. Chemoradiotherapy for locally advanced and neck cancer: 10-year follow-up of the UK Head and Neck (UKHAN1) trial. Lancet Oncol 2010;11(1):66–74
9. Bonner JA, Harari PM, Giralt J, et al. Radiotherapy plus cetuximab for squamous-cell carcinoma of the head and neck. N Engl J Med 2006;354(6):567–578
10. Brizel DM, Albers ME, Fisher SR, et al. Hyperfractionated irradiation with or without concurrent chemotherapy for locally advanced head and neck cancer. N Engl J Med 1998;338(25):1798 1804
11. Jeremic B, Shibamoto Y, Milicic B, et al. Hyperfractionated radiation therapy with or without concurrent low-dose daily cisplatin in locally advanced squamous cell carcinoma of the head and neck: a prospective randomized trial. J Clin Oncol 2000;18(7):1458–1464
12. Staar S, Rudat V, Stuetzer H, et al. Intensified hyperfractionated accelerated radiotherapy limits the additional benefit of simultaneous chemotherapy—results of a multicentric randomized German trial in advanced head-and-neck cancer. Int J Radiat Oncol Biol Phys 2001;50(5):1161–1171
13. Huguenin P, Beer KT, Allal A, et al. Concomitant cisplatin significantly improves locoregional control in advanced head and neck cancers treated with hyperfractionated radiotherapy. J Clin Oncol 2004;22(23):4665–4673
14. Bourhis J, Sire C, Graff P, et al. Concomitant chemoradiotherapy versus acceleration of radiotherapy with or without concomitant chemotherapy in locally advanced head and neck carcinoma (GORTEC 99-02): an open-label phase 3 randomised trial. Lancet Oncol 2012;13(2):145–153
15. Cooper JS, Pajak TF, Forastiere AA, et al. Radiation Therapy Oncology Group 9501/Intergroup. Postoperative concurrent radiotherapy and chemotherapy for high-risk squamous-cell carcinoma of the head and neck. N Engl J Med 2004;350(19):1937–1944
16. Bernier J, Domenge C, Ozsahin M, et al. European Organization for Research and Treatment of Cancer Trial 22931. Postoperative irradiation with or without concomitant chemotherapy for locally advanced head and neck cancer. N Engl J Med 2004;350(19):1945–1952
17. Racadot S, Mercier M, Dussart S, et al. Randomized clinical trial of post-operative radiotherapy versus concomitant carboplatin and radiotherapy for head and neck cancers with lymph node involvement. Radiother Oncol 2008;87(2):164–172

Apêndice [Cortesia da *Washington University School of Medicine*; todos os direitos reservados]

SE VOCÊ TEM PERGUNTAS, LIGUE PARA 314-362-7394 E SOLICITE ASSISTÊNCIA

Avaliação de Comorbidades em Pacientes Adultos – 27

Identificar as comorbidades médicas importantes e classificar a gravidade utilizando o índice.
A Pontuação Geral da Comorbidade é definida de acordo com a condição de maior pontuação, exceto
no caso em que duas ou mais condições de Grau 2 ocorrem em diferentes órgãos.
Nesta situação, a pontuação geral da comorbidade deve ser designada Grau 3

Comorbidades clínicas	Grau 3 Descompensação grave	Grau 2 Descompensação moderada	Grau 1 Descompensação leve
Sistema Cardiovascular			
Infarto do miocárdio	☐ MI ≤ 6 meses	☐ MI > 6 meses	☐ MI apenas por ECG, idade indeterminada
Angina/Coronariopatia	☐ Angina instável	☐ Angina crônica induzida por esforço ☐ Cirurgia de revascularização miocárdica (CRM) ou angioplastia coronariana transluminal percutânea (ACTP) ☐ *Stent* coronário recente (≤ 6 meses)	☐ Evidências de coronariopatia, sem sintomas, no ECG ou na prova de esforço cardíaco ou no cateterismo ☐ Angina de peito sem necessidade de hospitalização ☐ CRM ou ACTP (> 6 meses) ☐ *Stent* coronário (> 6 meses)
Insuficiência cardíaca congestiva (ICC)	☐ Hospitalizado para ICC nos últimos 6 meses ☐ Fração de ejeção < 20%	☐ Hospitalizado para ICC > 6 meses antes ☐ ICC com dispneia, limitando as atividades	☐ ICC com dispneia, limitando as atividades ☐ Dispneia induzida pelo esforço ☐ Dispneia paroxística noturna (DPN)
Arritmias	☐ Arritmia ventricular ≤ 6 meses	☐ Arritmia ventricular > 6 meses ☐ Fibrilação ou *flutter* atrial crônico ☐ Marca-passo	☐ Síndrome do seio enfermo ☐ Taquicardia supraventricular
Hipertensão	☐ PAD ≥ 130 mmHg ☐ Papiledema maligno severo ou outras alterações oculares ☐ Encefalopatia	☐ PAD de 115-129 mmHg ☐ PAD de 90-114 mmHg durante o uso de fármacos anti-hipertensivos ☐ Sintomas cardiovasculares secundários: vertigem, epistaxe, cefaleias	☐ PAD de 90-114 mmHg sem o uso de fármacos anti-hipertensivos ☐ PAD < 90 mmHg durante o uso de fármacos anti-hipertensivos ☐ Hipertensão, sem outra especificação
Doença venosa	☐ Embolismo pulmonar (EP) recente (≤ 6 meses) ☐ Uso de filtro venoso para EP	☐ Trombose venosa profunda (TVP) controlada com Coumadin (varfarina) ou heparina ☐ Prévia PE > 6 meses	☐ TVP prévia atualmente não tratada com Coumadin (varfarina) ou Heparina
Doença arterial periférica	☐ Derivação ou amputação para gangrena, ou insuficiência arterial < 6 meses ☐ Aneurisma torácico ou abdominal não tratado (≥ 6 cm)	☐ Derivação ou amputação para gangrena, ou insuficiência arterial > 6 meses ☐ Insuficiência crônica	☐ Claudicação intermitente ☐ Aneurisma torácico ou abdominal não tratado (< 6 cm) ☐ Estado pós-reparo de aneurisma torácico ou abdominal
Sistema Respiratório			
	☐ Insuficiência pulmonar acentuada ☐ Doença pulmonar restritiva ou DPOC com dispneia em repouso, apesar do tratamento ☐ Uso crônico de O_2 suplementar ☐ pO_2 basal > 50 torr ☐ FEV1 (< 50%)	☐ Doença pulmonar restritiva ou DPOC (bronquite crônica, enfisema ou asma) com dispneia, limitando as atividades ☐ FEV1 (51-65%)	☐ Doença pulmonar restritiva ou DPOC (bronquite crônica, enfisema ou asma) com dispneia, que responde ao tratamento ☐ FEV1 (66-80%)
Sistema Gastrointestinal			
Hepático	☐ Hipertensão portal e/ou sangramento esofágico ≤ 6 meses (Encefalopatia, ascite, icterícia com bilirrubina total > 2)	☐ Hepatite crônica, cirrose, hipertensão portal com sintomas moderados "insuficiência hepática compensada"	☐ Hepatite crônica ou cirrose sem hipertensão portal ☐ Hepatite aguda sem cirrose ☐ Hepatopatia crônica manifestada na biópsia ou bilirrubina persistentemente elevada (> 3 mg/dL)
Estômago/Intestino	☐ Úlceras recentes (≤ 6 meses) necessitando transfusão sanguínea	☐ Úlceras necessitando de cirurgia ou transfusão > 6 meses	☐ Diagnóstico de úlceras tratadas com fármacos ☐ Síndrome de má-absorção crônica ☐ Doença inflamatória intestinal (DII) com uso de medicamentos ou histórico de complicações e/ou cirurgia
Pâncreas	☐ Pancreatite aguda ou crônica com complicações maiores (fleimão, abscesso ou pseudocisto)	☐ Pancreatite aguda não complicada ☐ Pancreatite crônica com complicações menores (má-absorção, tolerância à glicose comprometida ou sangramento GI)	☐ Pancreatite crônica sem complicações

Comorbidades clínicas	Grau 3 Descompensação grave	Grau 2 Descompensação moderada	Grau 1 Descompensação leve
Sistema Renal			
Doença renal terminal	☐ Creatinina > 3 mg% com falência de múltiplos órgãos, choque ou septicemia ☐ Diálise aguda	☐ Insuficiência renal crônica com creatinina > 3 mg% ☐ Diálise crônica	☐ Insuficiência renal crônica com creatinina de 2-3 mg%
Sistema Endócrino			

Diabetes melito	☐ Hospitalização ≤ 6 meses para (cetoacidose diabética) CAD
	☐ Diabetes causando falência de múltiplos órgãos
	  ☐ retinopatia
	  ☐ neuropatia
	  ☐ nefropatia*
	  ☐ coronariopatia*
	  ☐ doença arterial periférica*
		☐ Diabetes melito tipo I (DM 1) sem complicações
		☐ DM 2 mal controlada com agentes orais
			☐ Diabetes melito tipo 2 (DM 2) controlada apenas com agentes orais

Sistema Neurológico			
Acidente vascular encefálico (AVE)	☐ AVE agudo, com déficit neurológico significativo	☐ AVE prévio com sequelas neurológicas	☐ AVE sem sequelas ☐ Ataque isquêmico transitório (AIT) passado ou recente
Demência	☐ Demência severa, com necessidade de total ajuda para atividades da vida diária	☐ Demência moderada (não completamente autossuficiente, necessita de supervisão)	☐ Demência moderada (pode tomar conta de si mesmo)
Paralisia	☐ Paraplegia ou hemiplegia, demência severa, com necessidade de total ajuda para atividades da vida diária	☐ Paraplegia ou hemiplegia necessitando de cadeira de rodas, capaz de realizar algumas tarefas de autocuidado	☐ Paraplegia ou hemiplegia, ambulante e capaz de realizar grande parte das tarefas de autocuidado
Neuromuscular	☐ Esclerose Múltipla (EM), Parkinson, Miastenia Grave ou outro distúrbio neuromuscular crônico, com necessidade de total ajuda para atividades da vida diária	☐ EM, Parkinson, miastenia grave ou outro distúrbio neuromuscular crônico, porém capaz de realizar algumas tarefas de autocuidado	☐ EM, Parkinson, miastenia grave ou outro distúrbio neuromuscular crônico, porém ambulante e capaz de realizar grande parte das tarefas de autocuidado
Psiquiátricas			
	☐ Tentativa recente de suicídio ☐ Esquizofrenia ativa	☐ Depressão ou transtorno bipolar não controlado ☐ Esquizofrenia controlada com medicamentos	☐ Depressão ou transtorno bipolar controlado com medicamentos
Reumatológicas (Incluindo Artrite Reumatoide, Lúpus Eritematoso Sistêmico, Doença Mista do Tecido Conectivo, Polimiosite, Polimiosite Reumática)			
Conectivo	☐ Doença do tecido conectivo com falência de órgãos-alvo secundária (renal, cardíaca, sistema nervoso central (SNC))	☐ Doença do tecido conectivo sendo tratada com esteroides ou medicamentos imunossupressores	☐ Doença do tecido conectivo sendo tratada com anti-inflamatórios não esteroides (AINE) ou não sendo tratada
Sistema Imunológico (AIDS deve ser considerada uma comorbidade no Sarcoma de Kaposi ou Linfoma não Hodgkin)			
AIDS	☐ AIDS fulminante com SK, infecção por *Mycobacterium avium* intracelular (MAI), Pneumonia por *Pneumocystis carinii* (PPC) (doenças definidoras de AIDS)	☐ HIV+ com histórico de doença definidora CD4+ < 200/μL	☐ Paciente HIV+ assintomático ☐ HIV+ sem histórico de doença definidora de AIDS CD4+ > 200/μL
Malignidade (Excluindo Carcinoma Cutâneo de Células Basais, Carcinoma Espinocelular (CEC) SCCA cutâneo, Carcinoma in situ e Neoplasia Intraepitelial)			
Tumor sólido, incluindo melanoma	☐ Câncer não controlado ☐ Recém-diagnosticado, porém ainda não tratado ☐ Tumor sólido metastático	☐ Qualquer tumor sólido controlado sem metástases documentadas, mas inicialmente diagnosticado e tratado nos últimos 5 anos	☐ Qualquer tumor sólido controlado sem metástases documentadas, mas inicialmente diagnosticado e tratado > 5 anos
Leucemia e mieloma	☐ Recidiva ☐ Doença fora de controle	☐ 1ª recidiva ou doença nova < 1 ano ☐ Terapia supressiva crônica	☐ Histórico de leucemia ou mieloma no último RX realizado > 1 ano
Linfoma	☐ Recidiva	☐ 1ª recidiva ou doença nova < 1 ano ☐ Terapia supressiva crônica	☐ Histórico de leucemia no último RX realizado > 1 ano
Substância de Abuso (Deve ser acompanhada por complicações sociais, comportamentais ou médicas)			
Álcool	☐ *Delirium tremens*	☐ Abuso ativo de álcool, com complicações sociais, comportamentais ou médicas	☐ Histórico de abuso de álcool, mas sem consumo atual
Drogas ilícitas	☐ Síndrome de abstinência aguda	☐ Abuso ativo de drogas, com complicações sociais, comportamentais ou médicas	☐ Histórico de abuso de drogas, mas sem consumo atual
Peso Corporal			
Obesidade		☐ Mórbida (ou seja, IMC ≥ 38)	

PONTUAÇÃO GERAL DA COMORBIDADE (Circule uma opção) 0 1 2 3 4
                                                                                     Nenhuma Leve Moderada Grave Desconhecida

Abreviações
CRM, cirurgia de revascularização miocárdica; ACTP, angioplastia coronariana transluminal percutânea; ICC, insuficiência cardíaca congestiva; DPN, dispneia paroxística noturna; DII, doença inflamatória intestinal.

22 Papel da Neuropsicologia na Avaliação e Tratamento de Pacientes Geriátricos

Thomas Swirsky-Sacchetti ▪ *Caterina B. Mosti*

▪ Introdução

O Que é Avaliação Neuropsicológica?

Neuropsicologia é a ciência das relações cérebro-comportamento. Avaliação neuropsicológica é a mensuração objetiva do funcionamento cerebral, em que o desempenho de uma pessoa é comparado ao de indivíduos no grupo normativo dessa pessoa (*i. e.*, idade e bases educacionais semelhantes). Embora atualmente estejam disponíveis baterias breves e/ou computadorizadas, uma bateria abrangente avalia todos os principais domínios do funcionamento neurocognitivo, incluindo inteligência global, aprendizado e memória, linguagens expressiva e receptiva, função sensitiva e motora, e solução de problemas complexos/funções executiva. Uma boa avaliação neuropsicológica também deve incluir uma mensuração da personalidade/funcionamento emocional. Baterias fixas (p. ex., a bateria neuropsicológica de Halstead-Rrian) estão se tornando menos populares no rastro das baterias flexíveis, em que a composição do teste é ditada pelas necessidades particulares e a questão específica do encaminhamento. Uma bateria abrangente completa pode, às vezes, exigir até 6 horas de teste, mas a maioria das baterias desenvolvidas para a população geriátrica é necessariamente mais breve, sendo, entretanto, realizados todos os esforços para avaliar com alguma extensão todos os domínios cognitivos supramencionados. Embora baterias computadorizadas mais breves, como ImPACT (ImPACT Applications, Inc., Pittsburgh, PA), tenham ganhado popularidade na avaliação de concussões relacionadas com esportes, muitas destas baterias são de uso limitado no idoso, em razão de normas inadequadas, o desconforto inerente que muitos idosos apresentam com avaliações computadorizadas, e com a limitada capacidade do clínico para compreender claramente e diagnosticar adequadamente os problemas do paciente com apenas 20 a 30 minutos de dados de valor. Mesmo um dos filtros neurológicos mais amplamente utilizados na prática clínica, o Miniexame de Estado Mental (MMSE, *Mini-Mental State Examination*), demonstrou ter limitada utilidade em casos de demências da substância branca,[1] sublinhando sua limitada utilidade nas formas comuns de demência, como a demência vascular, que afeta predominantemente substância branca.

Baterias abreviadas têm sua utilidade em uma função de triagem, mas dúvidas de encaminhamento são frequentemente complicadas no idoso e exigem "análise de padrão" (*i. e.*, uma inspeção das forças e fraquezas do indivíduo através das modalidades pré-citadas). Estas forças e fraquezas são identificadas dentro de um contexto da inteligência global e base educacional/ocupacional do paciente. Por exemplo, teríamos expectativas mais altas com alguém de inteligência superior, de tal modo que mesmo um escore tecnicamente médio ou médio baixo em uma tarefa de memória poderia ter significado quanto ao início de uma demência incipiente. Dada a prevalência de depressão e outras questões emocionais no idoso, o neuropsicólogo deve também levar em consideração a contribuição de variáveis emocionais. Isto também é realizado por análises de padrão, em que vários subtipos de demência se apresentam com diferentes padrões, cada um dos quais difere de alterações relacionadas com o envelhecimento normal no cérebro e/ou uma etiologia emocional primária. Para realizar uma análise de padrão, é necessária uma avaliação mais abrangente, englobando inteligência, aprendizado e memória, falas receptiva e expressiva, funções sensitivas/motoras e função executiva.

Funcionamento Neuropsicológico no Idoso

Existe uma multiplicidade de alterações bem documentadas no funcionamento cerebral como resultado do envelhecimento normal. O cérebro reduz a velocidade de processamento de informações e se torna menos apto para medidas "fluidas" de cognição, que requerem adaptação e ajuste rápidos a tarefas não familiares. Em contraste, a inteligência "cristalizada", como a base de conhecimento a longo prazo de uma pessoa quanto a material ocupacionalmente relacionado, vocabulário, ou regras de gramática, pode continuar a aumentar com a idade, dependendo da curiosidade intelectual do indivíduo. Há uma larga faixa de variação normal nos aspectos cognitivos do envelhecimento, similarmente ao que ocorre no envelhecimento físico, que é a razão pela qual as normas com base em idade e educação são cruciais na interpretação dos resultados dos testes.

Prejuízo cognitivo brando (MCI) é definido como a diminuição de um domínio do funcionamento cognitivo com outros domínios permanecendo intactos. Subtipos de MCI foram identificados, com o subtipo amnésico (i. e., comprometimento predominante da memória) sendo o subtipo com maior tendência a se converter em demência. Petersen et al. relataram que a prevalência de MCI em uma população não demenciada de idosos com idades entre 70 a 89 é ~16%.[2] Considerando que muitos destes indivíduos se converterão em pacientes com demência, a importância da contribuição potencial de problemas cognitivos nos idosos não pode ser subestimada. Dada a longevidade aumentada e a um melhor tratamento médico, a prevalência de várias formas de demência está aumentando.

Demência é uma palavra "guarda-chuva" debaixo da qual podem se abrigar muitos subtipos de declínio cognitivo. As taxas de demência naqueles com idade de 71 anos ou mais são ~13,5%. A incidência de demência em adultos com idades de 71 a 79 anos cai para ~5%, mas salta para 37% em adultos com idade de 90 anos ou mais.[3] Embora a doença de Alzheimer seja talvez a demência mais amplamente discutida, existem vários outros subtipos de demência, incluindo a demência multifacetada (vascular), a demência frontotemporal e demências subcorticais. A doença de Alzheimer é caracterizada por um declínio cognitivo progressivo e difuso, com declínio proeminente da memória, muitas vezes sem uma instalação nítida. A demência vascular se apresenta com domínios mais isolados de comprometimento cognitivo, e é frequentemente caracterizada por déficits no funcionamento executivo com aspectos relativamente intactos de memória. A demência frontotemporal é caracterizada por atrofia dos lobos frontal e/ou temporal do cérebro responsáveis pelo planejamento e julgamento, e pela compreensão e produção de fala, respectivamente. Os sintomas característicos da demência frontotemporal podem incluir comportamento crescentemente errático ou impulsivo, que podem ser os primeiros sinais de um problema, bem como alterações na linguagem. Demências subcorticais, como as associadas às doenças de Parkinson e de Huntington, tendem a resultar em uma velocidade mais lenta de processamento ou incapacidade de iniciar atividades e estão em contraste com o esquecimento ou dificuldades de linguagem associadas às demências corticais (p. ex., doença de Alzheimer).

A forma mais comum de demência é a doença de Alzheimer. A maioria concorda em que a doença de Alzheimer histopatologicamente confirmada constitui cerca de 45% dos pacientes com demência, com a demência vascular representando aproximadamente outros 25%. Evidentemente, estas duas formas não são mutuamente excludentes e podem ocorrer conjuntamente em aproximadamente outros 20%. A demência frontotemporal, com uma taxa de prevalência estimada entre 2 e 15%, e a demência do Parkinson, estimada como afetando menos de 1% dos adultos com 65 anos ou mais,[5] são algumas das demências "raras" mais comuns.

A avaliação neuropsicológica é útil para ajudar no diagnóstico diferencial entre o envelhecimento normal e as demências, para documentar as respostas aos tratamentos, para ajudar o paciente/família em decisões a respeito do nível necessário de cuidados, e para estabelecer expectativas apropriadas para o paciente (p. ex., determinar se o paciente é capaz de administrar finanças ou dirigir um automóvel).

Reabilitação Cognitiva no Idoso

Reabilitação cognitiva refere-se a qualquer atividade destinada a melhorar o funcionamento cognitivo. Le et al.[6] e Rajinders et al.[7] apresentam excelentes revisões sobre intervenções cognitivas em idosos, naqueles com MCI, e mesmo naqueles com demência branda. O uso de programas computadorizados de treinamento cerebral e videogames para estimular o funcionamento cerebral no idoso está se tornando mais popular, embora mais pesquisas sejam necessárias para medir objetivamente quaisquer efeitos benéficos. Há crescente suporte de pesquisas para utilização de variadas intervenções cognitivas na população idosa,[8] obviamente com maior sucesso naqueles com MCI ou demência branda, em comparação a grupos com demência moderada-grave. Técnicas com base em ensaios para melhora da memória demonstraram eficácia. Técnicas compensatórias assumem duas formas (i. e., externas e internas). Técnicas compensatórias simplesmente alteram ou rearranjam o ambiente com o uso de muletas externas, de tal maneira que a mesma função (p. ex., lembrar da agenda de amanhã), seja feita com o uso de uma muleta (p. ex., um caderno calendário ou um smartphone). Estratégias compensatórias internas envolvem estratégias baseadas em ensaios ou no uso de diferentes vias fisiológicas para realizar a mesma tarefa, em um esforço para evitar ou minimizar a dependência de áreas disfuncionais. Imprinting multimodal é a técnica de utilização de mais de uma modalidade sensorial para codificação da memória (p. ex., uma lista de itens a comprar pode ser codificada por ensaio verbal ou formando uma imagem mental desses itens sobre o balcão de saída), utilizando, desse modo, regiões cerebrais significativamente diferentes.

Neuropsicologia e Presbiacusia

Um exemplo ilustrativo da interseção entre neuropsicologia e otorrinolaringologia geriátrica é a presbiacusia, que será tratada com mais detalhes, uma vez que exista um volume crescente de evidências suportando a associação entre presbiacusia e declínio cognitivo no idoso.[9,10] Ao avaliar os potenciais atores que contribuem para o comprometimento cerebral na presbiacusia, não é apenas a avaliação da linguagem receptiva (e expressiva) que é mais relevante para a presbiacusia central, mas também a avaliação de outras funções cerebrais, como memória, funções executivas e velocidade de processamento, que são cada vez mais são consideradas não apenas como relevantes, mas como de crucial importância para o diagnóstico e tratamento.

Está cada vez mais claro que a avaliação e tratamento abrangentes dos idosos com presbiacusia são baseados em um modelo que vários níveis de etiologia, como funcionamento periférico, processamento auditivo central e funcionamento cognitivo, estão incluídos.[11] Alguns preferem um sistema de classificação simplificado de etiologias periféricas *versus* centrais. A presbiacusia central foi definida por Humes *et al.* como "alterações relacionadas com a idade nas porções auditivas do Sistema Nervoso Central com impacto negativo na percepção auditiva, no desempenho de comunicação pela fala, ou ambos".[3] Humes *et al.* estudaram idosos e jovens, a vasta maioria dos quais (90%) não tinha utilizado próteses auditivas.[9] Eles administraram 6 medidas cognitivas, 17 medidas psicofisiológicas, e 9 diferentes medidas de compreensão da fala. Das 12 medidas em que os idosos desempenharam significativamente pior do que os adultos mais jovens, 6 foram medidas cognitivas. Isto salienta ainda mais a importância de considerar o funcionamento cognitivo ao trabalhar com os idosos com presbiacusia. Pichora-Fuller e Sing anotaram dois modelos conceptuais para descrever a relação entre componentes de processamento auditivo cognitivo e central e etiologias periféricas, e argumentam em favor de uma integração destes modelos.[12] A abordagem, tipo "local da lesão" sustenta que locais anatômicos distintos são organizados hierarquicamente de baixo para cima (*i. e.*, periférico, processamento auditivo central e processos cognitivos, respectivamente). Este sistema se comprovou útil para o diagnóstico diferencial entre perdas auditivas condutivas, sensorineurais, retrococleares e centrais. Entretanto, Pichora-Fuller e Singh argumentam que este esquema não leva em consideração sistemas superpostos, que são dirigidos por codificação aferente, bem como *feedback* aferente. O outro modelo descrito é um modelo de "visão do processamento", em que uma influência bidirecional e a interação de processos sensitivos de mais baixo nível e cognitivos de mais alto nível constituem o esquema para compreender as funções da audição (*hearing*), escuta (*listening*), compreensão e comunicação. O modelo de visão do processamento requer o envolvimento das funções cognitivas da atenção e memória, bem como da linguagem. Os autores argumentam que compreender como os domínios sensitivo e cognitivo interagem constitui um precursor importante precursor para a remediação. Pichora-Fuller e Singh também incluem o papel de fatores socioemocionais, uma vez que tanto estressores perceptuais (ruído) quanto estressores cognitivos (perda de memória) possam afetar o bem-estar social.[13] Cox *et al.* também ressaltam a importância do funcionamento emocional do idoso, que pode gerar um efeito reverberante sobre a percepção de sucesso do tratamento.[14]

Domínios Cognitivos de Importância na Presbiacusia

Embora se possa argumentar que todos os domínios do funcionamento cognitivo e emocional são relevantes para a avaliação e tratamento da presbiacusia, as áreas da atenção, memória e função executiva foram, até este momento, as mais pesquisadas.

O papel da atenção assume maior eminência à medida que nos movemos do contexto relativamente artificial de escutar uma fonte de estímulo em um fundo silencioso para a vida diária mais realística. Para a audição funcional requerida em ambientes ruidosos com mais de uma fonte de fato ou outras demandas competidoras, o ouvinte tem que focalizar não somente no "quê" da fala, mas também no "onde" e, às vezes, no "quando".[12] Atenção seletiva refere-se a focalizar em uma fonte de estímulos e inibir as outras. Alain e Woods demonstraram que as dificuldades auditivas dos idosos em um contexto de ruído podem refletir um declínio na capacidade de inibir estímulos irrelevantes.[15] Atenção dividida refere-se à alocação de recursos de atenção a mais de um estímulo simultaneamente, uma demanda comum da vida diária (p. ex., escutar uma mensagem de telefone e escrever notas salientes como um lembrete). Quando ouvintes com disacusias foram solicitados a efetuar duas tarefas simultaneamente, Rakerd *et al.* observaram que ouvir a fala requereu um esforço especial.[16] As regiões do cérebro servidas pela atenção dependem um pouco do tipo de estimulação sensitiva que está envolvido, embora a maioria concorde em que os lobos frontais bilaterais desempenham um papel importante na regulação da atenção e na inibição de fatores de distração. Os testes neuropsicológicos da atenção incluem atenções visual e auditiva, bem como tarefas com demandas variadas (p. ex., atenção dividida, atenção alternada, atenção sustentada e atenção com competição por demandas simultâneas).

A memória é talvez o mais pesquisado de todos os domínios cognitivos. A compreensão de passagens de fala prolongadas é ajudada e apoiada pela lembrança das partes iniciais da passagem. Há muitos esquemas para organizar esta função cerebral complexa. Uma dimensão temporal composta por lembranças imediatas, lembranças retardadas e lembranças distantes pode ser utilizada para caracterizar uma tarefa de memória. Outro aspecto da memória depende do fato de ela ser aprendida conscientemente ou inconscientemente. Memória explícita refere-se à lembrança de material que você conscientemente pretende lembrar (p. ex., informação deste capítulo ou compromissos para amanhã). Memória implícita refere-se à memória aprendida inconscientemente, ou aprendizado de habilidades e hábitos, embora possamos não ser capazes de lembrar o momento e lugar exatos da aquisição de uma habilidade particular (p. ex., como usar um martelo). A tarefa da memória também pode ser conceituada conforme se o indivíduo tem que produzir os estímulos ou simplesmente reconhecê-los dentre outros concomitantes. A memória de reconhecimento pode ser significativamente melhor em alguém que está codificando a memória, mas apresenta dificuldades com a recuperação ou a rememoração. Rememoração por dica (p. ex., fornecer o primeiro som da palavra a ser lembrada) é outra maneira de diferenciar entre problemas de codificação e recuperação. A memória, especialmente a memória explícita, depende significativamente das regiões hipocampais dos lobos temporais mesiais. Entretanto, à medida em que a complexidade da tarefa aumenta (p. ex., aprender uma longa lista de palavras), também são utilizados recursos do lobo frontal.[17] A avaliação da memória é frequentemente a parte mais demorada de uma bateria neuropsicológica e é especialmente importante no diagnóstico diferencial entre envelhecimento normal, prejuízo cognitivo brando e várias condições demenciadoras. A memória de material apresentado auditivamente, visualmente, e através da modalidade tátil é testada quanto à lembrança imediata e lembrança retardada, com uma variedade de experiências de dicas e reconhecimento, esclarecendo a distinção entre problemas de codificação *versus* recuperação. Gates *et al.* objetivaram medir o processamento auditivo central em três grupos de idosos — aqueles sem prejuízo da memória, aqueles com prejuízo brando da memória e aqueles diagnosticados com demência.[18] Eles observaram que o processamento auditivo central piorou nos grupos com prejuízo da memória, mesmo controlando quanto à idade e perda auditiva periférica. Estes achados sugerem que a memória pode impactar adversamente o processamento auditivo central nos idosos, independentemente da presença de perda auditiva sensorineural.[18]

Memória de trabalho (*working memory*, memória operacional) refere-se à retenção de informação em uma armazenagem temporária durante um tempo suficiente para efetuar alguma ação com ela, tal como escrever um número de confirmação ou transferir uma data de agendamento para um calendário. Ela é considerada pela maioria como um tipo de função executiva. O processamento de discurso foi estudado, utilizando-se o modelo de memória de trabalho proposto por Baddeley.[19] A informação inicialmente ouvida é retida no armazenamento temporário durante um tempo suficientemente longo para ser processada em um nível mais profundo, e isto é realizado de forma suficientemente rápida para que o próximo agregado de informação seja ouvido. Quando a informação é apresentada muito rapidamente, as demandas de memória de trabalho do idoso podem ser sobrecarregadas em razão das alterações na velocidade de processamento relacionadas com o envelhecimento normal. Similarmente, quando a informação sensorial é apresentada de forma degradada, decorrente de problemas periféricos, o sistema da memória de trabalho pode ficar superexigido e falhar. Erb e Obleser examinaram o processamento neural da fala em um grupo de idosos com graus variados de perda auditiva sensorineural, bem como em adultos mais jovens.[20] Os achados indicam que tanto os adultos jovens quanto os idosos apresentaram níveis semelhantes de adaptação de comportamento a estímulos de fala degradados. Entretanto, idosos com perdas auditivas maiores demonstraram maior ativação do córtex do cíngulo anterior, bem como do giro frontal médio para cada compreensão da fala.[20] Recentemente, pesquisadores investigaram a relação entre função executiva e perda auditiva em uma amostra nacionalmente representativa de idosos. A um subconjunto(n = 605) de adultos com idades entre 60 a 69 anos do *National Health and National Examination Health Survey* foi administrado o *Digit Sybol Substitution Test* (DSST) – um subteste da Wechsler Adult Intelligence Scale (WAIS-IV) utilizado para medir a função executiva e a velocidade motora – adicionalmente aos testes audiométricos padronizados.[21] Os resultados deste estudo indicaram uma associação negativa importante entre perda auditiva e função cognitiva em idoso, mesmo após controles quanto a diversos fatores demográficos e cardiovasculares (diabetes, tabagismo, hipertensão, AVE).[21] A magnitude da redução no desempenho cognitivo foi associada a uma perda auditiva de 25 dB e um equivalente de idade de 7 anos. Importante, o uso de prótese auditiva foi associado a escores mais altos de DSS. Entretanto, estudos futuros devem ter como objetivo reproduzir estes achados, uma vez que apenas 13 participantes usuários de próteses auditivas foram incluídos neste grupo.[21] Lin *et al.* estenderam estes achados analisando a relação entre uma bateria neurocognitiva mais abrangente e testes audiométricos em outra amostra nacionalmente representativa de adultos com idade acima de 55 anos.[22] Aos participantes foram administrados testes de estado mental (MMS), memória (*Free and Cued Selective Remind Test* [FCSRT]), função/atenção executivas (Trail Making Test B, Stroop Mixed), psicomotor e velocidade de processamento (*Trail Maing Test A, Stroop Color and Word Naming*), e capacidade verbal (*Category and Letter Fluency, American Version of the Nesl Adult Reading Test* [AMNART]). Após ajustes quanto à idade, sexo, educação, diabetes, tabagismo e hipertensão, a perda auditiva foi significativamente associada a escores mais baixos no MMSE, lembrança livre de memória, e Stroop mixex. Associações entre as Trails A e B aproximaram-se da significância estatística. Assim as associações entre perda auditiva e memória e função executiva foram mais fortes do que aquelas entre perda auditiva e medidas de capacidade verbal ou velocidade de processamento.[22]

Achados similares foram descritos, mesmo em amostras contendo idosos com e sem perda de memória e demência. Gates *et al.* realizaram uma prolongada bateria audiológica e testes de função executiva em uma amostra mista de indivíduos idosos, tanto sadios quanto com prejuízo de memória (*n* = 313).²³ A bateria audiológica consistiu em diversos testes, incluindo (1) audição periférica, (2) potenciais evocados auditivos, e (3) testes auditivos centrais, incluindo identificação de sentença sintética com mensagem competitiva ipsolateral, identificação de sentenças dicóticas e dígitos dicóticos. Os testes de função executiva consistiram no *Trail Making Test, Clock Drawing Stoop Color and Word Naming* e subconjuntos do instrumento *Cognitive Abilities Screening* para medir a concentração mental.²³ Importante, um escore composto de funcionamento executivo foi significativamente associado a todas as três medidas de processamento auditivo central, mas não às medidas das vias auditivas principais. O *Trail Making Test Part B*, cujo objetivo é medir mudanças de "ajuste" e flexibilidade mentais, foi mais fortemente associado aos resultados auditivos.²³

Suporte Neuroanatômico da Presbiacusia Central

As pesquisas em Neuropsicologia têm utilizado crescentemente medidas de imagem estruturais e outras além dos testes tradicionais com papel e lápis. Com o maior uso da ressonância magnética funcional (FMRI), imagem de tensor de difusão (DTI) e outras técnicas avançadas de imagem cerebral, há um crescente volume de literatura sugerindo alterações neuroanatômicas associadas a perdas auditivas. Embora as pesquisas com métodos de imagem tenham sido tradicionalmente focalizadas em déficits no córtex auditivo primário localizado no lobo temporal e sua relação com a presbiacusia, pesquisas mais recentes sugerem que alterações na morfologia cerebral associadas às perdas auditivas podem ser mais disseminadas do que previamente aceito como hipótese.

Hwang *et al.* compararam achados de fMRI de 12 idosos e 12 jovens.²⁴ Seus achados incluíram relatos de ativação mais baixa do córtex auditivo, particularmente nas regiões anterior e posterior do giro temporal superior (STG), em idosos enquanto escutavam sons de fala. Estes efeitos foram amplificados quando os idosos foram expostos a fala na presença de ruído. Digno de nota, houve uma redução acentuada na ativação da região posterior do STG, sugerindo que alterações funcionais associadas à presbiacusia central podem começar nesta região.²⁴ Eckert *et al.* empregaram análise de fatores para analisar as mensurações em sons de frequência alta e baixa em uma amostra de 49 idosos. ²³ Perdas auditivas em altas frequências, geralmente encontradas naqueles com idade avançada, foram associadas a uma redução na substância cinzenta do córtex auditivo e a um aumento na quantidade de líquido cerebrospinal. Estes achados sugerem uma atrofia do córtex auditivo com o aumento da perda auditiva. Eckert *et al.* indicam que são necessárias mais pesquisas para investigar subtipos específicos de perda auditiva (p. ex., baixa frequência *vs.* alta frequência) que possam ser associados à presbiacusia central.

Além das alterações morfológicas no lobo temporal, pesquisas recentes sugerem que a presbiacusia pode estar associada a alterações em várias regiões do cérebro. Boyen *et al.* utilizaram morfometria com base em vogais para investigar diferenças morfológicas entre aqueles com perda auditiva e aqueles com perda auditiva e zumbido.²⁶ Em comparação ao grupo de perda auditiva, o grupo com zumbido apresentava maior quantidade de substância cinzenta nos lobos temporal superior e medial. Curiosamente, a perda auditiva, bem como o zumbido, foram associados a uma redução do volume dos lobos frontal e occipital.²⁶ Similarmente, o estudo de Wong *et al.* relatou que um córtex pré-frontal mais volumoso e mais espesso está associado à melhor percepção da fala em idosos, mas não em adultos mais jovens.²⁷ Os autores concluíram que o melhor funcionamento do córtex pré-frontal pode facilitar a percepção de fala no idoso, suportando a hipótese de "compensação do declínio", que postula que o declínio nas capacidades de processamento sensorial decorrente do envelhecimento pode ser acompanhado pelo uso de mais áreas cognitivas gerais como um método de compensação.

Diferentemente do estudo de Wong *et al.*, o estudo de Profant *et al.* não conseguiu encontrar os achados que sugerem comprometimento do lobo frontal na presbiacusia.²⁸ Seu estudo incluiu uma comparação entre grupos de adultos jovens e dois grupos de idosos à presbiacusia significativa e branda. Globalmente, os idosos apresentaram menor quantidade de substância cinzenta do que os adultos jovens. Aqueles com *todos* os níveis de presbiacusia apresentaram redução do volume do giro de Hoeschl e da espessura do *planum temporale*. Curiosamente, a pesquisa indica ausência de morfologia auditiva anormal em adultos jovens com surdez congênita,²⁹ sugerindo um componente neuroanatômico da presbiacusia no idoso. O aumento na quantidade de substância branca aumentada no lobo temporal e dos vetores radiais sob o giro de Hoeschl — ambos associados à degradação neural — também foi encontrado nos grupos de presbiacusia, indicando um papel do córtex de processamento auditivo central na perda auditiva central.

As implicações práticas de integrar a avaliação neuropsicológico dentro da otorrinolaringologia geriátrica são múltiplas e se estendem além da testagem auditiva de rotina. É necessário que os clínicos levem em consideração fatores cognitivos quando estiverem trabalhando com esta população e compreendam que os comprometimentos podem-se estender além dos déficits sensoriais óbvios.

Avaliação dos Pacientes Cirúrgicos

Um papel importante do neuropsicólogo é na avaliação de pacientes cirúrgicos. O *American College os Surgeons* em colaboração com a *American Geriatric Society* recentemente emitiram diretrizes de melhores práticas para pacientes geriátricos.³⁰ Entre as 13 áreas importantes citadas pelos autores como exigência de avaliação pré-operatória em pacientes geriátricos estavam o comprometimento cognitivo/demência e a capacidade de tomada de decisões. Os autores recomendaram que, mesmo em pacientes sem uma história conhecida de comprometimento cognitivo ou demência, uma história detalhada e avaliação cognitiva sejam fortemente recomendadas. Isto é particularmente importante porque um paciente e/ou o cuidador podem não perceber a presença de comprometimento cognitivo, atribuindo-a simplesmente ao envelhecimento normal. O paciente e/ou a família podem também negar problemas cognitivos bastante sérios por uma variedade de razões. A presença de comprometimentos cognitivos pode interferir com a capacidade do paciente de compreender a finalidade e prováveis resultados do procedimento cirúrgico planejado, e pode claramente interferir com a capacidade de tomar decisões informadas. Testes neuropsicológicos também podem ser úteis na determinação destas capacidades em pacientes com diagnóstico claramente estabelecido de comprometimento cognitivo brando ou demência. É importante lembrar que, considerando os níveis variados de gravidade de demência, mesmo um diagnóstico de demência não exclui automaticamente a capacidade do paciente de compreender a finalidade de uma cirurgia planejada e os prováveis resultados. As diretrizes de melhores práticas também assinalam a importância de documentar o estado cognitivo pré-operatório, uma vez que disfunções cognitivas pós-operatórias sejam comuns, mas de difícil avaliação objetiva na ausência do registro do estado cognitivo básico.

A depressão deve também ser avaliada pré-operatoriamente de acordo com as diretrizes de melhores práticas. Conforme anotado anteriormente, a depressão pode, muitas vezes, se mascarar como um problema cognitivo orgânico (i. e., pseudodemência). O papel da depressão na predição do resultado cirúrgico foi bem estabelecido em várias especialidades médicas. Rosenberger et al. observaram em uma metanálise que a depressão e outros fatores psicossociais (p. ex., suporte social) desempenharam um papel importante na recuperação e foram preditivos de resultado cirúrgico mesmo após levar em consideração variáveis clínicas relevantes.[31] Smith et al. relataram que a depressão foi um dos mais fortes preditores de mau resultado após cirurgia sinusal endoscópica para rinossinusite crônica.[32] Uma avaliação neuropsicológica abrangente avaliará quanto à depressão no paciente idoso, e contextualizará achados em medidas objetivas para uso nesta população. Algumas medidas populares de depressão, que incluem sintomas somáticos comuns da depressão, podem inflar exageradamente o escore de depressão de um idoso normal. A contextualização é de vital importância para a compreensão da depressão e das medidas a serem tomadas. Um paciente idoso pode apresentar uma depressão "reativa" no contexto de ter acabado de perder sua esposa ou perda de independência/função. Neste caso, a psicoterapia de suporte poderia ser a melhor recomendação, da mesma forma que uma medicação pode ser mais apropriada para alguém com uma história de longa duração de depressão sem fatores precipitantes nítidos.

■ Concussão e Traumatismo Cranioencefálico Brando

Pacientes idosos estão em maior risco de quedas em razão de uma variedade de problemas médicos, que os colocam em maior risco de concussão e traumatismo craniano fechado. Entre os sintomas físicos mais comuns de concussão estão a tontura e o zumbido, e os idosos são mais vulneráveis a sintomas persistentes nestas áreas, bem como em áreas cognitivas,[33] talvez, decorrente da falta de "reserva cognitiva". A pesquisa indica que algo como 23 a 81% dos pacientes com concussões relatam tonturas nos primeiros dias após o traumatismo craniano; entretanto, a literatura também sugere que a tontura pode persistir por vários anos após a lesão.[34] Tonturas podem ser devidas a lesões vestibulares periféricas ou a danos estruturais no cérebro, incluindo lesão axonal difusa ou contusão do tronco encefálico e/ou cerebelo.[35] Do mesmo modo, sintomas pós-concussivos, como enxaquecas ou ansiedade, podem contribuir ou exacerbar as tonturas em pacientes pós-concussivos.[35] Pacientes idosos com tontura ou zumbido devem ser cuidadosamente triados quanto a uma história de queda(s), mesmo quando não acompanhada(s) por uma pancada direta na cabeça ou perda de consciência. O encaminhamento para testes neuropsicológicos pode ajudar na determinação da natureza e extensão de quaisquer déficits cognitivos persistentes relacionados com a concussão e a diferenciá-los do envelhecimento normal ou demência. Estes déficits podem coexistir com tonturas, zumbidos ou outros sintomas físicos pós-concussão e podem certamente complicar o tratamento destes últimos. O tratamento de quaisquer alterações emocionais relacionadas com a concussão (p. ex., depressão, irritabilidade, questões de controle da ira), bem como reabilitação cognitiva para os problemas cognitivos, terá um efeito benéfico sobre a capacidade do paciente de compreender e cumprir um protocolo de tratamento.

Implicações Clínicas

A avaliação neuropsicológica dos pacientes idosos é cada vez mais vital para o diagnóstico acurado e tratamento de uma variedade de pacientes otorrinolaringológicos. Existem várias medidas cognitivas facilmente acessíveis para avaliar a função cognitiva macroscópica em pacientes, a baixo ou nenhum custo para o clínico, que seriam apropriadas para uso como medidas de triagem macroscópicas. Da mesma maneira, elas são de simples administração e interpretação, sendo assim apropriadas para todos os níveis de familiaridade com comprometimento neuropsicológico. Por exemplo, um estudo observou que administração de uma tarefa simples de sequenciação de letras e números ajudou os clínicos a detectarem déficits de reconhecimento de fala.[36] Entretanto, caso os déficits cognitivos francos forem aparentes ou se os pacientes apresentarem dificuldades com uma medida de triagem, os clínicos devem encaminhar os pacientes para um exame neuropsicológico mais complexo. O funcionamento emocional é igualmente uma consideração importante, porque se demonstrou que ela afeta a forma como os idosos se ajustam, cumprem e avaliam a satisfação com o tratamento. O clínico que sente que depressão e ansiedade ou questões de isolamento social estão em jogo deve encaminhar o paciente a um profissional de saúde mental para avaliação adicional e tratamento.

É importante que existam diversas estratégias de compensação com o objetivo de reduzir comprometimentos cognitivos entre os idosos. Estes métodos, incluindo estratégias com base em ensaios para melhorar a memória e confiança em auxílios externos, como cadernos de memória ou agendas, demonstraram ser úteis em idosos com prejuízo da memória. Essas intervenções podem também ser úteis ao tratar idosos atendidos pelo otorrinolaringologista que exibem alguns déficits cognitivos. Em particular, aqueles com distúrbios do processamento auditivo central podem-se beneficiar dos programas de treinamento fundamentados em computador ou outros mais novos esforços de reabilitação cognitiva;[37] entretanto, pesquisas futuras são necessárias para estabelecer sua utilidade nesta população.

■ Referências Bibliográficas

1. Swirsky-Sacchetti T, Field HL, Mitchell DR, et al. The sensitivity of the Mini-Mental State Exam in the white matter dementia of multiple sclerosis. J Clin Psychol 1992;48(6):779–786
2. Petersen RC, Roberts RO, Knopman DS, et al. The Mayo Clinic Study of Aging. Prevalence of mild cognitive impairment is higher in men. Neurology 2010;75(10):889–897
3. Plassman BL, Langa KM, Fisher GG, et al. Prevalence of dementia in the United States: the aging, demographics, and memory study. Neuroepidemiology 2007;29(1-2):125–132
4. Onyike CU, Diehl-Schmid J. The epidemiology of frontotemporal dementia. Int Rev Psychiatry 2013;25(2):130–137
5. Aarsland D, Zaccai J, Brayne C. A systematic review of prevalence studies of dementia in Parkinson's disease. Mov Disord 2005;20(10):1255–1263
6. Li H, Li J, Li N, Li B, Wang P, Zhou T. Cognitive intervention for persons with mild cognitive impairment: A meta-analysis. Ageing Res Rev 2011;10(2):285–296
7. Reijnders J, van Heugten C, van Boxtel M. Cognitive interventions in healthy older adults and people with mild cognitive impairment: a systematic review. Ageing Res Rev 2013;12(1):263–275
8. Hampstead BM, Mosti CB, Swirsky-Sacchetti T, Cognitivelybased methods of enhancing and maintaining functioning in those at risk for Alzheimer's disease. J Alzheimers Dis 2014 Aug 11. [Epub ahead of print]
9. Humes LE, Dubno JR, Gordon-Salant S, et al. Central presbycusis: a review and evaluation of the evidence. J Am Acad Audiol 2012;23(8):635–666
10. Parham K, Lin FR, Coelho DH, Sataloff RT, Gates GA. Comprehensive management of presbycusis: central and peripheral. Otolaryngol Head Neck Surg 2013;148(4):537–539
11. Committee on Hearing, Bioacoustics, and Biomechanics (CHABA). Speech understanding and aging. J Acoust Soc Am 1988;83:859–895
12. Pichora-Fuller MK, Singh G. Effects of age on auditory and cognitive processing: implications for hearing aid fitting and audiologic rehabilitation. Trends Amplif 2006;10(1):29–59
13. Pichora-Fuller MK. Cognitive aging and auditory information processing. Int J Audiol 2003;42(Suppl 2):S26–S32
14. Cox RM, Alexander GC, Gray G. Personality and the subjective assessment of hearing aids. J Am Acad Audiol 1999;10(1):1–13
15. Alain C, Woods DL. Age-related changes in processing auditory stimuli during visual attention: evidence for deficits in inhibitory control and sensory memory. Psychol Aging 1999;14(3):507–519
16. Rakerd B, Seitz PF, Whearty M. Assessing the cognitive demands of speech listening for people with hearing losses. Ear Hear 1996;17(2):97–106
17. Swirsky-Sacchetti T, Mitchell DR, Seward J, et al. Neuropsychological and structural brain lesions in multiple sclerosis: a regional analysis. Neurology 1992;42(7):1291–1295
18. Gates GA, Anderson ML, Feeney MP, McCurry SM, Larson EB. Central auditory dysfunction in older persons with memory impairment or Alzheimer dementia. Arch Otolaryngol Head Neck Surg 2008;134(7):771–777
19. Baddeley A. The episodic buffer: a new component of working memory? Trends Cogn Sci 2000;4(11):417–423
20. Erb J, Obleser J. Upregulation of cognitive control networks in older adults' speech comprehension. Front Syst Neurosci 2013;7:116
21. Lin FR. Hearing loss and cognition among older adults in the United States. J Gerontol A Biol Sci Med Sci 2011;66(10):1131–1136
22. Lin FR, Ferrucci L, Metter EJ, An Y, Zonderman AB, Resnick SM. Hearing loss and cognition in the Baltimore Longitudinal Study of Aging. Neuropsychology 2011;25(6):763–770
23. Gates GA, Gibbons LE, McCurry SM, Crane PK, Feeney MP, Larson EB. Executive dysfunction and presbycusis in older persons with and without memory loss and dementia [published correction available in Cogn Behav Neurol. 2011;24(1):39. Note: McCusrry, Susan M corrected to McCurry, Susan M]. Cogn Behav Neurol 2010;23(4):218–223
24. Hwang JH, Li CW, Wu CW, Chen JH, Liu TC. Aging effects on the activation of the auditory cortex during binaural speech listening in white noise: an fMRI study. Audiol Neurootol 2007;12(5):285–294
25. Eckert MA, Cute SL, Vaden KI Jr, Kuchinsky SE, Dubno JR. Auditory cortex signs of age-related hearing loss. J Assoc Res Otolaryngol 2012;13(5):703–713
26. Boyen K, Langers DRM, de Kleine E, van Dijk P. Gray matter in the brain: differences associated with tinnitus and hearing loss. Hear Res 2013;295:67–78
27. Wong PCM, Ettlinger M, Sheppard JP, Gunasekera GM, Dhar S. Neuroanatomical characteristics and speech perception in noise in older adults. Ear Hear 2010;31(4):471–479
28. Profant O, Škoch A, Balogová Z, Tintěra J, Hlinka J, Syka J. Diffusion tensor imaging and MR morphometry of the central auditory pathway and auditory cortex in aging. Neuroscience 2014;260:87–97
29. Penhune VB, Cismaru R, Dorsaint-Pierre R, Petitto LA, Zatorre RJ. The morphometry of auditory cortex in the congenitally deaf measured using MRI. Neuroimage 2003;20(2):1215–1225
30. Chow W, Rosenthal RA, Merkow RP, Ko CY, Esnaola NF; American College of Surgeons National Surgical Quality

Improvement Program; American Geriatrics Society. Optimal preoperative assessment of the geriatric surgical patient: a best practices guideline from the American College of Surgeons National Surgical Quality Improvement Program and the American Geriatrics Society. J Am Coll Surg 2012;215(4):453-466

31. Rosenberger PH, Jokl P, Ickovics J. Psychosocial factors and surgical outcomes: an evidence-based literature review. J Am Acad Orthop Surg 2006;14(7):397-405

32. Smith TL, Mendolia-Loffredo S, Loehrl TA, Sparapani R, Laud PW, Nattinger AB. Predictive factors and outcomes in endoscopic sinus surgery for chronic rhinosinusitis. Laryngoscope 2005;115(12):2199-2205

33. Shapiro S, Swirsky-Sacchetti T. Neuropsychological deficits in minor head injury. In: Mandel S, Sataloff R, Shapiro S, eds. Minor Head Trauma. New York, NY: Springer; 1993:86-106

34. Alsalaheen BA, Mucha A, Morris LO, et al. Vestibular rehabilitation for dizziness and balance disorders after concussion. J Neurol Phys Ther 2010;34(2):87-93

35. Fife TD, Giza C. Posttraumatic vertigo and dizziness. Semin Neurol 2013;33(3):238-243

36. Vaughan N, Storzbach D, Furukawa I. Investigation of potential cognitive tests for use with older adults in audiology clinics. J Am Acad Audiol 2008;19(7):533-541, quiz 579-580

37. Gates GA. Central presbycusis: an emerging view. Otolaryngol Head Neck Surg 2012;147(1):1-2

Índice Remissivo

Entradas acompanhadas por um **q** negrito indicam quadros.

■ A

Alergias a inalantes e asma
  na população geriátrica, 145
    anti-histamínicos orais, 149
    como diagnosticar?, 146
    como é mais bem tratada a alergia geriátrica?, 148
    como o envelhecimento afeta os testes?, 147
    imunoterapia, 150
    inaladores para asma, 150
    incidência, 145
    introdução, 145
    modificadores dos leucotrienos, 150
    por que supor que alergias são incomuns no idoso, 145
    quem deve ser testado, e como?, 147
    resolução de problemas com testes cutâneos, 147
Apêndice, 246
  avaliação de comorbidades em pacientes adultos, 246
Ardência bucal, 211
Audiograma
  características do, 46
Avaliação endoscópica flexível
  da deglutição e teste sensitiva, 168
Avaliação geriátrica abrangente, 25

■ B

Blefaroplastia
  de pálpebra inferior, 196
  de pálpebras superiores, 196
  no paciente geriátrico, 196
Broncodilatadores
  de ação curta, 150

■ C

Câncer de cabeça e pescoço
  no idoso, 231
Câncer de pele, 221
Câncer oral, 201
Carcinoma
  basocelular, 221
  de células de Merkel, 224
  de células escamosas, 223
Células ciliadas
  em aves, 64
  regeneração das, 64
Células-tronco
  endógenas, 71
  e envelhecimento, 8
  exógenas, 68
Cetirizina, 149
Cirurgia plástica facial
  em pacientes geriátricos, 190
    alterações cutâneas, 191
    análise e fisiopatologia do envelhecimento facial, 191
    blefaroplastia, 196
    facelift, 197
    introdução, 190
    musculatura facial geriátrica, 192
    nariz em envelhecimento, 192
    papada e pescoço, 193
    peels faciais, 195
    ressuperficialização da pele com *laser*, 195
    supercílios e pálpebras, 193
    tratamento não cirúrgico, 194
Competências Geriátricas Mínimas, 13
Corti
  órgão de, 63, 67
Corticosteroides
  inalados, 150

■ D

Declínio cognitivo, 26
Delírio, 37
Descongestionantes, 149
Desloratadina, 149
Distúrbios do sono
  na população geriátrica, 173
Doenças da cavidade oral
  em pacientes geriátricos, 200
    condições, 200
      específicas, 210
    dentição, 206
    fatores de risco, **204q**
    glândulas salivares, 206
    introdução, 200
    língua, 207
    mucosa oral, 200
    periodonto, 205
Doenças da voz
  no idoso, 154
Doenças mais importantes da idade avançada, 12
Doenças nasossinusais
  no idoso, 118

■ E

Envelhecimento
  alterações acústicas na voz no, 156
  ciência do, 1
    características, 2
    células-tronco e, 8
    fragilidade e, 8
    função celular diminuída, 6
    idade biológica *versus* cronológica, 4
    introdução, 1
    longevidade aumentada, 5
    senescência celular, 7
    teorias, 4
  crescimento, desenvolvimento e anatomia do, 119
  facial, 191
Epistaxe
  no idoso, 125
    ocorrência, 125
    tratamento, 126
Equipe interdisciplinar geriátrica, 19
  compreensão da, 16
Esofagoscopia transnasal, 168
Estomatite aftosa recorrente, 201
Estudo de deglutição videofluoroscópico, 168
Exame do nariz
  e seios paranasais nos idosos, 127
Exercícios vocais
  impacto dos, 160

■ F

Facelift
  no idoso, 197
Fexofenadina, 149
Fonoterapia
  no idoso, 160

■ G

Gene(s)
  mutações de, 5
  transferência de, 65
Geriatria
  conceitos gerais em, 12
Glossite atrófica, 207

■ H

Halitose, 214
  causas de, **214q**
  drogas associadas à, **215q**
  tratamento, **215q**
Hipofunção salivar, 210

■ I

Idade biológica
  versus cronológica, 4
Idoso(s)
  câncer de cabeça e pescoço no, 231
    avaliação da qualidade de vida e comorbidades, 232
    fatores a considerar em procedimentos cirúrgicos, 236
    prevalência, 231

  cirurgia no, 29
  distúrbios da deglutição no, 165
    alterações na fisiologia, 165
      fatores contribuintes, 166
    avaliação clínica, 167
    avaliação diagnóstica, 167
    exame físico, 167
    introdução, 165
    malignidades cutâneas avançadas, 218
      considerações específicas, 221
      considerações operatórias, 220
      considerações pré-operatórias, 218
      introdução e epidemiologia, 218
      tratamento, 220
    métodos de avaliação, 168
    tratamento, 168
      alimentação enteral, 170
      cirúrgico, 169
      não cirúrgico, 170
  distúrbios do sono no, 173
  doenças da voz no, 154
    alterações acústicas, 156
    anatomia e fisiologia, 155
    cirurgia, 161
    considerações especiais, 161
    impacto dos exercícios vocais, 160
    intervenção médica, 157
      cabeça e pescoço, 159
      fonoterapia, 160
      psicologia e intelecto, 158
      sistema endócrino, 159
    introdução, 154
    lift de voz, 161
  doenças nasossinusais no, 118
    crescimento, desenvolvimento e anatomia do envelhecimento, 119
    distúrbios do olfato, 121
      causas de, **122q**
    epistaxe, 125
    exame no nariz e seios paranasais, 127
    fisiologia nasal, 119
    introdução, 118
    rinite, 123
    sinusite, 125
    terapia cirúrgica, 130
      pontos-chave, **132q**
    terapia clínica, 127
      antibióticos, **129q**
  implante coclear no, 85
    considerações intraoperatórias, 86
    considerações pré-operatórias, 85
    considerações pós-operatórias, 86
    epidemiologia, 85
    introdução, 85
    resultados pós-operatórios, audiológicos e de qualidade de vida, 87
  paladar e olfato no, 134
  perda auditiva em, 50
    papel das terapias reabilitadoras, 53
    resultados epidemiológicos, 52
    tratamento cirúrgico, 53
    vias mecanicistas, 51
Inaladores
  para asma, 150
Índice de fragilidade modificado, **34q**

Insuficiência renal, 38
Intra-auricular
   prótese, 82

■ **L**

Laringectomia
   parcial supracricóidea, 240
   total, 240
Laser
   ressuperficialização da pele com, 195
Lawton
   escala de, 115
Levocetirizina, 149
Lift de voz, 161
Língua
   fissurada, 207
   geográfica, 208
   pilosa, 208
Loratadina, 149
Lyric
   prótese, 82

■ **M**

Manometria
   esofágica, 168
   faríngea, 168
Melanoma, 225
   estadiamento do, **227q**
Musculatura facial
   geriátrica, 192

■ **N**

Nariz
   no envelhecimento, 192
Nervo auditivo
   transferência de células para o, 71
Neuropsicologia
   papel da
     na avaliação e tratamento de pacientes geriátricos, 248
       concussão e traumatismo cranioencefálico brando, 253
       introdução, 248

■ **O**

Olfato
   distúrbios do, 121
     no idoso, 121
       causas, **122q**
Órgão de Corti, 63
Otorrinolaringologia geriátrica, 11, 14
   conceitos gerais, 12
   demografia em transformação, 11

■ **P**

Paciente geriátrico
   avaliação operatória do, 29
     alterações fisiológicas normais, 30
       cardiovasculares, 31
       cognitivas, 31
       hepáticas, 33
       pulmonares, 31
       renais, 31
     avaliação pré-operatória, 33
       cardiovascular, 34
       cognitiva, 34
       do estado funcional, 33
       hepática, 35
       nutrição e fragilidade, 34
       outros interesses, 35
       pulmonar, 34
       renal, 35
     cirurgia no idoso, 29
     considerações gerais, 29
     considerações intraoperatórias, 36
     introdução, 29
     monitorização e complicações, 37
   externo
     avaliação do, 25
       abrangente, 25
       comorbidades e polifarmácia, 26
       declínio cognitivo, 26
       do suporte social, 27
       evocação dos objetivos, 27
       introdução, 25
       reserva funcional reduzida, 25
Paladar e olfato
   no idoso, 134
     alterações relacionadas com a idade, 137
     anatomia básica, 134
       sistema do paladar oral, 134, 138, 140
       sistema olfatório, 136, 139, 141
     base fisiológica dos déficits quimiossensoriais, 140
     introdução, 134
Papada e pescoço
   no idoso, 193
Peels faciais, 195
Perda auditiva relacionada com a idade, 40
   apresentação, 40
   fatores de risco, 42
     genéticos, 43
     modificáveis, 44
   impacto epidemiológico, 50
   introdução, 40
   presbiacusia central, 48
   relação das características do audiograma
     à patologia coclear, 46
   tratamento cirúrgico, 53
Perda auditiva sensorineural
   terapias regenerativas para, 63
     abordagens, 65
       farmacoterapia, 67
       transferência genética, 65
     células ciliadas, 64
       mecanismos de regeneração, 64
     desafios, 73
     fundamentos, 63
     introdução, 63
     pontos-chave, 73
Presbiacusia, 78
   central, 48
   induzida por ruído, 48
   mecânica, 48
   metabólica, 47
   neural, 47
   vascular, 48

Próteses auditivas
    considerações na população geriátrica, 77, 78
        aclimatação, 80
        arranjo monaural *versus* binaural, 80
        avaliação pré-adaptação, 79
        fatores físicos, 79
        introdução, 77
        orientação para o uso, 83
        processo pós-adaptação, 83
        tecnologia, 81

■ Q
Quedas, 37
    risco de, 37
Questionário da Clínica de Prevenção de Quedas, 104

■ R
Recursos geriátricos, 21
Reserva funcional reduzida, 25
Retroauriculares
    próteses, 81
Rinite
    no idoso, 123
        diagnóstico, 123
        drogas associadas, **124q**
        forma, 123
        medicações para, 124
        tipo, 124

■ S
Senescência celular
    e envelhecimento, 7
Síndromes geriátricas
    compreensão das, 16
        recursos para otimizar o tratamento dos pacientes idosos, 16
            fragilidade, multimorbidade e, 17
            introdução, 16
Sinusite
    no idoso, 125
        tipos, 125
Sono
    distúrbios do
        na população geriátrica, 173
            classificação, 173
            definições, **174q**
            diagnóstico, 177
            elementos da história, **178q**
            epidemiologia, 174
            farmacoterapia, **186q**
            fisiopatologia, 176
            higiene, **182q**
            introdução, 173
            padrões, 175
            sequelas clínicas, 176
            tratamento, 182
Supercílios e pálpebras
    no idoso, 193

■ T
Teorias
    do envelhecimento, 4
Terapias regenerativas
    para perda auditiva sensorineural
        implicações da pesquisa atual para tratamento futuro, 63
Testes de alergia
    e o envelhecimento, 147
Tontura, desequilíbrio e perda vestibular
    relacionada com a idade na população geriátrica, 94
        avaliação e tratamento, 98
            do risco de queda, 100
        causas mais comuns, **96q**
        definições, 94
        epidemiologia, 95
        escala de Lawton – atividades instrumentais da vida diária, 115
        evidências fisiológica e patológica, 97
        introdução, 94
        questionário da clínica de prevenção de quedas, 104
        questionário de triagem, 112
Toxina botulínica
    em tratamento para o idoso, 194
Tratado prático sobre o manejo doméstico, 12
Tromboembolismo venoso, 37

■ V
Voz
    lift de, 161

■ X
Xerostomia, 210
    drogas associadas à, **211q**
    etiologia da, **210q**
    testes para avaliação, **211q**
    tratamento, **212q**

■ Z
Zumbido
    idiopático subjetivo na população geriátrica, 90
        avaliação, 90
        introdução, 90
        tratamento, 91
    na perda auditiva, 42